Ludwig Mauthner

Lehrbuch der Ophthalmoscopie

Ludwig Mauthner

Lehrbuch der Ophthalmoscopie

ISBN/EAN: 9783742809278

Hergestellt in Europa, USA, Kanada, Australien, Japan

Cover: Foto ©Lupo / pixelio.de

Manufactured and distributed by brebook publishing software (www.brebook.com)

Ludwig Mauthner

Lehrbuch der Ophthalmoscopie

LEHRBUCH
DER
OPHTHALMOSCOPIE.

VON

Dr. LUDWIG MAUTHNER,

DOCENT DER AUGENHEILKUNDE AN DER K. K. UNIVERSITÄT
ZU WIEN.

MIT 12 IN DEN TEXT EINGEDRUCKTEN HOLZSCHNITTEN.

WIEN.
VERLAG VON TENDLER & COMP.
1868.

Vorwort.

Vielleicht, dass das vorliegende Buch nicht als eine überflüssige Vermehrung der ophthalmoscopischen Literatur angesehen werden wird, vielleicht, dass dies schon aus dem Grunde nicht geschieht, weil die Zahl der Werke, welche die Lehre vom Augenspiegel behandeln, nur eine äusserst geringe ist. Allerdings haben die neueren Augenheilkunden nicht verabsäumt, sowohl die Theorie des Augenspiegels, als auch die ophthalmoscopisch sichtbaren Veränderungen des Augengrundes in den Bereich ihrer Betrachtungen zu ziehen und sie haben das Nöthige am gehörigen Orte mit Sorgfalt abgehandelt. Allein einerseits konnten sie der Geschichte und Theorie des Ophthalmoscopes, sowie dem ophthalmoscopischen Befunde nicht jenen Platz einräumen, der ihnen in einem Specialwerke gebührt, andererseits ist der Leser hierbei genöthigt, die zerstreuten Glieder des Ganzen von allen Gegenden her zusammenzutragen und er gelangt auf diese Weise nicht zur Anschauung eines einheitlichen lebenskräftigen Gemäldes, das allerdings von seiner gänzlichen Vollendung noch weit entfernt ist, an welchem aber seit jener Entdeckung, die, um mit Gräfe zu sprechen, den Namen Helmholtz mit dem Lorbeer der Unsterblichkeit schmückt, alle Partien wenigstens in der Skizze ausgeführt sind.

In der deutschen Literatur besitzen wir vorzüglich zwei Schriften, welche die Lehre vom Augenspiegel *in toto* behandeln, die eine rührt von Zander, die andere von Schweigger her. Ohne den Verdiensten des verstorbenen Dr. Zander nahetreten zu wollen, müssen wir doch gestehen, dass die Arbeit nur eine einfache, wenn auch sehr fleissige, doch an einzelnen Stellen nicht sehr glückliche Compilation des von Anderen Geschehenen ist und dass ihr schon aus diesem Grunde jene Einheit durchaus fehlt, die in jedem, also auch in einem derartigen Werke erst dann hervortreten kann, wenn der Autor aus eigener Erfahrung ein Wörtchen mitzusprechen und auf diese Weise die Angaben Anderer zu beurtheilen und zu sichten berechtigt ist.

Den geraden Gegensatz zu Zander's Buche bilden Schweigger's „Vorlesungen über den Gebrauch des Augenspiegels". In gedrängter Uebersicht wird uns darin die Theorie des Augenspiegels, werden uns die Resultate der praktischen Anwendung desselben vorgeführt. Da ruht Alles auf eigener Anschauung, eigener Forschung, eigener Kritik. Jedoch als ein ausführliches Lehrbuch der Ophthalmoscopie, namentlich als ein solches, welches auch gleichzeitig die einschlägige Literatur genügend berücksichtigen würde, sollte das in Rede stehende Buch nach Schweigger's eigenem Ausspruche nicht angesehen werden.

In dem vorliegenden Werke wird versucht, die Lehre vom Augenspiegel in grösserer Ausführlichkeit und auf dem heutigen Standpunkte der Wissenschaft zu geben. Will ein derartiges Unternehmen nur den geringsten Anspruch auf Vollständigkeit machen, so ist es nothwendig, dass der Autor sich auf einen ausführlichen ophthalmoscopischen Atlas beziehen könne. Ich bin in dieser glücklichen Lage. Es ist mir gestattet, in meinem Buche auf einen Atlas Bezug zu nehmen, welchen Prof. v. Jäger in nächster Zeit erscheinen lassen wird. Die Tafeln und Figuren, welche im Texte citirt sind, sind Tafeln und Figuren des in Rede stehenden Bilderwerkes.

In meinem Buche bin ich nach folgendem Plane vorgegangen. Zuerst glaubte ich der Geschichte des Augenspiegels einige Blätter widmen zu sollen. Eine ausführliche Begründung des Phänomens des Augenleuchtens, eine genaue Erörterung der Bedingungen für die Wahrnehmbarkeit des Augengrundes und die Entwicklung der Principien, nach welchen wir bei der Augenspiegeluntersuchung vorgehen können, musste sich anschliessen.

An diesem Punkte angelangt, gebot ich dem weiteren, naturgemässen Fortschreiten der Arbeit Halt. Ohne eine genaue Kenntniss einer Reihe von physikalischen Gesetzen kann die Abhandlung über die Construction der verschiedenen Augenspiegel, kann vor Allem das so überaus wichtige Capitel über die Vergrösserungen, welche sich bei der Augenspiegeluntersuchung ergeben, und über die Bestimmung der Refractionsanomalien nicht klar werden. Ich habe deshalb im 3. Capitel alles dasjenige behandelt, was ich zum Verständnisse des Kommenden für unerlässlich nothwendig erachtete, und habe in demselben überhaupt jene Gesetze aus der physikalischen und physiologischen Optik zusammengestellt, mit welchen sich Jeder, der sich mit Ophthalmologie beschäftigen und der gegen die sich ihm von Seiten der Physik entgegenwerfenden Schwierigkeiten irgendwie gewappnet sein will, vorerst vertraut machen sollte. Ich bin dabei vielleicht nicht ganz in derselben Weise vorgegangen, wie dies in der Regel geschieht. Namentlich habe ich es versucht, die Spiegel- und Linsengesetze von einem etwas allgemeineren Standpunkte zu behandeln, als dies gewöhnlich der Fall ist, und glaube, etwas nicht ganz Unverdienstliches dadurch gethan zu haben, dass ich die genannten Gesetze in graphischer Weise darstellte, so dass ein Blick auf die betreffende Tafel genügt, um für alle möglichen Lagen des leuchtenden Objectes sofort auch die Lage seines Bildes zu ersehen.

In dem Capitel, welches von der Construction der Augenspiegel handelt, wird man eine ausführliche Beschreibung und Abbildung der verschiedenen Formen der Augenspiegel vergeblich suchen. Nichts Geisttödtenderes für den Autor, als eine derartige Beschreibung geben zu müssen, nichts Geisttödtenderes für den Leser, als zum Studium all' der mannigfaltigen Formen der Spiegel, von denen sich viele nur dadurch unterscheiden, dass der eine $^3/_4$, der andere hingegen einen ganzen Zoll im Durchmesser hat, dass der eine diese, der andere jene Fassung besitzt, verurtheilt zu sein! Gewiss beschlich Viele dieselbe Trostlosigkeit, die mich befiel, als ich beim Beginne des ophthalmoscopischen Studiums es für meine Pflicht erachtete, dem Baue aller Spiegel, die in Zander's Buche aufgeführt und noch dazu, leider! nach einem unrichtigen Principe in gewisse Unterabtheilungen gebracht sind, meine Aufmerksamkeit widmen zu sollen! Ich habe es daher, unbeschadet der Ausführlichkeit, die ich gerne meinem Buche vindiciren möchte, unterlassen, in gedachter Weise vorzugehen, dabei aber sorgfältig die verschiedenen Principe, nach welchen Augenspiegel construirt werden, erörtert, so dass der aufmerksame Leser, falls er ein Instrument, das er noch nicht aus eigener Anschauung kennt, in die Hand bekommt, keinen Augenblick darüber im Zweifel bleiben kann, welcher Categorie es zuzurechnen sei.

Den Trübungen der brechenden Medien wurde soweit Rechnung getragen, als die Untersuchung mit dem Augenspiegel dabei betheiligt ist. Es konnte unmöglich in meinem Plane liegen, eine Abhandlung über die Erkrankungen der Hornhaut, der Iris, der Linse und des Glaskörpers mit den einschlägigen pathologisch-histologischen Befunden zu geben, da dies absolut nicht in den Rahmen eines Augenspiegelwerkes gehört.

Ist der Leser auf diese Weise bis zum 6. Capitel vorgedrungen, dann bemerkt er, vielleicht mit Entsetzen, dass der Bestimmung der Refractionszustände, die sonst nur in einigen Zeilen, höchstens einigen Seiten abgefertigt wird, einige Bogen gewidmet sind. Zuvörderst diene ihm hierbei als Trost, dass an dieser Stelle die ganze Lehre über die Vergrösserungen, die man bei der Untersuchung mit dem Augenspiegel erhält, untergebracht wurde, und dann genüge ihm die Versicherung, dass es mir bei der hohen Wichtigkeit, welche ich der in Rede stehenden Bestimmungsmethode beimesse, und bei der Erörterung so vieler, bis jetzt nicht berücksichtigter Verhältnisse nicht gelingen wollte, mich kürzer zu fassen, wollte ich nicht unklar werden oder sollte der Abschnitt nicht lückenhaft erscheinen.

Unter die Beschreibung der Krankheiten des Augengrundes habe ich so viel von anatomisch-histologischen Befunden einfliessen lassen, als zum Verständnisse des ophthalmoscopischen Bildes nothwendig ist und vorzugsweise nur jene Beobachtungen berücksichtigt, die an Augen, welche während des Lebens mit dem Ophthalmoscope untersucht worden waren, gewonnen wurden. Die Beschreibung der ophthalmoscopischen Bilder beruht, ausser in den Fällen, in welchen es ausdrücklich erwähnt ist, durchaus auf eigener Anschauung. Auf die wichtigen Unterschiede, die sich bei Anwendung schwacher und starker Beleuchtung, bei Verwendung des aufrechten und verkehrten Bildes unter gewissen Umständen geltend machen, suchte ich besonders das Augenmerk zu richten.

Der Literatur habe ich einen hervorragenden Rang eingeräumt. Bei den Trübungen der brechenden Medien konnte nur Selteneres und Neueres berücksichtigt werden, bei den Krankheiten des Augengrundes wurde dagegen alles Wesentliche, soweit es mir bekannt war, erwähnt. Vieles ist mir in dieser Richtung sicherlich entgangen. Manches wurde jedoch absichtlich unberücksichtigt gelassen, da ich im Allgemeinen jeder Kritik ausweichen wollte.

Manche neue und seltene Beobachtungen, vorzüglich geschöpft aus der jahrelangen Ausbeutung des ungemein reichen Materiales der Augenabtheilung des Wiener allgemeinen Krankenhauses, werden nicht vermisst werden.

Was die Schreibart des Buches anlangt, so ist dieselbe aus den starren Grenzen, in denen sich Lehrbücher in dieser Hinsicht so gerne bewegen, häufig herausgetreten, doch hoffe ich, dass dies der geringste von jenen Fehlern ist, die sich gewiss in reichlicher Anzahl an diesem Lehrbuche der Ophthalmoscopie werden auffinden lassen.

Wien, den 10. October 1867.

Mauthner.

Erstes Capitel.

Das Augenleuchten.

Das tiefe Dunkel, welches so lange über dem Hintergrunde des lebenden menschlichen Auges gelastet, wurde erst vor anderthalb Decennien durchbrochen. Es war im Jahre 1851, als H. Helmholtz die Beschreibung eines Instrumentes veröffentlichte, welches er Augenspiegel nannte, und durch dessen Hilfe es möglich gemacht ward, am lebenden Menschen die tiefen Gebilde des Augapfels zur Anschauung zu bringen. Die Entdeckung, so grossartig an sich sie auch war, war doch nicht ganz unvorbereitet gekommen. In älterer, wie in neuerer Zeit hatte man nämlich bereits manche Beobachtungen über das Leuchten der Augen und über die Wahrnehmung der Netzhaut des lebenden Thieres gemacht, und es war die einige Jahre zuvor aufgefundene Methode, das menschliche Auge zum Leuchten zu bringen, gleichsam das Thor, durch welches Helmholtz siegreich in das bis dahin ungekannte Gebiet vordrang. Es soll der Zweck dieser Einleitung sein, darzulegen, wie sich die Kenntnisse über unseren Gegenstand vom Anbeginne an bis zu dem durch die Entdeckung des Augenspiegels herbeigeführten Abschlusse nach und nach entwickelten, wie sich nämlich die irrigen Vorstellungen über gewisse, schon lange gekannte, hierher gehörige Erscheinungen im Laufe der Zeit klärten und einer richtigen Anschauung Platz machten, wie der Kreis der einschlägigen Beobachtungen sich vergrösserte, wie das Mittel, das Auge leuchten zu machen, gefunden ward, und wie endlich der Augenblick kam, wo zuerst die Netzhaut des lebenden Menschen sich dem Blicke des staunenden Forschers darbot, ein Augenblick, in welchem es dem genialen Entdecker klar geworden sein musste, dass damit eine neue Aera in der Augenheilkunde herangebrochen.

Eine erste Andeutung über ein Phänomen, welches uns zuvörderst interessirt, über das Phänomen des Augenleuchtens nämlich, glaube ich bei Aristoteles [1]) zu finden. An einer Stelle, wo er jener Erscheinungen erwähnt, die wir heute mit dem Namen der Phosphorescenz-Erscheinungen belegen, werden unter den im Dunkeln leuchtenden Körpern auch aufgeführt: die Köpfe, Schuppen und Augen der Fische. Es ist kein Zweifel, dass die Augen der todten Seefische aus demselben Grunde Licht verbreiten können, wie die ganzen Köpfe und Schuppen, aber wir müssen uns hierbei erinnern, dass uns seit *Stephano delle Chiaje* bekannt ist, dass eine Reihe von Seefischen ein silberglänzendes *Tapetum* besitzt, und dass dieses Leuchten todter Fischaugen demnach denselben Grund, wie das Leuchten der Augen einer todten Katze haben kann. Aus dieser Ursache ist die genannte Beobachtung des Aristoteles möglicherweise als die älteste aus der Reihe jener Erscheinungen anzusehen, mit denen wir es vor Allem zu thun haben.

Plinius [2]) spricht mit klaren Worten vom Leuchten der Augen nächtlicher Thiere. „Die Augen der nächtlichen Thiere, wie der Katzen, strahlen in der Dunkelheit" heisst es, und auch von Ziegen und Wölfen wird gesagt, dass sie glänzen und Licht aussenden.

Man hat demnach zweifelsohne schon in ältester Zeit die Beobachtung gemacht, dass die Augen der nächtlichen Raubthiere und vor Allem die der Katzen in der Dunkelheit leuchten. Im Laufe der Zeit wurde nun von den verschiedensten Autoren des Augenleuchtens bei verschiedenen Thieren Erwähnung gemacht. So sahen es Bartholinus und Bruce bei Hyänen, Meyer bei Schafen, Pallas gibt es für das Geschlecht *Canis* und *Mustela*, sowie für Pferde an, Heinrich erwähnt es, als an Raubvögeln beobachtet.

Auch das Leuchten der Menschenaugen wurde in einzelnen Fällen wahrgenommen. Die erste Beobachtung dieser Art scheint nach Stellwag [3]) die von Fermin gewesen zu sein, welcher das Augenleuchten im Jahre 1796 bei einem äthiopischen Albino sah.

Man hatte aber im Allgemeinen nur abenteuerliche Vorstellungen darüber. So heisst es noch im Jahre 1818 bei Treviranus in seiner Biologie oder Philosophie der lebenden Natur [4]), dass an Menschenaugen das Leuchten nur von Sachs und seiner Schwester, die beide zu den Albinos gehörten, näher beobachtet wurde. Im Jahre 1812 war nämlich ein Schriftchen von G. T. L. Sachs unter dem Titel: »*Historia duorum Leucaethiopum, auctoris ipsius et sororis*

---

[1]) Περὶ ψυχῆς. Buch II, Cap. 7.
[2]) Histor. natur. lib. IX., Cap. 37.
[3]) Ueber leuchtende Augen, Wiener medicinische Wochenschrift 1864, pag. 146.
[4]) 5. Band, pag. 119.

ejus" erschienen, worin es unter Anderem heisst, dass das Licht sich bei ihnen oft selbst des Tages, an einem nicht zu hellen Orte, als ein matter bläulicher Schimmer zeigte. Am späten Abende und in der Nacht erschien es als ein lebhafter gelblicher Glanz, der in der Gestalt feuriger Scheiben oder Kugeln aus dem Innern des Auges hervorbrach. Die Kugeln wälzten sich hin und her, und aus ihnen schossen oft zolllange Strahlen hervor. Bei beiden Geschwistern war das Leuchten gleich nach der Geburt und im kindlichen Alter am lebhaftesten und häufigsten. In ihren späteren Jahren hatte das Licht dann die grösste Stärke, wenn sie sich im tiefen Nachdenken befanden. Sachs geht stillschweigend darüber hinweg, ob er vermittelst dieser feurigen Kugeln, die aus seinem Auge sich hervorwälzten, im Finstern Gegenstände habe unterscheiden können. Von Anderen wird uns diess jedoch berichtet. Interessant ist darüber eine Angabe von verhältnissmässig neuem Datum. In Schlichtegroll's Nekrolog des 19. Jahrhundertes steht, dass C. F. Michaelis, ein Leipziger Arzt, seiner Zeit bekannt durch die vielen Uebersetzungen medicinischer Schriften in's Deutsche, mehrere Jahre vor seinem Tode sehr oft, jedoch in Zwischenräumen, Abends sowohl als des Nachts Lichtausströmungen aus dem Auge gehabt habe, und dass sie bei ihm so stark gewesen wären, dass er dabei die kleinste Schrift hätte lesen können und die nächsten Gegenstände rings um ihn her erleuchtet erschienen. Esser[1]) erzählt noch im Jahre 1826 als etwas besonderes, dass er bei einem albinotischen Knaben das Augenleuchten beobachtet habe, und führt weiter an, einer seiner Freunde habe ihn versichert, dass seine (des Letzteren) Frau die Augen ihrer Kinder, die ebenfalls Albinos waren, habe leuchten gesehen[2]).

Unter krankhaften Verhältnissen sah man ebenfalls die Pupille ihre gewöhnliche Schwärze verlieren und ein eigenthümliches Farbenspiel darbieten. Im Jahre 1816 beobachtete Scarpa[3]) die helle Färbung in der Tiefe des Auges und ein Aufleuchten desselben in glänzendem Lichte. Vor Allem aber gehört hierher die Beschreibung, welche Beer[4]) im Jahre 1817 vom amaurotischen Katzenauge gibt. Bei einer gewissen Form des schwarzen Staares, welche

---

[1]) Ueber das Leuchten der Augen bei Thieren und Menschen, nebst einer Beobachtung über phosphorescirenden Harn, im Archiv für die gesammte Naturlehre, herausgegeben von Dr. K. W. G. Kastner, VIII. Band., pag. 394.
[2]) l. c. pag. 403.
[3]) Stellwag l. c. pag. 163.
[4]) Lehre von den Augenkrankheiten, 2. Band, pag. 496.

man am häufigsten bei sehr alten Leuten, zuweilen auch bei Kindern und bei jungen Leuten nach Beer beobachtet, zeigt sich im Hintergrunde des Auges, sehr weit von der Pupille entfernt, ganz deutlich eine concave, bleichgraue oder weissgelbliche, oder in das Röthliche schillernde Verdunklung. Ein solches Auge leuchtet dann im Halbdunkel gelblich oder röthlich, jedoch nur bei gewissen Stellungen des Augapfels, und erhält eben dadurch einige Aehnlichkeit mit dem Katzenauge, wesshalb Beer diesen Staar auch mit dem angeführten Namen belegt hat.

Canstatt [1]) gibt 1831 eine beinahe wörtlich gleichlautende Beschreibung dieser Erscheinung.

Die erste Beobachtung des Leuchtens bei nicht albinotischen und nicht krankhaft veränderten Menschenaugen ist wohl die von Behr [2]), welcher 1839 einen Fall von totaler *Irideremie* beschreibt, bei welchem er das Leuchten wahrnahm. Als im Jahre 1847 Ernst Brücke zufällig die Pupille eines jungen Menschen leuchten sah, war ihm die Sache noch so befremdend, dass er sich darüber in folgender Weise aussprach [3]): „Als ich vor Kurzem eines Abends in dem Sprechzimmer der hiesigen (Berliner) Universität zwischen der daselbst befindlichen Hängelampe und der Thüre stand, sah ich die Pupille eines jungen Mannes, der eben hinausging, als er sich umwandte, um die Thüre zu schliessen, mit lebhaft rother Farbe leuchten. Es fielen mir sogleich die verschiedenen Erzählungen von dem Leuchten der Augen einzelner Personen ein, die ich immer für Fabel gehalten hatte, indem ich glaubte, dass nur die Augen leucotischer Menschen in derselben Weise, wie die der weissen Kaninchen leuchten könnten. Der junge Mann aber, dessen Augen ich soeben hatte leuchten sehen, hatte dunkles Haar, und mithin war an Albinismus nicht zu denken". v. Erlach hatte, wie Brücke bei Bekanntgebung seiner Beobachtung erfuhr, schon lange Zeit zuvor das Auge eines seiner Freunde leuchten gesehen, und Cumming ein Jahr vor Brücke eine Methode angegeben, das Menschenauge zum Leuchten zu bringen. Im Jahre 1851 endlich zeigte Helmholtz, in welcher Weise man das Augenleuchten am intensivsten hervorrufen könne.

Nachdem wir nun eine kurze geschichtliche Uebersicht der uns hier interessirenden Erscheinungen gegeben, wenden wir uns

---

[1]) Ueber Markschwamm des Auges und amaurotisches Katzenauge, pag. 30.
[2]) Hecker's Annalen, I. Band, pag. 373.
[3]) Ueber das Leuchten der menschlichen Augen in Müller's Archiv, 1847, pag. 225.

der Betrachtung der Erklärungsgründe zu, welche zu verschiedenen Zeiten für dieselben aufgestellt wurden.

Die Frage, warum die Pupille unter normalen Verhältnissen in tiefem Schwarz erscheine, wurde wahrscheinlich, seit man sich mit der Erklärung dieses Phänomens beschäftigte, so beantwortet, wie es Canstatt noch[1]) im Jahre 1831 thut. Er sagt: „Das vollkommene Durchscheinen des normalen Pigments der Aderhaut ist die Bedingung des tiefschwarzen Aussehens des Augengrundes", und fügt hinzu: „Die Wahrheit dieses Satzes ist so augenfällig, dass er keiner weiteren Beweisführung bedarf". Das Phänomen des Augenleuchtens musste demnach besonderen physiologischen oder pathologischen Momenten zugeschrieben werden.

Es ist nicht allzu lange her, dass man das Leuchten der Augen als eine Phosphorescenz-Erscheinung betrachtete, dass man glaubte, das Licht würde im Innern des Auges auch in absoluter Dunkelheit erzeugt, sowie, dass dessen Hervorrufung von dem Willen, dem Erregungszustande, vom Alter des Thieres abhänge, dass es also eine lichtsprühende Materie im Innern des Auges gebe, ganz ähnlich dem Phosphor selbst. Im Jahre 1809 sagt Dessaignes in seinem vom *Institut de France* gekrönten Mémoire über die Phosphorescenz: „Die Augen gewisser Thiere besitzen die Eigenschaft, sich zu entflammen und wie ein Feuer in der Dunkelheit zu leuchten". Und wie dachte man sich diesen Phosphor im Innern des Auges? Die Einen behaupteten, dieser Phosphor leuchte nur, wenn er eine Zeit lang vom Lichte beschienen würde. „Das Licht der Sonnenstrahlen, welche das Auge bei Tage in sich einsaugt", sagt Buffon im *Dictionnaire* von *Valmot de Bomare*, „dieses Licht ist es, welches bei Nacht wieder aus der Tiefe des Auges zurückgestrahlt wird". Einen solchen Körper nannte man einen Phosphor durch Bestrahlung, durch Insolation. Aber auch ohne vorangegangene Bestrahlung sollte nach Anderen das Katzenauge die Eigenschaft besitzen, im tiefsten Dunkel zu leuchten, also ein sogenannter eigenthümlicher Phosphor sein, dessen Leuchtkraft jedoch als von verschiedenen Umständen abhängig betrachtet wurde. Placidus Heinrich sagt in der dritten seiner fünf Abhandlungen über die Phosphorescenz im Jahre 1815[2]): dass das Katzenauge beide Arten von Phosphor vereinige, dass es einerseits ein Phosphor durch Insolation, andererseits ein eigenthümlicher Phosphor sei. Bezüglich des

---

[1]) l. c. pag. 28.
[2]) pag. 385.

letzteren Verhaltens des Katzenauges schliesst er, dass aus allen seinen bisherigen Erfahrungen hervorgehe, dass sich das eigenthümliche Leuchten ohne mindeste Dazwischenkunft äusserer Bestrahlung nur bei ausgewachsenen Katzen und da äusserst selten bemerken lasse, und dass es zum Theile von der Willkür des Thieres, von seiner innerlichen Stimmung, vielleicht auch von Zeitumständen abhängt. In dieser Voraussetzung liefere das Katzenauge ein phosphorisches Phänomen, jenem der Johanniskäfer ähnlich und auf denselben Gründen beruhend. Jedoch schliesst Heinrich plötzlich und ohne dass man sich dessen versicht, dass er durch entschiedene Thatsachen hiervon nicht überzeugt sei.

Noch im Jahre 1818 ist bei Treviranus[1]) zu lesen: „Bei den Katzen und den Menschen scheint das Augenleuchten im Sommer häufiger zu sein, als im Winter, überhaupt nur zu gewissen Zeiten und bei den Katzen vielleicht erst in einem gewissen Alter einzutreten. Das Licht der Katzenaugen zeigt sich vorzüglich, wenn sie in einer lauernden Stellung sitzen, wenn sie über etwas Ungewöhnliches stutzen und wenn sie gereizt werden. In beiden ersteren Fällen ist es matt, trübe und grünlich, im letzteren Falle schiesst es stossweise hervor und die Augenblicke des stärkeren Leuchtens sind von Bewegungen der Augen begleitet. Es findet auch an Orten statt, wohin kein Lichtstrahl dringt und es muss also, wenn nicht in allen, doch in manchen Fällen aus dem Auge selber kommen". Etwas weiter[2]) heisst es: „Aus dem Innern des Auges entsteht das Licht ohne Zweifel. Ob es aber von der *Retina* und nicht vielmehr vom Pigmente der Traubenhaut und des Ciliarkörpers ausgeht, darüber geben die bisherigen Erfahrungen keinen Aufschluss. Der matte trübe Schimmer desselben und das von Zeit zu Zeit stärkere Hervorschiessen von Strahlen, welches immer mit Oscillationen des inneren Auges verbunden ist, lässt vermuthen, dass diese Erscheinung mit den übrigen leuchtenden Phänomenen der Thiere und Zoophyten in einerlei Classe gehört und ebenfalls in der Absonderung einer, dem Kunkel'schen Phosphor verwandten Materie ihren Grund habe".

Auch die Lichterscheinungen an menschlichen Augen wurden auf die Erzeugung eines Phosphors im Innern desselben zurückgeführt, daher konnte Sachs seine früher erwähnten lügenhaften Angaben machen, daher konnte behauptet werden, dass beim Scheine

---

[1]) l. c. pag. 118.
[2]) l. c. pag. 121.

dieses Lichtes in der Dunkelheit gesehen ward, wie ja das von den Johanniskäfern ausstrahlende Licht in der That die Finsterniss erhellt.

Ausser der Phosphorescenz wurde auch noch die Electricität in's Feld geführt, um das Augenleuchten zu erklären. Peter Pallas spricht in seiner 1811 erschienenen *Zoographia Rosso-Asiatica* von einem *nudum electrum retinae nervosae* [1]). „Es gibt keine Stelle im thierischen Körper", heisst es weiter, „wo die in die Nerven sich fortsetzende Hirnsubstanz im lebenden Organismus für das unbewaffnete Auge so klar zu Tage liege, wie in dem offenstehenden inneren Raume des Auges". Diese blossliegende Nervensubstanz strahle das Licht aus, welches Pallas für ein electrisches zu halten geneigt ist.

Um diese Zeit war es jedoch schon nachgewiesen, dass es nichts mit dem phosphorischen und electrischen Leuchten der Augen sei. Im Jahre 1810 veröffentlichte Benedict Prévost seine *Considérations sur le brillant des yeux du chat et de quelques autres animaux* [2]). Er widerlegt in dieser Abhandlung durch Beobachtung an lebenden Katzen die frühere Meinung, dass das Leuchten der Katzenaugen Phosphorescenz sei. Er kommt zu den Resultaten: dass das Leuchten der Augen der Katze und anderer Thiere, welche ähnliche Erscheinungen darbieten, nicht von einem phosphorischen Lichte herrühre, sondern nur durch Zurückwerfung der Lichtstrahlen entstehe, dass es daher keine Wirkung des Willens oder einer gewissen Aufregung des Thieres sei, dass es weder in absoluter, noch in sehr grosser Finsterniss beobachtet werde, endlich, dass es dem Thiere, sich in der Dunkelheit mit Sicherheit fortzubewegen, nichts helfen könne.

Nur mit Mühe konnte sich diese Ansicht Bahn brechen, jedoch der Grundstein des Gebäudes, das durch die Entdeckung des Augenspiegels gekrönt wurde, war gelegt. Gruithuisen [3]) stellte um dieselbe Zeit wie Prévost die Ansicht auf, dass das Augenleuchten auf Zurückstrahlung des Lichtes, und zwar von dem im Grunde des Auges gelegenen glänzenden *Tapetum*, beruhe. 1821 stimmt ihm Rudolphi [4]) in dieser Erklärungsart vollkommen bei. Er ist es auch, welcher gleichzeitig aufmerksam macht, dass „man nur bei einer gewissen Stellung der Augen, wo Licht hineinfällt, das

---

[1]) pag. 14.
[2]) Bibliothèque brittanique, 45. Band.
[3]) Beiträge zur Physiognosie und Eautognosie, pag. 190—201.
[4]) Grundriss der Physiologie, I. Band, pag. 197, §. 192, Anmerkung 3.

Leuchten beobachten könne", und dass — als Widerlegung der Ansicht, als hätte man es hierbei mit einem phosphorischen oder electrischen Phänomen des lebenden Organismus zu thun — „der abgeschnittene Kopf der Katze, wenn er günstig gestellt ist, ebenso leuchtet, wie der Kopf des lebenden Thieres". Das Leuchten der Augen des Albinos Sachs erklärt er auch durch Zurückstrahlung vom pigmentlosen Augengrunde.

Im Jahre 1826 veröffentlichte Carl Ludwig Esser eine ausführliche Abhandlung über das Leuchten der Augen bei Thieren und Menschen. Aus seinen zahlreichen Beobachtungen geht Folgendes hervor [1]: Liess er durch das Fenster nur wenige Lichtstrahlen in das Zimmer fallen und zwar so, dass die Stelle, worauf sich die Katze befand, erleuchtet war, und stellte er sich in einer solchen Richtung an das Fenster, dass sich seine Augen in gerader Linie mit den Augen des Thieres befanden, so sah er das Leuchten der Augen der Katze sehr deutlich. An absolut dunkeln Orten jedoch konnte er es nicht beobachten. Er gibt weiter an, dass die Augen der todten Katze nicht bloss leuchten, sondern dass sie sogar viel stärker leuchten, als die des lebenden Thieres, und stellt dafür den vollkommen richtigen Grund auf, dass die Pupille nach dem Tode sich sehr erweitere und daher mehr Licht in das Auge einfalle, und ebenso mehr Licht vom Augengrunde reflectirt werde. Die Reflexion findet am *Tapetum* statt. Esser gibt hierauf die Erklärung eines bis dahin noch unaufgeklärten Phänomens, nämlich der verschiedenen Farben, in welchen die Augen verschiedener Thiere strahlen. Er sagt, dass das *Tapetum* durch seine Farbe ohne allen Zweifel auch die verschiedene Färbung des Lichtes bedingt. Sein Zusatz, dass auch die übrigen Theile des Auges nicht minder hierzu beizutragen scheinen, wäre besser weggeblieben, da er nicht richtig ist. „Was die verschiedenen Farben des Lichtes beim Leuchten der Hundeaugen betrifft", sagt er ferner, „so hat diess seinen Grund in der verschiedenen Färbung der Stelle, wo in der *Chorioidea* das Pigment fehlt, wie mir anatomische Untersuchungen des Auges dieser Thiere gezeigt haben, und es mag daher die verschiedene Farbe des Leuchtens eines und desselben Auges doch mehr in der Bewegung dieser Theile, wo sich dann die Lichtstrahlen auf verschieden gefärbten Partien der Gefässhaut spiegeln, als in der Quantität des einfallenden Lichtes bedingt sein". Das Letztere hätte Esser mit grösserer Bestimmtheit hinstellen können. Esser zweifelt

---

[1] l. c. pag. 397.

an der Richtigkeit der Angaben über das Leuchten der Augen bei Sachs und Michaelis, welche, wenn sie nicht falsch wären, allerdings gegen die Theorie der Zurückstrahlung sprechen und mit lauter Stimme eine selbstständige Entwicklung des Lichtes im Innern des Auges befürworten würden. Er gibt auch an, dass in dem einen Falle, wo er das Leuchten bei einem albinotischen Knaben beobachtete, das Auge eher gläsern als leuchtend zu nennen war, eine sehr richtige Bezeichnung für das von dem Kakerlakenauge dargebotene Phänomen.

Im selben Jahre, wie Esser, schreibt auch Johannes Müller[1]): „Das Licht (welches die Augen verschiedener Thiere im Dunkeln ausstrahlen) wird nicht vom Auge entwickelt, sondern ist lediglich vom glänzenden *Tapetum* reflectirt. Davon habe ich mich durch vielfache Beobachtungen überzeugt. Auch leuchten die Augen der todten Katze, wie ich bemerkt habe, noch unter denselben Bedingungen. Aus diesem Grunde leuchten auch die Augen der Albinos". Zehn Jahre später, im Jahre 1836, schrieb Hassenstein: »*De luce ex quorundam animalium oculis prodeunte atque de tapeto lucido*". Was für unsere Frage aus dieser Schrift resultirt, ist, dass Hassenstein sich um eine Erklärung der rothen Farbe umsieht, in welcher das Hundeauge bei gewissen Stellungen des Thieres leuchtet. Diese rothe Farbe kann nicht von der Färbung des *Tapetum* abgeleitet werden, weil dieses eben an keiner Stelle eine solche Färbung darbietet. Hassenstein leitet die Farbe, jedoch mit Unrecht, von einem plötzlichen Zuströmen des Blutes zum *Tapetum* ab. Eine nicht unwichtige Beobachtung ist die, dass er das Leuchten des todten Auges hervortreten sah, wenn er dasselbe in der Richtung der Längsaxe comprimirte. Dagegen ist seine Ansicht falsch, dass das Leuchten im lebenden Thiere willkürlich erregt werden könne, dadurch nämlich, dass durch den Zug der Augenmuskeln die Axe des *bulbus* verkürzt würde.

Ernst Brücke stellte anatomische Untersuchungen über die sogenannten leuchtenden Augen der Wirbelthiere an, welche er 1845 in Müller's Archiv veröffentlichte. Die Untersuchung des *Tapetum* musste natürlich hierbei die Hauptrolle spielen. Da wir bis jetzt schon mehrere Male des *Tapet's* erwähnten, so wollen wir bei dieser Gelegenheit uns eine klare Einsicht über die Lage und Beschaffenheit dieser das Licht reflectirenden Schichte verschaffen.

---

[1]) Zur vergleichenden Physiologie des Gesichtssinnes der Menschen und der Thiere, pag. 49.

Brücke sagt darüber in Betreff der Säugethiere Folgendes[1]): „Die *Chorioidea* besteht, von der Netzhaut gegen die *Sclerotica* hin gerechnet, aus folgenden Schichten:

1. aus der Schichte der sechseckigen Zellen, welche allen Säugethieren ohne Ausnahme zukommen und meist mit Pigment erfüllt, aber frei vom Pigment sind: in den leucotischen Augen und da, wo unter ihnen *Tapet* liegt, jedoch hier nicht immer vollständig, indem namentlich bei den Wiederkäuern einzelne Zellengruppen mit Pigment erfüllt sind und auf dem *Tapetum* bräunliche Flecken bilden;

2. aus dem inneren Capillargefässnetze;

3. dem *Tapetum*, einer eigenthümlichen, von der *Chorioidea* streng zu unterscheidenden *Membrane*. Am grössten ist sie bei den Robben und Delphinen, bei denen sie sich über den ganzen Grund des Auges verbreitet, nächstdem bei den eigentlichen Wallfischen, kleiner bei den Landsäugethieren. Das *Tapetum* enthält keine Gefässe, sondern wird nur von Stämmchen durchbohrt, welche die Gefässe der *Chorioidea propria* mit dem Netze der *Choriocapillarmembrane* verbinden;

4. aus der *Chorioidea propria*.

Das *Tapet* besteht entweder aus Fasern, es ist ein *tapetum fibrosum*, oder es kann auch, wie Brücke zuerst gezeigt hat, aus Zellen bestehen; es ist dann ein *tapetum cellulosum*. Ersteres kommt dem Auge der Wiederkäuer, der Einhufer, der Elephanten, einiger Beutelthiere, der Wallfische und Delphine zu. Letzteres findet sich bei den reissenden Thieren mit Einschluss der Robben. Bei den Amphibien und Vögeln kommt kein *Tapetum* vor. Dagegen fand es *Stephano delle Chiaje* in der Classe der Fische, und zwar bei den Knorpelfischen. Er sagt, dass die Zitterrochen, die eigentlichen Rochen, die Meerengel und Chimären ein *Tapetum* in Form einer silberglänzenden Schichte unmittelbar hinter der *Choriocapillaris* hätten. Brücke fügt bei, dass das *Tapetum* auch bei einzelnen Knochenfischen vorkomme. Er nennt hierbei einige *Percoiden* (barschähnliche Fische), vor Allem den *Pomatomus telescopium*, einen Fisch, welcher niemals die dunkeln Tiefen des Meeres verlässt, und unter den Knochenfischen das vollkommenste und schönste *Tapetum* darbietet.

Die eben angeführten anatomischen Untersuchungen brachten wenigstens insofern einen gewissen Abschluss in unseren Gegen-

---

[1]) pag. 394.

stand, als anatomisch festgestellt war, bei welchen Thieren es noch gelingen könne, ein dem Leuchten des Katzenauges ähnliches Phänomen aufzufinden.

In Bezug auf den physiologischen Erklärungsgrund macht Brücke aufmerksam [1]), dass die Ansicht Hassenstein's über das Leuchten des Hundeauges in rother Farbe unrichtig sei, dass man diess nicht von einer plötzlichen Injection des *Tapetum* mit rothem Blute, sondern von der Reflexion des Lichtes an den zu Tage liegenden mit Blut gefüllten Gefässen abzuleiten habe.

In demselben Jahre (1845) erschien von Kussmaul eine Abhandlung über die Farbenerscheinungen im Grunde des menschlichen Auges. Unsere Kenntnisse über die Theorie des Augenleuchtens werden dadurch wenig gefördert. Er sagt, dass die Pupille unter gewöhnlichen Umständen schwarz sei, weil nur wenig Licht durch dieselbe eindringt, und weil die schwarze Pigmentauskleidung einen grossen Theil dieses Lichtes absorbirt, daher sehr wenig davon nach aussen gelangen lässt. Auch gibt er eine unrichtige Erklärung davon, warum bei *Irideremie* das Auge leuchtend gesehen werde.

1846 endlich beginnt es Licht zu werden auf dem bis dahin dunkeln Gebiete. William Cumming gibt in den *Medico-chirurgical Transactions* [2]) eine Methode an, beim Menschen das Augenleuchten hervorzurufen. Er spricht sich mit folgenden Worten aus: „Man bringe das Individuum, dessen Auge man untersuchen will, in eine Entfernung von 10 oder 12 Fuss von einer Gas- oder einer anderen hellen Flamme. Die Lichtstrahlen müssen direct auf das Angesicht des zu Untersuchenden fallen. Alle Strahlen, die seitlich vom Kopfe desselben vorbeigehen, müssen durch einen Schirm, der sich auf halbem Wege zwischen der Lichtflamme und dem zu untersuchenden Auge befindet, aufgefangen werden. Wird viel Licht reflectirt, so wird man diess plötzlich von irgend einem zwischen Flamme und Schirm gelegenen Punkte wahrnehmen".

Unabhängig von Cumming und bald darauf (1847) suchte Brücke, angeregt durch eine zufällige Beobachtung, die wir früher mittheilten, eine Methode, das Auge zum Leuchten zu bringen und fand sie auch. Er sagt [3]): „Will man das Leuchten der Menschenaugen recht schön und deutlich sehen, so verfahre man auf folgende

---

[1]) l. c. pag. 392.
[2]) 29. Band, pag. 284.
[3]) l. c. pag. 226.

Weise: Man nehme von einer gewöhnlichen Oellampe mit cylindrischem Dochtglase, wie sie jetzt allgemein im Gebrauche sind, die Glasglocke mit dem sie tragenden Metallringe ab und regulire den Docht so, dass er mit kurzer, aber intensiver Flamme brennt. Man stelle dann die Lampe dicht vor sich hin und lasse den zu Beobachtenden in einer Entfernung von 8—16′ in der Weise sich gegenübersetzen; dass seine Augen sich ungefähr in gleicher Höhe mit der Flamme befinden. Hierauf verdecke man sich die Flamme mit einem Schirme, bringe seine Augen ebenfalls in gleiche Höhe mit derselben und sehe mit dem einen hart an ihr vorbei nach den Augen des Gegenübersitzenden. Sieht dieser nun mit weit geöffneten Augenlidern neben der Lampe vorbei in's Dunkle, oder bewegt er seine Augen langsam hin und her, so leuchtet seine Pupille mit rother Farbe. Das Zimmer muss von keinem anderweitigen Lichte erhellt sein; auch ist es günstig, wenn es gross und in einer dunkeln Farbe ausgemalt ist, damit sich die Pupillen möglichst erweitern". Dass man unter diesen Bedingungen das Leuchten besser bei jugendlichen Individuen als bei älteren Leuten beobachtet, dafür führt Brücke die richtigen Gründe an, dass die optischen *Medien* im Auge älterer Individuen weniger durchsichtig sind und die Pupille unter übrigens gleichen Umständen im Allgemeinen enger ist, und desshalb die Netzhautbilder eine geringere objective Lichtstärke besitzen.

Wichtiger als die Cumming-Brücke'sche Methode, das Auge zum Leuchten zu bringen, ist jene, welche Brücke bei Demonstration seiner Versuche zufällig von einem seiner Freunde, Carl von Erlach, erfuhr. Letzterer, welcher Concavgläser trug, hatte nämlich schon viele Jahre zuvor das Auge eines Anderen leuchten sehen, hatte die Erscheinung seither öfters wahrgenommen und war darauf aufmerksam gemacht worden, dass, während er dieselbe sah, seine Brille spiegelte. Erlach sah hierbei genau in der Richtung des in das Auge des Beobachteten einfallenden, von dem Brillenglase reflectirten Lichtes.

Theorie des Augenleuchtens.

Helmholtz (1851)[1]) wandte, um das Auge lebhaft leuchten zu machen, statt der concaven Gläser Plangläser an, gab zugleich

---

[1]) Beschreibung eines Augenspiegels zur Untersuchung der Netzhaut im lebenden Auge.

Erstes Capitel. Theorie des Augenleuchtens.

eine ausführliche Erklärung dafür, warum die Pupille in der Regel schwarz erscheine und stellte die Bedingungen auf, unter welchen man das Leuchten am lebhaftesten beobachten könne.

Der Grund, warum die Pupille unter gewöhnlichen Verhältnissen schwarz erscheint, liegt nicht darin, dass die *Retina* vollkommen durchsichtig ist, daher kein Licht reflectirt und andererseits alles Licht, welches in das Innere des Auges fällt, von der *Chorioidea* absorbirt wird, denn abgesehen davon, dass die *Retina* etwas und die Aderhaut ziemlich viel Licht zurückwirft, gibt es im Augengrunde Objecte, von denen sogar eine bedeutende Quantität Lichtes zurückgestrahlt wird, so die glänzende Eintrittsstelle des Sehnerven, so die Blutgefässe, welche das Blut, das sie führen, im lebhaften Roth durchschimmern lassen. Wenn nun aber die Färbung des Augengrundes an der Schwärze der Pupille nicht Schuld sein kann, so muss, wie Helmholtz folgert, der Grund in der Brechung, welche das Licht durch die optischen *Medien* des Auges erfährt, liegen. Und darin liegt er auch im Allgemeinen, darin liegt also der Schlüssel zur Lösung des so lange verschlossenen Räthsels, der Erklärungsgrund für die Dunkelheit, die uns in der Regel aus der Pupille entgegenstarrt. Wenn man ein leuchtendes Object, z. B. eine Lichtflamme, scharf betrachtet, so entsteht auf der Netzhaut des Beobachters ein sehr helles umgekehrtes Bild dieser Lichtflamme. Die Netzhaut ist also an einer Stelle hell erleuchtet. Alles Licht aber, das von dieser erleuchteten Stelle zurückgestrahlt und nicht von der dahinter liegenden *Chorioidea* absorbirt wird, vereinigt sich wieder an dem Orte des leuchtenden Objectes, es kehrt zur Lichtflamme zurück. Die einzelnen leuchtenden Punkte der Flamme und ihre Bilder auf der Netzhaut sind conjugirte Vereinigungspunkte des Lichtes, d. h. wenn in Fig. I. *b* das

Fig. I.

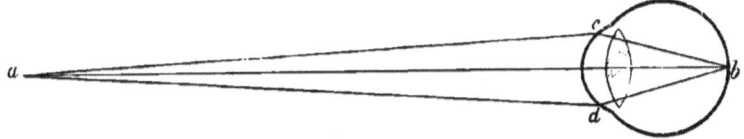

Bild des leuchtenden Punktes *a* ist, so werden die Strahlen, wenn sie nun umgekehrt von *b* ausgehen, in *a* vereinigt werden. Da also bei scharfer Beobachtung eines leuchtenden Gegenstandes das zurückgeworfene Licht immer nach seinem Ausgangspunkte zurückkehren muss und nie von diesem Wege abweichen kann, so folgt daraus in klarer Weise, dass wir, wenn nicht andere Verhältnisse gesetzt werden oder falls wir nicht zu besonderen Hilfsmitteln greifen, den Augengrund eines Anderen nicht leuchten sehen können, weil ja von unserer Pupille kein Licht ausgeht, mithin eben zu unserer Pupille kein Licht zurückkehren kann und wir andererseits unser Auge nicht in die Richtung des zurückgestrahlten Lichtes bringen können, ohne gleichzeitig das einfallende abzuhalten. Will sich nämlich der Beobachter in die betreffende Richtung begeben, um Etwas von dem zu einer Lichtquelle zurückkehrenden Lichte aufzufangen, so muss er natürlich seinen Kopf zwischen das leuchtende Object und das zu untersuchende Auge bringen, ein Moment, in welchem sofort der Einfall des Lichtes in das beobachtete Auge abgeschnitten wird und daher, da kein Licht einfällt, auch keines zurückkehren kann.

Man wird aber die Pupille eines Anderen, welcher normal pigmentirte Augen besitzt, leuchten sehen, falls man ungefähr in der Richtung des einfallenden Lichtes in das betreffende Auge sieht, also sein Auge nahe der Lichtquelle postirt:

1. Wenn bei vollkommener Accommodation für die Lichtquelle nicht alles Licht regelmässig gebrochen, sondern zum Theile seitlich zerstreut wird. Wenn von den einfallenden Strahlen bei ihrem Durchgange durch die brechenden *Medien* ein Theil den regelmässigen Gang verlässt, hauptsächlich wegen unvollkommener Durchsichtigkeit des dioptrischen Systems an einzelnen Punkten desselben reflectirt wird, so folgt dieses letztere Licht natürlich ganz anderen Gesetzen, als jene sind, denen sich die Strahlen, die sich auf der Netzhaut zum genauen Bilde vereinigen, unterwerfen müssen. Dieses Licht kann nach den verschiedensten Richtungen zurückgeworfen werden, und so kann es geschehen, dass es in das Auge des in der Nähe der Lichtquelle befindlichen Beobachters gelangt, dass also dann selbst bei der genauesten Accommodation für das Leuchtobject dennoch die Pupille im röthlichen Schimmer erscheint.

Eine solche Ursache des Augenleuchtens nimmt Helmholtz an, welcher eben bei vollkommener Accommodation für die Lichtquelle an scharf sehenden Augen nach der Brücke'schen Methode ein schwaches Leuchten hervorrufen konnte[1]).

2. Wird die Pupille dann erleuchtet gesehen, wenn das untersuchte Auge nicht für die Lichtquelle accommodirt ist. Die aus

---

[1]) l. c. pag. 9.

dem untersuchten Auge austretenden Strahlen können je nach dem Refractions- und Accommodations-Zustande dieses Auges eine sehr verschiedene Richtung verfolgen.

Fig. II.

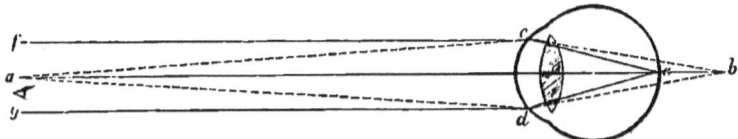

Die von einem in endlicher Entfernung gelegenen Leuchtpunkte *a* ausgehenden Strahlen *ac* und *ad* vereinigen sich in dem emmetropischen accommodationslosen Auge hinter der Netzhaut in *b*. Auf der Netzhaut entsteht ein Zerstreuungskreis. Die von einem Punkte *c* desselben ausgehenden Strahlen *cc* und *cd* sind nach ihrem Austritte aus dem Auge parallel, sie verlaufen in der Richtung von *cf* und *dg*. Im Querschnitte *fg* des Strahlenkegels ist Raum für das beobachtende Auge.

Fig. III.

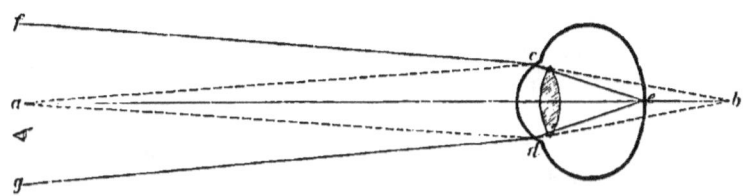

a leuchtender Punkt, *b* sein Bild hinter der Netzhaut des hypermetropischen Auges. Die von *e* ausgehenden Strahlen *ec* und *ed* sind ausserhalb des Auges divergent: *cf* und *dg*.

Fig. IV.

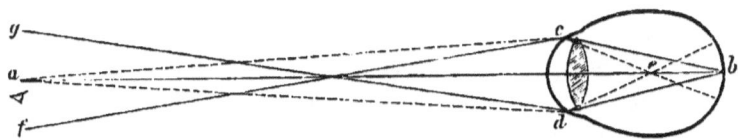

Die von *a* ausgehenden Strahlen finden im myopischen Auge ihre Vereinigung vor der Netzhaut in *e*, durchkreuzen sich daselbst und bilden auf der Netzhaut einen Zerstreuungskreis. Von einem Punkte *b* desselben gehen Strahlen *bc* und *bd* aus. Nachdem sie das Auge verlassen haben, convergiren sie, durchkreuzen sich, bilden im Durchkreuzungspunkte ein reelles Bild des Leuchtpunktes *b* und von diesem gehen die Strahlen nach *f* und *g* weiter.

Die beistehenden Zeichnungen vergegenwärtigen den Gang der von einem Leuchtpunkte des Augengrundes kommenden Strahlen, wenn das untersuchte Auge emmetropisch, hypermetropisch oder myopisch ist und nicht accommodirt. Das von einem Punkte des Grundes eines emmetropischen Auges Fig. II kommende Licht bildet ein Bündel paralleler, das aus dem hypermetropischen Auge Fig. III austretende ein solches von divergirenden Strahlen, die von einem Punkte des Grundes eines myopischen Auges Fig. IV kommenden Lichtstrahlen convergiren nach ihrem Austritte aus dem Auge, vereinigen sich in einer bestimmten, je nach dem Grade der *Myopie* verschiedenen Entfernung vor dem Auge (in unserem Falle, wo wir hochgradige *Myopie* annehmen, dem Auge sehr nahe), durchkreuzen sich und schreiten dann in Form eines divergenten Strahlenkegels weiter. Es ist nun klar, dass in allen diesen Fällen der Beobachter dadurch, dass er sein Auge, z. B. in derselben Entfernung mit der Lichtflamme, in den Querschnitt des Strahlenbüschels bringt, einen Theil der rückkehrenden Strahlen auffangen und dadurch die Pupille leuchten sehen wird. Die Betrachtung des Ganges der Strahlen sagt uns zugleich, dass der Beobachter hierbei allerdings nur ungefähr in der Richtung des einfallenden Lichtes die Pupille leuchten sehen wird, dass aber je nach dem Durchmesser des Strahlenkegels des austretenden Lichtes die Ausdehnung des Beobachtungsraumes variirt. Man wird unter übrigens gleichen Umständen in einer grösseren Anzahl von Sehrichtungen und desshalb weit leichter das Leuchten des hypermetropischen oder hochgradig myopischen Auges wahrnehmen, als das des emmetropischen, und man wird eben, wie leicht begreiflich, das Leuchten um so leichter wahrnehmen, in einem je höheren Grade hypermetropisch oder myopisch ein Auge ist.

Wenn all' das Gesagte richtig ist, so folgt: Es kann nicht das Vorhandensein des *Tapetum* allein das Leuchten der Thieraugen bedingen, es kann nicht der Mangel des Pigments als solcher bei den albinotischen Augen Ursache des in Rede stehenden Phänomens sein, es muss vielmehr ausgesprochen werden, dass selbst, falls das *Tapetum* sich über den ganzen Augengrund erstreckte, wie diess bei gewissen Thieren (den Robben und Delphinen) factisch der Fall ist, oder wenn, wie bei den Albinos, das ganze Auge pigmentlos ist und demnach fast alles Licht von der weissglänzenden *Sclerotica* zurückgeworfen wird, dass auch dann die Pupille vollkommen schwarz erscheinen müsste, wenn alles in das Auge eindringende Licht regelmässig gebrochen wird und das betreffende Auge genau für die Lichtquelle eingestellt ist.

Die Erscheinungen des Augenleuchtens widersprechen dieser Theorie nicht. Man beobachtet das Leuchten in der That immer nur ungefähr in der Richtung der einfallenden Strahlen. Die Intensität und die Farbe des zurückgestrahlten Lichtes hängt allerdings davon ab, ob ein *Tapetum* vorhanden ist oder nicht, und welche Farben das *Tapet* darbietet, ob in jenen Augen, in welchen sich kein *Tapet* findet, der *Fundus* mehr oder weniger pigmentirt ist, also weniger oder mehr Licht reflectirt. Man beobachtet aber das Leuchten im Allgemeinen doch nur dann, wenn das untersuchte Auge nicht für die Lichtquelle eingestellt ist. So kann man sich mit Hilfe des Augenspiegels überzeugen, dass gerade das Katzenauge, an dem man das Phänomen so leicht und schön wahrnimmt, in nicht unbedeutendem Grade hypermetropisch ist, und nicht für die Lichtquelle accommodirt. So sah Hassenstein, wie schon erwähnt, das Leuchten des todten Hundeauges hervortreten, wenn er es in der Richtung der Längsaxe comprimirte, weil das Auge dadurch hypermetropisch ward. Es würde gegen die ganze Theorie nur noch das auffallende Leuchten des Albinoauges sprechen. Donders hat aber gezeigt, dass, wenn man vor ein Albinoauge einen vollkommen undurchsichtigen Schirm bringt, der in der Mitte ein Loch von der Grösse der Pupille hat, so dass nur das den Gesetzen der regelmässigen Brechung folgende Licht durch die Pupille in's Auge tritt, und ebenso nur dieses Licht wieder aus dem Auge zurückkehrt, dass dann die Pupille des leucotischen Auges ebenso schwarz erscheint, wie die des wohlpigmentirten. Das Licht, welches das Leuchten bedingt, ist dasjenige, das durch die durchscheinende *Iris* und *Sclerotica*, also in den verschiedensten Richtungen in das Auge eindringt und ebenso in den verschiedensten Richtungen aus dem Augengrunde reflectirt wird, mithin auch die Pupille des Beobachters treffen kann.

Es erklärt sich in derselben Weise auch das Leuchten des amaurotischen Katzenauges. Es handelt sich in diesen Fällen nicht um einfachen Pigmentmangel des Augengrundes, sondern entweder um das Auftreten einer hellglänzenden Masse (Neubildung, *Exsudat*, Cysticercusblase mit verdickter Wandung[1]) im Grunde des Auges, welche gleichsam die Stelle des *Tapetum* vertritt, und da sie gleichzeitig gegen die Linse vorrückt, innerhalb der Brennweite des dioptrischen Systems des Auges liegt, wodurch das Auge hypermetropisch und die Beobachtung des Augenleuchtens ermöglicht wird, oder es handelt sich dabei möglicherweise, wie Stellwag[2])

---

[1]) Alfred Gräfe: Zur Casuistik des amaurotischen Katzenauges. Zehender's klinische Monatsblätter für Augenheilkunde 1863. Juniheft pag. 242.
[2]) l. c. pag. 163.

hervorhebt, um Fälle von sehr umfangreichen hinteren *Scleralstaphylomen*, wobei die *Chorioidea* atrophirt ist und die weissglänzende *Sclerotica*, einem *Tapetum* vergleichbar, in grösserer Ausdehnung blossliegt, ein Umstand, der bei der hochgradigen Kurzsichtigkeit und weiten Pupille, welche solche *Bulbi* darbieten, sehr wohl das Phänomen des amaurotischen Katzenauges hervorrufen könnte.

Die eben ausgesprochenen Erklärungsgründe für das unter verschiedenen Verhältnissen auftretende Augenleuchten konnten nach der Helmholtz'schen Darlegung der Sache ohne Schwierigkeit aufgefasst werden.

Es kann ebenso wenig einer Schwierigkeit unterliegen, die Bedingungen zusammenzustellen, unter welchen wir das Augenleuchten nach der Cumming-Brücke'schen Methode am lebhaftesten beobachten werden.

Es wird dies, wie zum Theile schon erörtert, geschehen:

1. Je mehr sich der Beobachter der Richtung des einfallenden Lichtes nähern kann.

2. Je unrichtiger das untersuchte Auge für die Lichtquelle eingestellt ist.

3. Je glänzender der Augenhintergrund ist, je mehr Licht also von demselben reflectirt wird.

4. Je grösser der Pupillen-Durchmesser des zu beobachtenden Auges ist, denn je mehr Licht in's Auge einfallen kann, desto mehr kann auch aus demselben zurückkehren, daher das Augenleuchten an nicht pathologisch veränderten menschlichen Augen zuerst in den Fällen von Irismangel (*Irideremie*) von Behr beobachtet wurde.

5. Je grösser der Contrast zwischen der Beleuchtung des Auges und dessen Umgebung ist, denn je dunkler die Umgebung, desto eher wird auch ein geringes Leuchten des Auges erkennbar werden, daher bei diesem Versuche das Licht stets nur von Einer Lichtquelle in einem sonst verdunkelten Raume ausgehen darf. Diese Lichtquelle kann eine Kerzen-, Lampen- oder Gasflamme sein, oder man kann directes Sonnenlicht durch ein Loch oder eine Spalte des geschlossenen Fensterladens einfallen lassen.

Ich selbst verfahre, um das Augenleuchten nach der Cumming-Brücke'schen Methode zu demonstriren, in folgender Weise. Ich stelle in einem sonst verdunkelten Zimmer vor eine hellbrennende Lampe einen Schirm derart, dass kein directes Licht von derselben in das Auge des zu Untersuchenden fallen kann. Hierauf nehme ich einen Augenspiegel zur Hand, lege denselben z. B. an meine Schläfe an und richte ihn so, dass das von der Lampe auf den Spiegel fallende und von demselben reflectirte Licht in das Auge des zu Untersuchenden geworfen wird. Auf diese Weise gelingt es bald, ein Aufleuchten des untersuchten Auges wahrzunehmen. Dadurch, dass man den Spiegel zur Lichtquelle umstaltet, wird es möglich, derselben jede beliebige Lage zu geben. Man kann den Spiegel und dadurch die Lichtquelle in jede beliebige Nähe oder Entfernung vom untersuchenden Auge bringen. Man kann durch einfache Bewegung des Spiegels das Licht dicht an der Schläfe, von der Wange, Stirne u. s. w., dann auch aus grösserer Entfernung vom untersuchenden Auge ausgehen lassen, ein Manoeuvre, das man, wenn man mit der Lichtquelle selbst operirt, nicht in ähnlicher Weise auszuführen vermag. Ausserdem ist es hierbei besonders leicht möglich, sich dem untersuchten Auge bedeutend zu nähern und dadurch zu zeigen, in welchem Falle bei der Beleuchtung des Auges nach der Brücke'schen Methode die Details des Augengrundes sichtbar werden.

Die Helmholtz'sche Methode.

Da wir die Wahrnehmung des Augenleuchtens, wie aus dem Erörterten hervorgeht, um so leichter bewerkstelligen können, je mehr wir uns der Richtung des einfallenden Lichtes nähern, so werden wir dasselbe am stärksten dann hervorzurufen im Stande sein, falls es uns möglich wird, zu bewirken, dass wir das beobachtende Auge genau in die Richtung des einfallenden Lichtes bringen, so dass gleichsam das Licht von unserer eigenen Pupille ausgeht. Dann wird auch alles Licht (das nicht im beobachteten Auge absorbirt oder etwa auf seinem Wege durch künstliche optische Medien abgehalten wird) wieder zur Pupille des Beobachters zurückkehren, dann wird es unter allen Bedingungen, ganz unabhängig von dem Refractions- und Accommodations-Zustande des untersuchten Auges gelingen müssen, dasselbe zum Leuchten zu bringen.

Helmholtz ermöglichte dies in folgender Weise.

Man bringe (Fig. V) zwischen das Auge A des Beobachters und das Auge B des Beobachteten eine ebene Glasplatte S, stelle seitlich von dieser Glasplatte ein leuchtendes Object, z. B. eine hellbrennende Lampe auf und drehe nun die Glasplatte so, dass die von der Leuchtquelle kommenden und auf diese Platte auffallenden Strahlen nach ihrer Reflexion in das Auge B geworfen werden.

Fig. V.

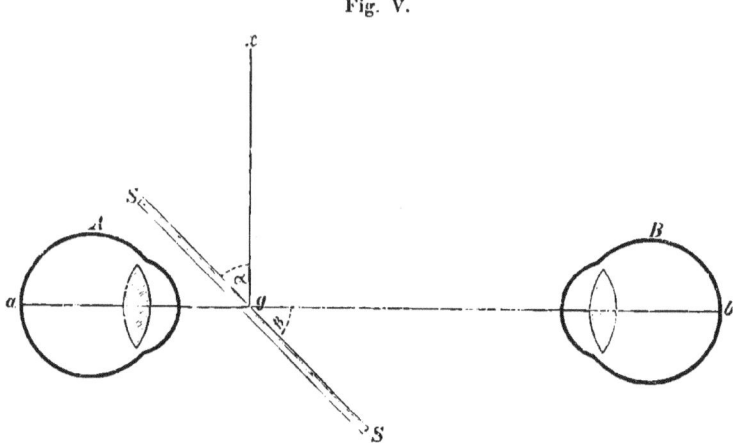

Die Gesichtslinien der beiden Augen *A* und *B* sollen in Eine Linie: *ab* zusammenfallen; die Glasplatte bilde mit der genannten Linie bei β einen Winkel von 45°, die Lichtquelle sei so gestellt, dass der von deren leuchtendem Punkte *x* ausgehende Strahl *xg* mit der Platte einen Winkel α von 45° bildet. Von dem im Punkte *g* auffallenden Lichtstrahle geht ein Theil durch *S* hindurch und kommt für uns nicht weiter in Betracht, ein anderer Theil wird aber reflectirt, und zwar wird der reflectirte Strahl, wenn α = 45° ist, mit *S* ebenfalls einen Winkel von 45° bilden. Da nun β der Annahme gemäss 45° beträgt, so wird *gb* uns den Gang des reflectirten Strahles repräsentiren. Es wird also der Strahl *xg* nach seiner Reflexion an der Glasplatte in der Richtung der Gesichtslinie des Auges *B* fortschreiten, durch die Pupille in dieses Auge eintreten, endlich auf den Punkt *b* der *Fovea centralis* fallen und diesen Punkt beleuchten. Im Punkte *b* angelangt, wird ein Theil des Lichtes vom Pigmente der *Chorioidea* absorbirt, ein anderer Theil wird, da wir annehmen können, dass der Strahl auf die betreffende Partie des Augengrundes senkrecht auffalle, in derselben Richtung, in der er eingefallen, reflectirt, tritt also in der Richtung von *bg* wieder aus dem Auge hervor. Bei seinem Fortschreiten muss er nun zum zweiten Male die Glasplatte in *g* treffen. Wieder wird ein Theil des Strahles reflectirt werden, ein anderer wird durch die durchsichtige Glasplatte hindurchtreten. Die reflectirte Partie kehrt zur Lichtquelle zurück, von welcher der Strahl ausgegangen. Jener Antheil aber, welcher nicht reflectirt ward, tritt durch die Glasplatte hindurch und schreitet in derselben Richtung (eigentlich um etwas von derselben parallel mit sich selbst verschoben, was wir aber der Einfachheit wegen hier vernachlässigen wollen), also in der Richtung der Gesichtslinie des Auges A weiter, passirt die Pupille dieses Auges und gelangt endlich zum Augengrunde, wo er percipirt wird. Das Auge A sieht also jetzt den Grund des Auges B leuchten; die aus der Pupille des letztgenannten Auges kommenden Strahlen können nun (bis auf den immerhin beträchtlichen Antheil, der in g reflectirt wird) ungehindert in die Pupille des untersuchenden Auges treten. Das Auge A sieht jetzt genau in der Richtung des einfallenden Lichtes in das Auge B, denn für B befindet sich die Lichtquelle nicht in x, sondern in der Verlängerung des Strahles bg nach der Richtung ga.

Die Stärke des Augenleuchtens ist übrigens eine sehr verschiedene, je nach der Stellung des untersuchten Auges. In dem angeführten Falle, wo die Gesichtslinien beider Augen zusammenfallen, wo also die *macula lutea* beleuchtet wird, ist das Leuchten des normalen Auges am schwächsten, weil die *macula lutea* jene Stelle ist, welche im ganzen Augengrunde am wenigsten Licht reflectirt. Wenn man nun aber, während die ganze übrige Anordnung des Versuches unverändert bleibt, das Auge B Bewegungen machen lässt, so wird die Beleuchtung sofort heller, indem eben von allen übrigen Stellen des Augengrundes mehr Licht reflectirt wird. Am hellsten erscheint der Augengrund, wenn der Endpunkt b der Linie gb auf die Eintrittsstelle des Sehnerven fällt. Während sonst aus dem Auge ein mehr oder weniger dunkles Roth oder Rothgelb zurückstrahlt, ist es jetzt unter normalen Verhältnissen ein weissgelbes Licht, welches aus demselben hervorbricht.

Bei pathologischen Veränderungen des Sehnerven kann in dem Momente, wo das Licht von der Sehnervenscheibe reflectirt wird, die Pupille in sehr verschiedenen Farben aufleuchten. Besonders prächtig ist das Aufleuchten im himmelblauen und smaragdgrünen Lichte bei gewissen Alterationen des *Nervus opticus*. Bei pathologischen Veränderungen im übrigen Augengrunde kann auch von den einzelnen Stellen desselben sehr verschiedenfarbiges Licht zurückkehren, vor allem glänzend weisses, gelbes, bläuliches oder grünliches Licht. Andererseits wird bei anderen krankhaften Processen der Augengrund, bei der in Rede stehenden Beleuchtung durch ebene Glasplatten, auffallend wenig Licht reflectiren, so dass eine wirkliche Erleuchtung des Augen-Innern gar nicht zu Stande kommen wird. Die betreffenden Krankheiten der inneren Organe des Auges, die diese Erscheinungen bedingen können, werden wir am passenden Orte kennen lernen.

Nachdem Helmholtz die Theorie des Augenleuchtens vollkommen entwickelt hatte, kehrte Coccius[1]) 1853 noch einmal zum Gegenstande zurück, um neuerdings nachzuweisen, dass es kein spontanes Leuchten des Auges gebe, eine Thatsache, die, wie wir wissen, bereits 1810 von Prévost ausgesprochen war; jedoch angeregt durch einen in der deutschen Klinik 1852 veröffentlichten Fall: „Das Leuchten der Augen der Marie Dittrich", wobei für das spontane Leuchten des Menschenauges wieder eine Lanze gebrochen wird, unterzog er den betreffenden Gegenstand noch einmal der Untersuchung. Die wichtigste Beobachtung nun, die er anführt, ist die, dass man das Auge auch leuchten sehen könne, wenn sich die Lichtquelle hinter dem Auge befindet, eine Thatsache, die auf den ersten Anblick für spontane Lichtentwicklung spricht. Ich sah dieses Phänomen am häufigsten dann, wenn ich eine Katze mit dem Augenspiegel untersuchen wollte. Die Lichtquelle befindet sich hierbei hinter dem Kopfe der Katze und doch sicht man häufig, noch ehe man mit dem Spiegel beleuchtet, ein glänzendes Aufleuchten des Auges. Von der Lampenflamme aus kann natürlich hierbei kein Licht in das Auge des Thieres einfallen. An menschlichen Augen sieht man diese Erscheinung bei Gelegenheit einer beabsichtigten Augenspiegel-Untersuchung am leichtesten an Staaroperirten, welche also höchstgradig hypermetropisch sind und durch die gleichzeitig vollführte *Iridectomie* grosse Pupillen haben. Coccius fand ein derartiges sehr schwaches Leuchten unter gewöhnlichen Umständen nur an Augen mit blauer *Iris*, an mehreren Amaurotikern mit blauer *Iris* und weiter Pupille. An einem Kinde mit Irismangel sah er es sogar sehr stark, als er sich demselben im directen Sonnenlichte gegenüber aufstellte.

Man muss sich bei dieser Erscheinung, wenn man nicht zur Annahme des spontanen Augenleuchtens flüchten will, um die Quelle umsehen, von welcher das Licht herrührt, da es doch von dem hinter dem Rücken des Beobachteten befindlichen Leuchtobjecte nicht direct herrühren kann. Es muss das von letzterem Orte herkommende Licht erst irgendwo zurückgeworfen werden, um in das Auge des Beobachteten gelangen zu können. Dieser Reflector nun ist dargestellt durch das hellcolorirte Gesicht des Beobachters. Ein

---

[1]) Ueber die Anwendung des Augenspiegels nebst Angabe eines neuen Instrumentes. Pag. 198.

Neger wird nie das besprochene Phänomen wahrnehmen können. Dieses Licht, welches von der hellen Antlitzfläche des Untersuchers reflectirt wird, ist hinreichend, um das Leuchten in Fällen hervorzurufen, in welchen die günstigsten Bedingungen dafür gesetzt sind, also wenn das beobachtete Object ein Thierauge mit glänzendem *Tapetum*, ein Menschenauge mit wenig Pigment, weiter Pupille ist. Von der Richtigkeit der gegebenen Erklärung kann man sich am sichersten dadurch überzeugen, dass man sich eine schwarze Maske vor sein eigenes Gesicht hält. Sofort wird das Phänomen verschwunden sein. Aus dem Gesagten erklären sich manche Erscheinungen, welche man sich zur Zeit, da man bereits im Princip gegen die Theorie des spontanen Augenleuchtens war, nicht recht verständlich machen konnte; vor Allem erklärt sich daraus das Leuchten der Augen an Orten, wo scheinbar kein Licht in dieselben einfallen kann. Wenn sich des Abends ein Hund oder eine Katze unter einem mit einem Tuche bedeckten Tische befindet und man nun unter den Tisch sieht, so gewahrt man in dem dunkeln Raume oft nichts Anderes, als die beiden glühenden Augen des Thieres. Die Beleuchtung der Augen erfolgt in diesem Falle eben durch das von dem Angesichte des Beobachters zurückgeworfene Licht.

Ausser den genannten Methoden, das Auge zum Leuchten zu bringen, müssen wir jetzt noch einer weiteren Erwähnung thun. Das Leuchten des Albinoauges beruht, wie wir früher erwähnten, darauf, dass durch die pigmentlose *Iris* und auch durch die *Sclerotica* wegen des Pigmentmangels in der *Chorioidea* diffuses Licht in's Auge gelangen kann. Wir können diese Art der Beleuchtung in allen Augen hervorrufen, wenn wir, wie dies Czermak gethan hat, durch eine Convexlinse Licht auf einem Punkte der *Sclerotica* concentriren. Wir lassen das Auge stark einwärts wenden und erzeugen durch eine Convexlinse von geringer Brennweite das umgekehrte Bild einer hellen Lampenflamme auf einem Punkte der *Sclerotica*. Das von dieser erleuchteten Stelle ausgehende Licht dringt zum Theile durch die *Sclerotica* und *Chorioidea* hindurch und erleuchtet das Innere des Auges. Das von jedem Punkte des erleuchteten Augengrundes reflectirte Licht folgt den Gesetzen der Brechung und tritt aus der Pupille heraus. Den Beobachter hindert bei dieser Methode natürlich nichts, genau in der Richtung des austretenden Lichtes in das Auge zu schauen, und er wird deshalb die Pupille erleuchtet sehen.

Wenn wir nun die verschiedenen Methoden, das Auge zum

Leuchten zu bringen, noch einmal in Kürze zusammenfassen, so können wir Folgendes aussprechen: Unter der Voraussetzung, dass die Pupille des zu Beobachtenden nicht krankhafter Weise verschlossen oder abnorm enge ist, sowie dass die brechenden Medien des Auges ihre normale Transparenz besitzen, werden wir das Augenleuchten beobachten können:

1. Wenn wir neben einer Lichtquelle nach dem Auge des zu Untersuchenden hinsehen, wobei als Lichtquelle entweder das direct einfallende Licht des Leuchtobjectes (Cumming, Brücke) oder das von demselben ausgehende, aber auf irgend eine Weise reflectirte Licht dient. Der Reflector ist hierbei die helle Angesichtsfläche des Beobachters (Coccius), oder eine Spiegelvorrichtung (wovon wir früher sprachen).

2. Wenn wir vermöge eines spiegelnden Apparates genau in der Richtung des einfallenden Lichtes in das untersuchte Auge schauen (v. Erlach, Helmholtz).

3. Wenn der Augengrund durch diffuses Licht, das durch *Sclerotica* oder *Iris* eindringt, beleuchtet wird. Hierzu genügt unter Umständen die gewöhnliche Tagesbeleuchtung (Leuchten der Albinoaugen), sonst wird die intensive Beleuchtung eines Punktes der *Sclerotica* gefordert (Czermak).

Literatur.

Aristoteles: Περὶ ψυχῆς, II. Buch, cap. 7.
Plinius: Histor. natural. liber IX. cap. 37.
1809. Dessaignes: Mémoire sur la phosphorescence, couronné par l'Institut le 5. April 1809.
1810. B. Prévost: Considérations sur le brillant des yeux du chat et de quelques autres animaux in Bibliothèque britannique. 45. Band.
1810. Gruithuisen: Beiträge zur Physioguosie und Eautognosie.
1811. P. Pallas: Zoographia Rosso-Asiatica. Petersburg.
1817. G. J. Beer: Lehre von den Augenkrankheiten, 2. Band. Wien.
1818. G. R. Treviranus: Biologie oder Philosophie der lebenden Natur für Naturforscher und Aerzte, 5. Band. Göttingen.
1820. J. P. Heinrich: Die Phosphorescenz der Körper nach allen Umständen untersucht und erläutert. 5 Abhandlungen. Nürnberg (3. Abhandlung von 1815).
1821. K. A. Rudolphi: Grundriss der Physiologie, 1. Band. Berlin.
1826. J. Müller: Zur vergleichenden Physiologie des Gesichtssinnes der Menschen und der Thiere. Leipzig.
1826. C. L. Esser: Ueber das Leuchten der Augen bei Thieren und Menschen, nebst einer Beobachtung über phosphorescirenden Harn im Archiv für gesammte Heilkunde von K. W. G. Kastner. Nürnberg.

1831. K. Canstatt: Ueber Markschwamm des Auges und amaurotisches Katzenauge. Würzburg.
1836. Hassenstein: De luce ex quorundam animalium oculis prodeunte atque de tapeto lucido. Jena.
1839. Behr; Hecker's Annalen. 1. Band.
1845. E. Brücke: Anatomische Untersuchungen über die sogenannten leuchtenden Augen bei den Wirbelthieren in Müller's Archiv.
1845. Kussmaul: Die Farbenerscheinungen im Grunde des menschlichen Auges. Heidelberg.
1846. W. Cumming: On the luminous appearance of the human eye in Medico-chirurgical Transactions, 29. Band.
1847. E. Brücke: Ueber das Leuchten der menschlichen Augen in Müller's Archiv.
1851. H. Helmholtz: Beschreibung eines Augenspiegels zur Untersuchung der Netzhaut im lebenden Auge. Berlin.
1853. A. Coccius: Ueber die Anwendung des Augenspiegels nebst Angabe eines neuen Instrumentes. Leipzig.
1864. K. v. Stellwag: Ueber leuchtende Augen. Wiener medicinische Wochenschrift.
1866. L. Mauthner: Das Leuchten der Augen. Journal: „Die Debatte." Wien.

Zweites Capitel.

Bedingungen für die Wahrnehmbarkeit des Augengrundes.

Haben wir uns bis jetzt klar gemacht, in welcher Art und Weise wir das Auge zum Leuchten bringen können, so haben wir uns nun der Frage zuzuwenden, „warum wir nicht immer die Details des Augengrundes, wenn von demselben Licht in unser Auge gelangt, sehen, und welches die Bedingungen sind, unter denen wir die Einzelnheiten in der Tiefe des Auges im deutlichen und scharfen Bilde wahrnehmen können?"

Am 12. November 1704 las Méry[1]) in der königlichen Académie der Wissenschaften zu Paris seine „Beobachtungen über die Bewegungen der *Iris* und gelegentlich über die wichtigste Partie des Sehorganes". Er erwähnt hierbei des Falles, dass man beim Untertauchen einer Katze unter Wasser, die in der Tiefe des Auges der Katze gelegenen Theile sehr deutlich wahrnehmen könne. Er erklärt diese Erscheinung, dass man nämlich in dem der Luft ausgesetzten Auge von diesen Objecten nichts, dieselben aber sehr deutlich unterscheiden könne, wenn das Auge unter Wasser getaucht ist, daraus, dass 1. die *Cornea*, so glatt auch ihre äussere Oberfläche erscheinen mag, doch viele unkennbare Unebenheiten darbietet, welche einen grossen Theil der auffallenden Strahlen reflectiren, und 2. aus dem Umstande, dass gerade in jenem Falle, wo das meiste Licht auf das Auge fällt, also wenn man dem directen Sonnenlichte den Zutritt gestattet, die Pupille sich beträchtlich verengert. Aus diesem Grunde könne nur eine sehr geringe Menge von Lichtstrahlen in das Auge dringen, und dieses Licht sei nicht hinreichend, um den Augapfel zu durchleuchten, daher es nicht befremden dürfe, dass man keinen der eingeschlossenen Theile wahrnehmen könne. Andererseits ist es aber, fährt Méry weiter fort, nichts Besonderes, dass man dies vermag, wenn das Auge

---

[1]) Histoire de l'Académie Royale des sciences. Pag. 261.

unter Wasser getaucht ist, weil 1. durch dieses *Fluidum* die Unebenheiten der *Cornea* ausgeglichen werden und 2. die Pupille sich stark erweitert, mithin alle Strahlen der Sonne, die auf die durchsichtige Hornhaut auffallen, hindurchgehen und in das Innere des Auges eindringend, es so stark erleuchten, dass man die Eintrittsstelle des Sehnerven und die Netzhautgefässe sehr deutlich erschauen könne.

Fünf Jahre später, am 30. März 1709 spricht La Hire[1]) vor derselben Académie der Wissenschaften in seiner „Auseinandersetzung einiger optischen Erscheinungen und der Art und Weise, wie das Sehen bewerkstelligt wird", über die Erklärung desselben Phänomens. Vor allem verwirft er die Gründe, welche Méry aufstellt, indem er sagt, dass die Weite der Pupille allein es nicht bewirken könne, dass man die Objecte des Augengrundes deutlich wahrnehme, weil man bei jenen Individuen, welche den schwarzen Staar haben und deren Pupille eine sehr bedeutende Oeffnung darbietet, vom Augengrunde nichts sehe. Ebenso ist es unrichtig, dass die der Luft ausgesetzte *Cornea* eine minder glatte Oberfläche habe, als die unter Wasser getauchte, weil die *Cornea* immer von einer Flüssigkeits-Schichte befeuchtet sei, daher immer gleichsam unter Wasser stehe. Der Grund der in Rede stehenden Erscheinung ist vielmehr in den Brechungs-Verhältnissen zu suchen, welche das Licht erfährt, wenn das Auge unter Wasser getaucht ist. „Wenn (Fig. VI) ein normal gebautes Auge (*un oeil bien conformé*) sich in der Luft befindet, so werden die Strahlen, die von einem Punkte *D* des Augengrundes ausgehen, so gebrochen, dass sie aus dem Auge unter einander parallel austreten. Aus diesem Grunde könnten wir diesen Punkt *D* des Augengrundes deutlich sehen, weil parallele oder nahezu parallele Strahlen in unserem Auge immer eine deutliche Wahrnehmung hervorrufen, und trotzdem sehen wir das betreffende Object nicht." La Hire erklärt hierauf, in welcher Weise der Gang der Strahlen geändert wird, wenn man das Auge unter Wasser untersucht. Er zeigt, wie dadurch, dass nun vor der *Cornea* nicht Luft, sondern Wasser sich findet, die aus dem Augengrunde kommenden auf die Hinterfläche der *Cornea* divergent auffallenden Strahlen auch nach ihrem Austritte aus dem Auge ihren Weg in unveränderter Richtung, also noch immer divergent aus dem Grunde fortsetzen, weil die Brechkraft des Wassers von der des *humor aqueus* „nicht merklich" verschieden ist. La Hire erwähnt

---

[1]) Histoire de l'Académie Royale des sciences etc. Pag. 95.

28 Zweites Capitel. Bedingungen für die Wahrnehmbarkeit des Augengrundes.

hierbei mit keinem Worte der Wirkung der *Cornea* als solcher auf die Brechung des Lichtes, erkennt mithin ganz richtig deren negativen Einfluss in dem in Rede stehenden Punkte. Er macht weiter darauf aufmerksam, dass den Brechungsgesetzen des Lichtes zufolge die Strahlen bei ihrem Austritte aus Wasser in Luft noch divergenter gemacht werden, als sie es während ihres Ganges durch die Wasserschichte waren. „Die Folge hiervon ist", so führt der gelehrte Erklärer fort, „dass, an welchen Ort immer wir unser Auge bringen, um diese divergenten Strahlen, die ja dann so gerichtet sind, als ob sie von dem der *Cornea* näheren Punkte *E* herkämen, aufzunehmen, wir dann den Punkt *D* sehr genau wahrnehmen werden und zwar so, als ob er in *E* und in der Luft läge".

Figur VI.

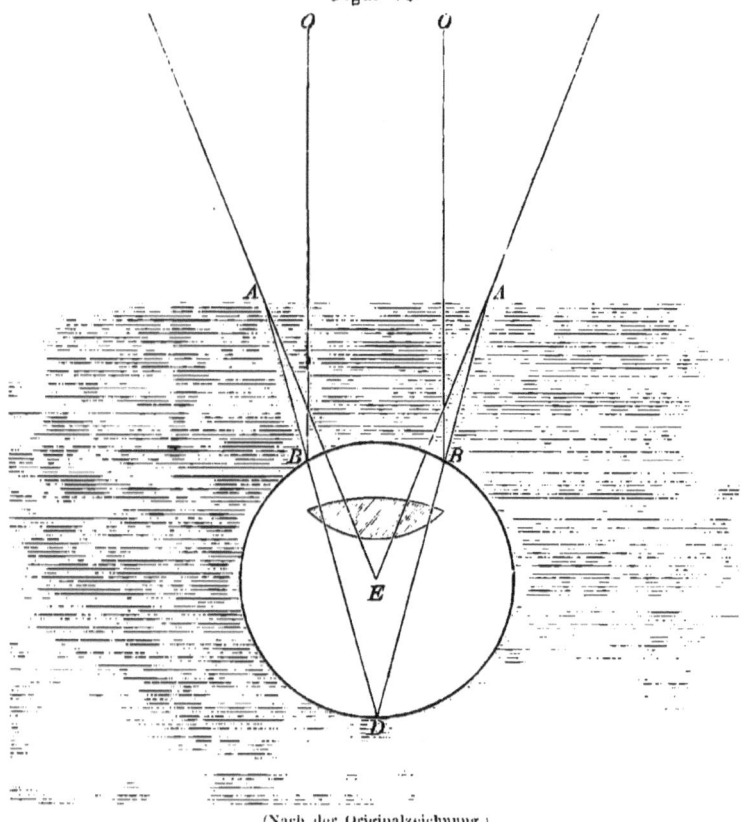

(Nach der Originalzeichnung.)

Die vom Punkte *D* des Augengrundes ausgehenden Strahlen sind, wenn sich das Auge in Luft befindet, nach ihrem Austritte aus demselben parallel

Zweites Capitel. Bedingungen für die Wahrnehmbarkeit des Augengrundes. 29

(*BO, BO*). Dadurch, dass das Auge unter Wasser ist, schreiten die Strahlen *DB, DB* in ihrer ursprünglichen Richtung bis zum Wasserspiegel weiter (*B,A, B,A*). Beim Uebergange aus Wasser in Luft werden sie vom Einfallslothe gebrochen, so dass ihre letzten Richtungen, nach rückwärts verlängert, sich in *E* durchschneiden, woselbst der Punkt *D* der Netzhaut zu liegen scheint.

Daraus geht hervor, dass der Umstand, dass die vom Augengrunde kommenden parallelen Strahlen durch die vor der *Cornea* befindliche Wasserschichte in divergente umgewandelt werden, das Sehen des Augengrundes erleichtert. Die Antwort darauf aber, warum wir, falls parallele Strahlen aus dem Auge austreten, deren Gang ja, wie La Hire selbst so treffend bemerkt, die deutliche Wahrnehmung des Augengrundes nicht verhindern kann, denselben doch nicht wahrnehmen, ist er uns schuldig geblieben. Dagegen macht er auf den störenden Einfluss des Hornhautreflexes aufmerksam, zeigt, wie auch wegen Ausfalles dieses Momentes die Beobachtung des Augengrundes unter Wasser unter übrigens gleichen Umständen viel leichter gelingen müsste, als bei der Untersuchung des Auges in Luft.

Ausser dem Augengrunde der lebenden Katze, welcher beim Untertauchen des Thieres unter Wasser sichtbar gemacht werden konnte, blieb der *fundus oculi* während des Lebens ein unbekanntes Gebiet. Nur unter pathologischen Verhältnissen glaubte man Einzelnheiten des menschlichen Augengrundes wahrzunehmen. So schreibt Beer [1]) (1817), dass man bei jener Form des schwarzen Staares, die er als amaurotisches Katzenauge bezeichnet, schliesslich, „wenn sich nämlich die amaurotische Blindheit vollkommen entwickelt hat, so dass auch selbst keine Lichtempfindung mehr übrig ist, bei genauer Besichtigung des Auges meist ein sehr zartes Blutgefässnetz auf dem getrübten Hintergrunde erblickt, welches nur die gewöhnliche Verästelung der Centralschlag- und Blutader zu sein scheint, die jetzt auf dem opalisirenden Hintergrunde sichtbar wird." Canstatt fügt [2]) (1831) bei, dass man bei dieser Krankheit im Beginne bei genauer Betrachtung in der Tiefe des Auges fast in seinem Centrum, aber mehr gegen seine innere und untere Seite hin einen weissgelben Punkt und rings um diesen eine Trübung beobachtet. Als Erklärungsgrund dieser Erscheinung führt Canstatt an, was Beer nur vermuthungsweise hinstellte, nämlich, dass diese Form des Staares im Pigmentmangel der Aderhaut beruhe. Wegen des mangelnden Pigmentes auf der *Chorioidea*, der schwarzen Folie

---

[1]) l. c. pag. 496.
[2]) l. c. pag. 30.

der Netzhaut, würde nun ein Theil der letzteren wie eine hohle weissliche Fläche und das Ende des Sehnerven, durch einen weisser gefärbten Punkt sich auszeichnend, sichtbar werden.

Die Sache ruhte, bis Kussmaul im Jahre 1845 sich ernstlich die Frage stellte, warum man die Details des Augengrundes nicht wahrzunehmen vermöge. „Sowie es nicht im Bereiche der Möglichkeit liegt", lautet ungefähr die Erklärung, „ein Object deutlich zu sehen, welches im Brennpunkte einer Glaslinse liegt, ebenso ist es auch physikalisch nicht möglich, die Netzhaut wahrzunehmen, die ungefähr im Brennpunkte des Auges gelegen ist, denn die von der Netzhaut ausgehenden Strahlen treten parallel aus dem Auge; wir würden daher, selbst wenn der Augengrund des Auges erleuchtet wäre, die Netzhaut nicht wahrnehmen". Damit war nicht einmal der Standpunkt La Hire's erreicht, welcher es so klar ausspricht, dass, da wir parallele Strahlen auf unserer Netzhaut vereinigen können, der Gang des aus dem beobachteten Auge austretenden Lichtes die Ursache davon nicht sein kann, dass wir den Augengrund nicht deutlich sehen.

Um den Einfluss der optischen Medien des Auges auf die Wahrnehmbarkeit des Augengrundes zu veranschaulichen, macht Kussmaul auf die Erscheinungen aufmerksam, welche sich ergeben, wenn man von einem Auge die brechenden Medien nach und nach entfernt. Er führt hierbei an, dass der Augengrund dunkel bleibt, wenn man die *Cornea* wegnimmt. Erst wenn man noch die Linse entfernt, wird die Netzhaut und der Sehnerv sichtbar, ebenso wenn man ein Auge ansticht und einen Theil des Glaskörpers ausdrückt, indem in letzterem Falle das Auge zusammenfällt, der Abstand zwischen Netzhaut und Linse ein kleinerer wird, die Netzhaut nun innerhalb der Brennweite zu liegen kommt und so zum Vorschein gelangt.

Helmholtz (1851) endlich zeigte, auf welche Art und Weise man den Augengrund ganz allgemein zur Anschauung bringen könne. Wir haben gesehen, durch welche Vorrichtung es ihm gelang, genau in der Richtung des einfallenden Lichtes in das Auge zu sehen, und wir haben nun die Frage zu erörtern, unter welchen Bedingungen, wenn das Auge beleuchtet ist, die Details des Augengrundes hervortreten.

Ophthalmoscopische Untersuchungs-Methoden.

Es sei (Fig. VII) das Auge B ein emmetropisches accommodationsloses Auge, d. h. ein solches, welches nur paralleles Licht auf seiner

Netzhaut zur Vereinigung bringen kann. Die von einem in endlicher Entfernung gelegenen Leuchtpunkte x ausgehenden Strahlen werden dann hinter der Netzhaut in y zur Vereinigung kommen, auf der Netzhaut selbst entsteht ein Zerstreuungskreis. Die von jedem einzelnen Punkte dieses Zerstreuungskreises, z. B. vom Punkte b kommenden Strahlen sind nach ihrem Austritte aus dem Auge unter einander parallel und fallen als solche auf das beobachtende Auge. Wenn nun dieses ebenfalls emmetropisch ist und nicht accommodirt, so wird es in der Lage sein, diese parallelen Strahlen auf seiner Netzhaut zu einem Punkte a zu vereinigen. Es entsteht demnach im Punkte a des beobachtenden Auges ein deutliches Bild des Punktes b der Netzhaut des Beobachteten. Wir sehen hierbei den Punkt b ebenso deutlich, als wenn wir als Emmetropen durch eine Loupe ein Object beobachten, das im Brennpunkte derselben steht. Die von jedem Punkte dieses Objectes ausgehenden Strahlen sind ja nach ihrem Durchgange durch die Linse untereinander parallel.

Figur VII.

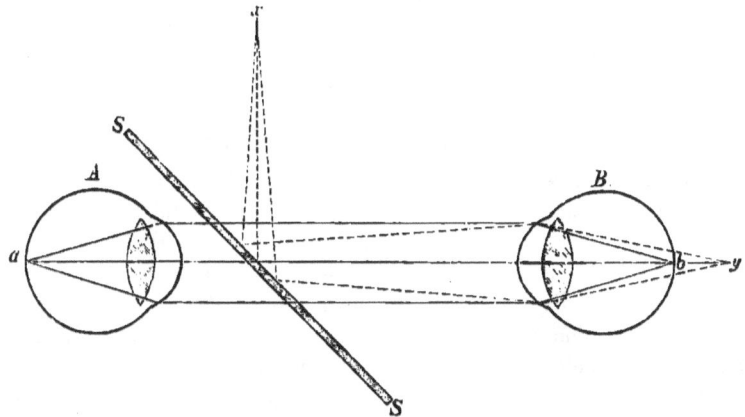

Die vom Leuchtpunkte x ausgehenden Strahlen werden durch die ebene Platte SS in das emmetropische accommodationslose Auge B geworfen. Daselbst vereinigen sie sich in einem Punkte y hinter der Netzhaut. Die vom Punkte b der beleuchteten Netzhautpartie ausgehenden Strahlen sind ausserhalb des Auges parallel, treffen in diesem Zustande auf das Auge A, und vereinigen sich in einem Punkte auf der Netzhaut dieses Auges.

Ist das untersuchte Auge nicht emmetropisch, sondern hypermetropisch (siehe Fig. III), befindet sich also die Netzhaut innerhalb der Brennweite des dioptrischen Systemes des Auges, so sind die von jedem einzelnen Punkte des Augengrundes kommenden

Strahlen nach ihrem Austritte aus dem Auge divergent. Die Strahlen haben dieselbe Richtung, wie jene, die von einem Leuchtpunkte kommen, der innerhalb der Brennweite einer Convexlinse liegt. Divergente Strahlen können wir vermöge unserer Accommodation im Allgemeinen auf der Netzhaut zur Vereinigung bringen, folglich wird auch in dem Falle, dass das untersuchte Auge hypermetropisch ist, der Augengrund deutlich erscheinen müssen, sobald es nur überhaupt beleuchtet ist.

Ist das untersuchte Auge myopisch, dann convergiren die austretenden Lichtstrahlen. Wir müssen in Bezug auf die Möglichkeit der Wahrnehmbarkeit des Bildes die verschiedenen Grade der *Myopie* unterscheiden. Ist diese niedrigen Grades, so haben die austretenden Strahlen nur eine schwache Convergenz. Befindet sich das untersuchende Auge nicht zu weit vom untersuchten entfernt, so kommen die Strahlen nicht weit vor der Netzhaut des ersteren zur Vereinigung. Auf der Netzhaut entsteht allerdings ein undeutliches Bild der Objecte, aber doch wird man in diesem Falle noch die Sehnervenpapille, Netzhautgefässe u. dgl. als solche zu erkennen im Stande sein. Ist die *Myopie* des Untersuchten höheren Grades, dann convergiren die austretenden Strahlen so stark, dass sie sehr weit vor der Netzhaut des Untersuchenden zur Vereinigung kommen. Auf der Netzhaut selbst entsteht ein so ausgedehntes Zerstreuungsbild, dass man die wahre Form des Objectes nicht mehr daraus zu abstrahiren vermag. In diesen Fällen können jedoch häufig und bei hochgradiger *Myopie* immer die Details des Augengrundes bei genügender Beleuchtung in anderer Weise sichtbar werden. Ist z. B. *Myopie* (M) $1/3$ (siehe Fig. IV) vorhanden, so vereinigen sich die Strahlen, die von einem Punkte des Augengrundes ausgehen, 3″ vor dem Knotenpunkte des Auges. Es entsteht da ein reelles umgekehrtes Bild des Augenhintergrundes. Ist der Beobachter nun z. B. 12″ vom Auge des Beobachteten entfernt, so wird er, wenn er für einen 9″ entfernten Punkt accommodirt, ohne weitere optische Hilfsmittel die Einzelheiten des Augengrundes wahrnehmen.

Auf diese Weise wird der untersuchende Emmetrope, der seine Accommodation in der Gewalt hat, in einer grossen Anzahl von Fällen, wenn nämlich das untersuchte Auge emmetropisch oder hypermetropisch ist und nicht accommodirt, oder wenn es hochgradige *Myopie* darbietet, die Details des Augengrundes ohne weitere Hilfsmittel vollkommen deutlich und scharf sehen müssen, falls nur der Augengrund genügend beleuchtet ist, und zwar bei Emmetropie und

Zweites Capitel. Ophthalmoscopische Untersuchungs-Methoden. 33

Hypermetropie des beobachteten Auges im aufrechten, bei hochgradiger *Myopie* desselben im umgekehrten Bilde. Er wird in einer anderen Reihe von Fällen, wo nicht bedeutende *Myopie* vorhanden ist, ohne weitere Bewaffnung seines Auges die Details des Augengrundes im aufrechten Bilde noch wahrnehmen, jedoch nur in unklaren Umrissen. Man muss in der That, im Gegensatze zur gewöhnlichen Ansicht hierüber, gestehen, dass es kaum einen Fall gibt, in welchem wegen des Ganges der austretenden Strahlen der Augengrund einem emmetropischen Beobachter nicht wenigstens in unklaren Zügen erscheinen würde. Denn in jenen Fällen von höhergradiger *Myopie*, wo das aufrechte Bild so verschwommen wird, dass man nicht mehr in der Lage ist, irgend etwas im Augengrunde wahrzunehmen, wird es bei ausreichender Beleuchtung möglich sein, sich zur Ansicht des umgekehrten Bildes ohne weitere optische Hilfsmittel zu verhelfen.

Es ist ferner klar, dass der emmetropische Untersucher, der über seine Accommodation zu verfügen vermag, nur in den Fällen 1. wenn das untersuchte Auge geringgradige *Myopie* darbietet, 2. wenn es emmetropisch oder hypermetropisch ist, dabei aber für eine endliche Entfernung accommodirt, 3. endlich, wenn bei hochgradiger *Myopie* des Untersuchten der Augengrund im aufrechten Bilde deutlich gemacht werden soll, zu einem optischen Hilfsmittel greifen muss. Dieses optische Hilfsmittel sind Concavgläser.

Wenn die aus dem Auge tretenden Strahlen nach irgend einem Punkte convergiren, so wird man immer in der Lage sein, mit Hilfe eines Concavglases den Gang der convergenten Strahlen so abzuändern, dass sie nach ihrem Austritte aus dem Glase unter einander parallel sind. Convergiren z. B. die Strahlen nach einem 12″ vor der *Cornea* gelegenen Punkte und bringt man 2″ vor dem Auge ein Concavglas an, so convergiren die Strahlen nach einem 10″ vor dem Concavglase gelegenen Punkte. Ist nun dieses Concavglas ein solches von 10″ Brennweite, so werden die auf dasselbe auffallenden Strahlen nach ihrem Durchgange parallel sein. In das Auge des emmetropischen Beobachters fällt jetzt paralleles Licht, daher der Augengrund des Untersuchten in voller Deutlichkeit erscheinen wird.

Nur die Grundprincipien der Untersuchung im aufrechten Bilde haben wir jetzt abgehandelt, die ausführliche Erörterung des Ganzen folgt in dem Capitel über die Bestimmung der Refraction mit Hilfe des Augenspiegels.

Ausser auf die genannte Weise können wir jedoch noch in

einer anderen Art, im umgekehrten Bilde nämlich, den Augenhintergrund anschaulich machen. Wenn wir ein emmetropisches accommodationsloses Auge, dessen Inneres genügend beleuchtet ist, hochgradig kurzsichtig machen, indem wir z. B. eine Convexlinse von 2″ Brennweite vor dasselbe halten, so werden die von jedem Punkte des Augenhintergrundes kommenden nach ihrem Austritte aus dem Auge unter einander parallelen Strahlen auf die Convexlinse auffallen, und nun in deren Brennpunkte, also 2″ vor der Linse wieder zu einem Punkte vereinigt werden. Auf diese Weise wird vom Augenhintergrunde in der Brennweite der Convexlinse ein umgekehrtes Bild entworfen, über dessen Grösse wir am passenden Orte noch sprechen werden. Wenn nun das Auge des Beobachters von diesem umgekehrten Bilde auf einige Zolle sich entfernt, so wird es durch sein Accommodationsvermögen und auch ohne dieses durch das Vorhalten einer Convexlinse in der Lage sein, den Augengrund des Untersuchten im umgekehrten Bilde deutlich zu sehen.

Die Möglichkeit, den Augengrund im umgekehrten Bilde darzustellen, hat bereits Helmholtz 1851 erkannt [1]), jedoch gibt er an, dass er selbst stets nur im aufrechten Bilde (mit Benützung einer einfachen Concavlinse) untersucht habe. Ruete [2]) war 1852 der Erste, welcher zeigte, dass man auch die Untersuchung im umgekehrten Bilde mit grossem Vortheile vornehmen könne.

Ehe wir dieses Capitel schliessen, müssen wir und sind wir auch in der Lage, eine vollständige Erklärung der Méry'schen Beobachtung und anderer sich anschliessender Phänomene zu geben. Wenn man eine Katze unter Wasser taucht, so wird der Augengrund sichtbar. Durch das Untertauchen unter Wasser ist nämlich, wie La Hire schon gezeigt hat, beinahe der ganze Einfluss der brechenden Medien des Auges auf die Brechung des Lichtes aufgehoben. Wir sehen dann den Augengrund beinahe in derselben Weise, als wenn wir die blossgelegte Netzhaut unter Wasser halten und so betrachten. Ob wir den Augengrund in grösserer oder geringerer Ausdehnung wahrnehmen werden, wird dann nur von der Weite der Pupille abhängen. Wenn man eine Katze unter Wasser taucht, so erweitert sich die Pupille, ein Phänomen, welches als Suffocationserscheinung zu deuten ist. Hierdurch wird die Wahrnehmung des Augengrundes in grösserer Ausdehnung erleichtert. Ebenso heben wir den Einfluss der lichtbrechenden Medien

---

[1]) l. c. pag. 28.
[2]) Der Augenspiegel und das Optometer für praktische Aerzte.

Zweites Capitel. Ophthalmoscopische Untersuchungs-Methoden. 35

nahezu auf, wenn wir nach Kussmaul von einem Auge *Cornea* und Linse entfernen, und verringern ihn nach Belieben, wenn wir das Auge anstechen, Glaskörper ausdrücken, dadurch die Netzhaut dem dioptrischen Systeme weniger oder mehr nähern. Dass der Augengrund unter diesen Verhältnissen sichtbar werden wird, ist nach dem Gesagten leicht begreiflich. Es ist auch die Beobachtung von Beer, dass er in Fällen von sogenanntem amaurotischem Katzenauge schliesslich ein sehr zartes Blutgefässnetz auf dem Augenhintergrunde erblickte, erklärlich, wenn wir annehmen, dass er es hierbei mit einem gegen die Linse vordringenden Tumor, der an seiner Oberfläche vascularisirt war, zu thun hatte. Durch das Vorrücken des Tumors gegen die Linse wird wiederum der Einfluss der lichtbrechenden Medien des Auges nahezu annullirt, und die Folge davon ist das Sichtbarwerden der Details auf der Oberfläche der Geschwulst.

Wir sehen den Augengrund einer Katze, die sich in Luft befindet, nicht, weil die Pupille aus früher erörterten Gründen dunkel erscheint. Wenn uns diese aber unter Umständen im hellen Lichte aufleuchtet, so fragt es sich, warum uns hierbei nicht gleichzeitig die Details des Augengrundes klar zur Anschauung kommen. Die aus dem Auge einer Katze austretenden Strahlen sind divergent, weil das Katzenauge hypermetropisch ist. Desshalb und ebenso falls, wie La Hire annimmt, die austretenden Strahlen parallel wären, müsste der Augengrund deutlich sichtbar sein. Er ist es aber nicht, und zwar einzig und allein aus dem Grunde nicht, weil bei den Versuchen, bei welchen man das Leuchten des Katzenauges in der Regel beobachtet, eine zu grosse Distanz zwischen dem untersuchten und untersuchenden Auge vorhanden ist. Wenn wir den beleuchteten Augengrund aus grösster Nähe betrachten könnten, so würden wir denselben unter einer bestimmten Vergrösserung, und je nach der Pupillenweite, ein grösseres oder geringeres Bereich desselben übersehen. Sowie wir uns von dem untersuchten Auge entfernen, so wird der sichtbare Theil des Augengrundes immer kleiner werden, so dass schliesslich bei einer gewissen Distanz nur noch z. B. ein einzelnes Netzhautgefäss den ganzen Raum der Pupille erfüllen wird. Dazu kommt noch ein anderes Moment. Wir betrachten den Augengrund mit einer Loupe, die durch die optischen Medien des untersuchten Auges dargestellt wird. Je mehr sich das untersuchende Auge entfernt, desto weiter steht die Loupe vor demselben, desto mehr nimmt die Vergrösserung, im Vergleiche zur gesetzten Entfernung, zu. Man wird aus diesem Grunde, wenn man ein leuchtendes Katzenauge aus der

3*

Entfernung betrachtet, im Bereiche der Pupille nur einen sehr kleinen Theil des Augengrundes, und diesen verhältnissmässig stark vergrössert sehen, daher das ganze Pupillarreich von dem Schimmer eines einzelnen Gefässes, von einem Flecken des *Tapetum* u. s. w. ausgefüllt sein wird, demnach von der Wahrnehmung von Details des Augengrundes keine Rede sein kann.

Wenn dies richtig ist, so müssen die Einzelnheiten des Augengrundes sofort sichtbar werden, wenn wir, während wir für die Erleuchtung des Auges in irgend einer Weise Sorge tragen, uns demselben bedeutend nähern.

Dies ist auch der Fall. Wenn wir nach Brücke'scher Methode, indem wir z. B. einen Spiegel an die Schläfe anlegen, ein Katzenauge beleuchten und uns demselben auf einige Zolle nähern, so erscheinen uns in der That die Details des Augengrundes in vollkommen scharfem, aufrechtem Bilde. Dass dies auch bei Helmholtz'scher Beleuchtung, die ja die günstigsten Bedingungen stellt, eintreten wird, ist selbstverständlich. Helmholtz[1]) hat auch gezeigt, dass man unter günstigen Verhältnissen ebenso das umgekehrte Bild des Augengrundes zur Anschauung bringen könne, wenn man das Auge nach Brücke'scher Methode beleuchtet und vor dasselbe eine Convexlinse von kurzer Brennweite hält. Dasselbe gelingt unter Umständen auch, wenn die Beleuchtung des Augeninnern nach Czermak's Vorgang bewerkstelligt wird.

Die Hauptprincipien, nach welchen wir den Augengrund deutlich sichtbar machen können, haben wir jetzt erörtert, sowie wir eine Erklärung aller einschlägigen Phänomene gegeben haben. Um etwa dunkel gebliebene physikalische Punkte zu erleuchten, sowie, um das Verständniss des Kommenden zu erleichtern, müssen wir nun ein Capitel aus der Lehre von der Optik einschalten.

Literatur.

1704. **Méry**: Des mouvemens de l'iris et par occasion de la partie principale de l'organ de la vûë, in Histoire de l'Académie Royale des sciences. Avec les mémoires de mathématique et de physique. 1706. Paris.
1709. **La Hire**: Explication de quelques faits d'Optique et de la manière, dont se fait la vision. An demselben Orte. 1711. Paris.
1817. **Beer**: Lehre von den Augenkrankheiten. 2. Band. Wien.
1831. **Canstatt**: Ueber Markschwamm des Auges und amaurotisches Katzenauge. Heidelberg.
1845. **Kussmaul**: Die Farbenerscheinungen im Grunde des menschlichen Auges. Heidelberg.
1851. **Helmholtz**: Beschreibung eines Augenspiegels. Berlin.
1852. **C. G. Th. Ruete**: Der Augenspiegel und das Optometer für praktische Aerzte. Göttingen.
1852. **Helmholtz**: Ueber eine neue einfachste Form des Augenspiegels, in Vierordt's Archiv für physiologische Heilkunde.

---
[1]) Vierordt's Archiv. 1852, pag. 827.

Drittes Capitel.

Die Darlegung jener Gesetze aus der Optik, deren vollkommene Kenntniss zum richtigen Verständniss der Construction der Augenspiegel, sowie der verschiedenen ophthalmoscopischen Untersuchungsmethoden unumgänglich nothwendig, und ebenso zur richtigen Beurtheilung des Refractions-Zustandes mit Hilfe des Augenspiegels, sowie der unter verschiedenen Umständen auftretenden Vergrösserungen, und zur Berechnung der Lage und Grösse des Bildes in den gegebenen Fällen unerlässlich ist, soll den Inhalt dieses Capitels bilden. Wir haben hierbei zu handeln: von den Gesetzen der Reflexion des Lichtes an ebenen und gekrümmten Flächen, von denen der Brechung des Lichtes, von den Gesetzen, welche für sphärische Linsen gelten, von den Principien, nach welchen die optischen Instrumente construirt sind, und von den wichtigsten Grundregeln, welche für zusammengesetzte optische Systeme Geltung haben. Ein wichtiges, schon früher (pag. 13) erwähntes Gesetz muss den folgenden Betrachtungen vorausgeschickt werden, d. i. das Gesetz der conjugirten Vereinigungspunkte des Lichtes. Es besagt, dass, wenn von einem leuchtenden Punkte a Strahlen ausgehen, und durch irgend eine optische Vorrichtung von diesem Leuchtpunkte ein Bild, sei es ein wirkliches oder scheinbares, in einem Punkte b entworfen wird, jedesmal, falls b als leuchtender Punkt, sei es als factischer oder imaginärer auftritt, sein Bild durch dieselbe optische Vorrichtung in a erzeugt werden wird. In Folge dieses Gesetzes versteht sich eine Reihe der nun folgenden Angaben eigentlich von selbst.

I. Von der Reflexion des Lichtes.

Ziehen wir einen der von einem Leuchtpunkte ausgehenden Strahlen, welcher auf eine das Licht reflectirende Fläche auffällt, in Betracht, so bezeichnen wir die Richtung dieses Strahles mit dem Namen des einfallenden Strahles, und die in jenem Punkte, wo er die reflectirende Fläche trifft, dem Einfallspunkte, auf die genannte Ebene errichtete Lothrechte als Einfallsloth. Die Ebene, welche man sich durch den einfallenden Strahl und das Einfallsloth gelegt denkt, führt den Namen der Einfallsebene und der vom einfallenden Strahle mit dem Einfallslothe gebildete Winkel heisst Einfallswinkel. Hat der Lichtstrahl im Einfallspunkte die das Licht zurückwerfende Fläche getroffen, so wird er von da nach irgend einer neuen Richtung, jener des reflectirten Strahles, zurückgeworfen. Die Ebene, welche man durch den reflectirten Strahl und das Einfallsloth legen kann, heisst Reflexionsebene, und der Winkel, den der reflectirte Strahl und das Einfallsloth miteinander einschliessen, wird als Reflexionswinkel bezeichnet.

Zwei Grundgesetze gibt es, welchen die Reflexion des Lichtes unterworfen ist. Das eine lautet: die Reflexions- und Einfallsebene stellen eine und dieselbe Ebene dar, der reflectirte Strahl liegt also in der erweiterten Einfallsebene, wobei er in derselben im Vergleiche mit dem einfallenden Strahle auf die entgegengesetzte Seite des Einfallslothes zu liegen kommt. Das zweite Gesetz spricht aus, dass der Reflexionswinkel dem Einfallswinkel gleich ist.

Wir haben nun die Erscheinungen durchzugehen, welche sich bei der Reflexion an ebenen und gekrümmten Spiegeln darbieten. Zuvor müssen wir jedoch noch ein Wort über Lage und Wesenheit des Leuchtobjectes und seines vom Spiegel entworfenen Bildes einfliessen lassen. Es entwirft nämlich jeder Spiegel (und überhaupt jedes optische Instrument) von einem Leuchtobject ein Bild. Das Leuchtobject ist entweder ein wirkliches, in irgend einer positiven Entfernung vor der spiegelnden Fläche gelegenes, oder aber ein imaginäres, hinter dem Spiegel, in negativer Entfernung liegendes. In letzterem Falle ist es nämlich convergentes Licht, welches auf den Spiegel auffällt, convergente Strahlen, welche, wenn der Spiegel nicht da wäre, sich in irgend einer bestimmten Entfernung hinter dem Orte des Spiegels zu einem Leuchtobjecte vereinigen würden. Der leuchtende Gegenstand liegt also gleichsam hinter dem Spiegel, wir bezeichnen seinen Abstand vom Spiegel als negativ, während wir von positiver Entfernung sprechen, falls das Leuchtobject seine Lage vor dem Spiegel hat. Was das Bild anlangt, so ist dasselbe auch entweder ein wirkliches, reelles, oder aber ein scheinbares, virtuelles, und dabei entweder vor dem Spiegel in positiver Entfernung oder hinter dem Spiegel in negativer Entfernung gelegenes. Ist das Bild ein wirkliches reelles, so heisst das, dass die vom Leuchtobjecte ausgehenden Strahlen sich wieder an einer Stelle factisch vereinigen, also ein wirklich leuchtendes Bild des Objectes zu Stande kommt. Von einem scheinbaren oder virtuellen Bilde sprechen wir dann, wenn die von einem Leuchtobjecte ausgehenden Strahlen sich, nachdem sie auf den Spiegel gefallen, nicht wieder in Wirklichkeit vereinigen, aber ihre Richtung so ändern, dass sie von einem *de facto* nicht existirenden Leuchtpunkte herzukommen scheinen, und zwar liegt der Ort dieses scheinbaren Bildes dort, wo die letzten Richtungen des Lichtes nach rückwärts verlängert sich durchschneiden.

A. Reflexion an ebenen Spiegeln.

Mit dem Namen eines ebenen oder Planspiegels bezeichnet man jeden Spiegel, dessen spiegelnde Fläche eine Ebene ist.

Ein ebener Spiegel erzeugt je nach der Lage des Leuchtpunktes (das Licht soll zunächst von einem einzelnen Punkte ausgehen) virtuelle und reelle Bilder. Liegt der Leuchtpunkt in positiver Entfernung, dann ist das Bild immer ein virtuelles, hinter dem Spiegel, also in negativer Entfernung gelegenes, und zwar auf einer vom Leuchtpunkte auf die Spiegelfläche errichteten und hinter dem Spiegel verlängerten Senkrechten eben so weit vom Spiegel entfernt liegend, als der Leuchtpunkt von demselben absteht. Liegt der Leuchtpunkt in negativer Entfernung, also hinter dem Spiegel, fallen convergente Strahlen auf die reflectirende Fläche, dann wird ein reelles, vor dem Spiegel, also in positiver Entfernung liegendes Bild entworfen, welches von demselben ebenso weit absteht, als der leuchtende Punkt hinter dem Spiegel läge, falls die ihm angehörenden Strahlen nicht durch den Spiegel in ihrem Gange beeinflusst würden.

Geht das Licht nicht von einem leuchtenden **Punkte**, sondern von einem leuchtenden **Gegenstande** aus, so gilt für den Ort des Bildes dasselbe, was in dieser Hinsicht über den Ort des Bildes eines leuchtenden Punktes gesagt wurde. Was die Grösse des Bildes und seine Lage, ob es nämlich ein aufrechtes oder verkehrtes ist, anlangt, so ist zu bemerken, dass das Bild ebenso gross wie das Object ist, und immer aufrecht im Vergleiche zum Objecte steht, nur liegt Alles, was im Objecte rechts ist, im Spiegelbilde links und umgekehrt.

B. Reflexion an gekrümmten Spiegeln.

Wir betrachten hierbei nur die gekrümmten Spiegel mit sphärischer Oberfläche. Den ebenen Spiegel könnten wir auch hierunter subsumiren, wenn wir ihn als Abschnitt einer Kugel, deren Halbmesser unendlich gross ist, betrachten wollten. Man unterscheidet den sphärischen Concav- oder Hohl- und den sphärischen Convexspiegel. Ersterer wird durch den Abschnitt einer Hohlkugel, deren concave Fläche spiegelt, dargestellt, während letzterer durch jedes Segment einer Kugel, deren convexe Oberfläche polirt und daher spiegelnd ist, repräsentirt wird.

1. Vom sphärischen Concavspiegel.

Jene Linie, welche das Centrum der Kugel, von welcher der Spiegel ein Abschnitt ist, mit der Mitte der Spiegelfläche verbindet, nennt man die Hauptaxe des sphärischen Spiegels.

Wir haben anzugeben, wo die Vereinigungsstelle der von einem leuchtenden Punkte ausgehenden, auf den Spiegel fallenden Strahlen, d. i. das Bild dieses Punktes, den wir uns in der Hauptaxe des Spiegels gelegen denken wollen, in den verschiedenen möglichen Fällen sich befindet.

1. Liegt der Leuchtpunkt, den wir kurzweg mit x bezeichnen wollen, in unendlicher, positiver Entfernung, dann können die von ihm ausgehenden Strahlen als unter einander parallel angesehen werden. Derartige Strahlen vereinigen sich factisch nach ihrer Reflexion in einem Punkte der Hauptaxe, es entsteht ein reelles Bild, welches um den halben Krümmungshalbmesser vom Spiegel absteht. Diesen Vereinigungspunkt paralleler Strahlen nennt man den *Focus* oder Hauptbrennpunkt des Hohlspiegels, und den Abstand desselben vom Mittelpunkte des Hohlspiegels die Focaldistanz oder die Hauptbrennweite.

2. Befindet sich x in endlicher positiver Entfernung, so gelten folgende Regeln. Liegt x jenseits des Brennpunktes, so ist der Abstand des reellen Bildes vom Spiegel immer grösser als die Brennweite. Immer liegt also dann der Vereinigungspunkt der Strahlen nach ihrer Reflexion weiter vom Spiegel entfernt, als der Brennpunkt. Genauere Anhaltspunkte für die Lage des Bildes, wenn der Leuchtpunkt in positiver und endlicher Entfernung sich findet, sind folgende:

a) Solange x um mehr als den Krümmungs-Halbmesser absteht, liegt das Bild zwischen Brennpunkt und Krümmungs-Mittelpunkt. Je mehr sich x dem Krümmungs-Mittelpunkte nähert, desto weiter entfernt sich das Bild vom Spiegel, kann aber das Kugelcentrum nicht erreichen.

b) Fällt x in den Krümmungs-Mittelpunkt, dann fällt auch sein Bild dorthin, der leuchtende Punkt und sein Bild fallen zusammen.

c) Rückt der Leuchtpunkt noch näher, rückt er zunächst zwischen den Krümmungs-Mittelpunkt und den Brennpunkt, dann findet sich das Bild um mehr als den Krümmungs-Halbmesser von der Spiegelfläche entfernt. Je näher x dem Brennpunkte rückt, um so weiter entfernt sich das Bild vom Spiegel, liegt aber noch immer in endlicher Entfernung.

d) Tritt der Leuchtpunkt in den Brennpunkt, so sind die Strahlen nach ihrer Reflexion parallel. Das Bild ist dann theoretisch ein reelles, in unendlicher Entfernung vor dem Spiegel, also in der positiven Unendlichkeit gelegenes. Factisch kommt kein Bild mehr zu Stande, da eben die parallelen Strahlen sich nicht mehr durchkreuzen. Befindet sich aber ein Auge im Querschnitte der parallelen Strahlen, so fallen die Strahlen auf dieses Auge gerade so, als ob sie von einem hinter dem Spiegel in unendlicher Entfernung gelegenen Punkte herkämen. Das Bild liegt demnach in dem gesetzten Falle entweder als reelles in positiv unendlicher oder als virtuelles in negativ unendlicher Entfernung.

e) Rückt der Leuchtpunkt in die Brennweite, steht also x dem Spiegel näher als der Brennpunkt, dann sind die zurückgeworfenen Strahlen divergent, das Bild liegt scheinbar hinter dem Spiegel, es ist mithin ein virtuelles, in negativer und dabei endlicher Entfernung gelegenes. Je mehr der Leuchtpunkt sich dabei der Spiegelfläche nähert, desto mehr rückt auch das scheinbare Bild zum Spiegel heran.

3. Ist die Distanz zwischen Spiegel und Leuchtpunkt Null, liegt also der Leuchtpunkt in der spiegelnden Fläche selbst, dann fällt sein Bild mit ihm zusammen.

4. Rückt x hinter die spiegelnde Fläche, fallen also convergente Strahlen auf einen Concavspiegel, dann ist das Bild ein reelles, vor dem Spiegel, zwischen ihm und dem Brennpunkte gelegenes. Je weiter der leuchtende Punkt hinter die Spiegelfläche rückt, je weniger also die auffallenden Strahlen convergiren, desto mehr nähert sich das Bild dem Brennpunkte, ohne aber denselben zu erreichen, so lange die negative Entfernung von x noch eine endliche ist.

5. Rückt aber endlich der leuchtende Punkt in die negative Unendlichkeit, fallen die Strahlen so wenig convergent auf, dass sie sich erst in unendlicher Entfernung hinter dem Spiegel durch-

schneiden würden, mit anderen Worten, sind sie parallel, dann rückt das Bild wieder in den Brennpunkt des Spiegels.

Aus dem Gesagten ersehen wir: Während der Leuchtpunkt aus der positiv unendlichen Entfernung in die positiv endliche, und aus dieser in die negativ endliche und schliesslich in die negativ unendliche Entfernung übergeht, wandert das Bild als reelles vom Brennpunkte aus durch alle positiven endlichen Entfernungen in die positive Unendlichkeit, springt aus dieser in die negative Unendlichkeit über, durchläuft als virtuelles die negativen endlichen Räume bis zum Spiegel, wird dann wieder reell und positiv und beschliesst seine Bahn im Brennpunkte, seinem Ausgangspunkte.

Liegt der Leuchtpunkt in positiver Entfernung, so sind es alle möglichen positiven und negativen Entfernungen, mit Ausnahme der Brennweite, in denen das Bild liegen kann. Liegt der leuchtende Punkt jedoch in negativer Entfernung vom Hohlspiegel, dann ist es nur der Raum zwischen Spiegel und Brennpunkt, also die Brennweite, in welcher das Bild erscheinen kann. Alle die genannten Verhältnisse sind in Fig. VIII graphisch dargestellt.

Haben wir es statt mit einem einzigen leuchtenden Punkte mit einem leuchtenden Objecte zu thun, so gilt in Bezug auf den Ort des Bildes dasselbe, was für den leuchtenden Punkt aufgestellt ward. Dagegen müssen wir noch die Grösse des Bildes, sowie seine Lage im Vergleiche mit dem Objecte, ob es nämlich ein aufrechtes oder verkehrtes ist, berücksichtigen. Von einem in positiv unendlich weiter Entfernung liegenden Objecte, z. B. der Sonne, wird im Brennpunktsabstande eines Hohlspiegels ein reelles, umgekehrtes und verkleinertes Bild erzeugt. Das Bild bleibt verkehrt, verkleinert, wenn das Object aus der positiven Unendlichkeit gegen den Krümmungs-Mittelpunkt rückt; befindet sich das Object im Krümmungs-Mittelpunkte, so fällt sein Bild mit ihm zusammen.

Rückt das Object zwischen Krümmungs-Mittelpunkt und Brennpunkt, so ist sein umgekehrtes reelles Bild ein vergrössertes. Liegt das Object im Brennpunkte, so entsteht theoretisch in der positiven Unendlichkeit ein im Vergleiche zum Objecte unendlich grosses, umgekehrtes, reelles Bild, das wir nicht wahrnehmen können. Dagegen können wir dieses Bild als ein virtuelles, vergrössertes, aufrechtes, hinter dem Spiegel (theoretisch in unendlicher Entfernung) liegendes sehen, indem wir, da die von jedem einzelnen leuchtenden Punkte des Objectes ausgehenden und vom Spiegel reflectirten Strahlen nun parallel sind, diese Strahlen auf unserer Netzhaut zur Vereinigung bringen können. Rückt das Object in die

Drittes Capitel. Von der Reflexion des Lichtes.

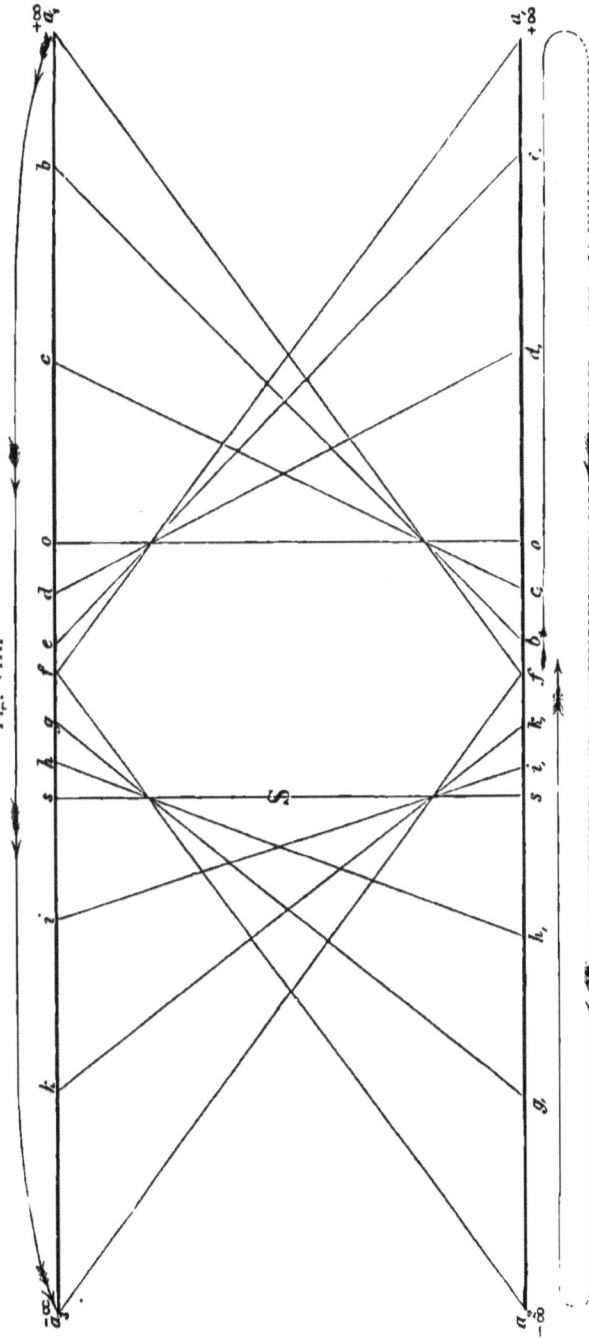

Fig. VIII.

Auf der Linie aa_2 ist die Lage des Leuchtpunktes, auf a_1a_3 die entsprechende Bildlage verzeichnet. S bezeichnet die Spiegelfläche. f, f den Brennpunkt, o, o den Krümmungsmittelpunkt. Für jede mögliche Lage des Leuchtpunktes ist die Lage seines Bildes ersichtlich. Liegt a in a, d. i. in $+\infty$, dann ist sein Bild in f; für Leuchtpunkte zwischen $+\infty$ und o: b, c liegen die Bilder zwischen f und o in b_1, c_1. Fällt a nach o, dann liegt auch sein Bild dort. Für die Leuchtpunkte zwischen o und f: d, e liegen die Bilder zwischen o und $+\infty$ in d_1, e_1. Rückt a nach f, dann ist sein Bild a_1 in $+\infty$ oder als a_2 in $-\infty$. Für Leuchtpunkte zwischen f und s: g, h liegen die Bilder zwischen $-\infty$ und s in g_1, h_1. Rückt a nach s, dann liegt sein Bild ebenfalls dort. Liegt x in negativen endlichen Entfernungen, in i, k, dann liegen die Bilder i_1, k_1, zwischen s und f und endlich rückt das Bild wieder nach f, wenn x in a_3, d. i. in $-\infty$ liegt. Die untere Curve zeigt die Wanderung des Bildes, während x aus $+\infty$ nach $-\infty$ übergeht.

Brennweite, so entsteht ein vergrössertes, aufrechtes, virtuelles Bild in endlicher Entfernung hinter dem Spiegel, welches an Grösse abnimmt, je mehr sich das Object dem Spiegel nähert. Liegt das leuchtende Object hinter dem Spiegel, d. h. werden die von einem Leuchtobjecte ausgehenden Strahlen durch irgend eine Vorrichtung convergent gemacht, so dass sie als solche auf den Spiegel fallen, wodurch das Leuchtobject imaginär hinter dem Spiegel gelagert ist: dann wird ein reelles, verkleinertes und mit dem imaginären Leuchtobjecte gleich gerichtetes, also aufrechtes Bild zwischen Spiegel und Brennpunkt entworfen.

2. Von dem sphärischen Convexspiegel.

Sowie beim Concavspiegel, so stellt auch beim Convexspiegel jene Linie, welche das Centrum der Kugel, welcher der Spiegel angehört, mit dem Mittelpunkte des Spiegels verbindet, die Hauptaxe des Spiegels dar.

Die Gesetze, nach welchen die von einem leuchtenden Punkte ausgehenden Strahlen, je nach der Lage dieses Punktes, von dem Convexspiegel reflectirt werden und die aus Fig. IX auf's Leichteste entnommen werden können, sind folgende:

1. Liegt x in unendlicher positiver Entfernung, fallen also parallele Strahlen auf die convexe Spiegelfläche, so werden sie so divergent zurückgeworfen, als ob sie von einem hinter dem Spiegel gelegenen, um den halben Krümmungshalbmesser vom Spiegel entfernten Punkte herkämen. Dieser Punkt liegt, falls x in die Hauptaxe fällt, gleichfalls in der Hauptaxe. Man kann ihn als den (imaginären) Brennpunkt des Spiegels betrachten; sein Abstand von der Spiegelfläche stellt die Brennweite des Convexspiegels dar. Das Bild ist demnach in diesem Falle ein virtuelles, in negativer Entfernung, hinter dem Spiegel gelegenes.

2. Liegt x in irgend einer positiven endlichen Entfernung, dann rückt das virtuelle Bild an den Spiegel heran, und zwar nähert sich das Bild dem Spiegel umsomehr, je mehr dies von Seite des Leuchtpunktes geschieht.

3. Fällt x in die Spiegelfläche, dann liegt auch sein Bild an derselben Stelle.

4. Liegt x in negativer, endlicher Entfernung, also hinter dem Convexspiegel, dann können verschiedene Fälle eintreten.

a) x liegt zwischen Spiegel und Brennpunkt, d. h. die auffallenden Strahlen convergiren so, dass sie sich, falls der Spiegel nicht da wäre, in dem Raume zwischen dem Spiegel und dessen

Drittes Capitel. Von der Reflexion des Lichtes.

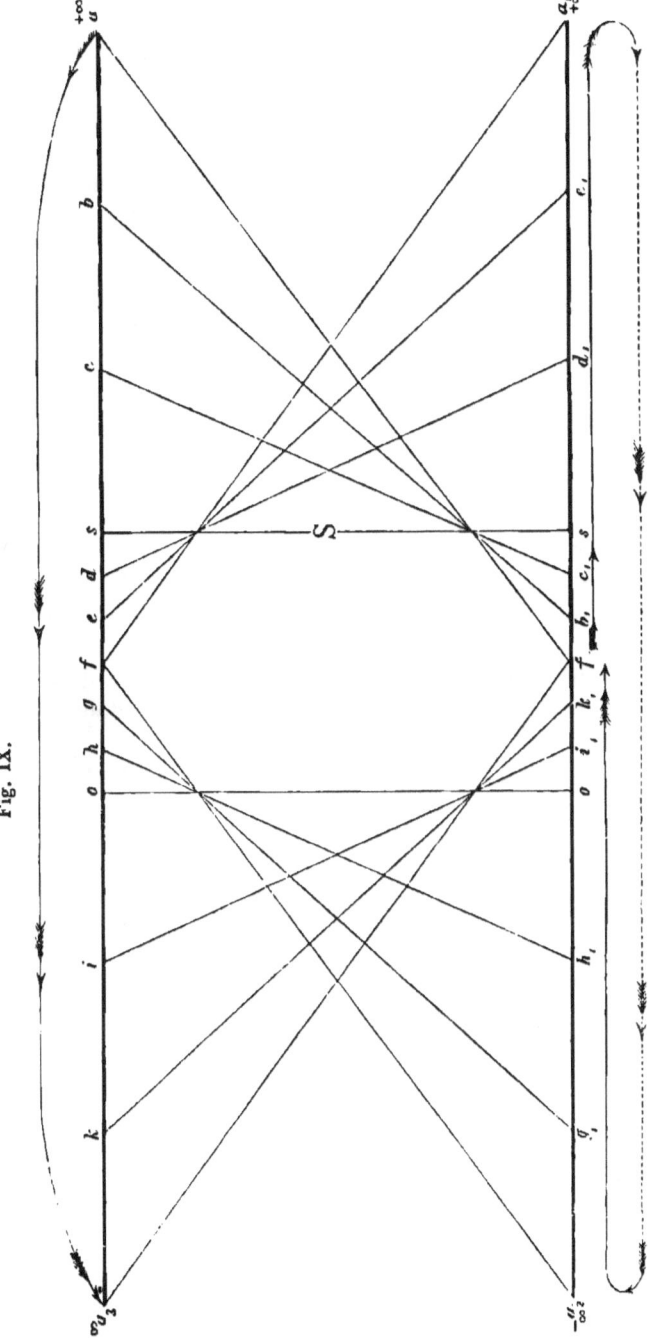

Fig. IX.

Auf der Linie $a_1 a$ ist die Lage des Leuchtpunktes, auf $a_2 a_3$ die entsprechende Bildlage verzeichnet. S bezeichnet die Spiegelfläche, f, f den Brennpunkt, o, o den Krümmungs-Mittelpunkt. Für jede mögliche Lage des Leuchtpunktes ist die Lage seines Bildes ersichtlich. Liegt r in $+\infty$, dann liegt sein Bild in f, für Leuchtpunkte zwischen $+\infty$ und s: b, c liegen die Bilder zwischen f und s, in b_1, c_1. Fällt r nach s, dann ist auch sein Bild dort. Liegt der imaginäre Leuchtpunkt zwischen s und f (in d, e), dann liegen die Bilder d_1, e_1 zwischen s und $+\infty$. Rückt r nach f, dann liegt sein Bild a_1 in $+\infty$ oder als a_2 in $-\infty$. Für imaginäre Leuchtpunkte zwischen f und o: g, h liegen die Bilder zwischen $-\infty$ und o in g_1, h_1. Liegt r in o, dann ist auch sein Bild dort zu suchen. Liegt r zwischen o und $-\infty$ in i, k, dann liegen die Bilder: i_1, k_1 zwischen o und f. Rückt x nach a_3, d. i. nach $-\infty$, dann steht das Bild in f. Die untere Curve zeigt die Wanderung des Bildes, während x aus $+\infty$ nach $-\infty$ übergeht.

Brennpunkte vereinigen würden. Dann werden die Strahlen convergent zurückgeworfen, vereinigen sich vor dem Spiegel und es entsteht so ein reelles Bild in positiver endlicher Entfernung. Je mehr sich x dem Brennpunkte nähert, um so weiter rückt das reelle Bild vom Spiegel ab.

b) Rückt der Leuchtpunkt in den imaginären Brennpunkt, convergiren also die auffallenden Strahlen gegen den Brennpunkt, dann werden sie vom Spiegel parallel zurückgeworfen. Es entsteht ein reelles Bild in der positiven Unendlichkeit oder auch ein virtuelles in negativ unendlichem Abstande, demnach hinter dem Spiegel.

c) Liegt der imaginäre Leuchtpunkt hinter dem Brennpunkte, dann werden die Strahlen divergent zurückgeworfen, sie scheinen von einem hinter dem Spiegel gelegenen Punkte herzukommen, das Bild ist ein virtuelles, in einer negativen endlichen Entfernung gelegenes. Je mehr sich der Leuchtpunkt vom Focus entfernt, desto mehr nähert sich das virtuelle Bild demselben, bleibt aber immer weiter als der Krümmungs-Mittelpunkt entfernt, so lange der Leuchtpunkt nicht in denselben gerückt ist.

d) Kommt der Leuchtpunkt in den Krümmungs-Mittelpunkt, dann fällt x mit seinem Bilde zusammen, d. h. wenn Strahlen so convergent auf einen Convexspiegel auffallen, dass sie gegen dessen Krümmungs-Mittelpunkt hinstreben, so werden diese Strahlen so zurückgeworfen, als ob sie eben vom Krümmungs-Mittelpunkte herkämen.

e) Bei der Lage von x jenseits des Krümmungs-Mittelpunktes liegt das Bild zwischen letzterem und dem Brennpunkte, und nähert sich demselben immer mehr, bis endlich

5. x in die negative unendliche Entfernung rückt, die auffallenden Strahlen also erst in unendlicher Entfernung hinter dem Spiegel zur Vereinigung kommen, d. h. parallel auffallen; dann steht das virtuelle Bild wiederum im Brennpunkte.

Während also der Leuchtpunkt aus der positiven Unendlichkeit in die positive Endlichkeit, aus dieser in die negative Endlichkeit und endlich in die negative Unendlichkeit übergeht, geht das Bild in der negativen Endlichkeit als virtuelles vom Brennpunkte zur Spiegelfläche, durchläuft dann als reelles die positive Endlichkeit bis zur positiven Unendlichkeit, springt aus dieser in die negative Unendlichkeit über und wandert, nun wiederum virtuell geworden, aus der negativen Unendlichkeit durch die negative Endlichkeit bis zum Brennpunkte, seinem Ausgangspunkte.

Für einen Leuchtpunkt, der paralleles oder divergentes Licht aussendet, liegt das (virtuelle) Bild in dem Raume zwischen Brennpunkt und Spiegelfläche, während das Bild, welches ein Convexspiegel von convergent auf denselben fallenden Strahlen entwirft, in allen möglichen positiven und negativen Entfernungen mit Ausnahme der Brennweite liegen kann. Bei Concavspiegeln findet in dieser Hinsicht, wie wir sahen, ein gerade entgegengesetztes Verhalten statt.

Geht das Licht nicht von einem einzelnen Punkte, sondern von einem leuchtenden Objecte aus, so gelten in Bezug auf den Ort, wo das Bild erscheint, dieselben Gesetze, wie für den leuchtenden Punkt. Dagegen muss noch über die Grösse des Bildes und seine Lage, ob es nämlich ein aufrechtes oder verkehrtes ist, Einiges mitgetheilt werden.

Von einem in positiv unendlicher Entfernung befindlichen Objecte wird ein virtuelles, verkleinertes, aufrechtes Bild im imaginären Brennpunkte entworfen, von einem in positiv endlicher Distanz gelegenen Objecte ein virtuelles, verkleinertes, aufrechtes Bild, das zwischen Brennpunkt und Spiegel liegt. Befindet sich das Leuchtobject in negativer Entfernung, wird z. B. durch eine Convexlinse von einer Lampenflamme ein umgekehrtes Bild entworfen, dessen Strahlen, noch ehe sie sich vereinigen, auf einen Convexspiegel treffen: so fragt es sich, in welcher Entfernung hinter dem Spiegel das umgekehrte Bild zu Stande gekommen wäre. Würde es zwischen Spiegel und Focus liegen, so ist das Bild ein reelles, in positiv endlicher Entfernung, also vor dem Spiegel gelegenes, vergrössertes und aufrechtes, aufrecht nämlich in Bezug auf das als Lichtquelle dienende umgekehrte Flammenbild. Es ist nämlich gerade so umgekehrt wie dieses. Rückt das imaginäre Leuchtobject in den imaginären Brennpunkt, dann wird entweder in der positiven Unendlichkeit ein reelles, vergrössertes, aufrechtes Bild, das wir nicht wahrnehmen können, oder in negativer Unendlichkeit ein virtuelles, vergrössertes, umgekehrtes Bild entworfen. Es ist umgekehrt im Vergleiche zu dem als Leuchtquelle dienenden umgekehrten Flammenbilde, mithin aufrecht wie die Flamme selbst, von der die Lichtstrahlen ausgehen. Dieses virtuelle Bild rückt heran und wird kleiner, je mehr das Object sich dem Krümmungscentrum nähert, bleibt aber immer grösser, als das Object. Liegt das Object im Krümmungs-Mittelpunkte, so liegt auch das virtuelle, gleich grosse Bild dort. Rückt das Leuchtobject über den Krümmungs-Mittelpunkt hinaus, dann steht das virtuelle Bild zwischen Krümmungs-Mittelpunkt und Brennpunkt, und ist kleiner, als das Object. Rückt das Leuchtobject in die negative Unendlichkeit, werden die z. B. von einer Lichtflamme kommenden Strahlen durch eine Convexlinse parallel gemacht und fallen als solche auf den Convexspiegel, so entsteht ein verkleinertes virtuelles Bild im Brennpunkte.

II. Von der Refraction des Lichtes.

Fällt ein Lichtstrahl auf die Trennungsfläche zweier ungleichartiger Medien, so wird er in zwei Theile gespalten. Der eine Theil wird zurückgeworfen und folgt den eben abgehandelten Gesetzen der Reflexion, der andere Theil tritt jedoch in das neue Medium ein, und setzt in demselben, ausser der Strahl stünde auf der Trennungsfläche lothrecht, seinen Weg nicht in der Richtung jener geraden Linie fort, in welcher er die Grenzfläche getroffen, er wird vielmehr von seinem ursprünglichen Wege abgelenkt, er wird, wie man sich ausdrückt, gebrochen. Der abgelenkte Strahl heisst der gebrochene Strahl, der Winkel, den der gebrochene Strahl mit dem in das zweite Medium hinein verlängerten Einfallslothe macht, der Brechungswinkel, und die durch die Verlängerung des Einfallslothes und die Richtung des gebrochenen Strahles gelegte Ebene die Brechungsebene. In bestimmten Fällen erleidet der gebrochene Strahl noch eine Spaltung in zwei. Man unterscheidet desshalb die einfache und doppelte Brechung des Lichtes. Die letztere hat für uns hier kein weiteres Interesse; die Gesetze für die erstere, die einfache Brechung nämlich, lauten: 1. der gebrochene Strahl liegt in der erweiterten Einfallsebene, auf der entgegengesetzten Seite des Einfallslothes, als der einfallende. Einfalls- und Brechungsebene fallen demnach in eine Ebene zusammen. 2. Zwischen dem Einfalls- und dem Brechungswinkel existirt, so lange die in Betracht kommenden Medien dieselben bleiben, eine eigenthümliche, von der Grösse des Einfallswinkels ganz unabhängige Relation, darin bestehend, dass, wenn wir den Sinus des Einfallswinkels durch den Sinus des Brechungswinkels dividiren, der Quotient immer derselbe ist. Für jeden Werth des Einfallswinkels a und des entsprechenden Brechungswinkels b wird also in einem bestimmten Falle $\frac{\sin a}{\sin b} = n$ sein. Den Quotienten bezeichnet man gewöhnlich mit dem Buchstaben n, er führt den Namen des Brechungsindex oder Brechungsexponenten. Da der gebrochene Strahl von der Richtung des einfallenden abweicht, so muss er in dem neuen

Drittes Capitel. Von der Refraction des Lichtes.

Medium mit der Verlängerung des Einfallslothes entweder einen kleineren oder grösseren Winkel bilden, als der Einfallswinkel ist. Ist der Brechungswinkel kleiner als der Einfallswinkel, dann liegt der gebrochene Strahl dem Einfallslothe näher als der einfallende, der Strahl wird in diesem Falle, wie man sich ausdrückt, zum Einfallslothe gebrochen, während man von einer Brechung vom Einfallslothe spricht, falls der Brechungswinkel den Einfallswinkel an Grösse übertrifft. So oft ein Lichtstrahl aus einem minder dichten in ein dichteres Medium eintritt, findet eine Brechung zum Einfallslothe statt, während eine solche vom Einfallslothe zu Tage kommt, falls das Licht den umgekehrten Weg eingeschlagen, falls es aus einem dichteren Medium in ein minder dichtes übergetreten. In letzterem Falle ist also der Brechungswinkel grösser als der Einfallswinkel, der gebrochene Strahl ist vom Einfallslothe weiter entfernt, dagegen der Trennungsfläche der Medien näher, als der einfallende. So kann es geschehen, dass bei einer gewissen Grösse des Einfallswinkels der Brechungswinkel 90^0 erreicht. Der gebrochene Strahl fällt dann in die Trennungsfläche der beiden Medien, er läuft längs derselben dahin. So muss es kommen, dass, falls dem Einfallswinkel ein noch grösserer Werth als in dem eben gesetzten Falle zu Theil wird, das Licht also noch schiefer die Trennungsfläche trifft, der Brechungswinkel grösser als ein rechter wird, der gebrochene Strahl mithin nicht im zweiten, sondern im ursprünglichen Medium verläuft, daher gar keine Brechung des Lichtes stattfindet, sondern jener Antheil des Lichtes, der unter anderen Verhältnissen in das zweite Medium übergetreten wäre, an der Grenzfläche in das erste Mittel zurückgeworfen wird.

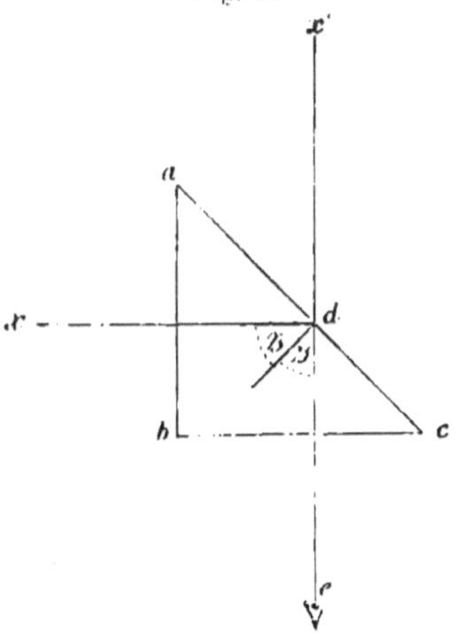

Dies ist der Uebergang der Brechung des Lichtes in totale Reflexion. Auf diese Weise kann man lichtbrechende Apparate in spiegelnde umstalten.

Nimmt man (Fig. X) ein Glasprisma, dessen Durchschnitt durch das rechtwinklige gleichschenklige Dreieck abc gegeben ist, und fällt vom Leuchtpunkte x ein Strahl xd so auf das Prisma, dass er die Kathetenfläche ab rechtwinklig, die

Fig. X.

Hypotenuse ac dagegen unter dem spitzen Winkel α trifft, so ist der Einfallswinkel β so gross, dass, da nun der Lichtstrahl xd aus Glas in Luft übertreten soll, mithin eine Brechung vom Einfallslothe stattfindet, die Bedingungen für die totale Reflexion gegeben sind. Es tritt kein Theil des Strahles xd aus dem Prisma an der Hypotenusenfläche aus, sondern wird in der Richtung de total reflectirt. Dem beobachtenden Auge erscheint der Leuchtpunkt nicht in x, sondern in x'.

Fig. XI.

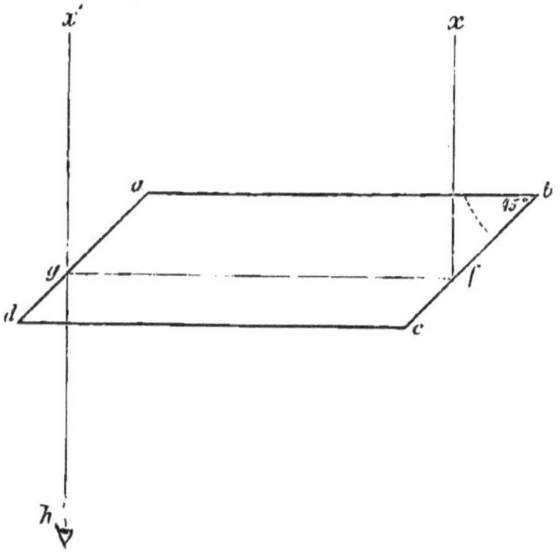

Ist $abcd$ (Fig. XI) der Durchschnitt eines Glasrhomboëders, welches bei b und d einen Winkel von 45° hat, fällt der Lichtstrahl xf rechtwinklig auf ab und so schief auf bc, dass er in f totale Reflexion erleidet, so wird er von f in der Richtung fg zurückgeworfen, trifft in g die Rhomboëderfläche, deren Durchschnitt ad ist, wird, da er hier unter derselben schiefen Incidenz, wie auf bc, auffällt, nochmals total reflectirt, und tritt in der Richtung gh aus dem Rhomboëder aus. Ein in der letztgenannten Richtung befindliches Auge sieht den leuchtenden Punkt nicht in x, sondern in x'.

A. Die Linsengesetze.

Wir unterscheiden unter den sphärischen Linsen, d. i. durchsichtigen Körpern, deren Begrenzungsflächen durch Kugelabschnitte dargestellt werden, die convexen oder Sammel- und die concaven oder Zerstreuungslinsen. Man kann bei jeder Linse einen optischen Mittelpunkt annehmen, dessen Bedeutung wir später kennen lernen werden. Eine gerade Linie, welche durch denselben und gleichzeitig durch den Mittelpunkt beider die Linsen begrenzender Kugelabschnitte geht, heisst Hauptaxe der Linse, während jede andere Gerade, welche durch den optischen Mittelpunkt gezogen wird, als Nebenaxe oder Hauptstrahl bezeichnet wird.

Drittes Capitel. Von der Refraction des Lichtes.

1. Von den Convexlinsen.

Das Licht geht entweder von einem in positiver Entfernung, vor der Linse gelegenen, wirklichen, oder einem in negativer Entfernung, hinter der Linse liegenden, imaginären Leuchtpunkte oder Leuchtobjecte aus. Das Bild liegt entweder hinter der Linse, also auf der entgegengesetzten Seite derselben, als ein in positiver Entfernung gelegener Leuchtpunkt, wir bezeichnen in diesem Falle die Bilddistanz als positiv; oder es liegt auf derselben Seite der Linse, wie ein positiver Leuchtpunkt, und demnach auf der entgegengesetzten, als eine negative, imaginäre Lichtquelle: dann bezeichnen wir den Ort des Bildes als negativ.

Je nach dem Orte eines in der Hauptaxe liegenden leuchtenden Punktes x, ist die Lage und Wesenheit seines Bildes eine verschiedene und zwar folgende:

1. Findet sich x in positiver, unendlicher Entfernung, sind also die von ihm ausgehenden Strahlen als parallel anzusehen, dann werden die Strahlen auf der entgegengesetzten Seite der Linse in irgend einem Punkte der Hauptaxe zu einem reellen Bilde vereinigt.

Der Abstand dieses Punktes, des Hauptbrennpunktes oder des Focus, vom optischen Mittelpunkte der Linse ist einerseits vom Krümmungs-Halbmesser der die Linse begrenzenden sphärischen Flächen, andererseits vom Brechungsexponenten der durchsichtigen Substanz, aus der die Linse gefertigt ist, abhängig, und zwar wird dieser Abstand, den man mit dem Namen der positiven Hauptbrennweite oder Focaldistanz der Linse bezeichnet, um so geringer sein, je kleiner der Krümmungs-Halbmesser der brechenden Flächen und je grösser der Brechungs-Index der Linsensubstanz ist.

2. Liegt der Leuchtpunkt in positiv endlicher Entfernung, dann können wieder verschiedene Fälle eintreten.

a) x liege in einer Entfernung von der Linse, welche grösser als die doppelte Brennweite ist. Dann liegt der Vereinigungspunkt der Strahlen in positiver Entfernung, also auf der entgegengesetzten Seite der Linse, in einem Abstande, der grösser als die einfache, aber kleiner als die doppelte Brennweite ist. Je mehr der Leuchtpunkt sich dabei der Linse nähert, desto weiter rückt das Bild hinaus, erreicht aber nicht die doppelte Focaldistanz, bis

b) der Leuchtpunkt um die doppelte Focaldistanz von der Linse absteht, in welchem Falle das Bild in derselben Entfernung hinter der Linse, also um die doppelte Brennweite von derselben abstehend, erscheint.

c) Rückt der Leuchtpunkt zwischen doppelte und einfache

Brennweite, dann liegt das Bild immer jenseits der doppelten Focaldistanz. Je mehr sich x dem Brennpunkte nähert, desto weiter rückt das Bild hinaus.

d) Fällt der Leuchtpunkt in den Brennpunkt, dann sind die Strahlen nach ihrem Durchgange durch die Linsen parallel. Es entsteht gleichsam in positiver unendlicher Entfernung ein reelles, oder in negativer unendlicher Entfernung, also auf derselben Seite der Linse, auf welcher der Leuchtpunkt liegt, ein virtuelles Bild. Das Bild geht hier aus der positiven in die negative Unendlichkeit über, und wird aus einem reellen zu einem virtuellen.

e) Liegt der Leuchtpunkt innerhalb des Brennpunktes, dann entsteht ein virtuelles Bild in negativ endlicher Entfernung, d. h. die Strahlen scheinen nun von einem Punkte herzukommen, welcher weiter von der Linse entfernt ist, als der Leuchtpunkt. Je mehr sich der Leuchtpunkt der Linse nähert, desto mehr rückt auch das Bild heran.

3. Rückt x in das optische Centrum der Linse, dann fällt sein Bild mit ihm zusammen.

4. Rückt der Leuchtpunkt auf die entgegengesetzte Seite der Linse, also in negative, zunächst endliche Entfernung, fallen die Strahlen convergent auf, dann liegt der reelle Vereinigungspunkt in positiver Entfernung zwischen Linsen-Centrum und Brennpunkt. Je weiter der imaginäre Leuchtpunkt hinausrückt, je weniger convergent die Strahlen auf die Linse fallen, desto mehr nähert sich das Bild dem Brennpunkte, erreicht ihn aber erst, wenn

5. der Leuchtpunkt in die negative Unendlichkeit gerückt ist, die convergenten Strahlen sich in der Unendlichkeit durchschneiden, d. h. parallel sind.

Während also der leuchtende Punkt, der seine Strahlen auf eine Convexlinse sendet, aus der positiven Unendlichkeit durch alle positiven und negativen endlichen Räume in die negative Unendlichkeit wandert, geht das Bild als reelles vom Brennpunkte aus durch alle positiven endlichen Punkte in die positive Unendlichkeit, springt aus dieser in die negative Unendlichkeit über, wird virtuell, rückt als solches bis zum optischen Centrum der Linse, wird dann wieder reell mit positiver Lage, und beschliesst seine Bahn im Brennpunkte, von dem es ausgegangen.

Fig. XII veranschaulicht die eben aufgestellten Regeln. Man kann, wenn man die Entfernung a des Leuchtpunktes vom optischen Centrum der Linse und die Brennweite f der letzteren kennt, die Bildweite x nach 2 Formeln berechnen. Die eine Formel lautet:

Drittes Capitel. Von der Refraction des Lichtes. 53

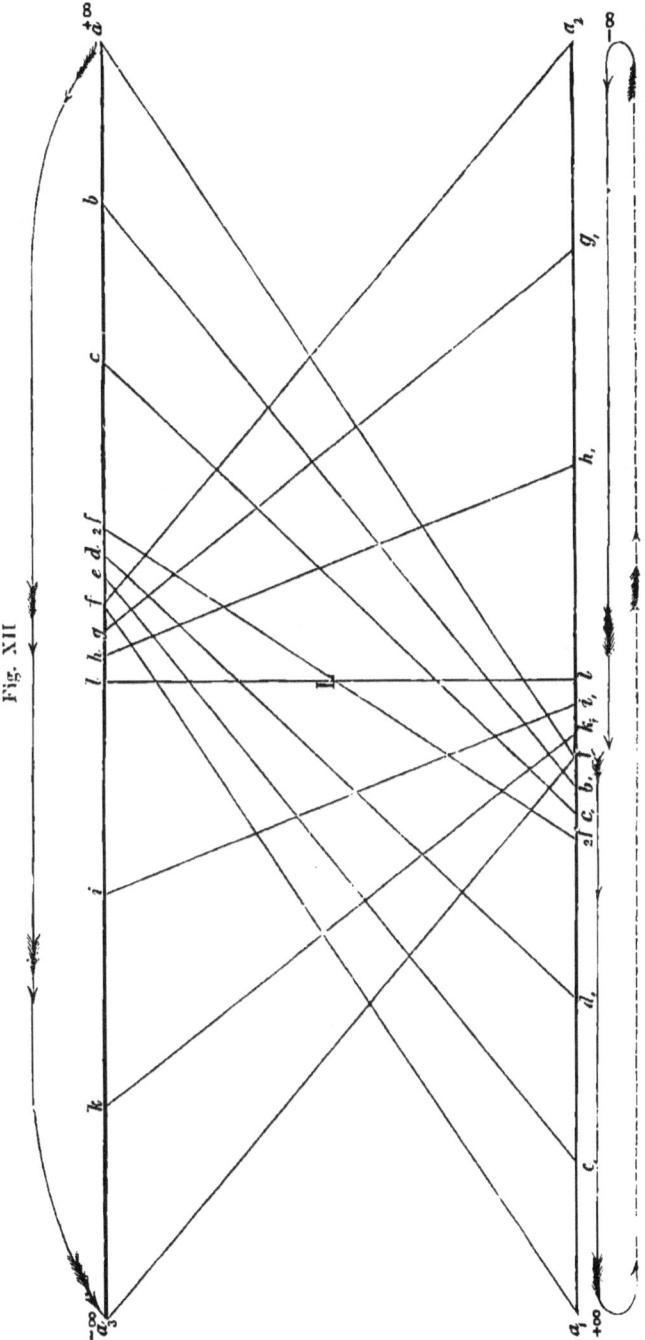

Fig. XII

Auf der Linie $a_1 a_2$ ist die Lage des Leuchtpunktes auf a, a_1 die entsprechende Bildlage verzeichnet. L (l, l) bezeichnet das Linsencentrum, f, f den Brennpunkt, $2f, 2f$ den doppelten Brennpunktsabstand. Für jede mögliche Lage des Leuchtpunktes ist die Lage seines Bildes ersichtlich. Liegt x in a, d. i. in $+\infty$, dann liegt sein Bild in f_1; für Leuchtpunkte b, c zwischen $+\infty$ und $2f$ liegen die Bilder zwischen f und g_1. Liegt x in $2f$, dann sieht auch sein Bild auf der entgegengesetzten Linsenseite in $2f$. Liegt x zwischen $2f$ und f in d, e, dann liegen die Bilder d_1, e_1 zwischen $2f$ und $+\infty$. Liegt x nach f, dann liegt das Bild entweder in $+\infty$ (a_1) oder in $-\infty$ (a_2). Liegt x zwischen f und l, dann liegen die Bilder von g, h zwischen $-\infty$ und l. Liegt x in l, dann liegt auch sein Bild dort. Wird x negativ und liegt es in endlicher Entfernung in i, k, dann liegen die Bilder i_1, k_1 zwischen f und l, bis x nach $-\infty$ rückt, wobei das Bild wieder in f steht.

Die untere Curve zeigt die Wanderung des Bildes, während x aus $+\infty$ nach $-\infty$ wandert.

$\frac{1}{\alpha} = \frac{1}{f} - \frac{1}{a}$, die andere Formel ist $l_2 = \frac{f^2}{l_1}$, wobei l_1 den Abstand des Leuchtpunktes vom vorderen Brennpunkte der Linse, l_2 den Abstand des Bildes vom hinteren Brennpunkte bezeichnet. (Denkt man sich parallele Strahlen das eine Mal von links nach rechts, das andere Mal von rechts nach links auf eine Convexlinse einfallen, so vereinigen sie sich in ersterem Falle auf der rechten Seite der Linse, in deren hinterem Brennpunkte, im letztern Falle auf der linken Seite, im vorderen Brennpunkte. Die vordere und hintere Brennweite sind in diesem Falle, wie wir auch noch später sehen werden, gleich gross).

Wenn wir nach diesen Formeln die Berechnungen führen, so stimmen die gefundenen Resultate mit den obigen Angaben überein. Wir wollen nur Ein Beispiel anführen. Wir hätten eine Convexlinse von 2″ B. W., der leuchtende Punkt liege in 8″ vom optischen Centrum der Linse. Wo liegt das Bild? Nach Formel I erhalten wir:

$$\frac{1}{\alpha} = \frac{1}{2} = \frac{1}{8} = \frac{1}{2^2/_3},$$

daher $\alpha = 2^2/_3$″, das Bild liegt demnach $2^2/_3$″ hinter der Linse.

Die Formel II gibt uns in diesem Falle Folgendes: l_1, der Abstand des leuchtenden Punktes vom vorderen Brennpunkte, ist, da $f = 2$″ ist, 8″ − 2″ = 6″. Folglich ist $l_2 = \frac{4}{6} = {}^2/_3$″. Das Bild ist demzufolge $^2/_3$″ hinter dem hintern Brennpunkte, also $2^2/_3$″ hinter dem Linsencentrum gelegen.

Haben wir statt des Punktes ein leuchtendes Object, so gilt in Betreff des Abstandes seines Bildes vom Centrum der Linse dasselbe, was für einen leuchtenden Punkt in dieser Hinsicht Giltigkeit hat. Allein die Verhältnisse in Betreff der Grösse und Lage des Bildes müssen noch erörtert werden.

Befindet sich das Leuchtobject in unendlicher positiver Entfernung, dann entsteht ein umgekehrtes, verkleinertes, reelles Bild, um die Brennweite von der Linse abstehend. Rückt das Leuchtobject in positive endliche Entfernung, so rückt das umgekehrte reelle Bild, grösser werdend, gegen den doppelten Brennpunkts-Abstand, ist aber immer noch kleiner als das Object. Liegt das letztere um $2f$ von der Linse entfernt, dann liegt das Bild in gleicher Entfernung von der Linse und ist eben so gross. Ist das Object zwischen doppelter und einfacher Focaldistanz gelegen, so rückt das reelle umgekehrte Bild über den doppelten Focalabstand hinaus, und ist nun grösser, als das Object. Es wird um so grösser, je mehr sich das Object dem Brennpunkte nähert. Liegt das Object im Brennpunkte, so ergibt sich theoretisch ein vergrössertes, reelles, verkehrtes Bild in der positiven Unendlichkeit, oder ein vergrössertes, virtuelles, aufrechtes Bild in negativ unendlichem Abstande. Liegt das Object zwischen Brennpunkt und Linse, so entsteht ein virtuelles, aufrechtes, vergrössertes Bild in negativ endlicher Entfernung, welches, je mehr sich das Object der Linse nähert, desto mehr gegen dieselbe rückt, dabei an Grösse abnimmt, aber immer grösser als das Object bleibt, bis das Object in den optischen Mittelpunkt der Linse tritt, wo es dann sein eigenes Bild wird. Rückt das Object in negative Entfernung, d. h. dient als Leuchtobject das umgekehrte Bild eines leuchtenden Gegenstandes, das durch irgend eine optische Vorrichtung (einen Concavspiegel oder eine Convexlinse) erzeugt würde, wenn die convergenten Strahlen nicht auf die Linse fielen: so ist das zwischen Linse und Brennpunkt liegende Bild reell, verkleinert, und in Bezug auf das als Leuchtobject dienende umgekehrte Bild eines leuchtenden Gegenstandes aufrecht, da es ebenso wie das letztere verkehrt ist.

Fig. XIII.

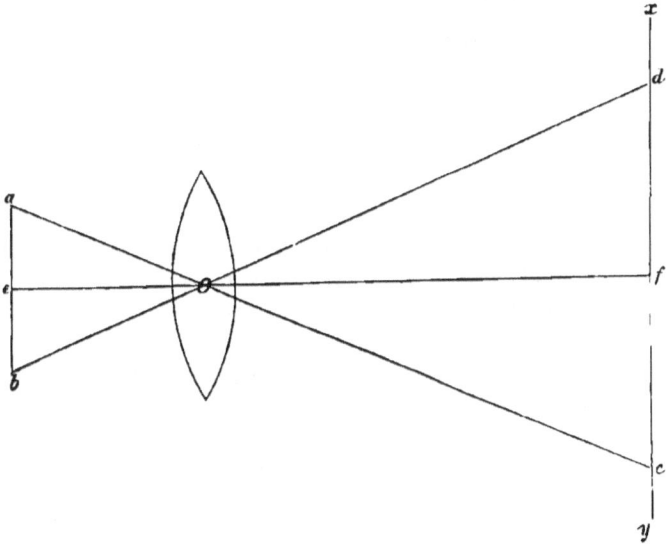

Um die Grösse des durch eine Sammellinse erzeugten Bildes eines Objectes zu construiren, braucht man nur den Ort des Bildes zu kennen. Man zieht dann (Fig. XIII) von den Endpunkten des als linear und auf der Hauptaxe der Linse senkrecht stehend gedachten Objectes ab durch den optischen Mittelpunkt o der Linse bis zu jener ebenfalls auf die Hauptaxe senkrecht stehenden Linie xy, in welcher das lineare Bild entworfen werden muss, die beiden Geraden ad und bc, dann ist durch dc die lineare Grösse des Bildes gegeben. Wollen wir diese Grösse berechnen, so brauchen wir uns nur gegenwärtig zu halten, dass sich die Grösse des Objectes ab zur Grösse des Bildes dc verhält, wie der Abstand des Objectes vom Mittelpunkte der Linse co zum Abstande des Bildes von demselben fo, also $ab:dc = co:fo$.

Nehmen wir in dem früheren Beispiele, indem wir alles Uebrige ungeändert lassen, statt des leuchtenden Punktes ein leuchtendes Object mit dem linearen Durchmesser von 12″, so erhalten wir die Grösse x des Bildes durch folgende Proportion:

$$12 : x = 8 : 2\tfrac{2}{3}$$
$$x = 4''.$$

Von einem 12″ im linearen Durchmesser haltenden Objecte wird demnach durch eine Convexlinse von 2″ B. W., für den Fall, dass das Object 8″ vom Linsencentrum absteht, ein umgekehrtes, reelles Bild in der Entfernung von $2\tfrac{2}{3}''$ hinter der Linse im linearen Masse von 4″ entworfen.

2. Von den Concavlinsen.

Es gelten für dieselben folgende Gesetze, die durch Fig. XIV klar gemacht sind:

1. Findet sich der Leuchtpunkt in positiv unendlicher Entfernung, fällt also paralleles Licht auf eine Concavlinse, so divergiren die Strahlen nach ihrem Austritte aus derselben so, als ob sie von einem mit dem Leuchtpunkte auf derselben Seite der Linse gelegenen endlichen Punkte herkämen. Es entsteht in negativ endlicher Entfernung ein virtuelles Bild des Leuchtpunktes. Dieser Punkt, von welchem parallel auf eine Concavlinse auffallende Strahlen herzukommen scheinen, ist der (imaginäre) Brennpunkt der Concavlinse, sein Abstand vom optischen Mittelpunkte der Linse die (imaginäre, negative) Hauptbrennweite der Concavlinse.

2. Liegt der Leuchtpunkt in endlicher positiver Entfernung, so liegt der virtuelle Vereinigungspunkt der Strahlen zwischen Brennpunkt und Linsencentrum, und zwar dem letzteren um so näher, je mehr x gegen die Linse rückt.

3. Ist x im Linsencentrum selbst gelegen, dann fällt das Bild mit dem Leuchtpunkte zusammen.

Drittes Capitel. Von der Refraction des Lichtes. 57

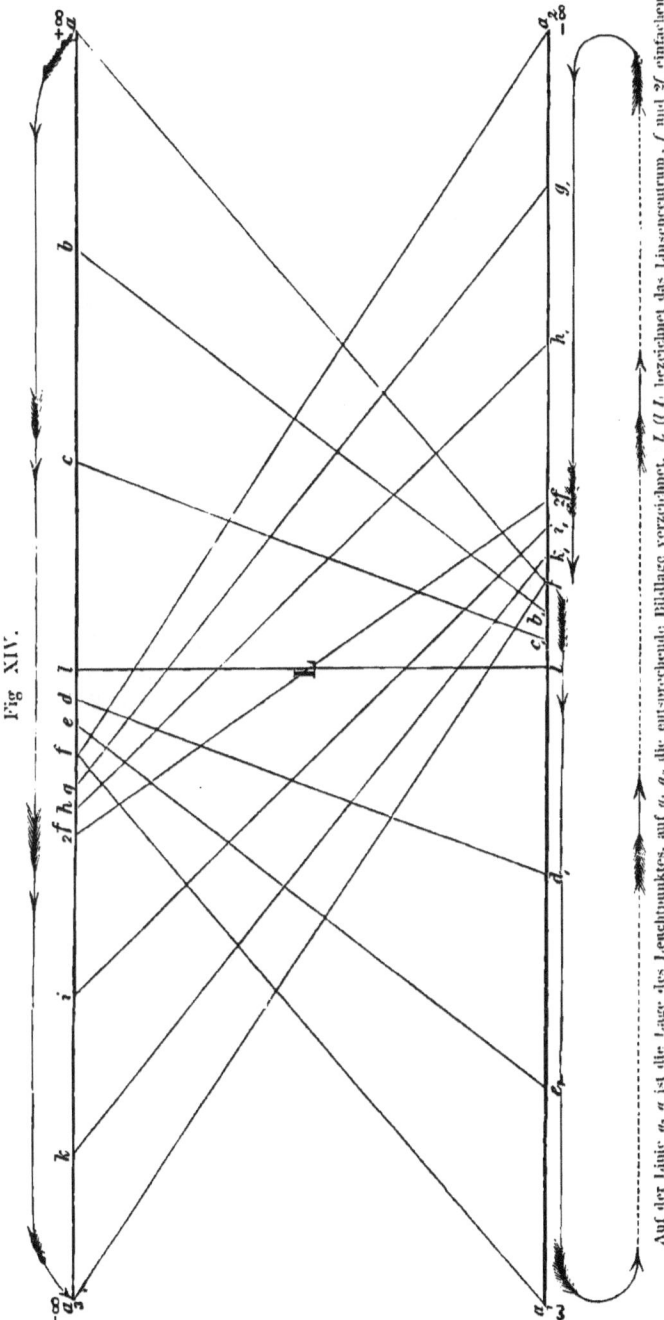

Fig XIV.

Auf der Linie $a_1 a_2$ ist die Lage des Leuchtpunktes, auf $a_1' a_2'$ die entsprechende Bildlage vorgezeichnet. L (l, l_1) bezeichnet das Linsencentrum, f und $2f$ einfachen und doppelten Brennpunktsabstand. Für jede mögliche Lage des Leuchtpunktes ist die Lage seines Bildes ersichtlich. Liegt x in $+\infty$, dann liegt sein Bild in f, für Leuchtpunkte b, c zwischen $+\infty$ und f liegen die Bilder zwischen f und l in b_1, c_1. In f fällt x mit seinem Bilde zusammen, x wird negativ. Liegt x zwischen f und f in d, e, dann liegen die Bilder d_1, c_1 zwischen f und $+\infty$. Rückt x nach f, dann liegt sein Bild a_1 in $+\infty$. Liegt x zwischen f und f in g, h, dann liegen die Bilder zwischen $-\infty$ und $2f$ in g_1, h_1. Ist x in $2f$ angelangt, dann liegt auch sein Bild dort. Wenn x zwischen $2f$ und $-\infty$ nach i, k zu liegen kommt, liegen die Bilder i_1, k_1 zwischen $2f$ und f, und es rückt das Bild nach f, wenn x nach a_2, d. i. nach $-\infty$ gerückt ist.

Die untere Curve zeigt die Wanderung des Bildes, während x aus $+\infty$ nach $-\infty$ geht.

4. Liegt der Leuchtpunkt in negativer Entfernung, dann gelten folgende Regeln:

a) Liegt x zwischen Centrum und vorderem Brennpunkte, convergiren also die auffallenden Strahlen so, dass sie sich, wenn sie von der optischen Wirkung der Linse unbeeinflusst blieben, zwischen Linsencentrum und vorderem Brennpunkte vereinigen würden, dann werden sie weniger convergent gemacht, vereinigen sich aber noch immer zu einem reellen Bilde. Das Bild ist dann also reell, in positiver Entfernung gelegen, und von der Linse weiter abstehend, als der leuchtende Punkt. Je mehr sich der Leuchtpunkt dem Brennpunkte nähert, um so mehr rückt das Bild hinaus, bis

b) x in den Brennpunkt fällt, d. h. bis die Strahlen so convergent auffallen, dass sie gegen den Brennpunkt streben, dann sind sie nach ihrem Durchgange durch die Linse parallel. In positiver Unendlichkeit entsteht ein reelles, oder in negativer Unendlichkeit ein virtuelles Bild.

c) Liegt der Leuchtpunkt jenseits des vorderen Brennpunktes, dann treten die Strahlen divergent aus, das Bild liegt in negativ endlicher Entfernung, es ist ein virtuelles. Je mehr der Leuchtpunkt hinausrückt, d. h. je weniger convergent die Strahlen auffallen, desto mehr nähert sich das virtuelle Bild der Linse, bleibt aber immer weiter als die doppelte Brennweite entfernt, so lange x zwischen einfachem und doppeltem Brennpunktsabstande liegt.

d) Convergiren die auffallenden Strahlen gegen den doppelten Brennpunktsabstand, dann liegt auch das virtuelle Bild um dieselbe Grösse von der Linse entfernt.

e) Rückt der Leuchtpunkt über den doppelten Brennpunktsabstand hinaus, dann liegt das Scheinbild zwischen doppelter und einfacher Brennweite, und nähert sich dem Brennpunkte immer mehr, je weiter der imaginäre Leuchtpunkt hinausrückt, bis endlich

5. x in die negative Unendlichkeit fällt, die auffallenden Strahlen demnach parallel sind; dann ist es wiederum der Brennpunkt, wo das Bild erscheint.

Während also x aus der positiv unendlichen Entfernung in die negativ unendliche successive übergeht, geht das Bild als virtuelles vom Brennpunkte zum Linsencentrum, schreitet von da als reelles durch alle positiv endlichen Entfernungen bis in die positive Unendlichkeit, und nachdem es aus der letzteren in die negative Unendlichkeit übergesprungen, wird es wieder virtuell, und wandelt durch alle negativ endlichen Räume bis zu der Stelle, von der es ausgegangen, d. i. zum Brennpunkte.

Drittes Capitel. Von der Refraction des Lichtes.

Bei Convexlinsen kann die Vereinigungsstelle paralleler und divergenter Strahlen je nach Umständen in allen möglichen positiven und negativen Entfernungen mit Ausnahme der Brennweite liegen, während für convergent auffallendes Licht der Ort der Vereinigung nur innerhalb der Brennweite gelegen sein kann. Für Concavlinsen gelten, wie wir eben gesehen haben, gerade umgekehrte Gesetze.

Man kann die Lage des Bildes eines leuchtenden Punktes bei Concavlinsen nach derselben Formel bestimmen, wie für Convexlinsen, nur muss man die Brennweite f negativ nehmen. Es ist demnach

$$\frac{1}{\alpha} = -\frac{1}{f} - \frac{1}{a} = -\left(\frac{1}{f} + \frac{1}{a}\right),$$

falls der Leuchtpunkt in positiver Entfernung liegt; dagegen geht die Formel über in

$$\frac{1}{\alpha} = \frac{1}{a} - \frac{1}{f},$$

wenn a negativ wird, d. h. der (imaginäre) Leuchtpunkt in negativer Entfernung liegt.

Als Beispiele mögen folgende Fälle dienen:

1. Wir hätten eine Concavlinse von $2''$ B. W. — x liege $8''$ vor der Linse, wo liegt das Bild?

$$\frac{1}{\alpha} = -\left(\frac{1}{2} + \frac{1}{8}\right) = -\frac{10}{16}$$

$$\alpha = -1\cdot 6''$$

Das Bild liegt $1\cdot 6''$ vor der Linse.

2. Es fallen convergente Strahlen auf dieselbe Concavlinse, und zwar

a) so, dass sie sich in ihrem Gange unbehindert $1''$ hinter dem Centrum des Concavglases vereinigen würden. a ist in diesem Falle $= -1''$.

$$\frac{1}{\alpha} = 1 - \frac{1}{2} = \frac{1}{2}$$

$$\alpha = 2''$$

Das reelle Bild liegt $2''$ hinter der Linse.

b) Die Strahlen convergiren nach einem $8''$ hinter der Linse gelegenen Punkte. Dann ist

$$\frac{1}{\alpha} = \frac{1}{8} - \frac{1}{2} = -\frac{6}{16}$$

$$\alpha = -2\tfrac{2}{3}''.$$

Das virtuelle Bild liegt $2\frac{2}{3}''$ vor der Linse, d. h. die Strahlen divergiren nach ihrem Durchgange durch die Linse so, als ob sie von einem $2\frac{2}{3}''$ vor der Linse gelegenen Punkte herkämen.

Für ein Leuchtobject, das seine Strahlen auf eine Concavlinse sendet, gelten folgende Regeln:

Liegt es in negativ unendlicher Entfernung, dann entsteht ein virtuelles verkleinertes Bild im Brennpunkte. Rückt es näher, bleibt das virtuelle Bild aufrecht, verkleinert und nähert sich der Linse. Ist die Lage des Leuchtobjectes negativ — wir wissen, was wir darunter zu verstehen haben — und liegt es zunächst zwischen Linse und vorderem Brennpunkte, dann ist das Bild ein in positiver Entfernung gelegenes, reelles, aufrechtes und vergrössertes und es wird um so grösser, je mehr das Leuchtobject sich dem Focus nähert. Ist es in denselben eingetreten, dann entsteht theoretisch ein vergrössertes, reelles, aufrechtes Bild in positiver unendlicher Entfernung, oder ein vergrössertes, virtuelles, verkehrtes in der negativen Unendlichkeit. Rückt das Object über den Brennpunkt hinaus, dann liegt das Bild in negativ endlicher Entfernung, ist virtuell und vergrössert, so lange das Object zwischen einfacher und doppelter Brennweite liegt; gleich gross, wenn es um den doppelten Brennpunktsabstand absteht, und kleiner, wenn das Object jenseits der doppelten Brennweite zu liegen kommt, am kleinsten endlich, wenn die negative Unendlichkeit der Ort des Objectes ist. Das Bild liegt dann im Brennpunkte. Wir wissen bereits aus dem Früheren, wie die Worte: „aufrecht und verkehrt" in den letzten Sätzen zu verstehen sind. Wenn convergente Strahlen auf eine Linse fallen, so wird als Leuchtobject das auf irgend eine Weise erzeugte umgekehrte Bild eines leuchtenden Gegenstandes (das aber factisch nicht zu Stande kommt) angesehen. Wird für das Bild der Ausdruck aufrecht oder verkehrt gebraucht, so gilt dies natürlich in Bezug auf das als Leuchtobject dienende umgekehrte Objectbild.

3. Von den Cylinderlinsen.

Eine Linse, welche nicht nach allen Richtungen dieselbe Brechkraft darbietet, sondern so beschaffen ist, dass nach einem Meridiane hin gar keine Brechung des Lichtes stattfindet, während sie in dem senkrecht darauf stehenden als Convex- oder Concavlinse wirkt, ist eine einfache Cylinderlinse. Jener Meridian, in welchem das Licht nicht gebrochen wird, ist die Axe des Cylinders. Combinirt man eine Cylinderlinse mit einer sphärischen, so ist es klar, dass für jene Strahlen, welche durch die Axe des Cylinders hindurch gehen, die Linsencombination so wirkt, wie die sphärische Linse an und für sich, dass dagegen jene Strahlen, welche die Axe des Cylinders senkrecht treffen, durch die Summe zweier Linsen gebrochen werden, indem sich zur Wirkung des sphärischen Glases nun auch die des cylindrischen hinzugesellt.

Der Effect, den eine sphärisch-cylindrische Linse hervorbringt, kann auch durch eine einfache sphärische Linse hervorgebracht werden. Befindet sich in der Hauptaxe einer Convexlinse ein leuchtender Punkt, und steht die Hauptaxe auf der verticalen Durchschnittsebene der Linse senkrecht, so werden die von einem unendlich entfernten leuchtenden Punkte ausgehenden, in den verschiedensten Meridianen auf die Linse treffenden Strahlen sämmtlich in einem und demselben Punkte hinter der Linse, nämlich in einer Entfernung von 2″ hinter derselben sich vereinigen. Wenn man aber die Linse um eine Axe, z. B. die verticale, um eine gewisse Anzahl von Graden dreht, so wird eine Aenderung in der Wirkung des Glases dadurch hervorgebracht. Die den verticalen Meridian passirenden Strahlen werden noch wie früher im Brennpunkte vereinigt, denn der verticale Meridian, der als Drehungsaxe diente, hat seine Lage nicht verändert. Anders aber verhält es sich mit dem Horizontal-Durchschnitte der Linse. Die Hauptaxe steht auf demselben nicht mehr lothrecht, sondern schief, und zwar mehr oder weniger schief, je nach dem Grade, in welchem man die Drehung vorgenommen. Die Linse hat hierdurch in ihrem horizontalen Meridian die Brechkraft geändert, sie hat in demselben eine grössere erlangt, als sie der in seiner Lage unveränderte verticale Meridian besitzt. Die durch den horizontalen Meridian gehenden Strahlen werden also rascher hinter der Linse gesammelt, als es mit jenen, die den verticalen Meridian passiren, der Fall ist. Die Wirkung der sphärischen Linse entspricht jetzt der einer sphärisch-cylindrischen, denn sie wirkt nach allen Richtungen wie ein Convexglas von 2″ B. W., im horizontalen Meridiane jedoch so, als wenn eine convexe Cylinderlinse mit vertical stehender Axe und bestimmter Brennweite vorgelegt worden wäre. Um je mehr Grade man die Linse dreht, desto stärker brechend oder zerstreuend wirkt sie in dem auf die Drehungsaxe lothrechten Meridiane, je nachdem man es mit einer Convex- oder Concavlinse zu thun hat.

4. Von der Brechkraft der Linsen.

Wenn wir die Brechkraft mehrerer Linsen mit einander vergleichen wollen, müssen wir von Einer als Massstab ausgehen. Wir nehmen als solche eine Linse von 1″ B. W., für Convexlinsen eine solche von 1″ positiver, für Concavlinsen eine von 1″ negativer Focaldistanz an. Die Brechkraft einer solchen Linse bezeichnet man mit 1, und zwar mit $+$ 1 oder $-$ 1, je nachdem sie sammelnd oder zerstreuend wirkt. Mit der Brechkraft einer derartigen Linse kann man die einer jeden anderen auf das Leichteste vergleichen, wenn man die Brennweite des fraglichen Glases, in Zollen ausgedrückt, kennt. Die Brechkraft ist nämlich der reciproque Werth der Brennweite. Die Brechkraft einer Convexlinse von 4″ B. W. ist demnach $= 1/4$. Hiermit ist gesagt, dass eine derartige Linse das Licht viermal schwächer bricht als eine Linse von 1″ B. W., dass man demnach 4 derartige Linsen bedarf, um einen Effect, wie mit einer Linse von 1″ B. W. zu erzielen. Haben wir, um ein anderes Beispiel zu wählen, eine Zerstreuungslinse von $1/2$″ B. W., so ist deren Brechkraft $= 2$, d. h. sie zerstreut das Licht doppelt so stark, als ein Concavglas von 1″ B. W., und es sind zwei Linsen der letzteren Art erforderlich, um die Wirkung der ersteren hervorzurufen.

Will man wissen, welches der Effect mehrerer Linsen, die gleichzeitig in Wirksamkeit treten, ist, so braucht man, wenn die zwischen den Linsencentren vorhandene Distanz nicht weiter berücksichtigt wird, nichts anderes zu thun, als die Werthe für die Brechkräfte zu addiren. Man hätte z. B. eine Convexlinse von 8″ B. W. und legt auf dieselbe eine solche von 24″ positiver Focaldistanz. Die Brechkraft beider Linsen zusammengenommen ist gleich $1/8 + 1/24 = 1/6$. Die Combination wirkt also wie ein Convexglas von 6″ B. W. Legt man auf dieselbe Convexlinse von der Brechkraft $1/8$ eine Concavlinse $1/24$, so wirkt die Combination, wie eine Convexlinse von 12″ B. W., denn die Summe der Kräfte beider Linsen ist gleich $1/8 - 1/24 = 1/12$. Setzt man auf das mehrfach erwähnte Convexglas $1/8$ eine positive Cylinderlinse von 24″ B. W., so wirkt diese Zusammenstellung nach jener Richtung, welche die Axe des Cylinders enthält, wie ein Convexglas $1/8$, nach jenem Meridiane aber, in welchem auch in der Cylinderlinse eine Brechung des Lichtes stattfindet, wie ein Sammelglas von 6″ Focal-Distanz, weil in diesem Meridiane die Brechkraft der Combination gleich $1/8 + 1/24 = 1/6$ ist. Dagegen würden wir in der Richtung des brechenden Meridians der Cylinderlinse die Wirkung eines Convexglases $1/12$ erhalten, falls wir statt der positiv cylindrischen eine negativ cylindrische Linse von 24″ B. W. angewendet hätten.

B. Von der Wirkung der Prismen und halbirten Linsen.

Es sei hier nur kurz erwähnt, dass wenn ein Lichtstrahl auf eine Seitenfläche eines dreiseitigen Prismas auffällt, er nach seinem Durchgange durch das Prisma von dem ursprünglichen Wege abgelenkt und zwar stets zur Basis des Prismas hin gebrochen wird.

Der Lichtstrahl ab (Fig. XV) geht also nach seinem Austritte aus dem Prisma, dessen Durchschnitt das Dreieck xyz und dessen Basis xz ist, nicht in einer Verlängerung der Richtung ab weiter, sondern er schlägt nun eine neue Bahn, die durch cd gekennzeichnet ist und der Basis des Prismas näher liegt, ein. Für ein in der Richtung der Linie cd gelegenes Auge scheint das Licht nicht von a, sondern von einem Punkte der Verlängerung der Linie cd nach rückwärts herzukommen.

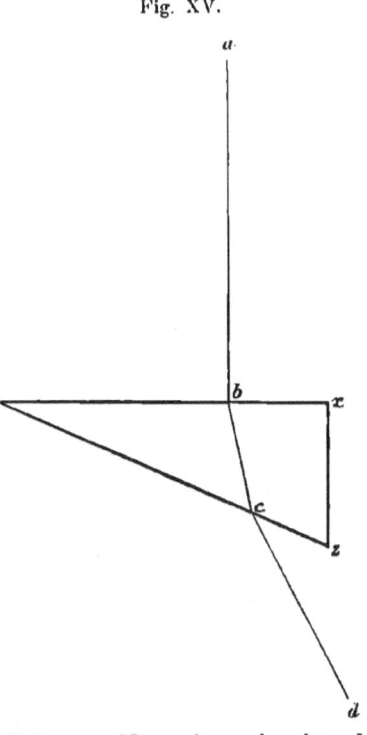

Fig. XV.

Schneidet man eine Convexlinse nach der Richtung ihrer Axe durch, so erhält man eine halbe Linse, deren Durchschnitt (Fig. XVI) durch xyz gegeben ist. Eine derartige Halblinse vereinigt die Wirkung einer Convexlinse mit der eines Prismas. Von einem leuchtenden Objecte wird durch solch' eine Halblinse nicht bloss ein Bild nach den allgemeinen Linsengesetzen entworfen, sondern es erscheint dieses Bild für das beobachtende Auge nach dem Rande der Linse hin ebenso verschoben, wie ja auch ein Prisma das Bild eines Objectes nach seiner Kante hin verlegt.

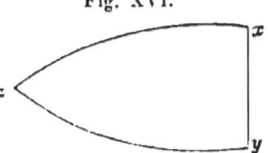

Fig. XVI.

C. Von den zusammengesetzten optischen Systemen.[1]

Als eine einfache optische Vorrichtung ist eine einzige brechende Fläche anzusehen. Demgemäss ist eine Linse, welche zwei brechende Flächen darbietet, bereits als ein zusammengesetztes optisches System zu betrachten. Die Gesetze, welche für die Linsen im Besonderen gelten, haben wir bereits abgehandelt. Wir haben jetzt die Regeln aufzustellen, nach welchen man die Lage und Grösse der Bilder leuchtender Objecte, welche von zusammengesetzten optischen Systemen im Allgemeinen entworfen werden, bestimmen kann. Wir betrachten hierbei nur Systeme sphärischer Flächen und nur solche, welche centrirt sind, jene nämlich, bei denen die Centra der sphärischen Flächen alle in einer geraden Linie der Hauptaxe des Systems liegen.

In jedem centrirten Systeme gibt es drei Paare von Punkten, die sogenannten Cardinalpunkte, deren Lage zu kennen wichtig ist. Diese drei Paare sind die beiden Brennpunkte, die beiden Hauptpunkte und die beiden Knotenpunkte. Wir bezeichnen die Seite, von welcher das Licht herkommt, als erste, und bezeichnen als zweite diejenige, nach welcher es hingeht.

Der erste Brennpunkt ist dadurch bestimmt, dass die Lichtstrahlen, die von demselben ausgehen, nach der letzten Brechung der Axe parallel verlaufen. In ihm vereinigen sich auch jene parallelen Strahlen, die von der zweiten Seite des Systems kommend auf dasselbe auffallen. Der zweite Brennpunkt ist dadurch gekennzeichnet, dass sich in ihm jene Strahlen nach ihrem Durchgange durch alle brechenden Medien vereinigen, die von einem unendlich weit entfernten, auf Seite I gelegenen Punkte ausgehend, als parallel auf das System fallen. Andererseits sind vom zweiten Brennpunkte ausgehende, das System treffende Strahlen nach ihrem Durchgange durch dasselbe unter einander und der Axe parallel.

Die beiden Hauptpunkte haben die Eigenschaft, dass der zweite Hauptpunkt das Bild des ersten ist, d. h. von einem leuchtenden Punkte, welcher im ersten Hauptpunkte liegt, wird, nachdem die von ihm ausgehenden Strahlen durch die Flächen des sphärischen Systems gebrochen wurden, ein Bild im zweiten Hauptpunkte erzeugt. Der Abstand des ersten Hauptpunktes vom ersten Brennpunkte ist die erste, die Entfernung des zweiten Hauptpunktes vom zweiten Brennpunkte die zweite Hauptbrennweite.

---

[1] Siehe Helmholtz, Lehrbuch der physiologischen Optik. Leipzig, 1867. §. 9, pag. 35—64.

Für die Construction des Bildes vor Allem wichtig ist die Kenntniss der Lage der beiden Knotenpunkte. Jeder Lichtstrahl, welcher, bevor er auf das brechende System fällt, gegen den ersten Knotenpunkt gerichtet ist, verläuft nach der letzten Brechung so, als ob er vom zweiten Knotenpunkte herkäme. Dabei ist die Richtung des Strahles nach seiner letzten Brechung mit jener im ersten Medium, also vor der ersten Brechung, parallel.

Diese Cardinalpunkt-Paare stehen unter einander in gewissen unveränderlichen Beziehungen, von denen für uns folgende Interesse haben:

Die Entfernung des ersten Knotenpunktes vom ersten Brennpunkte ist der zweiten Hauptbrennweite, die des zweiten Knotenpunktes vom zweiten Brennpunkte der ersten Hauptbrennweite gleich.

Der Abstand der beiden Hauptpunkte von einander ist gleich dem Abstande der beiden Knotenpunkte von einander.

Die beiden Hauptbrennweiten verhalten sich wie die Brechungs-Exponenten des ersten und des letzten Mittels. Ist das letzte Mittel mit dem ersten identisch, wie dies in der Regel bei den optischen Instrumenten der Fall ist, indem das erste und letzte Mittel durch die Luft dargestellt wird, dann sind auch die beiden Hauptbrennweiten gleich gross, dann fällt ferner der erste Hauptpunkt mit dem ersten Knotenpunkte, der zweite Hauptpunkt mit dem zweiten Knotenpunkte zusammen.

Fig. XVII.

Ist (Fig. XVII) AB die Hauptaxe eines centrirten optischen Systems, sind f_1 und f_2 die beiden Brenn-, h_1 und h_2 die beiden Haupt- und k_1 und k_2 die beiden Knotenpunkte, n_1 und n_2 die Brechungsexponenten des ersten und letzten Mittels, so ist $f_1 h_1$ die erste, $f_2 h_2$ die zweite Hauptbrennweite. Es ist ferner nach dem Gesagten:

$$f_1 k_1 = f_2 h_2$$
$$f_2 k_2 = f_1 h_1 \quad \text{I.}$$
$$h_1 h_2 = k_1 k_2 \quad \text{II.}$$
$$f_1 h_1 : f_2 h_2 = n_1 : n_2 \quad \text{III.}$$

Wird $n_1 = n_2$, so ist
$$f_1 h_1 = f_2 h_2 \quad \text{IIIa.}$$
und $h_1 k_1 = h_2 k_2 = \quad \text{IIIb.}$

Haben wir es mit einer einzigen brechenden sphärischen Fläche zu thun, so fallen die beiden Hauptpunkte in Einen und ebenso die beiden Knotenpunkte in Einen Punkt zusammen. Der Hauptpunkt liegt dann dort, wo die Axe die brechende Fläche schneidet, der Knotenpunkt im Centrum der Kugel, von welcher die brechende Fläche ein Abschnitt ist.

Wir haben jetzt zu zeigen, in welcher Weise wir die Cardinalpunkte eines centrirten Systems brechender Kugelflächen, welches aus zwei anderen Systemen zusammengesetzt ist, bestimmen können.

Fig. XVIII

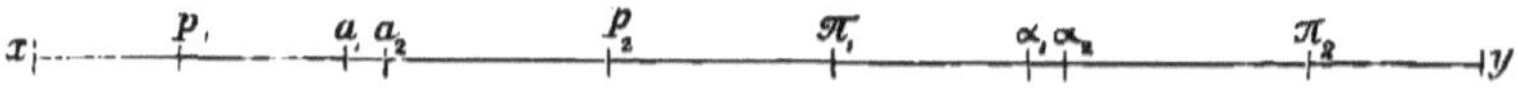

x |-------- p_1 -------- $a_1 a_2$ -------- p_2 -------- π_1 -------- $\alpha_1 \alpha_2$ -------- π_2 --------| y

A und B seien (Fig. XVIII) zwei centrirte optische Systeme, welche eine gemeinsame Hauptaxe xy haben. a_1 und a_2 sind die Haupt-, p_1, p_2 die Brennpunkte des Systems A, während α_1 und α_2 die Hauptpunkte und π_1, π_2 die Brennpunkte des Systems B vorstellen. Diese beiden Systeme bilden ein neues zusammengesetztes System, dessen Cardinalpunkte zu bestimmen unsere Aufgabe ist. Es müssen uns hierzu bekannt sein: die Hauptbrennweiten des ersten Systems: f_1 und f_2, sowie die des zweiten Systems: φ_1 und φ_2, endlich der Abstand $a_2 \alpha_1 = d$, d. i. die Distanz zwischen dem zweiten Hauptpunkte des ersten und dem ersten Hauptpunkte des zweiten Systems. Haben wir es mit einfachen brechenden Flächen zu thun, dann stellt d den Abstand der beiden brechenden Flächen dar, da ja in diesem Falle die beiden Hauptpunkte in den Scheitel der brechenden Fläche fallen. Ist bei einem oder beiden der zusammengesetzten Systeme das erste Medium mit dem letzten identisch, so wird $f_1 = f_2$, resp. $\varphi_1 = \varphi_2$ (nach Gleichung III a).

Wir erhalten die Brennweiten F_1 und F_2 des neuen Systems durch folgende Gleichungen:

$$F_1 = l_2 k_2 = \frac{\varphi_1 f_1}{\varphi_1 + f_2 - d} \quad \text{IV.}$$

$$F_2 = l_1 k_1 = \frac{\varphi_2 f_2}{\varphi_1 + f_2 - d} \quad \text{V.}$$

Da die erste Hauptbrennweite dem Abstande zwischen dem zweiten Knotenpunkte und dem zweiten Brennpunkte, die zweite Hauptbrennweite der Distanz zwischen dem ersten Knoten- und dem ersten Brennpunkte gleich ist, so drückt uns die erste Gleichung (IV) gleichzeitig den Werth für $l_2 k_2$ und die zweite Gleichung (V) für $l_1 k_1$ aus, wobei l_1 und l_2 die Brennpunkte, k_1 und k_2 die Knotenpunkte des Sammelsystems darstellen.

Mit Hilfe dieser Gleichungen kennen wir allerdings das lineare Mass der Brennweiten, aber nicht die Lage der Brennpunkte. Dazu müssen wir die Lage der Hauptpunkte bestimmen. Diese werden uns gegeben durch die Gleichungen

$$H_1 = \frac{d f_1}{d - \varphi_1 - f_2} \quad \text{VI.}$$

$$H_2 = \frac{d \varphi_2}{d - \varphi_1 - f_2} \quad \text{VII.}$$

H_1 bedeutet nämlich die Lage des ersten Hauptpunktes des Sammelsystems vor dem ersten Hauptpunkte a_1 des Systems A. Da wir die Lage des letzteren kennen, so ist uns durch die Gleichung VI der Ort des ersten Hauptpunktes des Sammelsystems gegeben. Die erste Hauptbrennweite F_1 ist der Abstand zwischen dem ersten Brenn- und dem ersten Hauptpunkte, und da uns F_1 durch Gleichung IV, und ebenso die Lage des ersten Hauptpunktes durch Gleichung VI gegeben ist, so ist auch dadurch die Lage des ersten Brennpunktes, welcher um die erste Hauptbrennweite abstehend, vor dem ersten Hauptpunkte liegt, festgesetzt.

H_2 ist die Entfernung des zweiten Hauptpunktes h_2 des combinirten Systems vom zweiten Hauptpunkte α_2 des Systems B, und zwar ist h_2 hinter α_2 gelegen. Wird der Werth für H_1 und H_2 negativ, so sagt dies, dass h_1 hinter a_1, und h_2 vor α_2 zu liegen kommt. Da durch Gleichung V F_2 gegeben ist, so ist damit auch die Lage des zweiten Brennpunktes des Sammelsystems fixirt.

Ist die Lage der Haupt- und Brennpunkte demnach bestimmt, so macht es keine Schwierigkeiten, auch die Lage der beiden Knotenpunkte genau anzugeben, denn es steht ja der zweite Knotenpunkt vom zweiten Brennpunkte um die erste Hauptbrennweite, der erste Knotenpunkt vom ersten Brennpunkte um die zweite Hauptbrennweite ab.

Sind uns die Cardinalpunkte eines optischen Systems gegeben, oder haben wir uns dieselben für ein zusammengesetztes System nach den oben aufgestellten Formeln berechnet, dann bestimmen wir die Lage und Grösse der Bilder, welche durch derartige Systeme von Objecten entworfen werden, in folgender Weise.

Ist uns die Lage eines Objectes, welches wir uns als linear und auf der Hauptaxe des optischen Systems senkrecht stehend denken wollen, bekannt, so finden wir den Ort seines ebenfalls linearen und auf der Axe lothrechten Bildes durch die Gleichung

$$l_1 l_2 = F_1 F_2 \quad \text{VIII.}$$

l_1 bedeutet den Abstand des Objectes vom ersten Brennpunkte, wenn das Object vor dem ersten Brennpunkte gelegen ist, l_2 die Entfernung seines Bildes vom zweiten Brennpunkte,

68 . Drittes Capitel. Von der Refraction des Lichtes.

wobei das Bild hinter dem zweiten Brennpunkte liegt. F_1 und F_2 sind die beiden Hauptbrennweiten. Sind diese letzteren bekannt, und ist auch, wie wir annehmen, l_1 gegeben, weil wir mit der Lage des Objectes vertraut sind, dann finden wir, indem wir Gleichung VIII durch l_1 dividiren,

$$l_2 = \frac{F_1 F_2}{l_1} \text{ VIII a.,}$$

und damit die Lage des Bildes hinter dem zweiten Brennpunkte, dessen Ort wir kennen. Liegt das Object hinter dem ersten Brennpunkte, dann ist l_1 negativ zu nehmen, ebenso wissen wir, dass das Bild vor dem zweiten Brennpunkte zu liegen kommt, wenn wir für l_2 einen negativen Werth erhalten.

Fig. XIX.

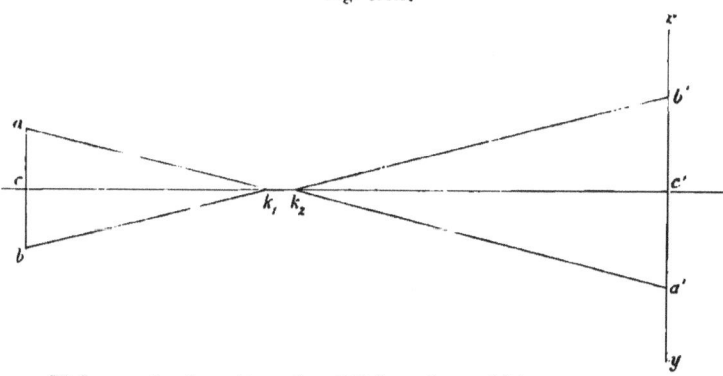

Haben wir den Ort des Bildes eines Objectes bestimmt, so ist nichts leichter, als nun auch seine Grösse anzugeben. Ist acb (Fig. XIX) das leuchtende Object, xy die Linie, in welcher das Bild des Objectes liegen muss, so finden wir dessen Grösse, wenn wir von den Endpunkten a und b des Objectes gerade Linien zum ersten Knotenpunkte und vom zweiten Knotenpunkte mit diesen Parallele ziehen, und die letzteren so weit verlängern, bis sie xy in b' und a' schneiden. Dann stellt uns $a' b'$ die Grösse des reellen umgekehrten Bildes dar. Die Berechtigung zu dieser Construction ist einleuchtend. Der vom Punkte a ausgehende Strahl ak_1 muss, dem für die Knotenpunkte geltenden Gesetze zufolge, nach der letzten Brechung in der Richtung $k_2 a'$ weiter gehen. Wenn nun in xy das leuchtende Bild von a liegen muss, einer der von a ausgehenden Strahlen aber in a' die Linie xy trifft, so müssen, vorausgesetzt dass eben die vom leuchtenden Punkte a ausgehenden Strahlen sich sämmtlich wieder in Einen Punkt vereinigen, auch die anderen von a kommenden Strahlen sich in a' sammeln. Ebenso ist b' das Bild von b. Damit ist die Lage der Endpunkte des Bildes und somit seine Grösse gegeben. Ebenso leicht, als wir die Grösse des Bildes unter den gegebenen Verhältnissen construiren können, können wir sie auch berechnen. Es gilt nämlich die Proportion

$$ab : a'b' = ck_1 : c'k_2 \quad \text{IX.},$$

d. h. es verhält sich die Grösse des Objectes zu der seines Bildes, wie der Abstand des Objectes vom ersten Knotenpunkte zum Abstande des Bildes vom zweiten Knotenpunkte. Die Grösse des Bildes erhalten wir daraus:

$$a'b' = ab \cdot \frac{c'k_2}{ck_1} \quad \text{IX a.}$$

D. Vom Auge.

Die optischen Systeme, mit welchen wir es bei unseren Betrachtungen zu thun haben, sind einerseits Linsen, andererseits das Auge. Befindet sich eine Linse in Luft, so ist das erste Medium dem letzten gleich, die gleichnamigen Haupt- und Knotenpunkte fallen zusammen (s. Gleichung III b). Bei Biconvex- und Biconcavlinsen fallen dieselben in das Innere der Linse. Wir hätten deshalb bei der Betrachtung der Linsengesetze auf das Vorhandensein von zwei Knotenpunkten Rücksicht nehmen sollen. Wir thaten dies nicht, indem wir statt zweier Knotenpunkte nur Einen, nämlich das optische Centrum annahmen. Dieses optische Centrum ist kein willkürlich gewählter, sondern es ist jener Punkt, dessen Bilder die beiden Knotenpunkte sind, d. h. wenn sich im optischen Centrum ein leuchtender Punkt befände, so würde von demselben durch die eine brechende Fläche in dem einen und durch die andere brechende Fläche in dem anderen Knotenpunkte ein Bild erzeugt. Bei unseren späteren Betrachtungen werden wir aber der Einfachheit wegen immer nur vom optischen Centrum der Linse sprechen.

Wenn man statt Biconvex- und Biconcavlinsen concaveconvexe und convexeoncave, sogenannte periscopische Linsen in Betracht zieht, so rücken bei diesen die Knotenpunkte und damit unter Umständen auch das optische Centrum aus der Linse heraus, und zwar wandern sie bei periscopischen Sammellinsen vor die convexe, bei derartigen Zerstreuungslinsen vor die concave Fläche in die Luft.

Das Auge ist ein zusammengesetztes optisches System. Man kann dasselbe als centrirt um die Augenaxe ansehen, d. i. um eine Linie, deren vorderes Ende im Mittelpunkte der Hornhaut liegt, während das hintere die *Sclerotica* zwischen *Macula lutea* und Eintrittsstelle des Sehnerven trifft.

In diesem zusammengesetzten centrirten Systeme figurirt die Luft als erstes, der Glaskörper als letztes Medium. Die Lage der Cardinalpunkte ist nicht für alle Augen eine und dieselbe. Im Allgemeinen lässt sich aussprechen, dass der Abstand der beiden Hauptpunkte von einander, ebenso wie jener der beiden Knotenpunkte, ein äusserst geringer ist, so dass er nur einige Zehntheile eines Millimeters beträgt; dass die Hauptpunkte ungefähr in die Mitte der vorderen Augenkammer, die beiden Knotenpunkte sehr nahe der hinteren Fläche der Linse liegen, und dass im emmetropischen Auge, d. h. in jenem, welches in vollkommenem Ruhezustande der Accommodation in unendlicher Entfernung deutlich sieht, der zweite Brennpunkt auf die Vorderfläche der Stäbchenschichte der Netzhaut zu liegen kommt.

Da man aber, um die Lage und Grösse der Bilder im Auge construiren und berechnen zu können, sowie für eine Reihe von Bestimmungen, wie wir sie später machen werden, bestimmte Zahlenwerthe haben muss, so muss man sich an ein schematisches Auge, wie es Listing aufgestellt und Helmholtz in Bezug auf die Lage der Linsenflächen und die Dicke der Linse einigermassen modificirt hat, halten, und kann dies umsomehr, als das genannte schematische Auge der Wirklichkeit möglichst entspricht.

Fig. XX.

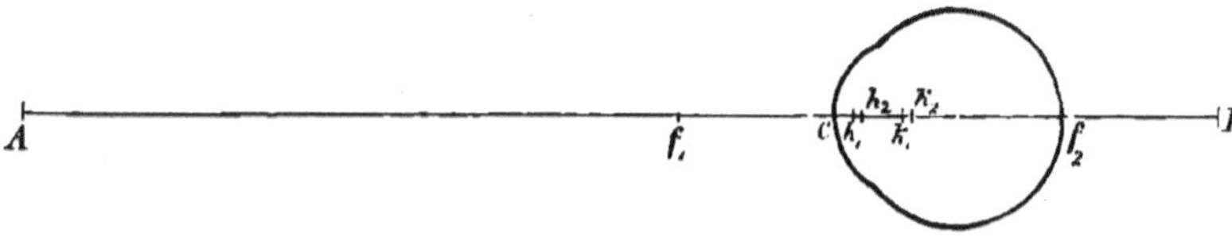

Stellt uns (Fig. XX) AB die nach beiden Seiten hin verlängerte Augenaxe und c den Punkt, wo dieselbe die Hornhaut trifft, vor, haben f_1 und f_2, h_1 und h_2, k_1 und k_2 die bekannte Bedeutung, so gilt für das schematische Auge Listing's Folgendes:

$F_1 = f_1 h_1 = f_2 k_2 = 14\cdot858$ Mm.
$F_2 = f_2 h_2 = f_1 k_1 = 19\cdot875$ „
$f_1 c = 12\cdot918$ Mm. $f_2 c = 22\cdot231$ Mm.
$h_1 c = 1\cdot940$ „ $h_2 c = 2\cdot356$ „
$k_1 c = 6\cdot957$ „ $k_2 c = 7\cdot373$ „
$h_1 h_2 = k_1 k_2 = 0\cdot416$ Mm.

Das Listing'sche schematische Auge, dessen Axe ($f_2 c$)

22·231 Mm. beträgt, kann man noch bedeutend vereinfachen. Listing selbst stellte ein derartiges reducirtes Auge auf, welches durch eine einzige brechende Fläche mit einem Krümmungshalbmesser von 5·148 Mm., vor welcher sich Luft und hinter welcher sich Glaskörper befindet, gegeben ist. Donders rundete die Zahlen für den Krümmungshalbmesser der brechenden Fläche, sowie für die Werthe der Brennweiten und Brechungsexponenten ab. Mit ihm können wir uns das reducirte Auge durch eine Fläche von 5 Mm. Radius begrenzt denken. Der gemeinsame Hauptpunkt liegt dann, wie wir wissen, in dem Scheitel der brechenden Fläche, der gemeinsame Knotenpunkt im Krümmungsmittelpunkte, also 5 Mm. hinter der brechenden Fläche. Vor dem Auge befindet sich Luft, in demselben Wasser, dessen Brechungsexponent $1/3$ ist. Die vordere Brennweite, d. i. der Abstand des vorderen Brennpunktes vom Hauptpunkte, in unserm Falle also von der brechenden Fläche, ist 15 Mm. Die hintere Brennweite, der Abstand des hinteren Brennpunktes, welcher im Endpunkte der Augenaxe gelegen ist, vom zweiten Hauptpunkte, d. i. wieder dem Scheitel der brechenden Fläche, beträgt 20 Mm. Die Länge der Augenaxe ist demnach 20 Mm.

Die Bedeutung eines derartigen reducirten Auges ist die, dass es in seiner Wirkung kaum von der des schematischen abweicht, so dass wir annehmen können, dass es von Objecten ebenso grosse Bilder entwirft, wie das schematische, wir es deshalb, ohne einen irgendwie merklichen Fehler zu begehen, statt des schematischen verwenden können.

E. Von den optischen Instrumenten.

Da wir den Augengrund nach dem Principe der verschiedenartigsten optischen Instrumente untersuchen können und wirklich untersuchen, so ist es wichtig, uns mit den Grundgesetzen, nach welchen die verschiedenen optischen Instrumente construirt sind, vertraut zu machen. Eine Convexlinse von kurzer Brennweite ist eine Loupe. Sie erzeugt von Objecten, die sich in ihrem Brennpunkte oder innerhalb der Brennweite befinden, aufrechte, vergrösserte Bilder. Die nähere Auseinandersetzung der Loupenwirkung folgt an einer anderen Stelle. Haben wir statt Einer Convexlinse zwei oder drei solche, welche zusammen wie eine einzige Linse von sehr kurzer Brennweite wirken, so nennt man eine solche Zusammenstellung ein Duplet oder Triplet. Eine derartige Linsen-Combination, die noch mehr Linsen enthält oder noch stärker vergrössernd wirkt, ist ein einfaches Microscop. Einfache Loupe, Duplet, Triplet, einfaches Microscop sind demnach Instrumente, die ihrer Wirkungsweise zufolge identisch sind, und nur durch die Stärke der Vergrösserung sich unterscheiden.

Nehmen wir eine Linse von kurzer Brennweite, und bringen wir ein Object nicht in den Brennpunkt, und auch nicht in die Brennweite, sondern jenseits des Brennpunktes und zwar zwischen einfache und doppelte Focaldistanz, so wird, wie wir wissen, von einem solchen Objecte durch die Linse ein umgekehrtes vergrössertes Bild entworfen, und zwar wird das Bild um so grösser, je näher sich das Object dem Brennpunkte befindet. Dieses umgekehrte vergrösserte Bild können wir, indem wir es in den Brennpunkt oder in die Brennweite einer Loupe bringen, mit Hilfe dieser letzteren noch weiter vergrössern. Auf diesem Principe beruht das zusammengesetzte Microscop. Die Linse, welche das umgekehrte Bild erzeugt, heisst das Objectiv, jene, welche das umgekehrte Bild noch weiter vergrössert, das Ocular. Man kann statt Einer Linse, welche zur Erzeugung des umgekehrten Bildes dient, auch zwei verwenden. Bei den zusammengesetzten Microscopen trägt die Ocularröhre an ihrem oberen und unteren Ende eine Linse. Nur die erstere stellt das eigentliche Ocular dar. Die letztere gehört ihrer Wirkung nach zum Objectiv und führt den Namen des Collectivs. Das am unteren Ende des Microscops befindliche Objectiv erzeugt nämlich von dem Objecte ein umgekehrtes vergrössertes Bild. Bevor aber noch die convergenten Strahlen, die zu diesem Bilde eingehen, zur Vereinigung kommen, fallen sie auf das Collectiv, und werden nun erst durch dieses zu einem Bilde gesammelt, welches, da die auffallenden Strahlen convergent sind, innerhalb der Brennweite des Collectivs zu liegen kommt.[1])

Das Bild liegt im Ocularrohre zwischen Collectiv- und Ocularglas, und wird durch das letztere noch weiter vergrössert. Das eben besprochene, aus Loupe und Collectiv bestehende Ocular wird das Campani'sche genannt.

Das astronomische Fernrohr unterscheidet sich dadurch vom zusammengesetzten Microscope, dass bei ersterem die Objecte sich nicht nahe dem Brennpunkte des Objectivs, sondern in sehr grosser Entfernung von demselben befinden, daher durch das Objectiv nicht umgekehrte vergrösserte, sondern umgekehrte verkleinerte

---

[1]) Siehe die Gesetze für Convexlinsen sub 4. pag. 52.

Bilder entworfen werden, und es die Aufgabe des Oculars allein ist, dieselben zu vergrössern. Auch das Ocular des astronomischen Fernrohres trägt zwei Linsen, allein es unterscheidet sich der Wesenheit nach auffallend vom Campani'schen. Das Ocular des astronomischen Fernrohrs, das von Ramsden herrührt, ist ein wirkliches Duplet. Beide Gläser gehören ihrer Bedeutung nach zum Ocular. Durch das Objectiv allein wird das umgekehrte Bild entworfen. Dieses letztere liegt nicht im Ocularrohre, sondern zwischen Objectiv und dem dem Objectiv zugekehrten Ocularglase. Das Ocular von Ramsden wird nur selten als Ocular des zusammengesetzten Microscopes angewendet. Das von Plössl sogenannte aplanatische Ocular, welches er seinen Microscopen beigibt, ist ein Ramsden'sches, bestehend aus zwei achromatischen Crown-Flintglaslinsen.

Auf einem anderen Principe, als das zusammengesetzte Microscop und das astronomische Fernrohr, beruht das Galiläi'sche Fernrohr und die Brücke'sche Loupe. Bringt man ein Object ausserhalb der doppelten Brennweite einer Convexlinse an, so wird durch dieselbe ein umgekehrtes verkleinertes Bild entworfen. Wenn man aber die nach ihrem Durchgange convergenten Strahlen nicht zum Bilde sich sammeln lässt, sondern eine Concavlinse so anbringt, dass das umgekehrte Bild, wenn die Linse ohne Einfluss wäre, im Brennpunkte derselben oder etwas jenseits des letzteren läge, dann werden die auffallenden convergenten Strahlen im ersteren Falle parallel, im letzteren divergent gemacht und es entsteht nun, wie wir in der Lehre von der Wirkung der Concavlinsen (sub 4 b und 4 c) sahen, ein vergrössertes, virtuelles, mit dem Leuchtobjecte gleich gerichtetes Bild. Das Galiläi'sche Fernrohr hat eine derartige Einrichtung. Es hat als Objectiv eine Convexlinse, welche von entfernten Objecten ein umgekehrtes Bild erzeugen würde, wenn nicht das Ocular seiner Concavlinse dessen Zustandekommen verhinderte, wodurch bewirkt wird, dass ferne Objecte im vergrösserten aufrechten Bilde erscheinen.

Bringt man ein Object nicht ausserhalb der doppelten Brennweite einer Convexlinse, sondern zwischen einfachem und doppeltem Brennpunktsabstande an, so wird in diesem Falle durch die Linse ein umgekehrtes vergrössertes Bild entworfen. Lässt man dessen Strahlen, ehe sie zusammengetreten, auf eine Concavlinse fallen, und bringt die letztere so an, dass das imaginäre Leuchtobject wieder im Brennpunkte oder etwas jenseits desselben liegt, dann wird wieder ein vergrössertes, virtuelles, mit dem wirklichen

Objecte gleich gerichtetes Bild entworfen. Mittelst einer solchen Vorrichtung kann man also nahe gelegene Objecte im vergrösserten, aufrechten Bilde betrachten. Eine solche Vorrichtung ist die Brücke'sche Loupe. Wir werden sehen, dass wir bei der Augenspiegeluntersuchung nach den meisten der genannten Principien vorgehen können.

F. Von den Zerstreuungsbildern und Refractionsanomalien.

Wir wissen, dass von einem sammelnden optischen Systeme, so lange das Object sich ausserhalb der Brennweite dieses Systemes befindet, reelle umgekehrte Bilder erzeugt werden, welche je nach der Lage und dem Durchmesser des Leuchtobjectes an bestimmten Orten und in bestimmter Grösse erscheinen. Wenn sich in jenem Abstande, in welchem das umgekehrte Bild entworfen wird, ein Schirm befindet, so wird bei genügender Beleuchtung das vollkommen scharf ausgeprägte Bild zum Vorschein kommen. Wenn aber der Schirm in einer anderen, als der genannten Entfernung, wenn er dem optischen Systeme näher oder von demselben weiter entfernt liegt, dann werden die auf demselben dargestellten Bilder der Deutlichkeit ermangeln. Ein leuchtender Punkt a sende (Fig. XXI)

Fig. XXI.

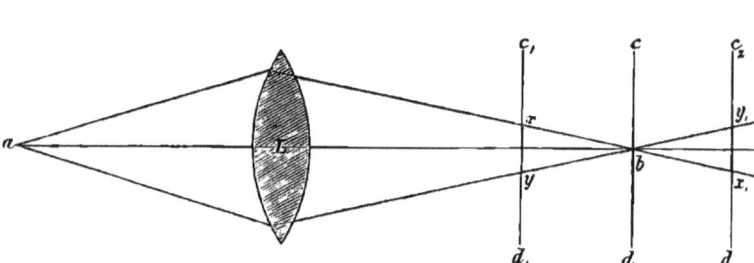

seine Strahlen auf eine Convexlinse L. Dieselben fänden ihre Vereinigung in einem Punkte b hinter der Linse. Steht der Schirm cd in derselben Entfernung hinter der Linse, als der Punkt b hinter ihr liegt, dann wird auf cd ein scharfes Bild des leuchtenden Punktes in b zum Vorschein kommen. Wenn aber der Schirm aus seiner ursprünglichen Lage nach $c_1 d_1$ oder nach $c_2 d_2$ gebracht wird, dann ändert das Bild seine Deutlichkeit. Die auf $c_1 d_1$ auffallenden Strahlen bilden auf diesem Schirme einen leuchtenden Kreis, einen sogenannten Zerstreuungskreis, dessen Durchmesser durch xy gegeben ist. Ein ähnlicher Zerstreuungskreis kommt zu Stande, wenn der Schirm hinter der Vereinigungsstelle der Strahlen in $c_2 d_2$ angebracht ist, denn von b, dem reellen Bilde des Leuchtpunktes, gehen die Strahlen wieder divergent weiter, und es erscheint auf $c_2 d_2$ ein ähnlicher Durchschnitt des Lichtkegels $x_1 y_1$, wie in $c_1 d_1$. Hat man es statt mit einem leuchtenden Punkte mit einem leuchtenden Objecte zu thun, so wird an einem Orte, wo die von den einzelnen Punkten des Objectes kommenden Strahlen sich wieder zu punktförmigen Bildern vereinigen, ein deutliches Objectbild sich präsentiren, dagegen werden wir nur ein verwaschenes erhalten, wenn wir den auffangenden Schirm an eine andere Stelle setzen. Das Bild muss verschwommen sein, weil die jedem einzelnen Punkte angehörenden Zerstreuungskreise einander theilweise decken.

Fig. XXII.

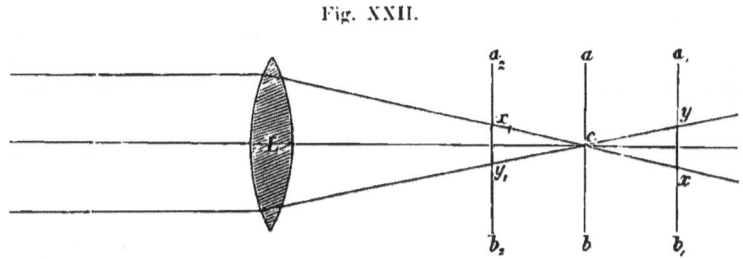

Es stelle uns (Fig. XXII) die Convexlinse L das dioptrische System des Auges und ab die Stäbchenschichte der Netzhaut vor. Wenn die von einem unendlich weit entfernten Punkte herkommenden parallelen Strahlen nach der Brechung, die sie durch das dioptrische System des Auges erfahren, auf der Vorderfläche der Stäbchenschichte der Netzhaut in c zur Vereinigung kommen, wenn also die Vorderfläche der Netzhaut-Stäbchenschichte genau durch den zweiten Brennpunkt des Auges geht, dann nennen wir ein derartiges Auge ein emmetropisches, in richtigem Masse sehendes. Wenn parallele Strahlen nicht auf der Vorderfläche der Stäbchenschichte der Netzhaut, oder wie wir weiterhin kurzweg sagen wollen, nicht auf der Netzhaut zur Vereinigung kommen, so nennt man ein derartiges Auge ein ametropisches. Sammeln sich parallele Strahlen vor der genannten Membran, steht die letztere also nicht in ab, sondern in $a_1 b_1$, dann ist ein derartiges Auge ein kurzsichtiges, myopisches. Von einem unendlich weit entfernten Punkte wird auf der Netzhaut nur ein undeutliches Bild, ein Zerstreuungskreis vom Durchmesser xy entworfen. Wollen wir, dass ein deutliches Bild zu Stande komme, dann müssen wir den leuchtenden Punkt aus der unendlichen in eine endliche positive Entfernung bringen. So wie der Leuchtpunkt in die positive Endlichkeit rückt, entfernt sich sein Bild vom Brennpunkte und so wird es kommen müssen, dass bei einem bestimmten Abstande des leuchtenden Punktes ein deutliches Bild desselben auf $a_1 b_1$ entworfen wird. Muss man, um dies zu erreichen, den Leuchtpunkt bis auf 8″ dem Linsencentrum (dem optischen Centrum des Auges) nähern, so ist in dem speciellen Falle damit der Grad der Myopie gegeben. Der fernste Punkt, von welchem noch deutliche Bilder auf der Netzhaut entworfen werden können, liegt in 8″ vom Auge, es ist dies die äusserste Entfernung, in welcher noch deutlich gesehen werden kann.

Ein dem myopischen Auge entgegengesetztes Verhalten zeigt das hypermetropische. In diesem vereinigen sich parallel auffallende Strahlen hinter der Netzhaut. Dieselbe, $a_2 b_2$, ist vor dem zweiten Brennpunkte gelegen. Auch in diesem Auge werden von unendlich entfernten Objecten undeutliche Bilder entworfen. Nicht als Punkt, sondern als Zerstreuungskreis vom Durchmesser $x_1 y_1$ erscheint das Bild des Leuchtpunktes auf der Netzhaut. Innerhalb der Brennweite einer Convexlinse finden nur convergent auffallende Strahlen ihre Vereinigung. Damit also deutliche Bilder auf der Netzhaut eines hypermetropischen Auges zu Stande kommen können, müssen die auffallenden Strahlen bereits convergent sein. Wenn die Strahlen, um auf der Netzhaut ein deutliches Bild zu formiren, vor ihrem Eintritte in das Auge z. B. so convergiren müssen, dass sie nach einem 8″ hinter dem Augencentrum gelegenen Punkte hinstreben, so ist damit der Grad der Hypermetropie gegeben. Auf der Netzhaut dieses Auges können Strahlen nur dann zur Vereinigung kommen, wenn der Leuchtpunkt sich in negativer Entfernung und zwar 8″ hinter dem Augencentrum befindet. Von der vitalen Kraft des Auges, dem Accommodationsvermögen, wodurch im lebenden Organe die Refraction geändert werden kann, ist bei diesen Betrachtungen abgesehen.

Man drückt die Myopie und Hypermetropie in Linsenwerthen

aus. Eine Myopie mit einem Fernpunktsabstande von 8″ können wir uns dadurch entstanden denken, dass wir zu jener Linse L, welche uns das dioptrische System des Auges repräsentirt, eine Convexlinse $1/_8$ hinzugelegt denken. Wenn die erstere Linse parallele Strahlen auf der Netzhaut zur Vereinigung bringt, so wird das optische System in seiner neuen Form nur vermögen, Strahlen an derselben Stelle zu einigen, welche von einem 8″ entfernten Punkte a ausstrahlen. Denn ein solcher Leuchtpunkt liegt im Brennpunkte der hinzugefügten Linse $1/_8$. Die Strahlen, die von a ausgehen, sind daher nach ihrem Durchgange durch dieselbe parallel und treten in diesem Zustande in die Linse L ein, in deren Macht es liegt, sie auf der Netzhaut zu einem Punkte zu sammeln. Wir sind deshalb berechtigt, uns vorzustellen, dass die Myopie dadurch zu Stande komme, dass zur idealen, das emmetropische Auge repräsentirenden Linse eine neue hinzugefügt sei. Die Stärke dieser imaginären Linse gibt uns den Grad der Myopie an. In unserem Falle ist demnach Myopie: $M\,1/_8$ vorhanden.

Ist Hypermetropie gegeben in der Art z. B., dass der Fernpunkt 8 Zoll hinter dem Augencentrum gelegen ist, so kann man sich eine derartige Refractionsanomalie dadurch erzeugt denken, dass von der Linse L eine Convexlinse $1/_8$ weggenommen wurde. Zerlegen wir die Linse L in zwei, von denen die eine die Brechkraft $1/_8$ hat, so ist die Wirkung dieser letzteren die, parallel auffallende Strahlen so convergent zu machen, dass sie sich 8″ hinter ihr zu einem Punkte vereinigen. Derartig convergirende Strahlen ist die Linse x, welche zur Zusammensetzung von L beiträgt, noch im Stande, auf der Netzhaut zur Vereinigung zu bringen. Wenn also nur Strahlen von der ebengenannten Convergenz durch das optische System des Auges auf der Netzhaut zur Sammlung zu bringen sind, dann können wir uns vorstellen, dass einem derartigen dioptrischen Systeme im Vergleiche mit dem des emmetropischen Auges eine Convexlinse $1/_8$ fehle. Wir verstehen daher den Ausdruck Hypermetropie: $H\,1/_8$.

Ist der Grad einer Refractionsanomalie gegeben, so ist damit ausgedrückt, in welcher Weise wir dieselbe corrigiren, d. i. in welcher Weise wir das betreffende Auge in ein emmetropisches umwandeln können. Ein Auge mit $M\,1/_8$ hat eine Convexlinse $1/_8$ zu viel, ein Auge mit $H\,1/_8$ eine solche Linse zu wenig. Wir werden ersteres Auge in ein emmetropisches umstalten, wenn wir ihm eine positive Linse $1/_8$ wegnehmen, d. h. eine negative Linse $1/_8$ vorsetzen; letzteres, wenn wir ihm eine positive Linse $1/_8$ hinzufügen. Hierbei nehmen wir an, dass die neutralisirende Linse im optischen Centrum des Auges steht. Da wir dieselbe aber factisch vor das Auge setzen müssen, so kommt der Abstand zwischen Glas- und Augencentrum in Betracht. Beträgt derselbe 1″, so ist für $M \frac{1}{8}$ das Correctionsglas: — $\frac{1}{7}$, für $H \frac{1}{8}$ dagegen $+ \frac{1}{9}$. Ist $\pm \frac{1}{x}$ der Ausdruck für die Refractionsanomalien, so ist bei $M \frac{1}{x}$, wenn der Abstand zwischen Glas- und Augencentrum durch d gegeben ist, $- \frac{1}{x-d}$ der Werth des corrigirenden Glases, dagegen $+ \frac{1}{x+d}$, falls $H \frac{1}{x}$ besteht.

Viertes Capitel.

Von der Construction der Augenspiegel im Allgemeinen.

Der Beleuchtungsapparat und eine Reihe verschiedener sphärischer Gläser sind die zwei wesentlichen Bestandtheile, welche in die Zusammensetzung der Augenspiegel eingehen.

I. Vom Beleuchtungsapparate.

Hierbei haben wir zu handeln: von den Principien der Beleuchtung im Allgemeinen, von der Lichtquelle, von den lichtreflectirenden Apparaten, von der durch dieselben gesetzten Stärke der Beleuchtung, von der Form des beleuchteten Netzhautfeldes, von dem Einflusse, welchen die besondere Construction der einzelnen Spiegel auf dieselbe sowie auf die Helligkeit überhaupt nimmt.

A. Von der Beleuchtung im Allgemeinen.

Das erste Moment, um welches es sich bei der Untersuchung mit dem Augenspiegel handeln muss, ist begreiflicher Weise das der Beleuchtung. Drei Punkte sind es, die hierbei vor Allem in die Wagschale fallen, auf die vor Allem Rücksicht genommen werden muss. Es wirft sich zunächst die Frage auf, welche Beleuchtung zur deutlichen Wahrnehmung dessen, was überhaupt mit dem Augenspiegel erkannt zu werden vermag, hinreichend, und andererseits, welches die stärkste Beleuchtung ist, die vom Auge vertragen wird, oder die wenigstens ohne einen möglichen Nachtheil für dasselbe ungescheut in Anwendung gezogen werden kann.

Die zweite Frage, welche der Beantwortung harrt, ergibt sich daraus, dass die Pupillenweite von der Menge des einfallenden Lichtes abhängig ist, dass die Pupille um so enger wird, je mehr Licht in das Auge dringt und eine gewisse Pupillaröffnung ein unumgängliches Erforderniss ist, um durch sie hindurch die Details des Augengrundes wahrnehmen zu können. Die erwähnte Frage ist demnach dahin zu formuliren, ob aus dem Umstande, dass man für einen bestimmten Durchmesser der Pupille Sorge tragen muss, besondere Bedingungen für die Beleuchtung hervorgehen.

Drittens endlich muss erörtert werden, ob die verschiedenen Untersuchungs-Methoden als solche, nämlich die Untersuchung im aufrechten und umgekehrten Bilde, nicht verschiedene Beleuchtungsgrade erheischen.

Was zunächst die Beantwortung der ersten Frage anlangt, so muss man aussprechen, dass eine sehr schwache Beleuchtung, wie sie durch Verwendung einer Oellampe als Lichtquelle und eines aus planen, unbelegten Glasplatten bestehenden Apparates als Reflectors gegeben ist, im Allgemeinen zur scharfen Erkenntniss der Details des Augengrundes vollkommen ausreicht. Wir werden sehen, dass eine derartige Beleuchtung in gewissen Fällen gegenüber einer stärkeren sogar von beträchtlichem Vortheile ist, während sie allerdings in einer anderen Reihe von Fällen sich als unzulänglich erweist. Der Grad der Beleuchtung, welchen ein Auge verträgt, ist ein sehr verschiedener. Manche sind gegen das Licht so empfindlich, dass schon bei der Anwendung des eben erwähnten Beleuchtungsapparates über Blendung geklagt wird. In den meisten Fällen jedoch kann eine sehr intensive Beleuchtung, wobei als Leuchtobject eine hellbrennende Oel- oder Gasflamme oder abgeschwächtes Sonnenlicht, als reflectirender Apparat ein Hohlspiegel oder ein in seiner Wirkung demselben gleichkommendes Instrument in Anwendung gezogen wird, noch ertragen werden, wiewohl eine solche Beleuchtung jedem sehenden Auge Unannehmlichkeiten bereitet. Ist ein Auge vollkommen amaurotisch, dann ist der Intensität der Beleuchtung keine Grenze gesetzt, dann könnte auch directes, von einem Hohlspiegel zurückgeworfenes Sonnenlicht in Anwendung gezogen werden. Da, wie eben gesagt wurde, eine sehr schwache Beleuchtung für die Augenspiegel-Untersuchung in den meisten Fällen ausreicht, eine intensivere im Allgemeinen dem Untersuchten mehr oder weniger unangenehm, in vielen Fällen höchst lästig, in einzelnen, wie wir sehen werden, nachtheilig ist, so muss als oberster Grundsatz aufgestellt werden, dass man bei der Untersuchung mit dem Augenspiegel sich der schwächsten, für den vorliegenden Zweck hinlänglichen Beleuchtung bediene.

Was die Rücksicht, welche man hierbei auf die Pupillenweite nehmen muss, anlangt, so liegt auch hierin ein gewichtiger Grund, zu möglichst geringen Beleuchtungsgraden zu greifen. Die Pupille wird um so enger, je mehr Licht in das Auge fällt. Die Verengerung der Pupille erschwert das Durchsehen durch dieselbe und die

Untersuchung um so mehr, als der Hornhautreflex, bei intensiver Beleuchtung durch seine Verstärkung schon an und für sich mehr störend, um so störender wirkt, da er jetzt das verkleinerte Pupillargebiet in nicht seltenen Fällen in einer solchen Weise deckt, dass er die Untersuchung geradezu unmöglich macht. Besonders gilt dies in den Fällen, wo die Pupille ohnehin verhältnissmässig eng ist, in gewissem Grade bei Hypermetropen und alten Leuten, vor Allem bei mit Spinalleiden behafteten Individuen.

Man kann sich allerdings mit Einem Sprunge über die Schwierigkeiten, die aus der Enge der Pupille hervorgehen, dadurch hinwegsetzen, dass man das zu untersuchende Auge atropinisirt — in einzelnen Augen verschlägt übrigens selbst dieses Mittel zur Erweiterung des Sehloches nicht — allein ein derartiges Verfahren ist durchaus nicht als ein gleichgiltiges zu betrachten. Will man eine rasche Wirkung des Atropins, so muss man einen Tropfen einer stärkeren Lösung (oder ein Quadrat eines Gelatin-Atropinpapieres) in Anwendung ziehen. Die Nachwehen des Mydriaticum, Blendung und Schlechtsichtigkeit auf dem betreffenden Auge, währen nicht selten eine Woche, ja sind oft erst nach vierzehn Tagen ganz verklungen. Hat in dieser Zeit der krankhafte Process, um dessenwillen der Patient beim Arzte Hilfe suchte, Fortschritte gemacht, so wird nach Ablauf der Atropinwirkung, auf welchen man den Kranken bei seinen Klagen vertröstete, der Zustand ein auffallend schlechterer sein, als er es vor der Instillation war, und so sind die Beschwerden erklärlich, mit welchen Patienten nicht selten kommen, dass durch eine Einträuflung in ihr Auge ihr Zustand sich dauernd bedeutend verschlimmert, ja so geschieht es, dass von diesem Zeitmomente an sogar die Erblindung datirt wird. Wendet man eine schwächere Atropinlösung an, so erfolgt, wenn hierbei überhaupt Pupillenerweiterung eintritt, dieselbe erst nach längerer Zeit, häufig erweist sich dieselbe übrigens als unzulänglich und es muss zu neuer Instillation geschritten werden.

In vielen derartigen Fällen wird man ohne Atropinisirung des Auges die Diagnose zu stellen im Stande sein, wenn man sich der lichtärmsten Spiegel zur Beobachtung bedient, wobei die Pupille verhältnissmässig weit, der Hornhautreflex in Proportion am wenigsten störend und die Beleuchtung dennoch zulänglich ist. Damit soll nicht gesagt sein, dass bei dem genannten Verfahren die Pupille immer die zur Untersuchung nöthige Weite hat, es muss aber ausgesprochen werden, dass bei Anwendung schwacher Beleuchtung die Nothwendigkeit der künstlichen Pupillenerweiterung in viel selteneren Fällen sich uns aufdrängen wird, und dass man zu derselben erst dann schreiten soll, wenn der lichtschwache Spiegel versagte.

Endlich ist die Art und Weise der Untersuchung, ob man den Augengrund im aufrechten oder verkehrten Bilde zur Anschauung bringen will, von wesentlichem Einflusse auf die Art und Weise der Beleuchtung. Zur Untersuchung im aufrechten Bilde genügt schwaches Licht, nicht so aber, wenn man das reelle umgekehrte Bild des Augengrundes darstellt. Dieses letztere muss eine gewisse Lichtintensität haben, um wahrgenommen werden zu können, deshalb muss bei der Untersuchung im umgekehrten Bilde immer eine wesentlich stärkere Beleuchtung Platz greifen. Daraus geht hervor, dass die Untersuchung im aufrechten Bilde alle jene Vortheile über die im umgekehrten davon tragen wird, welche die schwächere Beleuchtung gegenüber der stärkeren unter Umständen besitzt.

B. Von der Lichtquelle.

Einen wichtigen Einfluss auf die Beleuchtung muss natürlicher Weise die Lichtquelle ausüben. Das zur Ophthalmoscopie beigezogene Licht ist entweder natürliches oder künstliches. Als ersteres figurirt das directe Sonnen- und das zerstreute Tageslicht, als letzteres das Licht einer Gas-, Petroleum- oder Oellampen-, oder auch das einer Kerzenflamme. Von der grösseren oder geringeren Intensität der Lichtquelle wird es unter übrigens gleichen Umständen abhängen, ob der Augengrund mehr oder weniger intensiv beleuchtet ist. Von der Beschaffenheit der Lichtquelle wird es jedoch auch abhängig sein, in welchen Farbenschattirungen uns der Augengrund entgegentritt. Nicht bloss die Qualität des Lichtes, wie leicht begreiflich, sondern auch die Quantität übt hierbei einen wesentlichen Einfluss aus. Es ist klar, dass es für die Beleuchtung nicht gleichgiltig sein kann, ob die angewendete Lichtquelle z. B. verhältnissmässig viel oder wenig gelbes Licht enthält. Der Augengrund empfängt mehr von diesem Lichte, wenn wir mit einer Oel-, als wenn wir mit einer Petroleum- oder Gasflamme untersuchen, und beträchtlich mehr, als wenn wir die Untersuchung bei directem Sonnenlichte vornehmen. Bei der Prüfung im zerstreuten Tageslichte kann es wieder nicht ohne Einfluss auf die Färbung der einzelnen Partien des Augengrundes sein, ob wir das Licht von einer weissen Wolke oder dem Blau des ungetrübten Himmels nehmen. Will man sich deshalb über Farbennuancen verständigen, so ist es vor Allem nothwendig, sich immer derselben Lichtquelle zu bedienen. Eine solche ist für uns die Flamme einer gutbrennenden Oellampe.

Allein, wie schon erwähnt, nicht bloss die Qualität, sondern auch die Quantität des einfallenden Lichtes bringt Aenderungen in die Farben. Es ist dies ein äusserst wichtiges Moment. Will man über Farbentöne des *fundus oculi* seine Meinungen austauschen, so genügt es nicht bei derselben Lichtquelle zu untersuchen, sondern es ist unumgänglich nothwendig, auch denselben Beleuchtungsgrad zu wählen. Die Farbe des Sehnerven ist z. B. eine wesentlich andere, wenn man im aufrechten Bilde mit äusserst schwacher Beleuchtung oder bei Verwendung derselben Lichtquelle im umgekehrten Bilde mit intensiver Beleuchtung die Prüfung vornimmt. Zeigt der Sehnerv etwa eine leicht bläuliche Färbung, so wird die Beimischung des gelblichen Lampenlichtes, so lange sie eine sehr mässige ist, die blaue Farbe nicht untergehen lassen, dagegen wird dies bei sehr intensiver Beleuchtung geschehen. Die Papille erscheint dann auffallend weiss. Die Natur der Leuchtquelle kommt übrigens dabei nicht allein in Betracht. Die Steigerung der Lichtintensität als solche bewirkt, dass alle einfachen Farben, sowie auch Mischfarben, sich dem Weiss nähern oder ganz in dasselbe übergehen. Nicht alle einfachen Farben zeigen dieses Verhalten in gleichem Masse. Gerade das Blau geht bei einer Beleuchtungsstärke, die vom Auge noch ohne Belästigung ertragen werden kann, in Weissblau und endlich in Weiss über, während die Erscheinung bei Gelb und Roth am schwersten gesehen wird[1].

C. Von den reflectirenden Apparaten.

Um das Licht der Leuchtquelle in das Auge des zu Untersuchenden zu werfen, wurden die verschiedenartigsten Reflectoren herbeigezogen. Mannigfache Arten von Spiegeln, Combinationen von Spiegeln und Linsen, sowie spiegelnde Linsen und Prismen wurden ins Feld geführt. Wir haben zu handeln: vom unbelegten und foliirten Planspiegel, vom Concavspiegel, der Combination des Planspiegels mit einer Convexlinse, vom Convexspiegel, sowie seiner Verbindung mit einer Convexlinse, von spiegelnden Linsen, sowie von Prismen, bei denen das Gesetz der totalen Reflexion für die Beleuchtung des Auges nutzbar gemacht wurde, um endlich mit der Erwähnung eines, nach dem „Gespenster"-Princip construirten reflectirenden Apparates diesen Abschnitt zu schliessen.

---

[1] Siehe Helmholtz, physiologische Optik. pag. 233 und 319.

84 Viertes Capitel. Von der Construction der Augenspiegel im Allgemeinen.

1. Die Beleuchtung des Auges mit einem unbelegten ebenen Spiegel rührt von Helmholtz (1851)[1]) her. Der spiegelnde Apparat des Helmholtz'schen Ophthalmoscopes besteht aus vier über einander liegenden planparallelen Glasplatten. Principiell würde auch eine einzige genügen. Dadurch aber, dass Helmholtz darauf Rücksicht nahm, bei diesem ohnehin schwachen Beleuchtungs-Apparate die möglichst grösste Helligkeit zu erzielen, und dabei auch anderweitig die günstigsten Bedingungen für die Untersuchung zu setzen, wurde er dazu geführt, statt Einer mehrere Glasplatten zu verwenden. Zwei Wege konnten zum vorgesteckten Ziele eingeschlagen werden. Der erste Weg führt, wie Helmholtz lehrt[2]), dahin, dass man den Winkel, unter welchem das einfallende Licht von der spiegelnden Fläche zurückgeworfen wird, möglichst gross macht; der andere ist darauf gegründet, dass man die Zahl der spiegelnden Platten vermehrt. Nimmt man eine einzige Glastafel, so erreicht man mit derselben nahezu die grösste Helligkeit, wenn der Reflexionswinkel ungefähr 70° beträgt. Man kommt aber in Betreff der Beleuchtungs-Intensität zu demselben Resultate, wenn man den Reflexionswinkel kleiner macht, das Licht also weniger schief zurückgeworfen, dafür aber die Anzahl der Platten vermehrt wird. So wird bei Anwendung von drei Platten ein Reflexionswinkel von 60°, bei Anwendung von vier ein solcher von 55° derjenige sein, bei welchem die Lichtstärke ungefähr auf ihr Maximum steigt. Die Verwerthung mehrerer Platten unter kleinerem Einfalls- und deshalb auch kleinerem Reflexionswinkel des Lichtes hat aber mehrere Vortheile, wenn man vollkommen deutliche Bilder des Augengrundes erlangen, und vom Hornhautreflexe in der Beobachtung am wenigsten beeinträchtigt sein will. Es ist schwierig, vollkommen gut geschliffene planparallele Platten herzustellen. Die Begrenzungsflächen sind in der Regel nicht vollkommen plan und dabei auch nicht mit einander vollkommen parallel. Auch sind die Glastafeln in ihrem Innern nicht von ganz gleichmässiger Structur. Wenn man durch solche Glasplatten sehr schief hindurchsieht, so erleiden die Bilder eine mehr oder weniger bedeutende Verzerrung, sie verlieren an Klarheit und Deutlichkeit. Wichtiger als die Rücksicht auf den eben angeführten Uebelstand ist jene, welche gegen die Intensität des Hornhautreflexes gerichtet ist. Da die *Cornea* eine convexe Oberfläche hat, so entwirft sie von allen in positiver Ent-

---

[1]) Beschreibung eines Augenspiegels, pag. 28.
[2]) l. c. pag. 17 und 18.

Viertes Capitel. Von der Construction der Augenspiegel im Allgemeinen. 85

fernung gelegenen Leuchtobjecten virtuelle, verkleinerte, aufrechte Bilder. Das von der (scheinbaren oder wirklichen) Lichtquelle durch die Hornhaut entworfene Spiegelbild ist bei der ophthalmoscopischen Untersuchung je nach seiner Intensität bald mehr, bald weniger, immer aber störend. Wir werden demnach die Prüfung durch alle jene Mittel, durch deren Herbeiziehung es uns gelingt, den Hornhautreflex zu verringern, unterstützen. Dieser ist aber thatsächlich viel schwächer, wenn man mehrere ebene Platten unter geringerem Einfallswinkel des Lichtes, als wenn man eine einzige bei grossem Einfallswinkel desselben verwendet, und da man durch den Gebrauch mehrerer Platten an Helligkeit nichts verliert, so wird man dem reflectirenden Apparate mehr als eine Platte beigeben. Nach Helmholtz hat Eduard Jäger (1853) [1] seinen „lichtschwachen" Spiegel aus durchsichtigen Platten und zwar aus drei derselben zusammengesetzt.

2. Eine stärkere Beleuchtung als mit durchsichtigen Planglässern erlangt man bei Verwendung eines an seiner Rückseite mit Spiegelmetall belegten ebenen Glases oder eines planen Metallspiegels. Der Spiegelbeleg fehlt an einer Stelle zum Behufe des Durchsehens, oder der Spiegel ist, was beim Metallspiegel immer der Fall sein muss, im Centrum durchbohrt. Der erste Augenspiegel, welcher überhaupt construirt wurde, hatte einen derartigen Beleuchtungsapparat. So wenig auch ein Zweifel darüber bestehen kann, dass Helmholtz als der Entdecker des Augenspiegels anzusehen ist, so muss doch andererseits an dieser Stelle eines Mannes Erwähnung geschehen, der bereits vier Jahre vor Helmholtz ein Instrument construirt hatte, das in seiner Ausführung auf vollkommen richtigen Principien beruhend, es auch möglich machen musste, in einer Anzahl von Fällen den Augengrund vollkommen deutlich zu sehen. Wharton Jones [2] berichtet nämlich, dass im Jahre 1847 Babbage ein Instrument gezeigt, welches er zum Zwecke der Beobachtung des Augenhintergrundes construirt hatte. Dieses Instrument bestand aus einem Stücke eines Planglases, dessen Silberbeleg in der Mitte an zwei oder drei kleinen Stellen entfernt worden war. Dieser Spiegel war in einer Röhre befestigt, und zwar unter einem solchen Winkel, dass die Lichtstrahlen, die durch eine an der Seite des Rohres angebrachte Oeffnung auf denselben fielen, in das Innere des untersuchten Auges reflectirt wurden,

---

[1] Ueber Staar und Staaroperation 1854, pag. 59.
[2] Siehe Follin in „Archives générales de Médecine". 1854, vol. II. pag. 723.

86 Viertes Capitel. Von der Construction der Augenspiegel im Allgemeinen.

gegen welches man das eine Ende des Instrumentes richtete. An dem entgegengesetzten Ende des Apparates befand sich das Auge des Beobachters, welcher durch die durchsichtige, des Belegs beraubte Stelle des Spiegels nach dem Auge des zu Untersuchenden hinsah. Wiewohl hierbei keine Erwähnung geschieht, dass sich Babbage irgend welcher Correctionsgläser bediente, so genügt doch dieser Apparat vollständig dazu, dass ein emmetropisches Auge den Grund eines anderen emmetropischen, vor Allem aber den eines hypermetropischen (im aufrechten Bilde) oder hochgradig myopischen (im verkehrten Bilde) vollkommen deutlich wahrnehme.

Nach Babbage war es der Amsterdamer Mechaniker Epkens[1]), welcher noch in demselben Jahre (1851), in welchem Helmholtz die Beschreibung seines Augenspiegels bekannt machte, ein Instrument construirte, dessen spiegelnder Apparat ein belegter Planspiegel, in dessen Mitte auf einer kleinen ovalen Stelle der Beleg fehlt, ist. Sämann[2]) hat 1853 denselben Beleuchtungsapparat bei seinem Augenspiegel angewendet.

Als Lichtquelle dient bei planen Beleuchtungsspiegeln das hinter dem Spiegel gelegene virtuelle Bild des Beleuchtungsobjectes.

3. Für die Erleuchtung des Augeninnern werden ferner Concavspiegel, (foliirte, in ihrer Mitte entweder der Folie beraubte oder durchbohrte Glas- oder auch durchbohrte Metallspiegel) verwerthet, am besten solche, welche eine Brennweite von 7—10" darbieten. Der Abstand der Lampenflamme, von der das Licht ausgeht, beträgt in der Regel mehr als die einfache, und weniger als die doppelte Brennweite des Spiegels. Dadurch wird von letzterem ein umgekehrtes, vergrössertes, vor dem Spiegel liegendes, reelles Flammenbild entworfen, welches für das zu untersuchende Auge als Lichtquelle fungirt. Steht die Lampenflamme im Brennpunkte des Spiegels, so werden die Strahlen von demselben parallel zurückgeworfen. Von dem bedeutend vergrösserten, virtuellen, hinter dem Spiegel gelegenen Bilde geht scheinbar das Licht aus. Ebenso ist es das vergrösserte virtuelle Bild der Lampenflamme, welches zur Beleuchtung dient, wenn die Flamme innerhalb der Spiegelbrennweite steht.

Bringen wir zwischen Auge und Spiegel noch eine Convexlinse an, so dass die von dem Spiegel zurückgeworfenen convergenten Strahlen, noch ehe sie sich zum Bilde vereinigen, auf die

---

[1]) Nederl. Weekblad voor Geneeskundigen, 21. Dec. 1851.
[2]) De speculo oculi. Regiomonti.

Linse treffen, so wird die Folge davon sein, dass das umgekehrte Leuchtbild dem Spiegel näher liegt, als es der Fall wäre, wenn die Strahlen nicht durch die Convexlinse in ihrem Gange beeinträchtigt würden. Die Combination wirkt in diesem Falle wie ein Concavspiegel von kurzer Brennweite.

Der Erste, welcher einen Concavspiegel zur Beleuchtung des Auges verwendete, war Ruete [1]) (1852). Bei einer Legion von Augenspiegeln, die später construirt wurden, wurde derselbe Reflector verwendet.

4. Für die Beleuchtung des Auges kann man ferner die Combination eines Planspiegels mit einer Convexlinse nutzbar machen. Die Leuchtquelle kann hierbei in einer verschiedenen Entfernung von der Convexlinse postirt sein. Steht die erste im Brennpunkte oder innerhalb der Brennweite der letzteren, so entsteht dadurch ein vergrössertes virtuelles Bild der Lampenflamme, von welcher parallele oder divergente Strahlen auf den Spiegel fallen. Die Beleuchtung wird durch die Vergrösserung der Lichtquelle verstärkt, analog dem Falle, wo wir einen Concavspiegel in Anwendung ziehen, und die Flamme im Brennpunkte oder innerhalb der Brennweite desselben anbringen. Follin [2]) verband (1852) den Helmholtz'schen Beleuchtungsapparat mit einer Convexlinse in der eben beschriebenen Weise, ebenso trägt der Epkens-Donders'sche Augenspiegel und das Antophthalmoscop von Coccius eine derartige Beleuchtungslinse.

Anders gestaltet sich die Wirkung einer Combination von Convexlinse und Planspiegel, wenn die Lichtquelle ausserhalb der Brennweite der Linse liegt, so dass die von ersterer ausgehenden Strahlen nach ihrem Durchgange durch die letztere convergent sind, und in diesem Zustande auf den Spiegel fallen. In diesem Falle ist in Bezug auf den Planspiegel die Lage des Leuchtobjectes negativ, das imaginäre Leuchtbild liegt hinter dem Spiegel, und wird von demselben ein reelles gleichgerichtetes Bild vor dem *Speculum* entworfen. Dadurch entsteht ein umgekehrtes Bild der als Leuchtobject dienenden Flamme, wie es in ähnlicher Weise ein Concavspiegel erzeugt, wenn die Lichtquelle ausserhalb seiner Brennweite sich befindet. Nehmen wir an, die Convexlinse hätte eine Brennweite von $10''$ und der Spiegel stände $2''$ von der Linse ab, so würde z. B. von einem unendlich entfernten Leuchtobjecte ein umgekehrtes Bild $10''$ hinter der Linse

---

[1]) Der Augenspiegel und das Optometer, pag. 4.
[2]) Archives générales de Médecine. Juillet.

zu Stande kommen. Da aber die convergenten Strahlen in einer Entfernung von 2" von der Linse auf den ebenen Spiegel treffen, so liegt das imaginäre Leuchtbild 8" hinter dem Spiegel, und das reelle Spiegelbild 8" vor demselben.[1]) Eine derartige Combination wirkt demnach wie ein Concavspiegel von 8" B.W. Ein solcher Beleuchtungs-Apparat schliesst die Bequemlichkeit in sich, dass man die Convexlinse leicht wechseln kann, dadurch, je nachdem man eine solche von geringerer oder grösserer Brennweite in Anwendung zieht, die Convergenz der auffallenden Strahlen vermehrt oder vermindert, und so den Apparat wie einen Concavspiegel von grösserer oder geringerer Focaldistanz wirken lässt.

Im Jahre 1853 hat Coccius[2]) einen auf dem genannten Principe beruhenden Augenspiegel construirt.

5. Ein Convexspiegel als solcher, ohne Combination mit einer Convexlinse, wird im Allgemeinen nicht als Beleuchtungsapparat benützt werden, da er von allen in positiver Entfernung gelegenen Leuchtobjecten verkleinerte Bilder entwirft, mithin schwächere Beleuchtungsgrade liefert, als ein Planspiegel. Nur falls man sich einer zu intensiven Lichtquelle bedienen müsste, könnte zur Verkleinerung derselben ein Convexspiegel angezeigt sein. So hat Macdonald[3]) in New-York (1860) es für gut befunden, die ophthalmologische Welt mit einem Sonnen-Ophthalmoscope zu erfreuen, wobei zur Untersuchung directes Sonnenlicht verwendet, dasselbe aber, da es von Plan- und Hohlspiegeln reflectirt dem zu untersuchenden Auge doch etwas übel mitspielen dürfte, von Convexspiegeln in das Auge geworfen wird. Convexspiegel können übrigens auch noch in der Antophthalmoscopie ihre Anwendung finden, (worüber wir am geeigneten Orte einige Worte verlieren wollen).

6. Nicht ohne Vortheil ist die Combination einer Convexlinse mit einem Convexspiegel zur Beleuchtung des Auges in Anwendung gezogen worden. Wird die Lichtquelle ausserhalb der Brennweite einer Convexlinse angebracht, fallen demnach convergente Strahlen auf den Spiegel, so müssen wir den Convergenzpunkt der Strahlen kennen, um über die Wirkungsweise besagter Combination ein Votum abzugeben[4]). Convergiren die Strahlen gegen einen

---

[1]) Siehe pag. 39.
[2]) Ueber die Anwendung des Augenspiegels, pag. 23.
[3]) Siehe Streatfeild. Ophthalmic Hospital Reports XI. 1860.
[4]) Siehe pag. 44 und 46.

jenseits des Spiegelbrennpunktes gelegenen Punkt, so werden sie vom Spiegel divergent zurückgeworfen, es entsteht hinter dem Spiegel ein virtuelles mit dem ursprünglichen Leuchtobjecte gleichgerichtetes Bild. Wenn das imaginäre Leuchtobject dem Brennpunkte sehr nahe gelegen ist, so erhält man ein vergrössertes aufrechtes Bild, welches an Grösse abnimmt, je weiter der imaginäre Vereinigungspunkt der convergenten Strahlen hinter dem Brennpunkte liegt. Man könnte demnach bei einer derartigen Anordnung des Versuches eine Vergrösserung der Leuchtquelle in ähnlicher Weise erzwecken, wie wenn man diese innerhalb der Brennweite eines Concavspiegels bringt oder wenn man sich eines Planspiegels in Verbindung mit einer Convexlinse, wobei jedoch das Leuchtobject innerhalb der Brennweite der letzteren steht, bedient. Der etwas schwerfällige Apparat würde aber auch keine besonderen Vortheile gegen die genannten Vorrichtungen aufweisen können.

Man hat deshalb von der Combination einer Convexlinse mit einem Convexspiegel in einer anderen Weise Nutzen zu ziehen gesucht. Convergiren nämlich die auffallenden Strahlen gegen einen zwischen Focus und Spiegelfläche gelegenen Punkt, dann werden sie convergent reflectirt, es entsteht ein reelles Bild vor dem Spiegel. Je mehr der negative Convergenzpunkt der Strahlen sich der Spiegeloberfläche nähert, desto näher liegt das Bild dem Spiegel, entfernt sich aber umsomehr, je mehr das imaginäre Leuchtobject gegen den Brennpunkt rückt, um schliesslich in die positive Unendlichkeit zu fallen, (wobei die Strahlen parallel zurückgeworfen werden), falls der Brennpunkt jener Punkt ist, gegen den das Licht ursprünglich seinen Weg eingeschlagen. Daraus geht hervor, dass die eben genannte Combination eines Convexspiegels mit einer Sammellinse vor dem Coccius'schen Apparate den Vorzug bietet, dass man, um die Wirkung von Concavspiegeln der verschiedensten Brennweite hervorzubringen, es nicht nöthig hat, die verwendete Convexlinse zu wechseln, sondern dass man zu diesem Endzwecke nur die Distanz zwischen Spiegel und Linse in einem Spielraume, der der Brennweite des Spiegels gleichkommt, zu ändern braucht. Eine derartige Aenderung des Abstandes der Linse vom Spiegel hat allerdings auch einen Effect, wenn es ein Planspiegel ist, der das convergente Licht empfängt. Allein hierbei wird die Brennweite des imaginären Concavspiegels natürlicher Weise nur um jene Grösse geändert, um welche man die Linse dem Spiegel nähert oder sie davon entfernt.

Das Ophthalmoscop von Zehender[1]) (1854) hat einen aus Convexspiegel und Convexlinse bestehenden Beleuchtungsapparat.

7. Auch Prismen wurden zur Beleuchtung des Auges, ohne irgend welchen wesentlichen Vortheil, in Anwendung gezogen. Dass ein planflächiges, rechtwinkliges Prisma vermöge der im Innern desselben stattfindenden totalen Reflexion wie ein Planspiegel wirken kann, haben wir oben gesehen.

Ulrich[2]) hat (1853) auf diese Beleuchtungsmethode zuerst aufmerksam gemacht; in demselben Jahre wurde auch von Meyerstein[3]) ein Prismenspiegel construirt, bei welchem das beleuchtende Prisma, um das Durchsehen durch dasselbe zu erleichtern, von der Hypotenuse zu einer Kathete durchbohrt ist. Fröbelius hat im Helmholtz'schen Spiegel statt der vier planparallelen Platten ein rechtwinkliges planflächiges Prisma eingesetzt, Coccius ebenfalls einen Prismenspiegel gefertigt, bei welchem jedoch an der Kante des Prismas vorbei nach dem beobachteten Auge gesehen werden kann. Auch Zehender hat Prismen zur Beleuchtung des Augeninnern angewendet, dabei den Kathetenflächen zur Verstärkung der Beleuchtung verschiedene Krümmungen gegeben. Auch er empfiehlt, dass der Beobachter am Rande des Prismas oder durch einen eigenen Ausschnitt desselben nach dem Auge des Beobachteten sehe.

8. Wir sahen bereits, dass man zur deutlichen Wahrnehmung des Augengrundes bei der Untersuchung im aufrechten Bilde unter Umständen corrigirender Gläser, vor Allem der Concavgläser bedürfe. Wir sahen ferner, dass zur Erzeugung des umgekehrten Bildes in der Regel eine Convexlinse nothwendig ist, und dass man das umgekehrte Bild selbst mittelst einer als Ocular verwendeten Convexlinse vergrössern könne. Man kam nun auf die Idee, die sphärischen Gläser gleichzeitig als Beleuchtungsapparat zu verwenden.

Es wurden zu diesem Ende Linsen auf einer Seite mit Spiegelmetall belegt, (der Laurence'sche Meniscus ermangelt sogar, wie wir sehen werden, desselben), wodurch man der brechenden Eigenschaft der Linse die eines starken Reflectors hinzugesellte. Um durch die belegten Linsen hindurch sehen zu können, musste die Folie im Centrum der spiegelnden Fläche entfernt werden.

---

[1]) Ueber die Beleuchtung des inneren Auges in Gräfe's Archiv 1854, I. 1, pag. 121.

[2]) Beschreibung eines neuen Augenspiegels. Zeitschrift von Henle und Pfeuffer. Pag. 175.

[3]) Ebendaselbst, pag. 310.

Viertes Capitel. Von der Construction der Augenspiegel im Allgemeinen. 91

Will man foliirte Concavgläser verwenden, so muss man hierbei unterscheiden, ob man es mit biconcaven oder convexconcaven, sogenannten periscopischen Gläsern — letztere führen auch den Namen negativer oder zerstreuender Menisci — zu thun habe. Eine belegte Biconcavlinse wirkt, da die Reflexion (Fig. XXIII) an der convexen Fläche a stattfindet, wie ein Convexspiegel. Für den Macdonald'schen Sonnen-Augenspiegel würden derartige foliirte Hohlgläser trefflich passen, sonst aber ist ein Convexspiegel, wenn er nicht mit einer Convexlinse in entsprechender Weise verbunden ist, wie wir wissen, der schlechteste Reflector. Will man deshalb foliirte Hohlgläser im Allgemeinen zur Anwendung ziehen, so kann man die biconcaven hierzu nicht verwenden.

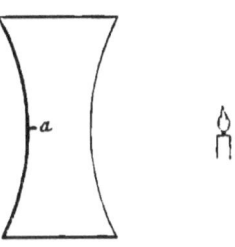

Fig. XXIII.

Anders gestaltet sich die Sache, wenn man mit belegten Convexconcavgläsern eine Lösung des vorliegenden Problems versucht. Damit eine von einer convexen und einer concaven Fläche begrenzte Linse als Concavglas wirke, muss die Krümmung der concaven Fläche eine stärkere sein, als jene der convexen, es muss daher (Fig. XXIV) der Radius der concaven Fläche r kleiner sein als jener der convexen R. Ist dies der Fall, ist r kleiner als R, dann wirkt die Linse als Concavlinse, und indem die Strahlen an der concaven Fläche a zurückgeworfen werden, als Concavspiegel. Hiedurch wird die Wirkung der periscopischen Zerstreuungslinse mit der eines lichtstarken Spiegels vereinigt. Deshalb kann man foliirte periscopische Hohlgläser sehr wohl zur Augenspiegel-Untersuchung, vor Allem bei der Prüfung im aufrechten Bilde, unter Umständen jedoch, wenn nämlich, wie wir sehen werden, der Untersucher in hohem Grade myopisch ist, auch als Ocular und Beleuchtungsapparat bei der Investigation im umgekehrten Bilde verwenden.

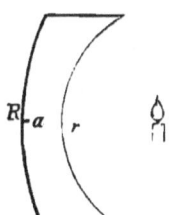

Fig. XXIV.

Was die Verwerthung convexer Linsen als Spiegel anlangt, so hat es damit folgende Bewandtniss. Von den Convexlinsen kommen hierbei die biconvexen, sowie die concavconvexen, periscopischen (auch sammelnde, positive Menisci genannt) in Betracht. Bei letzteren ist die convexe Fläche stärker gekrümmt als die concave.

Die Reflexion findet in der biconvexen Linse (Fig. XXV) an der hohlen Fläche a statt. Bei der Anwendung periscopischer Convexlinsen, bei denen der Krümmungs-Radius der convexen Fläche kleiner ist als der der concaven, muss man natürlich, ebenso wie bei den negativen Menisci, die hohle Fläche a (Fig. XXVI) der Lichtflamme zuwenden, da, falls man die convexe ihr entgegensetzte, das Glas wie ein Convexspiegel wirken würde.

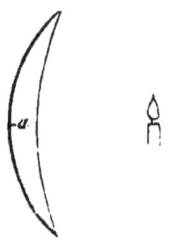

Fig. XXV.

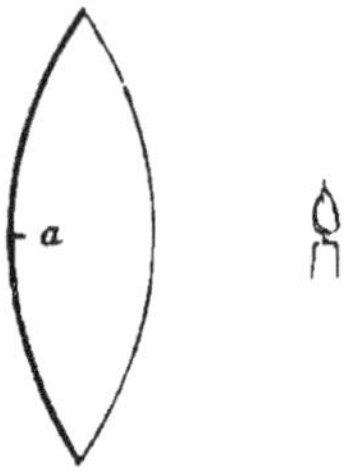

Fig. XXVI.

Spiegelnde Convexlinsen können verschiedenartig verwendet werden:

1. wenn der Untersuchte hypermetropisch ist, zur Prüfung im aufrechten Bilde;

2. als Ocularglas bei der Untersuchung im umgekehrten Bilde, wo sie Loupen- und Spiegelwirkung vereinigen;

3. endlich zur Beleuchtung des Auges und gleichzeitig als Objectiv zur Erzeugung des umgekehrten Bildes.

Zur Geschichte der Linsenspiegel sei Folgendes bemerkt: Der Erste, welcher, wenn auch unabsichtlich, ein Hohlglas zur Beleuchtung des Auges verwendete, war Karl v. Erlach [1]), indem die Concavbrille, die er trug, als Reflector des Lichtes diente, und ihm dadurch die Beobachtung des Augenleuchtens möglich machte. Der Erste, welcher nach den erörterten Principien Augenspiegel construirte, war Eduard Jäger. In seiner in der zweiten Hälfte des Jahres 1853 erschienenen Schrift über „Staar und Staaroperationen" sagt er [2]), dass er sich längere Zeit eines Instrumentes bediene, das in seiner Art wohl den einfachsten Augenspiegel darstellen dürfte. Derselbe besteht aus einem Glase, dessen hintere spiegelnde und dessen vordere Fläche nicht denselben Krümmungsradius besitzt, so dass vordere und hintere Fläche verschiedene Krümmungsmittelpunkte darbieten. Durch die verschiedenen Krümmungen, welche man nun der vorderen und hinteren Fläche des Spiegels gibt, kann man mit der Spiegelwirkung gleichzeitig die Wirkung von Concav- und Convexgläsern verschiedenster Brennweite verbinden. Eine derartige Spiegellinse wird bis auf den

---

[1]) Siehe pag. 12.
[2]) Pag. 91.

Viertes Capitel. Von der Construction der Augenspiegel im Allgemeinen.

centralen als Linse wirkenden Theil mit Spiegelmetall belegt und am besten auf einem Stiele befestigt. In Fig. 20 der genannten Schrift gibt Jäger eine Abbildung dieses einfachsten Augenspiegels.

Eine foliirte Biconvexlinse als Beleuchtungsspiegel verwendete Klaunig [1]) (1854). Die ihm unbequeme Linsenwirkung paralysirte er dadurch, dass er die Linse in der Mitte durchbohrte. Dadurch wirkt das Instrument nur als Concavspiegel, (mithin nicht nach dem hier in Betracht kommenden Principe einer Spiegellinse) und erfüllt diese Aufgabe sicherlich nicht besser, als ein wirklicher Concavspiegel, indem die Durchbohrung durch die Mitte der eine bestimmte Dicke darbietenden Linse geht, statt eines Loches ein Kanal zum Durchsehen gegeben ist. Dieses letztere wird aber, wenn der Kanal nicht wenigstens schief durch die Glassubstanz verläuft, bei der erforderlichen schiefen Haltung des Instrumentes erschwert, ja bei einer gewissen Drehung desselben kaum möglich gemacht werden. Aus diesem Grunde liess Klaunig später die Linse undurchbohrt und neutralisirte die Linsenwirkung durch ein entsprechendes, auf die unbelegte centrale Partie aufgelegtes Concavglas. Burow [2]) (1854) verwendete eine foliirte undurchbohrte Convexlinse von 5" B. W. als Beleuchtungsspiegel und als Ocular bei der Untersuchung im umgekehrten Bilde. Zur Erzeugung dieses letzteren diente ihm eine Convexlinse von $1\frac{1}{2}-1\frac{3}{4}$" B. W.; v. Hasner [3]) empfahl 1855 belegte periscopische Gläser zur Untersuchung im aufrechten Bilde und gab die Constructionen für den Gang der Strahlen in dergleichen Spiegellinsen.

Zehender [4]) unterwarf 1856 die Linsenspiegel einer mathematischen Discussion. Den besten Verhältnissen für die Beleuchtung kommt man bei Anwendung zerstreuender Menisci am nächsten, wenn sich der Radius der foliirten Fläche zu dem der nicht foliirten wie 4:1 oder wie 5:1 verhält. Zehender führte auch für die Linsenspiegel die Bezeichnung der heterocentrischen Augenspiegel aus dem Grunde ein, weil bei ihnen die Oberflächen nicht parallel verlaufen, ihre Krümmungsmittelpunkte daher nicht in einem und demselben Punkte liegen, zum Unterschiede von den gewöhnlichen Glasspiegeln, welche von parallelen Flächen begrenzt sind, deren

---

[1]) Ein neuer Augenspiegel in „Deutsche Klinik" Jahrgang 1854, Nr. 16.
[2]) Siehe v. Pastau in „Deutsche Klinik" Jahrgang 1854, Nr. 48.
[3]) Ueber die Benützung foliirter Glaslinsen zur Untersuchung des Augengrundes. Prag.
[4]) Ueber die Beleuchtung des inneren Auges durch heterocentrische Glasspiegel. Gräfe's Archiv II. 2, pag. 103.

94 Viertes Capitel. Von der Construction der Augenspiegel im Allgemeinen.

Krümmungscentra, wenn es sich um sphärische Spiegel handelt, mit einander zusammenfallen.

1857 hat Burow [1]) noch einmal die Mathematik im Interesse der Linsenspiegel ins Feld geführt. Er fand, dass für die Untersuchung im umgekehrten Bilde Convex $4\frac{1}{2}$ oder 5 am bequemsten und bei der Untersuchung im aufrechten Bilde Concav 8 und 4 für die meisten Fälle ausreichend ist. Ist das Concavglas des Spiegels zu schwach, so empfiehlt Burow, das ausserdem noch nöthige negative Glas zwischen Spiegel und Auge des Beobachteten zu halten.

Im Jahre 1864 machte Laurence [2]) darauf aufmerksam, dass man eine Convexlinse sehr wohl als Beleuchtungsspiegel und als Objectiv, d. h. zur Erzeugung des umgekehrten Bildes verwerthen könne. Zuerst nahm er eine Convexlinse von 2—3″ F. D. und legte unmittelbar vor dieselbe eine Concavlinse von 8—10″ B. W. so zwar, dass die Concavlinse dem beobachteten Auge zunächst stand. Später bediente er sich einer einfachen periscopischen Convexlinse, deren concave Fläche natürlicher Weise der Leuchtquelle zugekehrt wird. Er unterliess es, die Linse an ihrer Rückseite zu foliiren und nur eine centrale Partie frei zu lassen, weil der Vortheil, der hierbei durch die Verstärkung der Beleuchtung gesetzt wird, von dem Nachtheile, der aus der gleichzeitig herbeigeführten Einengung des Gesichtsfeldes erwächst, aufgewogen wird. Giraud-Teulon [3]) brachte (1867) das „Meniscus-Ophthalmoscop" auf ein fixes Gestell. Am besten entspricht ihm ein Meniscus, welcher $2\frac{1}{4}$ P. Z. (6 Cm.) Focaldistanz sowohl als Spiegel als auch als Linse darbietet. Die concave Fläche des Meniscus hat einen Krümmungshalbmesser von $4\frac{1}{2}$ P. Z. (12 Cm.), die convexe einen solchen von $1\frac{1}{4}$ P. Z. (4 Cm.).

9. Endlich soll noch eines reflectirenden Apparates Erwähnung geschehen, den Laurence [4]) im Jahre 1863 in Vorschlag brachte, und welchen er selbst als auf dem „Gespenster-Princip" („Ghost" principle) beruhend bezeichnet. Nach einer ähnlichen Methode, nach welcher man die Gespenster in neuerer Zeit auf der Bühne erscheinen lässt, wird die scheinbare Lage des

---

[1]) Ueber Construction heterocentrischer Augenspiegel und deren Anwendung. Gräfe's Archiv III. 2, pag. 68.
[2]) The ophthalmic Review. 1864 July, pag. 134.
[3]) The ophthalmic Review. 1867 April, pag. 247.
[4]) The Royal London Ophthalmic Hospital Reports. 1863, IV. 1., pag. 132.

umgekehrten Bildes des Augengrundes durch eine einfache durchsichtige Glasplatte geändert. Der Apparat von Laurence besteht aus drei Theilen: aus einem undurchbohrten Concavspiegel, einer Convexlinse von 2—3″ B. W. und einer ebenen Glasplatte. Die Glasplatte ist zwischen Spiegel und Auge aufgestellt, die vom Spiegel reflectirten Strahlen passiren dieselbe und gelangen in das Auge des zu Untersuchenden. Durch die vor letzterem Auge stehende Convexlinse wird ein umgekehrtes Bild des Augengrundes erzeugt, dessen divergent ausfahrende Strahlen die Glasplatte treffen und von derselben in das Auge des Untersuchers, der zur Seite von des Patienten Kopfe steht, gelangen. Der Untersuchende sieht nun vor sich das umgekehrte Bild des Grundes des neben ihm befindlichen Auges des Untersuchten.

Giraud-Teulon[1]) macht hierzu die Bemerkung, dass, wenn der Concavspiegel durchbohrt ist, zwei Untersucher gleichzeitig das Bild desselben Auges beobachten können, indem der eine in der gewöhnlichen Weise die Prüfung vornimmt, der andere dagegen sich zur Seite des Patienten aufstellt.

D. Von der Beleuchtungs-Intensität.

An die Beschreibung der reflectirenden Apparate soll sich kurz im Zusammenhange anschliessen, was über das als Lichtquelle dienende Spiegelbild bereits gesagt wurde und noch ausserdem zu erwähnen ist.

Bei der Anwendung eines durchsichtigen Planspiegels oder reflectirenden Prismas dient als Lichtquelle das virtuelle, mit der wirklichen Lichtflamme gleich gerichtete und ihr gleich grosse Bild. Ist der Reflector aus durchsichtigen Platten zusammengefügt, so darf nicht vergessen werden, dass von dem auf ihn treffenden Lichte ein Theil hindurchgelassen und nur ein Theil in das beobachtete Auge geworfen wird, sowie auch, dass von den aus dem Auge rückkehrenden Strahlen eine Partie bloss in das Auge des Beobachters gelangt, während die andere, reflectirte, nach der Lichtquelle hin ihren Weg einschlägt. Dadurch geht vom Lichte des Leuchtobjectes ein beträchtlicher Antheil verloren. Die Beleuchtung ist eine wesentlich stärkere, wenn foliirte oder metallene Planspiegel verwendet werden. Die Reflexion des Lichtes ist eine möglichst vollständige. Auch gelangt aus dem Auge des Beobachteten durch die unbelegte oder durchbohrte centrale Spiegelstelle mehr Licht in das Auge

[1]) Annales d'oculistique. Band L.

des Beobachters als durch die vier Platten des Helmholtz'schen oder die drei Platten des Jäger'schen Apparates.

Ein Concavspiegel, die Combination einer Convexlinse mit einem Plan- oder Convexspiegel erzeugt unter gewissen, uns bekannten Bedingungen aufrechte, vergrösserte virtuelle Bilder. Durch die Vergrösserung der Lichtquelle wird die Beleuchtungshelligkeit gesteigert.

Unter anderen früher erwähnten Verhältnissen werden die Strahlen von einem Concavspiegel und der eben erwähnten Combination einer Convexlinse mit einem Plan- oder Convexspiegel parallel zurückgeworfen. Als Lichtquelle dient das bedeutend vergrösserte, aufrechte, virtuelle Bild, welches sich in der Regel über die ganze Spiegelfläche verbreitet.

Bringt man die Lampe ausserhalb des Brennpunktes, aber zwischen Brenn- und Krümmungs-Mittelpunkt eines Concavspiegels, oder ausserhalb des Brennpunktes, aber zwischen einfache und doppelte Brennweite einer Convexlinse, von welcher die Strahlen auf einen ebenen oder convexen Spiegel (auf letzteren unter bekannten Umständen) fallen, an, so dient als Beleuchtungsquelle das umgekehrte, vergrösserte, reelle Bild.

Wenn die Lampenflamme sich jenseits des Krümmungsmittelpunktes des Concavspiegels oder jenseits der doppelten Brennweite einer Convexlinse, die das Licht, das durch sie hindurch passirte, auf einen Planspiegel wirft, befindet, wird ein umgekehrtes, verkleinertes, reelles Bild entworfen.

Concavspiegel oder die sie vertretenden Apparate verstärken demnach (mit Ausnahme des zuletzt gesetzten Falles) die Beleuchtung wesentlich.

E. Von der Form des beleuchteten Netzhautfeldes.

Es ist zu erörtern, in welcher Art und Weise die Beleuchtung der Netzhaut zu Stande kommen kann. Wenden wir eine Lampenflamme als Lichtquelle, einen ebenen Spiegel als Reflector an, so steht das imaginäre Flammenbild so weit hinter der spiegelnden Fläche, als sich das factische Leuchtobject vor dem Spiegel befindet. Nehmen wir an, es stände die Lampenflamme 12" vom Spiegel ab, und es betrage der Abstand zwischen Spiegelfläche und dem optischen Centrum des untersuchten Auges 2", so liegt die Lichtquelle für das letztgenannte Auge in einer Entfernung von 14" von dessen optischem Centrum. Das in Rede stehende Auge kann die verschiedensten Refractions- und Accom-

modationszustände aufweisen. Ist es emmetropisch und besitzt es
hinreichende Accommodation, so wird es im Stande sein, sich genau
für die Lichtquelle einzustellen, d. h. ein vollkommen scharfes
umgekehrtes Flammenbild auf seiner Netzhaut zu entwerfen. Dasselbe wird auch der Fall sein, wenn $M = $ oder $< \frac{1}{11}$ da ist,
ebenso wenn Hypermetropie nicht allzu hohen Grades besteht und
das Auge sich im Vollbesitze seiner Accommodationskraft befindet.

In allen diesen Fällen wird es überhaupt im Bereiche der
Möglichkeit liegen, dass auf der Netzhaut ein scharfes Bild der
Lampenflamme zu Stande komme. Das beleuchtete Feld ist dann
genau durch die Form und Grösse des umgekehrten Flammenbildes gegeben, und auf diesem scharf gezeichneten Planum, das
keine Zerstreuungsränder besitzt, herrscht eine gleichmässige Beleuchtung. Wenn aber das untersuchte Auge emmetropisch, dabei
jedoch in Folge von Atropinisirung oder in Folge von Presbyopie
oder Accommodations-Lähmung entweder ganz accommodationslos
oder in seinem Accommodations-Vermögen bedeutend eingeschränkt
ist; wenn ferner das Auge bei normaler Accommodationskraft
höhergradige Myopie oder hochgradige Hypermetropie darbietet,
dann wird es überhaupt nicht in der Lage sein, ein deutliches
Bild der Flamme auf der Netzhaut zu entwerfen. Es wird unter
allen diesen Verhältnissen mit Ausnahme des Falles, dass es sich
um Myopie handelt, das Bild hinter der Netzhaut, in dem Falle,
dass das Auge an höhergradiger Kurzsichtigkeit leidet, dagegen
vor der Netzhaut entstehen. Auf der *Retina* selbst kommt kein
deutliches Bild zu Stande, sondern es ist mit mehr oder weniger
breiten Zerstreuungsrändern versehen. In Folge dessen ist die
beleuchtete Netzhautstelle grösser, als dann, wenn ein scharf
gezeichnetes Bild auf dem Augenhintergrunde erscheint; sie ist
ferner nicht ganz gleichmässig beleuchtet, indem die Zerstreuungsränder eine geringere Helligkeit darbieten, als das Bildcentrum,
und ist die Beleuchtung auch im Centrum nicht so intensiv, als bei
scharfer Ausprägung des Bildes.

So wie es nach dem Gesagten einerseits, wenn wir den guten
Willen des zu Untersuchenden schon voraussetzen, in einer grossen
Anzahl von Fällen gar nicht in seiner Macht liegt, für das Flammenbild oder für die Entfernung, in welcher es erscheint, zu accommodiren, so soll es andererseits bei der Augenspiegel-Untersuchung
— es ist klar, dass wir hierbei die im aufrechten Bilde vor Augen
haben — gar nicht in unserer Absicht liegen, das untersuchte Auge
für die Lichtquelle accommodiren zu lassen. Zwar wird die Inten-

sität der Beleuchtung dadurch um etwas herabgesetzt, jedoch fällt dieser Umstand selbst bei Anwendung des Helmholtz'schen Reflectors kaum in Betracht. Dagegen sind es einige Momente, welche befürworten, bei der Untersuchung mit dem Augenspiegel immer auf die möglichste Accommodations-Entspannung von Seite des zu Untersuchenden hinzuwirken. Erstens wird bei ungenauer Einstellung das beleuchtete Feld grösser, und zweitens ist es uns darum zu thun, die Oeffnung der Pupille, welche sich bei jeder Accommodations-Anstrengung verengert, möglichst weit zu erhalten. Vor Allem aber fällt der Umstand ins Gewicht, dass man bei der Accommodations-Entspannung von Seite des untersuchten Auges die Refraction desselben in ungemein genauer Weise bestimmen kann. Endlich sei bemerkt, dass falls man den zu Prüfenden das Flammenbild nicht direct ansehen lässt, was man etwa nur dann thun wird, wenn man die Untersuchung der *Macula lutea* vornehmen will, es dem ersteren überhaupt schwer fallen wird, für die Entfernung des Flammenbildes zu accommodiren.

Wenn wir es also als Regel ansehen, dass das zu untersuchende Auge während der Prüfung mit dem Augenspiegel seine Accommodation entspanne, so müssen wir aussprechen, dass bei Verwendung eines Planspiegels als Reflectors die beleuchtete Stelle der Netzhaut durch das mit Zerstreuungsrändern versehene umgekehrte Flammenbild dargestellt wird. Nur in dem Falle, dass der zu Untersuchende myopisch ist und zwar eine derartige Myopie besitzt, dass der Fernpunktsabstand dem Abstande des leuchtenden Scheinobjectes entspricht, wird ein scharfes Bild auf der *Retina* zum Vorschein kommen.

Aehnlich wie ein Planspiegel wirkt ein Concavspiegel, wenn das Leuchtobject innerhalb der Brennweite des ersteren steht, sowie die Combination einer Convexlinse mit einem Planspiegel, wenn das Peuchtobject sich innerhalb der Brennweite der ersteren befindet, und die Combination eines Convexspiegels mit einer Convexlinse, wenn die durch die letztere convergent gemachten Strahlen nach einem Punkte, der jenseits des Focus des Convexspiegels liegt, convergiren.

In den genannten Fällen wird ein hinter dem Spiegel stehendes, aufrechtes, virtuelles Bild erzeugt. Auch hierbei wird, wenn nicht für das scheinbare Leuchtobject eingestellt wird, die Netzhaut durch ein Zerstreuungsbild der Lichtquelle erleuchtet sein.

Unter all' den genannten Verhältnissen geht das Licht von einem in positiver, endlicher Entfernung gelegenen Objecte aus, es sind demnach die von jedem einzelnen Leuchtpunkte kommenden,

Viertes Capitel. Von der Construction der Augenspiegel im Allgemeinen. 99

auf das zu untersuchende Auge auffallenden Strahlen divergent. Man kann aber, wie wir wissen, den Augengrund auch mit Hilfe parallelen und convergenten Lichtes beleuchten.

Wendet man einen Concavspiegel als Reflector an und bringt die Lampenflamme in dessen Brennweite, oder bedient man sich eines Planspiegels in Verbindung mit einer Convexlinse, wobei das Leuchtobject im Brennpunkte der letzteren steht, oder zieht man eine Combination eines Convexspiegels mit einer Convexlinse herbei, so dass die durch die Linse convergent gemachten Strahlen gegen den Brennpunkt des Spiegels hinstreben: dann werden die Strahlen jedes einzelnen leuchtenden Punktes parallel in das zu untersuchende Auge eintreten. Ein accommodationsloses Auge kann parallele Strahlen nur dann auf seiner Netzhaut vereinigen, wenn es emmetropisch ist. Demnach wird bei einer derartigen Beleuchtungsmethode beim emmetropischen Auge ein scharfes, beim ametropischen ein verwaschenes Flammenbild auf der Netzhaut auftreten.

Convergentes Licht wird in das zu untersuchende Auge fallen: wenn man einen Concavspiegel anwendet und das Leuchtobject ausserhalb der Brennweite desselben steht; wenn man eine Convexlinse mit einem Planspiegel verbindet und die erstere in einer solchen Entfernung von der Lichtquelle anbringt, dass die von letzterer ausgehenden Strahlen durch die Linse convergent gemacht werden und in diesem Zustande den Spiegel treffen; wenn man eine Convexlinse mit einem Convexspiegel combinirt, und die durch die Linse zur Convergenz gezwungenen Strahlen nach einem zwischen Focus und Spiegelfläche liegenden Punkte hinstreben. Auch bei Einfall convergenten Lichtes kann noch ein deutliches Flammenbild auf der Netzhaut entstehen. Nehmen wir an, dass die von einem Concavspiegel zurückgeworfenen Strahlen sich $12''$ vor demselben vereinigen würden, ferner, dass der Spiegel in einer Entfernung von $2''$ vom Knotenpunkte des untersuchten Auges steht, und dass das letztere $H\frac{1}{10}$ darbietet, dann wird, da die Strahlen so convergent auffallen, dass sie sich ohne dioptrische Wirksamkeit des Auges $10''$ hinter dessen Knotenpunkte sammeln würden, die Bedingung gegeben sein, dass auf der Netzhaut ein vollkommen scharf gezeichnetes umgekehrtes Flammenbild zu Stande kommt. In allen anderen Fällen wird ein Zerstreuungsbild auf der Netzhaut hervorgebracht. Das distincte Bild liegt vor der Netzhaut, falls Emmetropie, Myopie oder Hypermetropie geringeren Grades, als die eben angedeutete, gegeben ist, dagegen hinter der Netzhaut,

7*

falls es sich bei gleich bleibender Distanz des Spiegels vom Auge um H höheren Grades handelt.

Bei Anwendung der spiegelnden Apparate, besonders der Concavspiegel ist in Bezug auf die Lage des Bildes die Entfernung des Spiegels vom Auge von grösster Wichtigkeit. Wenn die Strahlen z. B. nach einem 12″ vom Spiegel entfernten Orte geworfen werden, so wird bei $H^1/_{10}$ allerdings noch ein deutliches Bild auf der Netzhaut entstehen, wenn der Abstand zwischen Spiegel und Auge 2″ beträgt, dagegen wird dies nicht mehr der Fall sein, wenn dieser Abstand grösser wird. Das Bild liegt dann vor der *Retina*.

Es wird in dem gesetzten Falle unter allen Umständen in das Innere des Auges fallen, so lange der Abstand zwischen Spiegel und Auge weniger als 12″ beträgt, es wird auf der Oberfläche der *Cornea* liegen, falls gerade der Abstand von 12″ eingehalten wird, es wird endlich vor dem Auge seinen Standort haben, wenn der Spiegel in einer Entfernung von mehr als 12″ vom Auge sich befindet. Fällt das Bild in das Innere des Auges oder auf die *Cornea*, so muss natürlicherweise auf der Netzhaut ein Zerstreuungsbild zu Stande kommen, um so grösser, je mehr das Bild der *Cornea* sich nähert. Liegt das Bild vor dem Auge, so muss dessen Entfernung von der *Cornea*, sowie die Refraction des Auges in Betracht gezogen werden. Steht z. B. in dem besagten Falle der Spiegel 13″ vom Auge ab, so wird das Bild 1″ vor der *Cornea* liegen. Die vom umgekehrten reellen Objectbilde ausgehenden Strahlen können dann noch immer unter keiner Bedingung (es wäre denn $H^1/_1$ gegeben) auf der Netzhaut zur Vereinigung kommen. Steht aber der Spiegel um 15″ vom Auge ab und zeigt das untersuchte Auge $M^1/_3$, dann entsteht 3″ vor dem Auge ein umgekehrtes Flammenbild, welches als leuchtendes Object sich dem Auge darbietet. Da dieses letztere von einem 3″ entfernten Gegenstande ein deutliches Bild auf seiner Netzhaut entwerfen kann, so wird von diesem umgekehrten Flammenbilde ein scharfes, umgekehrtes Bild, welches nun in Folge der Umkehrung ebenso aufrecht, wie die Lichtflamme, ist, auf der Netzhaut entstehen müssen. Bei noch grösserem Abstande des Spiegels wird keine so bedeutende Myopie erforderlich sein, damit ein deutliches Bild auf der Netzhaut zu Stande komme, sondern es wird auch bei geringerer Myopie, sowie bei Emmetropie und Hypermetropie und genügender Accommodation die Möglichkeit für die Herstellung eines deutlichen Netzhautbildes gegeben sein.

Wenn man, während man einen Concavspiegel zur Beleuch-

Viertes Capitel. Von der Construction der Augenspiegel im Allgemeinen. 101

tung des Auges verwendet, noch eine Convexlinse vor das Auge setzt, wie dies bei der Untersuchung im umgekehrten Bilde geschieht, so werden die vom Spiegel reflectirten Strahlen entweder vor oder nach ihrer Vereinigung die Linse treffen. Geschicht das erstere, so werden sie durch die Linse zu rascherer Einigung genöthigt, die Combination wirkt wie ein Concavspiegel von kürzerer Focaldistanz. Geschicht das letztere, vereinigen sich die convergenten Strahlen vor der Linse, dann handelt es sich darum, ob sie sich im, vor oder hinter dem vorderen Brennpunkte sammeln. Im ersteren Falle treten sie aus der Linse parallel, im zweiten convergent, im dritten divergent aus. Die Form des Bildes auf der Netzhaut lässt sich in allen den genannten Fällen nach dem schon Abgehandelten leicht entnehmen.

Damit wäre das Wesentlichste über die Art und Weise, wie die Netzhaut beleuchtet werden kann, erschöpft. Es muss nur noch von dem Einflusse, den durchbohrte Spiegel auf die Beleuchtung nehmen, in Kurzem gehandelt werden. Es ist klar, dass der durchsichtige Spiegelapparat des Helmholtz'schen und des Jäger'schen lichtschwachen Spiegels kein Hinderniss beim Durchsehen entgegensetzt. Anders verhält es sich aber, wenn man stark reflectirende Plan-, oder Concav- oder Convexspiegel anwendet. Hierbei muss zuerst für die Möglichkeit eines Durchblickes durch den Spiegel gesorgt werden. Dies kann man bei foliirten Plan- und Concavspiegeln auf doppelte Weise realisiren. Es kann nämlich an einer Stelle im Centrum des Spiegels der Beleg fehlen und demnach durchsichtiges Glas an diesem Orte sich finden, oder aber es kann der Spiegel im Centrum durchbohrt sein. Das letztere muss stattfinden, wenn der Reflector nicht aus Glas, sondern aus Metall gefertigt ist. Der Einfluss eines centralen Loches im Spiegel soll erörtert werden.

Wenn das untersuchte Auge genau für das Loch im Spiegel accommodirt, so muss, da hinter dem Loche sich die schwarze Pupille des Untersuchenden findet, auf der Netzhaut ein scharfes Bild des dunkeln Loches entstehen. Wenn aber das untersuchte Auge für das Spiegelloch eingestellt ist, so kann es niemals für die Lichtquelle accommodirt sein, weil bei keiner Beleuchtungsweise die Lichtquelle in der Ebene des Spiegels liegt. In diesem Falle entsteht ein Zerstreuungsbild der Lichtquelle auf der Netzhaut, welches dieselbe rings um das dunkle Lochbild erleuchten, mit seinen Zerstreuungsrändern über dasselbe hinübergreifen, es daher verkleinern wird. Ist die Pupille eng, so kann es allerdings hierbei geschehen, dass es nicht gelingt, die Untersuchung des Augengrundes vorzunehmen, ja nicht gelingt, die Pupille überhaupt leuchten zu sehen, indem das dunkle Bild des Loches den Beobachtungsraum erfüllt. Wenn das Auge nicht für das Loch im Spiegel, sondern für die Lichtquelle accommodirt, dann wird ein scharfes Bild des Leuchtobjectes auf der Netzhaut entstehen, vom dunkeln Loch dagegen wird gleichsam ein undeutliches Bild entworfen, welches im Vergleiche mit dem früheren Falle an Schwärze verloren hat. In der Mitte des intensiven scharfen Flammenbildes wird sich eine dunklere Stelle markiren. Wenn endlich, wie dies bei der Augenspiegel-Untersuchung die Regel ist, das Auge weder für die Lichtquelle noch für das Loch im Spiegel accommodirt, dann werden über das ohnehin nicht intensiv schwarze Bild des Loches die Zerstreuungsränder des Flammenbildes hinübergreifen. In je grösseren Zerstreuungskreisen das Flammenbild auf der Netzhaut erscheint, desto mehr wird der Einfluss der Spiegeldurchbohrung in den Hintergrund treten. Auf diese Weise dürfte derselbe am besten zu Nichte gemacht werden. Man wird das Loch natürlicherweise so klein als möglich machen. Der Umstand jedoch, dass die Bequemlichkeit des Hindurchsehens gewahrt werden muss, wird der Verkleinerung des Loches eine Grenze setzen. Es kann 1—2''' im Durchmesser halten.

F. Vom Einflusse des Spiegelmateriales.

Was den Einfluss des Spiegelmateriales auf die Beleuchtung anlangt, so sei hier im Anhange erwähnt, dass es für letztere ziemlich gleichgiltig ist, ob die Spiegel aus Metall oder Glas gefertigt sind. Glasspiegel reflectiren unter übrigens gleichen Umständen meistens etwas mehr Licht, als die gewöhnlichen Metallspiegel [1]), auch ist die Spiegelfläche weit mehr vor Verletzung geschützt. Es ist auch bei der Anwendung von Glasspiegeln ziemlich einerlei, ob dieselben im Centrum durchbohrt oder blos des Spiegelbelegs beraubt sind. Im letzteren Falle muss, wie leicht begreiflich, dafür gesorgt sein, dass der unbelegte Spiegeltheil ein möglichst ebenes, von allen Rissen an der Oberfläche und im Innern freies Glasstück ist. Wenn jedoch durch eine Convexlinse Licht auf den Spiegel geworfen wird, dann ist es von Vortheil, den Spiegel zu durchbohren, weil durch das schief den Spiegel treffende Licht in der gewöhnlich nicht vollkommen gleichartigen Glassubstanz Lichtreflexe

---

[1]) Siehe Helmholtz, physiologische Optik, pag. 838.

Viertes Capitel. Von der Construction der Augenspiegel im Allgemeinen. 103

entstehen können, welche die Wahrnehmung des ophthalmoscopischen Bildes zu stören im Stande sind. Es muss jedoch, wenn der Spiegel eine Durchbohrung besitzt, dafür Sorge getragen werden, dass der Rand des Loches möglichst zugeschärft und gut geschwärzt ist, weil sonst an jenem Theile des Lochrandes, welcher auf der der Convexlinse entgegengesetzten Seite steht, noch viel störendere Rückstrahlungen des Lichtes zu Stande kommen würden, als bei Verwendung eines undurchbohrten *Speculum*. In dieser Hinsicht sind Metallspiegel, welche man am Lochrande vortrefflich zuschärfen kann, den Glasspiegeln vorzuziehen.

II. Von den Correctionsgläsern.

Ausser dem Beleuchtungsapparate müssen jedem Augenspiegel sphärische Gläser beigefügt sein, es wäre denn, dass, wie bei den Spiegellinsen, Beleuchtungsapparat und sphärisches Glas untrennbar mit einander verbunden sind. Häufig bedürfen wir, wie schon erwähnt, zur vollkommen deutlichen Wahrnehmung des Augenhintergrundes im aufrechten Bilde corrigirender Gläser, ebenso ist zur Erzeugung des umgekehrten Bildes eine Convexlinse in der Regel nothwendig, und zur Betrachtung desselben die Verwendung eines Ocularglases indicirt. Wir werden noch späterhin, in der Lehre von der Bestimmung der Refractionsanomalien mit Hilfe des Augenspiegels, sehen, welche wichtige Rolle den corrigirenden Gläsern vorbehalten ist. Es wird uns an dieser Stelle die ganze Bedeutung der Correctionsgläser hervortreten; hier wollen wir nur darauf aufmerksam machen, in welcher Weise dieselben am zweckmässigsten angebracht werden sollen. Den Augenspiegeln selbst ist, um ihr Volumen so klein als möglich zu machen, nur eine geringe Anzahl von Concav- und Convexgläsern beigegeben, und dieselben werden im Allgemeinen, wenn man nicht die so überaus wichtige Bestimmung der Refraction des zu untersuchenden Auges als eines der Hauptmomente bei der Spiegeluntersuchung betrachtet, zur Stellung der Diagnose ausreichen. Will man aber die erwähnten Bestimmungen nicht ausser Acht lassen, dann muss die Möglichkeit gegeben sein, dass man all' die sphärischen und cylindrischen Gläser, welche in den Brillenkästen enthalten sind, auch als Correctionsgläser anzubringen vermag. Dabei muss dafür gesorgt sein, dass das Correctionsglas auf der Gesichtslinie des Beobachters senkrecht stehen könne. Dasselbe soll daher der beleuchtenden Spiegelfläche, welche immer mehr oder weniger schief zur Gesichtslinie des Beobachters gestellt ist, nicht unmittelbar anliegen. Jede

Vorrichtung, welche es nicht gestattet, dass man statt der ein für allemal dem Spiegel beigegebenen Gläser auch andere verwenden könne, ist als eine unzweckmässige zu bezeichnen. Desshalb ist auch die vom Königsberger Mechanicus Rekoss erfundene Scheibe, welche an ihrer Peripherie eine Anzahl Correctionsgläser trägt, die, indem die Scheibe um eine Axe drehbar ist, nach Belieben und in richtiger Stellung zur Gesichtslinie vor das Auge des Beobachters gebracht werden können, nicht vollkommen entsprechend.

Ruete [1]) hat die Hohlgläser auf einem an seinem Instrumente befestigten Griffe, der vor dem Auge des zu Untersuchenden steht, also zwischen letzterem und dem Spiegelapparate angebracht. Auch Coccius [2]) empfahl, dass man die Concavlinsen auf einem Stabe, der oben einen Klemmring zur Aufnahme der Gläser trägt, von dem zu Prüfenden vor des Letzteren Auge halten lasse, so dass sich das Glas wiederum zwischen Spiegel und untersuchtem Auge befindet. Auf diese Weise kann man leicht die verschiedensten Gläser in Anwendung bringen. In den Fällen, wo wir zu besonderen Zwecken (wovon später) das Glas zwischen Spiegel und zu prüfendem Auge einschalten wollen, wird die Linse ganz einfach mit der freien, den Spiegel nicht dirigirenden Hand geführt. Burow [3]) empfahl dasselbe bei seinen Linsenspiegeln.

Im Allgemeinen ist aber anzurathen, die Correctionsgläser h i n t e r dem Spiegel anzubringen. Im grösseren Jäger'schen Spiegel ist dafür gesorgt, dass hinter dem spiegelnden Apparate die verschiedensten Correctionsgläser eingelegt und sehr leicht gewechselt werden können. Für den Fall, dass man sich zur Beleuchtung einfach eines an einem Stiele befestigten Hohlspiegels bedient, verbindet man mit demselben am besten nach Jäger eine vertical stehende, federnde, für die Aufnahme der gewöhnlichen Brillengläser hinlänglich grosse metallene Gabel, deren Stiel durch ein Loch eines horizontalen am Spiegelstiele angebrachten Stabes geht, in demselben frei beweglich und drehbar ist, so dass jedes beliebige Correctionsglas verwendet und demselben die entsprechende Stellung gegeben werden kann.

Von den Augenspiegeln in specie.

Die Zahl der Augenspiegel, welche nach den vorerwähnten Principien construirt worden sind, ist eine sehr bedeutende. Im

---
[1]) l. c. pag. 6.
[2]) l. c. pag. 27 und 28.
[3]) Ueber Construction heterocentrischer Augenspiegel in Gräfe's Archiv, III. 2, pag. 76.

Allgemeinen muss man dieselben in zwei Reihen scheiden, in die feststehenden und in die beweglichen. Man kann den Zweck der Augenspiegel-Untersuchung in der That auf sehr verschiedene Weise erreichen, mit den etwas monströsen Instrumenten, wie den grossen Spiegeln von Ruete und Liebreich ebenso, wie wenn man sich einfach mit einem kleinen Hohlspiegel und einer Convexlinse, oder gar, wie Laurence gezeigt hat, mit einer einzigen Spiegellinse versieht.

Die stativen Ophthalmoscope, bei welchen alle Theile in einer fixen, nicht leicht zu ändernden Lage angebracht sind und das Instrument selbst auf einer Unterlage befestigt ist, sind sehr gut zu verwenden, wenn man an Individuen, die eigens für diese Untersuchung eingeschult wurden, die Details des Augengrundes einem Auditorium demonstriren, wohl auch, wenn man in derartigen Fällen Zeichnungen oder Messungen des *fundus oculi* ausführen will. Beim alltäglichen Gebrauche wird jedoch, abgesehen davon, dass die Instrumente nicht in dem für Augenspiegel geltenden Sinne des Wortes transportabel sind, der Versuch, dieselben zur Verwendung bringen zu wollen, an der Ungeberdigkeit der Patienten, von denen ein grosser Theil nicht zu bewegen ist, das Auge auch nur durch kurze Zeit ruhig, und noch weniger, in einer bestimmten Richtung, besonders wenn dieselbe eine etwas forcirte ist, zu halten, kläglich scheitern. Für den gewöhnlichen Gebrauch sind deshalb portative Instrumente, deren einzelne Bestandtheile leicht mit den Händen dirigirt werden können, unbedingt vorzuziehen.

Von den stativen Ophthalmoscopen wären folgende zu erwähnen:

Der Ruete'sche Augenspiegel [1]) besteht im Wesentlichen aus einem grossen auf einem Stativ befestigten, durchbohrten Hohlspiegel, vor welchem entweder Convexgläser zur Untersuchung im umgekehrten, oder ein Concavglas zur Prüfung im aufrechten Bilde, auf entsprechenden Stielen befestigt, angebracht werden können.

Das grosse Liebreich'sche Instrument [2]) enthält die zur Erzeugung des umgekehrten Bildes dienende Convexlinse, sowie den beleuchtenden Spiegel in einem auf einer feststehenden Stange befestigten Doppel-Rohre. Die beiden in einander steckenden Röhren können mittelst einer Schraube aus- und eingeschoben werden; an dem Ende der einen Röhre ist der Hohlspiegel, am entgegengesetzten Ende der anderen die Convexlinse angebracht, so zwar, dass Spiegel und Linse nach Belieben gewechselt werden

---

[1]) l. c. pag. 4.
[2]) Ophthalmoscopische Notizen in Gräfe's Archiv 1855, I. 2. pag. 348. und Veränderungen am Augenspiegel. ibidem 1860. VII. 2, pag. 134.

können. Um das Instrument auch für die Untersuchung im aufrechten Bilde zu benützen, hat Liebreich[1] am Ocularende des Spiegels eine kleine Aenderung anbringen lassen, welche im Wesentlichen darin besteht, dass man dem Spiegel eine Richtung geben kann, die um 90^0 von der ursprünglichen abweicht. Das zu untersuchende Auge wird dem Spiegel gegenüber in einem Ausschnitte des Instrumentes, also nur um den Querdurchmesser desselben entfernt, postirt. Die zur Untersuchung im umgekehrten Bilde sonst nothwendige Convexlinse kann hierbei als Beleuchtungslinse, welche die Strahlen auf den Spiegel sendet, fungiren.

Ein stativer Augenspiegel rührt ferner von Donders[2] und dem Mechaniker Epkens her. Der Beleuchtungsapparat desselben, ein foliirter Planspiegel, befindet sich in einem cubischen Messingkasten, dessen Wände begreiflicher Weise an zwei Seiten, nämlich da, wo sich der Spiegel befindet und dem Spiegel gegenüber, fehlen. Das Licht, welches auf den Spiegel fällt, muss erst ein innen geschwärztes Messingrohr, das mit dem cubischen Kasten in Verbindung steht, passiren. Die Beleuchtung kann durch eine Convexlinse, für deren Aufnahme das eine Ende des genannten Rohres bereit ist, verstärkt werden. Die corrigirenden Gläser sind auf einer Rekoss'schen Scheibe hinter dem Spiegel befestigt. Wie man aus der Beschreibung ersieht, ist es nur die Untersuchung im aufrechten Bilde, welche der genannte Apparat cultivirt.

An diese wirklich stativen Instrumente schliessen sich jene an, welche zur Untersuchung im umgekehrten Bilde bestimmt, aus freier Hand dirigirt werden, bei denen aber die einzelnen zusammensetzenden Bestandtheile fest mit einander verbunden sind. Hierher gehört der Augenspiegel von v. Hasner[3], welcher in einem aus freier Hand zu führenden Doppelrohre Spiegel und Linse in ähnlicher Anordnung, wie der Liebreich'sche Spiegel enthält; ebenso ein Instrument von Galezowski[4], das nach demselben Principe construirt, an jenem Ende, das dem beobachteten Auge zugekehrt wird, derart gefertigt ist, dass es direct auf die Orbita des zu Untersuchenden aufgesetzt werden kann, so dass man das Auge mit einer Art dunkler Kammer, die am Instrumente selbst sich befindet, umgiebt. Hiedurch ist man in die Lage gesetzt, am Bette des Kranken, ohne das Zimmer verfinstern zu müssen, die Untersuchung

---

[1] Zehender's klinische Monatsblätter für Augenheilkunde 1863, pag. 485.
[2] v. Trigt, de speculo oculi 1853.
[3] Klinische Vorträge über Augenheilkunde. 1860, pag. 83.
[4] Siehe Wecker, Études ophthalmologiques, II. L., pag. 81.

vornehmen zu können, ein Umstand, der in der That in der Spitalpraxis nicht ohne Bedeutung ist.

Aber auch diesen, wiewohl beweglichen Instrumenten haftet der Nachtheil an, dass die Lage der Linse und des Spiegels nicht einzeln geändert werden kann.

Wir werden sehen, dass uns dadurch, dass wir bei unveränderter Haltung des Spiegels Verschiebungen mit der das umgekehrte Bild erzeugenden Convexlinse vornehmen können, ein Mittel gegeben ist, einen grossen Theil des Augengrundes vor unseren Blicken vorbeizichen zu lassen, ein Vortheil, der uns entschwindet, wenn die Linse in ihrer Lage fixirt ist. In diesem Falle ist es oft erst eine glückliche Stellung des Auges des Patienten, die uns den gewünschten Einblick in eine bestimmte Partie des Augengrundes verschafft, da eine ganz beliebige Haltung des Instrumentes wegen der Rücksicht, die auf den Beleuchtungsapparat genommen werden muss, nicht in unserer Macht steht.

Wenn wir jetzt zu den portativen Ophthalmoscopen übergehen, so haben wir zu bemerken, dass wir die Principe, auf welchen dieselben beruhen, bereits kennen gelernt haben. Wir kennen das Princip, nach welchem der Spiegel von Helmholtz und der lichtschwache Spiegel von v. Jäger, wir kennen die Grundlage, nach welcher die zahlreichen Instrumente, deren Beleuchtungsapparat ein Concavspiegel ist, nach welcher die Spiegel von Coccius und Zehender, die foliirten Linsenspiegel von Jäger, Klaunig, Burow und v. Hasner, das nicht foliirte Meniscus-Ophthalmoscop von Laurence, die Prismenspiegel von Ulrich, Meyerstein, Fröbelius, Coccius und Zehender, der auf dem „Ghost principle" fussende Laurence'sche Spiegel construirt sind. Eine detaillirte Schilderung aller dieser Instrumente kann keine wesentlichen Vortheile bieten. Die Beschreibung eines einfachen Spiegels v. Jäger's, sowie die seines grösseren Ophthalmoscopes, in der compendiösen Form und mit den Aenderungen, wie ich sie angegeben, mag hier folgen. Der letztere Spiegel vereinigt in sich das Helmholtz'sche und Ruete'sche Princip. Es ist mit dessen Hilfe möglich, in sehr bequemer Weise mit schwächster Beleuchtung im aufrechten Bilde zu untersuchen, andererseits mit einem lichtstarken d. i. Concavspiegel sowohl im aufrechten als verkehrten Bilde die Prüfung des Augeninnern vorzunehmen.

Einen kleinen Jäger'schen Augenspiegel zeigt Fig. XXVII in *situ* und in halber Grösse. Die drei auseinander legbaren Bestandtheile sind der Griff, der Spiegel und die früher (pag. 104) beschriebene

Vorrichtung zur Aufnahme der Correctionsgläser. Der Concavspiegel ist ein foliirter, in der Mitte an einer 2′″ im Durchmesser haltenden Stelle des Belegs beraubter Glasspiegel von 1¼″ Diameter und von 7″ Brennweite. Von den sechs dem Spiegel beigegebenen Correctionsgläsern, welche 10′″ im Durchmesser halten, gehören zwei, convex 2 und 8, zur Untersuchung im umgekehrten Bilde. Die anderen vier sind Concavgläser, die man beliebig wählen kann, etwa von 10, 8, 6 und 4 Zoll B. W. Fig. XXVIII zeigt den Spiegel während seiner Gebrauchsanwendung. Es muss bemerkt werden, dass an die Stelle der Gabel, welche die Correctionsgläser trägt, auch eine grössere gesetzt werden kann, wodurch es, wie wir schon früher sahen, möglich gemacht wird, die gewöhnlichen Gläser der Brillenkästen nach Belieben zur Correction zu verwenden.

Fig. XXIX zeigt den nach meiner Angabe modificirten und compendiös gemachten grösseren Jäger'schen Augenspiegel[1]) in halber natürlicher Grösse. Am oberen Ende des Spiegelgestells (Fig. XXX), auf dem aus zwei zum Aus- und Einschieben eingerichteten Stücken bestehenden Griffe, findet sich eine kurze, horizontal, gelagerte, cylindrische Röhre, welche in dem ersichtlich gemachten Ringe sich um ihre Axe drehen lässt. An seinem vorderen Ende ist das Rohr derartig abgeschnitten, dass die Schnittebene mit der Cylinderaxe einen Winkel von 60° bildet. Am

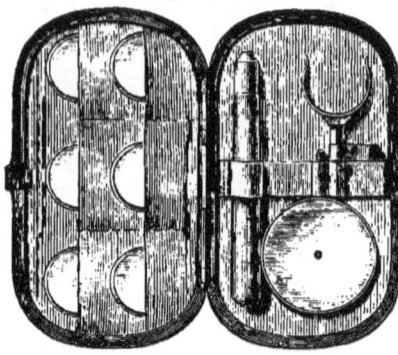

Fig. XXVII.

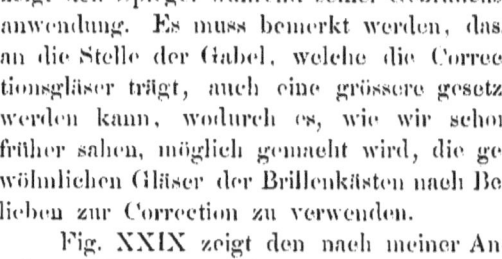

Fig. XXVIII.   Fig. XXX.

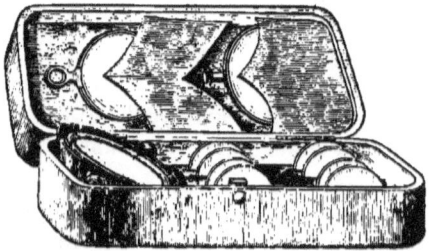

Fig. XXIX.

---

[1]) Siehe Ed. Jäger, Ueber Staar und Staaroperationen, pag. 90.

vorderen Rande des Rohres finden sich, einander gerade entgegengesetzt, zwei Ausschnitte, welche dazu bestimmt sind, die Handhaben des Spiegels aufzunehmen. An der Seite jedes Ausschnittes ist eine Feder angebracht, durch welche der eingefügte Spiegel festgeklemmt wird.

In Betreff dessen, wie man das Einfügen und Herausnehmen des Spiegels zu bewerkstelligen habe, sei hier gleich erwähnt, dass dabei der Spiegel immer gleichzeitig an beiden Handhaben gefasst, und dieselben immer gleichzeitig aus den federnden Vorrichtungen herausgehoben, beziehungsweise in dieselben eingesetzt werden sollen.

Die Seitenwand des Cylinders hat dort, wo sie am unverkürztesten ist, eine Länge von 1″, in der gegenüberstehenden kürzesten Partie eine solche von 4‴. Das Rohr besitzt im Innern eine Blendung mit einer centralen Oeffnung von 4½‴ Diameter. Das Diaphragma ist jedoch nicht vollkommen eben, sein mittlerer Theil, 11‴ im Durchmesser haltend, springt nach vorn etwas vor, während er rückwärts eine entsprechende Vertiefung zeigt. (Fig. XXXI). Auf die vorstehende Partie kann man mit Hilfe kleiner als Handhaben dienender Metallknöpfe, die das corrigirende Glas tragende, (in Fig. XXXII in halber Grösse abgebildete) Vorrichtung, von deren Bedeutung wir noch später handeln werden, aufsetzen. In die nach rückwärts sehende Vertiefung der Blendung passen die dem Augenspiegel beigegebenen Correctionsgläser. Hinter das Diaphragma, in das hintere Ende des Rohres endlich kann ein Ring, eine Metallplatte, die eine gleich grosse centrale Oeffnung, wie die Blendung, hat, eingefügt und wieder leicht daraus entfernt werden. Ihre Aufgabe ist es, die eingelegte Correctionslinse festzuhalten.

Fig. XXXI.

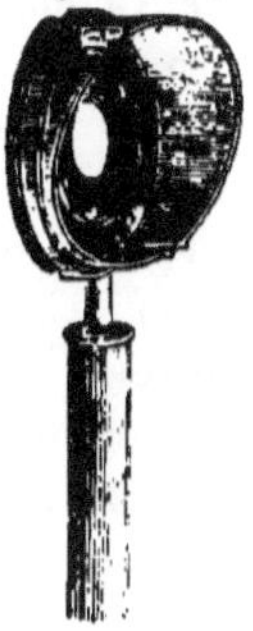

Fig. XXXII.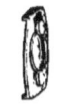

Zwei Spiegel sind dem Apparate beigegeben: ein „lichtstarker" und ein „lichtschwacher". Ersterer ist ein foliirter Glas-Concavspiegel von 7″ B. W.; letzterer besteht aus drei planparallelen durchsichtigen Platten, welche in den mit den Handhaben versehenen Metallrahmen eingefügt und mittelst eines metallenen Ringes festgeschraubt sind. Zwischen je zwei Platten findet sich ein schmaler Staniolreif, damit dieselben nicht unmittelbar aufeinander liegen. Wenn dies letztere geschieht, so verursacht die zwischen den Gläsern befindliche unendlich dünne Luftschichte das Auftreten der Newton'schen Farbenringe, die beim Durchsehen durch den Spiegel störend wirken. (Wenn der Planspiegel unrein oder trübe wird, so wundere man sich nicht, dass durch alles Reiben an seiner Oberfläche die volle Durchsichtigkeit häufig nicht wieder hergestellt werden kann. Man muss in diesem Falle den Spiegel aus einander schrauben, und die einzelnen Glasplatten, die häufig durch Wasserniederschläge getrübt sind, gesondert reinigen).

Der Apparat enthält ausser den zwei Spiegeln eine Convexlinse von 2" B. W. in Fassung, und acht Correctionsgläser: für die Untersuchung im umgekehrten Bilde ein Convexglas $\frac{1}{8}$ oder das dem Untersucher gerade entsprechende (wovon später); für die Prüfung im aufrechten Bilde Concavgläser von 12, 10, 8, 6, 5, 4 und 3 Zoll B. W. Es ist jedoch auch die Möglichkeit gegeben, dass zwischen dem Diaphragma und dem dahinter einzufügenden Ringe die gewöhnlichen grossen Gläser der Brillenkästen eingelegt werden können.

Bei all' den genannten Instrumenten wird die Untersuchung des Augengrundes mit Einem Auge vorgenommen. Um Entfernungen, resp. Tiefendimensionen zu schätzen, ist es von grosser Wichtigkeit, dass man die perspectivischen Bilder, welche man von demselben Gegenstande von verschiedenen Beobachtungspunkten aus erlangt, mit einander vergleiche. Auf eine zweifache Weise kann es gelingen, eine derartige Vergleichung praktisch auszuführen, nämlich entweder beim Sehen mit Einem Auge durch Bewegungen des Körpers und des Kopfes, oder beim Sehen mit beiden Augen mit Hilfe der differenten Bilder, welche in beiden Augen zu gleicher Zeit von demselben Objecte entworfen werden. Da eine gewisse Distanz, ungefähr von 28''', zwischen den beiden Augenmittelpunkten besteht, so nehmen die Augen einen etwas, wenn auch eben nicht viel von einander verschiedenen Ort im Raume ein. Die betrachteten Objecte werden deshalb von zwei Gesichtspunkten aus, die nicht bedeutend, aber dennoch von einander verschieden sind, gesehen. Dadurch wird eine ähnliche Verschiedenheit der Bilder zu Stande gebracht, als wie sie durch die Fortbewegung Eines Auges im Raume erzeugt wird [1].

Wollen wir die Tiefendimensionen im Augengrunde beurtheilen, so können wir ebenfalls auf die eine oder andere Weise verfahren. Wir werden sehen, dass wir auch mit Einem Auge durch die parallactische Verschiebung der Objectbilder des Augenhintergrundes uns Gewissheit über die Tiefendimensionen verschaffen, sowie auch aus dem Werthe jener Correctionsgläser, die uns zur deutlichen Wahrnehmung der einzelnen Punkte des Augenhinter-

---

[1] Siehe Helmholtz, physiologische Optik, pag. 634.

grundes verhelfen, nicht blos auf das Vorhandensein von Niveaudifferenzen überhaupt schliessen, sondern auch die Grösse der Einsenkungen und Erhebungen numerisch ausdrücken können; dennoch aber muss es als eine wahre Bereicherung des ophthalmoscopischen Inventariums angesehen werden, dass es gelang, ein Instrument herzustellen, wodurch man mit beiden Augen gleichzeitig und auf bequeme Weise das Bild des Augengrundes wahrnehmen, demnach ein stereoscopisches Bild desselben erlangen konnte. Giraud-Teulon nahm zunächst einen Concavspiegel, brachte in demselben eine Spalte, deren Länge dem Abstande der Pupillen-Mittelpunkte entsprach, an, so dass beide Augen durch dieselbe nach dem zu untersuchenden Auge hinblicken konnten, und erzeugte mit Hilfe einer Convexlinse das umgekehrte Bild des Augengrundes. Das Bild des Sehnervenquerschnittes erschien jetzt dem Beobachter zunächst doppelt, aber bei richtiger Convergenz der Gesichtslinien gelang es, die Bilder in Eines zu verschmelzen und so einen stereoscopischen Eindruck zu erlangen. Nach dem Principe des vom jüngeren Nachet hergestellten binoculären Microscopes construirte Giraud-Teulon 1861 sein binoculäres Ophthalmoscop. Die wesentlichen Bestandtheile dieses Instrumentes veranschaulicht Fig. XXXIII. Mittelst des Concavspiegels S, eines belegten Glasspiegels, der in der Mitte an einer querovalen Stelle, deren horizontaler Durchmesser $3\frac{1}{2}'''$, deren verticaler $3'''$ beträgt, der Folie beraubt ist, wird das Auge A erleuchtet. Von einem Punkte a des Augengrundes wird durch die Convexlinse L ein reelles Bild in b erzeugt. Die von b ausgehenden Strahlen passiren den durchsichtigen centralen Spiegeltheil und treffen hier auf zwei mit ihren scharfen Kanten genau in der Mitte des Loches zusammenstossende Glasrhomboëder x und y, deren Durchschnitte durch $opqr$ und $ostu$ gegeben sind und bei o einen spitzen Winkel von 45^{0} bilden. Ein Theil der Strahlen trifft auf x, der andere auf y. Den Gang Eines Lichtstrahles eines jeden dieser Strahlenbündel wollen wir näher ins Auge fassen. Der Strahl bc trifft die Rhomboëderfläche or nahezu senkrecht, wir können, ohne einen merklichen Fehler zu begehen, annehmen, dass er sie wirklich senkrecht treffe, geht demnach ungebrochen bis zur Rhomboëderfläche op weiter, wird daselbst in d, sowie an der Fläche qr in e total reflectirt, und tritt in der Richtung ef aus dem Prisma aus. Befindet sich in f das Auge B des Beobachters, so sieht dieses Auge den leuchtenden Punkt b nicht in b, sondern in b'. Vom Leuchtbilde b ausgehend, fallen aber auch Lichtstrahlen auf das Rhomboëder y. Sie nehmen den Gang, wie beispielsweise der

Figur XXXIII.

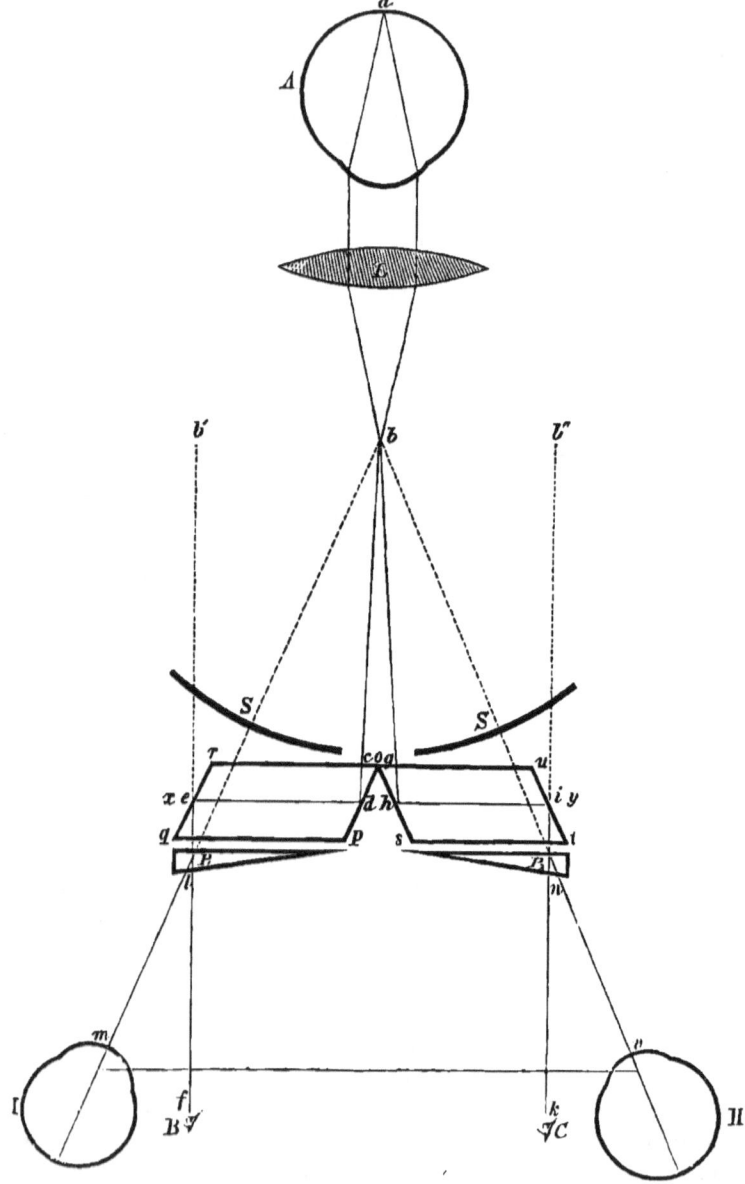

Strahl bg. Nach seiner doppelten totalen Reflexion in h und i tritt er in der Richtung von ik aus dem Rhomboëder aus. Befindet sich in k das Auge C des Beobachters, so sieht dasselbe in b'' das leuchtende Bild von b. Durch diese Vorrichtung ist es gelungen, das leuchtende Bild b in zwei zu zerlegen. Jedem Auge des Beobachters wird eines derselben dargeboten. Sind die Gesichtslinien beider Augen so gerichtet, dass das Bild beiderseits auf der *Macula lutea* abgebildet wird, so würde der Beobachter, falls er bei der angegebenen Lage der Gesichtslinien für die Entfernung des leuchtenden Punktes b accommodiren könnte, ein einfaches deutliches Bild des leuchtenden Punktes b mit beiden Augen gleichzeitig sehen.

Da die Gesichtslinien hierbei nahezu parallel gestellt sein müssen, so wird ein Myope mit nicht allzu geringer Myopie in der That deutliche Bilder erlangen können, da er z. B. mit parallelen Gesichtslinien in der Entfernung von 10″ deutlich sehen kann, wenn er $M \, 1/_{10}$ besitzt.

Ein Emmetrope wird dagegen unter solchen Verhältnissen keine deutlichen Wahrnehmungen haben, weil er, während seine Gesichtslinien parallel, also auf einen sehr entfernten Punkt gerichtet sind, für ein 10″ abstehendes Object nicht accommodiren kann. Um diesem Uebelstande abzuhelfen und gleichzeitig eine derartige Divergenz zum Behufe des Einfachsehens unnöthig zu machen, befindet sich hinter jedem Rhomboëder ein Prisma, P_1 und P_2, mit einem brechenden Winkel von 7—8°. Die Prismen kehren einander die brechenden Kanten zu. Der Strahl ef trifft das Prisma P_1, wird nach seinem Austritte, zur Prismenbasis abgelenkt, in der Richtung lm verlaufen. Ein gleiches Schicksal wird dem Strahle ik durch das Prisma P_2 bereitet. nv ist dessen Richtung, nachdem er das besagte Prisma passirt. Fällt lm mit der Gesichtslinie des Auges I, nv mit jener des Auges II des Beobachters zusammen, — die Gesichtslinien des Beobachters convergiren hierbei, — so erscheint dem Auge I das leuchtende Bild von b' in der nach rückwärts gelegten Verlängerung der Linie mn, welche bei einem gewissen Winkel des Prismas P_1 durch b geht. In ähnlicher Weise sieht das Auge II die vom scheinbar leuchtenden Punkte b'' ausgehenden Strahlen in b. Von dem reellen Luftbilde b wird demnach durch die eben beschriebene Vorrichtung sowohl in dem Auge I, als in dem Auge II des Beobachters ein deutliches Bild erzeugt, und damit ist die Möglichkeit einer stereoscopischen Betrachtung des Augengrundes gegeben.

114 Viertes Capitel. Von den Augenspiegeln in specie.

Um das Bild zu vergrössern und dem Untersucher die Accommodation zu ersparen, kann man hinter den Prismen noch Convexgläser anbringen. Am besten ist es dann, wenn man halbirte Linsen in Verwendung zieht, welche, wie wir wissen, die prismatische und Linsenwirkung vereinigen.

Das Instrument ist vorzugsweise für die Untersuchung im umgekehrten Bilde bestimmt. In seiner ursprünglichen Form bot es jedoch einige nicht unbedeutende Nachtheile dar. Unangenehm war es, dass der Spiegel nicht seitlich gestellt, sondern nur um eine horizontale Axe nach oben und unten bewegt werden konnte, wodurch man genöthigt war, die Lichtquelle über dem Kopfe des Patienten anzubringen. Aber ein weit grösserer Nachtheil lag darin, dass ein bestimmter Spiegel nur bei einer ganz bestimmten Pupillenweite des Beobachters seinen Zweck erfüllen konnte. War z. B. der Abstand der Pupillen-Mittelpunkte in einem zweiten Falle geringer, als in dem eben angenommenen, so konnten, während das eine Auge das Leuchtbild b sah, die von diesem Punkte ausgehenden Strahlen nicht gleichzeitig in das zweite Auge gelangen. Es musste demnach jeder Beobachter einen seiner Pupillenweite entsprechenden Spiegel construiren lassen. Dies geschah im Allgemeinen nicht und so ereignete es sich, dass man nicht selten die Schönheit des stereoscopischen Bildes rühmen hörte, während es geradezu unmöglich war, dass der betreffende Untersucher mit beiden Augen, also stereoscopisch sah. Diesen genannten Uebelständen wurde später abgeholfen. Erstens wurde es möglich gemacht, dass der Spiegel ein wenig seitlich zu stellen war, ohne dass dadurch der nöthige Gang der Strahlen behindert wurde. Die Beleuchtungsquelle konnte in Folge dessen ihren seitlichen Platz neben dem Auge des Untersuchten, den sie in der Regel einnimmt, behalten. Zweitens aber, und dies ist von grosser Wichtigkeit, wurde eine Einrichtung getroffen, durch welche man das Instrument der jeweiligen Pupillenweite des Beobachters anpassen kann. Diese Vorrichtung besteht (Fig. XXXIV) darin, dass das Glasrhomboëder y senkrecht auf die Flächen ou und sl durchschnitten ist, so dass es aus den zwei Stücken

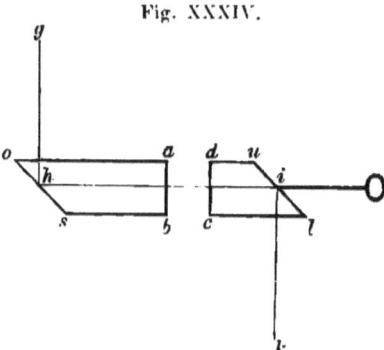

Fig. XXXIV.

$osba$ und $uled$ besteht. Das letztere Stück kann durch ein daran befestigtes, mit einem Handgriffe versehenes Stäbchen dem ersteren genähert und von demselben entfernt werden. Der Strahl gh trifft nach seiner totalen Reflexion in h lothrecht auf die Grenzfläche ab, tritt deshalb in seinem Gange unverändert in die zwischen beiden Rhomboëderstücken liegende Luftschicht, fällt senkrecht auf die Grenzfläche cd, wird daher in seinem Gange wieder nicht alterirt und geht nach seiner totalen Reflexion in i in der Richtung ik aus dem Rhomboëder heraus. Je nachdem man die beiden Rhomboëderstücke einander nähert oder von einander entfernt, kann man immer, während Lichtstrahlen von dem leuchtenden Bilde in das Auge I gelangen, dafür sorgen, dass einem anderen Theile derselben der Eintritt in das Auge II offen stehe. Vorausgesetzt wird hierbei natürlich, dass wenn die Prismenstücke aneinander stossen, dies der kleinsten Pupillenweite, die überhaupt vorkommen kann, entspricht, oder dass das Instrument in diesem Falle für eine kleinere Pupillendistanz, als sie überhaupt beobachtet wird, eingerichtet ist. Durch die Entfernung der beiden Prismentheile von einander kann man immer die erforderliche Correction anbringen.

Das Instrument von Giraud-Teulon wird durch ein später von Laurence angegebenes nicht verdrängt werden können. Laurence[1]) wendet nämlich einen gewöhnlichen Concavspiegel von solcher Grösse an, dass durch ein rechts und links am Rande angebrachtes Loch rechtes und linkes Auge gleichzeitig nach dem Bilde des Augengrundes hinsehen kann.

Dagegen hat in neuester Zeit Giraud-Teulon[2]) darauf aufmerksam gemacht, dass man bei Anwendung eines Meniscus-Augenspiegels von Laurence sehr wohl auch im stereoscopischen Bilde untersuchen könne. Mit Hilfe des Linsenspiegels wird das umgekehrte Bild erzeugt. Das binoculäre Ophthalmoscop selbst enthält keinen weiteren Beleuchtungsapparat.

Es ist dies in gewisser Hinsicht ein Vortheil, indem die Beleuchtung des Augengrundes bei Anwendung des binoculären Augenspiegels mitunter Schwierigkeiten darbietet. Das Instrument besteht in dem in Rede stehenden Falle einfach aus den Glasrhomboëdern und den dahinter befindlichen Prismen oder halben Linsen. Man kann jetzt statt der einfachen Linsen, welche sich hinter den

---

[1]) Medical Times and Gazette. 1862. July.
[2]) The ophthalmic Review. 1867 April. pag. 248.

8*

Prismen befinden oder mit ihnen zusammengesetzt sind, eine Doppelloupe, ein Duplet zur Vergrösserung des reellen Bildes verwenden, welches man am besten nach Giraud-Teulon in folgender Weise anbringt. Will man z. B. eine Vergrösserung hervorbringen, wie sie durch eine Convexlinse von 3" B. W. erzielt wird, so bringe man (Fig. XXXV) hinter den Rhomboëdern je eine Convexlinse von 6" B. W. an, oder verbinde das betreffende Prisma mit denselben, und gerade vor die Stelle, wo die Rhomboëder mit ihren scharfen Kanten zusammenstossen, setze man eine zweite Convexlinse, deren Brennweite 6½" zu betragen hat, wenn die Dicke der Prismen ½" ausmacht.

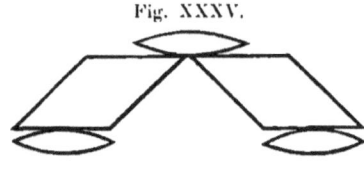

Fig. XXXV.

Autophthalmoscopie.

Alle die genannten Apparate dienen dazu, um den Augengrund eines Andern wahrnehmen zu können. Man hat aber auch Instrumente ersonnen, um das Innere des eigenen Auges der Untersuchung zu unterwerfen. Dies geschieht entweder in der Art, dass ein Auge sich selbst beschaut oder aber sich den Anblick seines Genossen verschafft, dass also das rechte Auge z. B. seinen eigenen Hintergrund oder den des linken Auges der ophthalmoscopischen Prüfung unterzieht.

Die erste Andeutung über das in Rede stehende Verfahren findet sich bei Helmholtz [1]), indem er angibt, wie ein Auge das andere leuchten sehen könne. Man trete vor einen Spiegel, stelle seitwärts eine Lampe auf, nehme ein Stück ebenen Glases und halte es so vor sein rechtes Auge, dass man darin die Flamme gespiegelt sieht. Ausserdem wende man aber das Glas derart, dass das virtuelle Bild der Flamme in die Richtung des vom Spiegel entworfenen Bildes des linken Auges fällt. Das rechte Auge und ebenso dessen Spiegelbild sind beleuchtet. Das Licht, welches (scheinbar) von der erleuchteten Pupille des Spiegelbildes des rechten Auges ausgeht, fällt zum Theile in das linke Auge und so sieht das linke Auge das Spiegelbild der Pupille des rechten leuchten. Allerdings ist dieses Leuchten nur schwach, weil die Beleuchtung eine sehr mangelhafte ist und ausserdem das Licht nur

---

[1]) l. c. pag. 13.

Viertes Capitel. Autophthalmoscopie.

eine nach aussen von der *Macula lutea* des linken Auges gelegene Stelle treffen kann. Für die Wahrnehmung der Details des Augengrundes ist daher diese Methode nicht zu verwerthen.

Coccius[1]) hat es in folgender Weise möglich gemacht, dass ein Auge sich selbst im aufrechten Bilde beschaue. Das Auge des Untersuchers (Fig. XXXVI) sei emmetropisch, es kann daher

Fig. XXXVI.

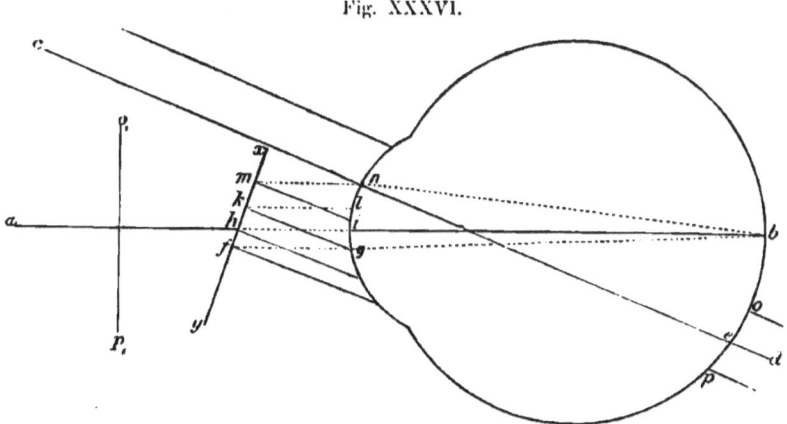

im Zustande der Accommodationsruhe nur parallele Strahlen auf seiner Netzhaut vereinigen, und andererseits sind die von jedem Punkte des Augengrundes ausgehenden Strahlen nach ihrem Austritte aus dem Auge unter einander parallel. Während die Gesichtslinie des Auges die Richtung *ab* einnimmt, wird von einer seitlich stehenden Lampenflamme, von welcher wir nur einen einzelnen Leuchtpunkt *c* betrachten wollen, durch die brechenden Medien des Auges ein Bild entworfen, welches, da sich *c* in positiver endlicher Entfernung befindet, hinter der Netzhaut zu Stande kommen muss. Ist die Lichtquelle so gestellt, dass das Bild von *c* auf die Eintrittsstelle des Sehnerven fällt, so wird ein deutliches Bild von *c* nicht auf der Oberfläche des Sehnerven, sondern in dessen Innern, im Punkte *d* entstehen, auf der Oberfläche dagegen ein Zerstreuungskreis sich präsentiren. Dem einfallenden Lichte ist jedoch nicht durch die ganze Oeffnung der Pupille der Zutritt gestattet, sondern nur die eine Hälfte der Pupille ist frei, die andere hingegen durch ein foliirtes, die spiegelnde Fläche dem

---
[1]) Ueber Glaucom, Entzündung und die Autopsie mit dem Augenspiegel. 1859, pag. 52.

Auge zukehrendes ebenes Glas- oder Metall-Spiegelchen *xy* gedeckt. Von jedem einzelnen Punkte des auf der Oberfläche des Sehnerven erscheinenden Zerstreuungskreises, z. B. vom Punkte *e*, gehen Strahlen nach allen Richtungen aus, von denen jene, die aus dem Auge treten, unter einander parallel verlaufen. Ein Theil dieser Strahlen schreitet in der Richtung gegen die Lichtquelle ungehindert weiter, ein anderer trifft den ebenen Spiegel *xy*.

Die auf denselben auffallenden parallelen Strahlen werden wieder unter einander parallel zurückgeworfen und treffen in diesem Zustande noch einmal auf das Auge. Da aber das Auge parallel auffallende Strahlen auf seiner Netzhaut zu vereinigen vermag, so werden sie sich auf derselben zu einem scharfen Bilde sammeln. Richtet man den Spiegel so, dass die zum Auge zurückkehrenden Strahlen *fg*, *hi*, *kl*, *mn* der Gesichtslinie parallel sind, so wird das Bild auf der *Macula lutea* in *b* entworfen. Es wird also vom Punkte *e*, und da das, was von Einem Punkte der Sehnervenscheibe gilt, für alle anderen dieselbe Geltung hat, von der Sehnervenscheibe, deren Durchschnitt durch *op* dargestellt ist, ein deutliches Bild auf der *Macula lutea* desselben Auges erzeugt. Das Auge sieht das Bild o'p' der Eintrittsstelle seines eigenen Sehnerven in dem vorgehaltenen Spiegel.

Man sieht den Sehnerven hierbei im aufrechten Bilde ganz nach demselben Principe, nach welchem ein Emmetrope den Augengrund eines anderen Emmetropen im aufrechten Bilde untersucht. Nur muss bemerkt werden, dass durch die Wirkung des ebenen Spiegels Rechts und Links im Spiegelbilde vertauscht ist, wenn man den Vergleich zwischen der Untersuchung des eigenen und eines fremden Auges zieht. Wenn man den Augengrund eines anderen betrachtet, soliegt das, was im *Fundus oculi* des Untersuchten rechts gelegen ist, natürlicher Weise zur Linken des Untersuchers, bei der Autopsie mit dem Augenspiegel liegt jedoch das, was im Bilde zur Rechten des Untersuchers erscheint, auch in Wirklichkeit auf der rechten Seite.

Es ist klar, dass man durch kleine Bewegungen mit dem Auge, wodurch immer andere Partien des Augengrundes scharf beleuchtet werden, und entsprechende Bewegungen des Spiegels auch das Bild anderer ausserhalb der Eintrittsstelle des Sehnerven gelegener Theile des Augengrundes wird wahrnehmen und successive den Einblick in einen grossen Theil seines eigenen Augeninnern sich verschaffen können.

Coccius hat zum Zwecke der Selbstbeschauung auch ein eigenes

Viertes Capitel. Autophthalmoscopie.

Instrument, das Autophthalmoscop, construirt. Es besteht aus einem innen geschwärzten Rohre von 2″ Länge, an dessen vorderem Ende sich ein durchbohrter Planspiegel aus Stahl, welcher $^{3}/_{4}″$ und dessen centrales Loch $1^{1}/_{2}‴$ im Durchmesser enthält, an dessen hinterem Ende eine beleuchtende Convexlinse von 3″ B. W. sich findet. Die Convexlinse ist bis auf eine 5‴ im Diameter haltende, excentrisch gelegene Stelle durch eine Blendung aus Blech gedeckt.

Man kann sich jedoch zu der in Rede stehenden Untersuchung einfach eines jeden durchbohrten Planspiegels bedienen, nur muss derselbe nahe dem Loche auf das Sorgfältigste gearbeitet sein, da ja gerade diese Stelle vor Allem zur Spiegelung benützt wird. Zwischen Lampenflamme und Spiegel kann zur Verstärkung der Beleuchtung eine Convexlinse von 2—3″ B. W. angebracht werden. Im Coccius'schen Instrumente sind Spiegel und Linse zu Einem Apparate verbunden. Das Bild hebt sich wegen der schwarzen Auskleidung des Rohres in grosser Reinheit und Schärfe ab.

Zehender[1]) gibt an, dass er sich zur autophthalmoscopischen Untersuchung eines Instrumentes bediene, welches aus 2 unter einem beliebig zu ändernden Winkel zusammengefügten Planspiegeln besteht. Die Lichtquelle, eine Kerzen- oder Lampenflamme, wird zur Seite des Beobachters aufgestellt. In jedem der beiden Spiegel erscheint ein Bild des Auges. Es wird bewirkt, dass das Spiegelbild der Flamme mit dem in dem einen Spiegel auftretenden Bilde der Pupille zusammenfällt, wodurch dieses Pupillenbild leuchtend wird. Das Auge selbst sieht nach dem anderen Spiegel, wo es das Bild des eben erwähnten beleuchteten Spiegelbildes erblickt, demnach seine eigene Pupille leuchten sieht. Ist das Auge emmetropisch und accommodirt es nicht, so wird es aus den früher erwähnten Gründen nun auch Details des Augengrundes wahrnehmen können.

Ausser für die monoculäre Untersuchungsmethode wurden auch für die binoculäre Autophthalmoscopie besondere Vorrichtungen in Anwendung gezogen. Die Untersuchung der brechenden Medien nach letzterem Principe wurde von Seydeler und Coccius[2]) vorgenommen. Letzterer verfährt in folgender Weise. Die Pupille des zu untersuchenden, etwa des linken Auges werde erweitert. Vor das andere, rechte Auge, bringt man einen durchbohrten Planspiegel, stellt seitlich eine Lampe auf und wirft das durch den

---

[1]) Klinische Monatsblätter für Augenheilkunde. 1863, Maiheft pag. 230.
[2]) l. c. pag. 57.

Spiegel erzeugte Flammenbild auf einen zweiten undurchbohrten Planspiegel oder einen Concavspiegel von 24" B. W. Von diesem letzteren Reflector wird das Licht in das zu untersuchende linke Auge gesendet. Das linke Auge wird dadurch beleuchtet. Sein Bild mit leuchtender Pupille erscheint in diesem zweiten Spiegel, und zwar, je nachdem derselbe ein Plan- oder ein Concavspiegel ist, gleich gross oder vergrössert. Das rechte Auge kann jetzt die brechenden Medien des linken prüfen.

Es wurden fernerhin Mittel ersonnen, es zu ermöglichen, dass ein Auge auch den Augengrund des andern und zwar nach dem Principe des umgekehrten Bildes betrachte. Liebreich verfertigte ein derartiges Instrument bereits im Jahre 1854 [1]), ohne etwas darüber zu veröffentlichen.

Heymann [2]) und Giraud-Teulon machten im Jahre 1863 den besagten Zweck erreichende Instrumente bekannt. Beim Heymann'schen Apparate treten (Fig. XXXVII) durch das Loch eines Con-

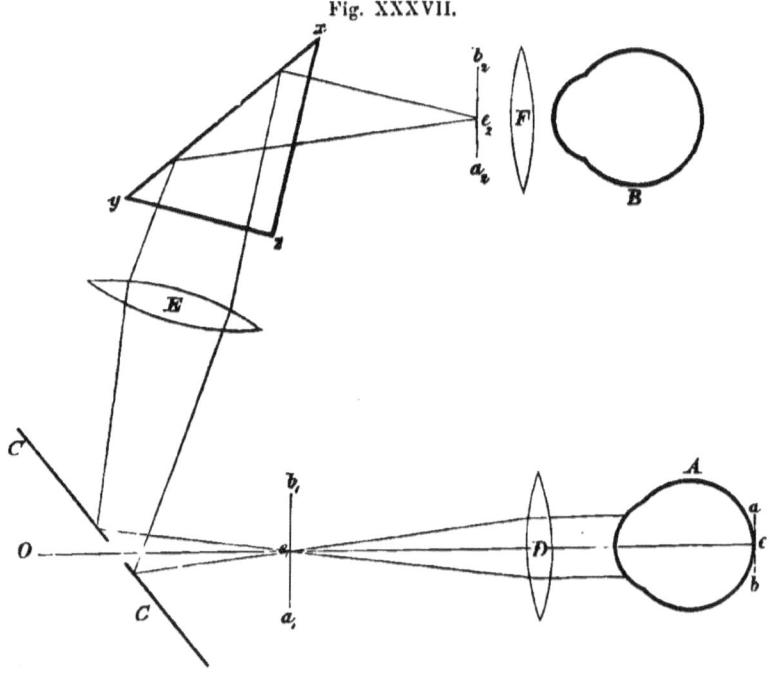

Fig. XXXVII.

---

[1]) Mündliche Mittheilung an den Verfasser im Jahre 1864.
[2]) Autoscopie des Auges, Leipzig 1863.

Viertes Capitel. Autophthalmoscopie.

cavspiegels C von sehr schwacher Krümmung von der Leuchtquelle O Lichtstrahlen zu einer Linse D von $2\frac{1}{2}''$ B. W., werden durch diese Linse convergent gemacht, so dass sie sich im Auge A vor der Netzhaut vereinigen. Auf der Netzhaut entsteht ein Zerstreuungsbild. Die von jedem einzelnen Punkte desselben, etwa dem Punkte c ausgehenden Strahlen sind unter bekannten Bedingungen nach ihrem Austritte aus dem Auge unter einander parallel. Durch die vorgesetzte Linse D wird in deren Brennpunkte ein umgekehrtes Bild einer Partie des Augengrundes, z. B. des Sehnerveneintrittes erzeugt. Die von den einzelnen Punkten des umgekehrten Bildes, von denen c' einen solchen darstellt, ausgehenden Strahlen fallen auf den Spiegel C und werden so zurückgeworfen, als ob sie von einem hinter dem Spiegel gelegenen Leuchtobjecte herkämen. Bei ihrem Weiterschreiten fallen sie auf eine Convexlinse E von $2\frac{3}{4}''$ B. W., werden durch dieselbe convergent gemacht, treffen jedoch, noch ehe sie sich wieder zum Bilde vereinigen können, auf das rechtwinklige Flintglasprisma xyz, dessen Hypotenusenfläche xy mit der Fläche des Spiegels C nahezu einen rechten Winkel (einen solchen von 85^0) bildet. Vermöge der totalen Reflexion an der Hypotenusenfläche werden die Strahlen so zurückgeworfen, als ob sie auf einen ebenen Spiegel gefallen wären, und das umgekehrte Bild des durch C erzeugten Spiegelbildes erscheint in c''. Dieses Bild wird vom Auge B mit Hilfe einer als Loupe wirkenden Convexlinse angesehen. Da durch die Convexlinse D vom Augengrunde ein umgekehrtes Bild erzeugt, dieses umgekehrte Bild aber durch die Linse E wieder in ein aufrechtes umgewandelt wird, so ist das in c'' erscheinende Bild des Augengrundes gerade so aufrecht, wie das Object im Grunde des Auges A. Nur liegt das, was in Wirklichkeit rechts liegt, im Bilde links und umgekehrt.

Giraud-Teulon stellt die Beleuchtung in anderer Weise her, indem er vor das zu untersuchende Auge einen durchbohrten Hohlspiegel als Beleuchtungsspiegel hält, von welchem die Lichtstrahlen auf einen Planspiegel I, von diesem auf einen zweiten Planspiegel II, der mit dem ersteren einen rechten Winkel bildet, fallen und von letzterem Spiegel in das zu untersuchende Auge geworfen werden. Die aus diesem Auge austretenden Strahlen treffen auf den Spiegel II und von diesem auf den Spiegel I, der sie in der Richtung des beobachtenden Auges reflectirt. Eine Convexlinse wird für die Erzeugung des umgekehrten, vom letztgenannten Auge zu betrachtenden Bildes Sorge tragen.

Was den Werth der Autophthalmoscopie anlangt, so ist derselbe für die Zwecke, welche wir hier verfolgen, ein äusserst geringer. Die Autopsie nach Coccius hat, wie auch Schweigger[1]) hervorhebt, den Werth, dass Anfänger sich hierdurch einüben können, bei der Untersuchung im aufrechten Bilde jede Accommodationsanstrengung zu vermeiden, denn ist der Untersucher Emmetrope, so muss er, um ein deutliches Bild seines Augengrundes zu erlangen, sein Auge für paralleles Licht einstellen, demnach seine Accommodation vollkommen entspannen. Dieses Manoeuvre erfordert einige Uebung, indem man in einen unmittelbar vor dem Auge stehenden Spiegel hineinsieht und dadurch zur Accommodation für nahe Gegenstände angespornt wird.

Die Autopsie mit Instrumenten, wie das Heymann'sche eines ist, hat aber keinen anderen Zweck, als demjenigen, der das Γνῶθι σαυτόν zu seinem Wahlspruche gemacht hat, die Befriedigung zu gewähren, mit eigenem Auge sein Augeninneres zu beschauen.

Der Gang der Augenspiegeluntersuchung.

Ueber die Verwendung stativer Instrumente haben wir bereits oben einige Worte bemerkt. Bei der gewöhnlichen Untersuchung hat man es mit portativen Augenspiegeln zu thun. Was die Wahl derselben anlangt, so ist zu bemerken, dass keines aus der ganzen Schaar der so mannigfaltigen Instrumente so mangelhaft ist, dass es nicht von dessen Erfinder und der Schule des Letzteren für das beste erklärt worden wäre. In der That kann man durch Uebung mit jedem der zahlreichen Spiegel zum erwünschten Ziele gelangen. Im Allgemeinen bedient man sich zur Untersuchung eines einfachen Concavspiegels, dem die nöthigen Correctionsgläser beigefügt sind. In diesem Falle ist unter anderen der kleine früher abgebildete Jäger'sche (oder ebenso der Stellwag'sche, oder der kleine Liebreich'sche) Spiegel zu empfehlen. Will man in der Lage sein, ausser mit einem Concavspiegel, auch mit einem Helmholtz'schen Beleuchtungsapparate zu prüfen, dann gibt es nur Ein hierzu brauchbares Instrument — den grösseren Spiegel von v. Jäger.

Man stelle in einem sonst verdunkelten Zimmer eine hellbrennende Oellampe, deren Flamme nur mit einem Cylinder gedeckt ist und nach Bedürfniss höher und tiefer gestellt werden kann, zur Seite des zu prüfenden Auges nahe dem Kopfe, aber so

---

[1]) Vorlesungen über den Gebrauch des Augenspiegels 1864, pag. 27.

weit hinter dem betreffenden Auge auf, dass das Lampenlicht nicht direct auf dasselbe fallen kann. Die Lampenflamme und das Auge des zu Beobachtenden sollen in gleicher Höhe stehen, das Auge des Beobachters etwas höher, als Lampenflamme und zu prüfendes Auge. Vielfach wird auch Gaslicht zur Untersuchung verwendet. Der Untersucher und der zu Untersuchende müssen, wenn nicht für gehörige Beweglichkeit der die Flamme tragenden Vorrichtung gesorgt ist, ihren Stand der gegebenen Lage der Gasflamme anbequemen. Will man sich des Tageslichtes zur Untersuchung bedienen, so lasse man dasselbe durch ein Loch im geschlossenen Fensterladen, welches einige Zoll im Durchmesser hat, einfallen, und setze den Patienten mit dem Rücken gegen das Fenster. Man beginnt die Untersuchung in der Art, dass man aus der Entfernung der gewöhnlichen Leseweite das zu prüfende Auge mit dem Spiegel beleuchtet, und so die Durchgängigkeit der brechenden Medien untersucht. Hierauf schreitet man zur Bestimmung der Refraction des Auges, und endlich, indem man sich demselben möglichst nähert, zur Untersuchung des Augengrundes im aufrechten Bilde. Man kann auch, nachdem man brechende Medien und Refraction geprüft, durch Erzeugung des umgekehrten Bildes sich einen Ueberblick über das Ganze zu verschaffen suchen, um dann zur detaillirten Untersuchung im aufrechten Bilde überzugehen. Wie die Prüfung hierbei zu geschehen habe, werden wir bei den einzelnen einschlägigen Capiteln unserer Lehre sehen.

Ueber die Haltung des Spiegels, Stellung der Lampe und sich darbietende Schwierigkeiten bei der Untersuchung sei Folgendes erwähnt. Lehren über die Führung des Instrumentes zu geben, hat zwar keinen besonderen Werth, denn mit dem Buche in der Hand wird man nicht praktische Uebungen in der Ophthalmoscopie beginnen, und andererseits ist es Sache des Lehrers, der die praktischen Uebungen leitet, eine genaue Anweisung in der Handhabung des Instrumentes zu geben — dennoch wird Nachstehendes nicht ohne Nutzen sein. Bei der Beleuchtung aus grösserer Entfernung kann man immer sein rechtes Auge benützen, der Spiegel wird hierbei in der rechten Hand und überhaupt dem untersuchenden Auge möglichst nahe gehalten. Wenn man zur Prüfung im aufrechten Bilde ganz nahe herangeht, so muss es zur feststehenden Regel gemacht werden, dass man das rechte Auge des zu Untersuchenden mit dem rechten, das linke mit dem linken prüfe. Es hat diese Art und Weise vorzugehen, zweierlei Vortheile.

Es wird nämlich nur auf diese Weise eine bedeutende Annäherung ermöglicht, denn wenn man mit dem rechten Auge nicht das rechte, sondern das gegenüberstehende linke des Andern untersuchen will, so hindert der Umstand, dass die Nasenspitzen auf einander stossen, die gewünschte Annäherung. Andererseits ist, wenn sich gleichnamige Augen gegenüberstehen, dem nicht untersuchten der freie Ausblick gestattet, man kann dadurch dem letzteren ein bestimmtes Fixationsobject und damit dem untersuchten eine bestimmte Richtung anweisen, während wenn das rechte Auge das gegenüberstehende linke prüft, das nicht untersuchte rechte in das unmittelbar vor ihm befindliche linke des Beobachters starrt, und von der Anweisung eines Fixationsobjectes nicht die Rede sein kann. Untersucht man mit dem rechten Auge, so hält man den Spiegel in der rechten Hand, dagegen in der linken, wenn das linke Auge das beobachtende ist. Was die Stellung der Lampe anlangt, so ist es bei der Untersuchung im aufrechten Bilde eine wesentliche Erleichterung, wenn die Lampe zur Seite jenes Auges steht, welches man gerade prüft. Der Geübtere wird natürlich auch das der Lampe fernerstehende Auge, ohne die Stellung der Lichtquelle oder des Patienten ändern zu müssen, untersuchen können. Haben die beiden Augen des Untersuchers gleiche Sehschärfe, so muss vom Beginne der praktischen Uebungen an die gleichmässige Verwendung und Uebung beider Augen urgirt werden. Ist das eine Auge des Untersuchers jedoch überhaupt wegen Amblyopie zu dem in Rede stehenden Zwecke nicht verwendbar, dann ist dies ein wesentliches Hinderniss für die Prüfung im aufrechten Bilde.

Das nicht untersuchende Auge soll durch Zukneifen der Lider geschlossen werden. Viele Menschen sind im Stande, abwechselnd das eine und das andere Auge spontan zu schliessen. Eine Reihe von Individuen kann jedoch nur Ein Auge, gewöhnlich das rechte separat schliessen, während dasselbe Manoeuvre beim anderen Auge nicht gelingt. Einzelnen ist es überhaupt nicht gegeben, ein Auge für sich zu schliessen. In solchen Fällen erwächst eine Unbequemlichkeit für den Untersucher, er muss entweder das unbeschäftigte Auge mit der einen freien Hand, welche es aber nur bei der Untersuchung im aufrechten Bilde ist, schliessen, oder er muss lernen, bei offenbleibendem zweitem Auge die Untersuchung vorzunehmen und von den Eindrücken des letzteren zu abstrahiren.

Untersucht man im umgekehrten Bilde, so ist es am bequemsten, die Lampe zur Linken des zu Beobachtenden aufzustellen. Die Rechte des Untersuchers hält den Spiegel, die Linke dagegen die zur Erzeugung des umgekehrten Bildes nothwendige Convexlinse zwischen ihrem Daumen und Zeigefinger, während sich Mittel- und Ringfinger an der Stirne des zu Untersuchenden stützen. Letztere Finger werden jedoch häufig in Anspruch genommen, um das Oberlid des Untersuchten zu heben, wenn derselbe sich des grellen Lichteinfalles durch Verengerung der Lidspalte zu erwehren sucht.

Die Sorge für die möglichste Erweiterung des Gesichtsfeldes dictirt gewisse Regeln. Auf die Ausdehnung desselben hat vor Allem die Vergrösserung, unter welcher der Augengrund sich darstellt, und die Pupillenweite Einfluss. Je bedeutender die erstere ist, um so kleiner wird das Bereich des *Fundus oculi*, das man mit Einem Blicke übersehen kann, sein. Was den Einfluss der Pupillenweite anlangt, so wird begreiflicher Weise das Gesichtsfeld grösser werden, je weiter die Pupille ist. Bei einem bestimmten Pupillendurchmesser wird man dagegen einen um so grösseren Theil der hinter der Pupille gelegenen Theile wahrnehmen können, je mehr man sich dem Pupillarloche nähert, daher aus diesem Grunde bei der Untersuchung im aufrechten Bilde die möglichste Annäherung an das Auge geboten ist. Bei der Prüfung im verkehrten Bilde kann man dadurch, dass man die Iris ungefähr in die Brennweite der Convexlinse bringt, das Gesichtsfeld möglichst erweitern. Während nämlich, wenn die Linse dem untersuchten Auge viel näher steht, der Rand der im vergrösserten aufrechten Bilde erscheinenden Iris das beleuchtete Feld begrenzt, verschwindet die Iris aus dem Gesichtsfelde, wenn die von ihr ausgehenden Strahlen nach dem Durchgange durch die Linse parallel sind. Bei der Accommodation für das umgekehrte Bild des Augengrundes kommt das theoretisch in positiver oder negativer Unendlichkeit entstehende Irisbild nicht weiter in Betracht.

Mit Einem Blicke lässt sich jedoch immer nur ein, je nach Umständen verschieden grosser Bruchtheil des Augengrundes übersehen. Um ihn nach Möglichkeit zu durchforschen, muss man den Patienten verschiedene Blickrichtungen einnehmen lassen oder selbst die Lage des eigenen Auges ändern. Im aufrechten sowohl als im verkehrten Bilde kann man durch die Bewegung des eigenen Auges und entsprechende Drehungen des Spiegels das Beobachtungsfeld so viel als möglich absuchen. Bei der Untersuchung im umgekehrten Bilde ist man auch in der Lage, bei unveränderter Haltung des Spiegels und des Auges dadurch einen Einblick in die verschiedenen Partien des Augengrundes zu erlangen, dass man mit der Convexlinse kleine Bewegungen vornimmt. Nacheinander wird dann das Bild der einzelnen Abschnitte des *Fundus oculi* im reellen umgekehrten Bilde zum Vorscheine kommen.

Ueber die Schwierigkeiten, welche sich bei der Augenspiegeluntersuchung ergeben, sei Nachfolgendes bemerkt. Die Ophthalmoscopie ist unstreitig eine der schwierigsten der in das Bereich der Medicin gehörenden Kunstfertigkeiten, welche Einzelnen auch bei grösstem Fleisse und bestem Willen geradezu unüberwindliche Hindernisse entgegensetzt. Bei durch Atropin erweiterter Pupille und an für die Augenspiegel-Untersuchung eingeschulten Individuen kann am Ende Jeder sehen lernen — aber dies heisst nicht ophthalmoscopiren können. Jeder Lehrer der Ophthalmoscopie weiss es gewiss aus Erfahrung, dass sich im Auditorium immer und immer wieder Einzelne finden, die trotz des besten Bestrebens für die Erlernung der in Rede stehenden Kunst unfähig sind — wiewohl andererseits constatirt werden muss, dass mitunter auch ganz eminente Talente vorkommen, welche in der That vom ersten vorgeführten Falle angefangen alles zu Beobachtende auch wirklich sehen.

Zum Theile sind also die entgegenstehenden Schwierigkeiten individuell und indefinirbar. Dem Geübten, der mit dem Spiegel an das Auge herangeht und z. B. sofort den Schnerveneintritt vor sich hat, bliebe es wirklich in vielen Fällen geradezu unbegreiflich, warum ein Anderer bei richtiger Haltung des Spiegels und richtiger Beleuchtung — mag auch seine Accommodation nicht die richtigste sein — überhaupt gar Nichts, keine Andeutung eines Gefässes, der Papille u. s. w. erblicken könne, — wenn er sich nicht erinnern würde, dass es ihm selbst im Beginne nicht besser ergangen.

Die definirbaren Schwierigkeiten sind folgende. Von den Hindernissen, welche eine allzu enge Pupille des zu untersuchenden Auges entgegenstellt, wollen wir hier ganz absehen. Dies trifft den Geübten, wenn auch in geringerem Masse, ebenso wie den Anfänger. Die erste Schwierigkeit, die sich gegen diesen letzteren erhebt, ist die der richtigen Beleuchtung. Aus grösserer Entfernung zu beleuchten, wie dies bei der Prüfung der brechenden Medien und zur Erzeugung des umgekehrten Bildes geschieht, erlernt man bald. Schwieriger ist dies, bei der grösstmöglichen Annäherung an das Auge, bei der Untersuchung im aufrechten Bilde. Sowie der Anfinger mit dem Spiegel an das Auge herankommt, so verliert er die Beleuchtung, die er so glücklich war, bei grösserem Abstande herzustellen. Man muss eben die in Folge der Annäherung nothwendige, entsprechende Drehung des Spiegels vornehmen. Die Beleuchtung mit Planspiegeln gelingt in grosser Nähe wiederum viel leichter, als mit Concavspiegeln. Dies letztere hat seinen Grund nicht etwa darin, dass Concavspiegel bei der Annäherung an das Auge keine genügende Beleuchtung geben würden, — dieselbe ist vielmehr immer stärker, als bei Anwendung von Planspiegeln; sondern darin, dass es, wie jeder, der praktisch übte, weiss, schwierig ist, bei sehr naher Haltung des Spiegels vor dem Auge, den in ganz bestimmter Weise verlaufenden convergenten Lichtkegel in der gewünschten Richtung in das Auge zu werfen. Die grösstmögliche Annäherung bei der Untersuchung im aufrechten Bilde ist aber, wie wir wissen, ein wichtiger Punkt. Der geübte Augenspiegler wird sich daher gerade bei dieser Untersuchungsweise nicht verleugnen können, während der Novize durch die auffallend grosse Distanz, in welcher sein Spiegel vor dem zu prüfenden Auge hin und her schwankt, sich verrathen wird. Ist die Beleuchtung glücklich zu Stande gebracht, dann ist bei der Untersuchung im aufrechten Bilde der störende Hornhautreflex zu überwinden. Von diesem muss man einfach abstrahiren lernen. Aber nun rückt die unrichtige Accommodation des Untersuchers häufig in den Vordergrund, — von diesem letzteren Punkte handeln wir am geeigneten Orte.

Bei der Untersuchung im umgekehrten Bilde unterliegt, wie wir sahen, die Beleuchtung nur geringen Schwierigkeiten. Störend sind vor Allem die Reflexe, der durch die vorgehaltene Convexlinse vergrösserte Hornhautreflex sowohl, als auch die Spiegelung, welche an der vorderen und hinteren Fläche des angewendeten Convexglases stattfindet. Letztere vermeidet man am besten, wenn man die Linse etwas schief gegen die Gesichtslinie des zu beobachtenden Auges hält, indem hierdurch die Reflexe zur Seite weichen und der mittlere Theil des Sehfeldes auf diese Weise frei wird. Nur in dem Falle, dass man auf Astigmatismus inquirirt, muss man, wie wir später sehen werden, Sorge tragen, dass die Richtung der Gesichtslinie des untersuchten Auges mit der optischen Linsenaxe zusammenfällt. Auch hier kommt wieder die Accommodation in's Spiel, man muss lernen — und dies lernt man übrigens bald — seinen dioptrischen Apparat für das vor der Linse gelegene reelle Luftbild einzustellen.

128 Viertes Capitel. Der Gang der Augenspiegel-Untersuchung.

Was die Handhabung des binoculären Ophthalmoscopes anlangt, so kann kein Zweifel darüber bestehen, dass dieselbe eine schwierigere ist. Man geht hierbei am besten in folgender Weise vor. Man fasst das Instrument selbst mit der linken Hand zwischen Daumen und Zeigefinger (hält es demnach nicht an seinem rechts angebrachten Griffe) und setzt es so vor seine Augen, dass das linke das zu untersuchende sieht und nun beleuchtet man das letztere durch passende Drehungen des Spiegels. Hierauf legt man seine rechte Hand an den rechts befindlichen Knopf des Stabes, der den beweglichen Theil des zertheilten Glasrhomboëders trägt, und schiebt das bewegliche Rhomboëderstück so lange aus oder ein, bis ein Doppelbild des zu untersuchenden Auges erscheint, und in der Mitte des Sehfeldes des rechten Auges steht. Die Pupille dieses zweiten Bildes muss ebenso vollkommen leuchtend erscheinen, wie die des vor dem linken Auge stehenden. Hierauf werden, wenn der Untersucher emmetropisch oder hypermetropisch oder myopisch geringen Grades ist, die halben Linsen, in denen Prismen- und Linsenwirkung vereinigt ist, hinter die Rhomboëder geschoben. Besitzt der Beobachter höhergradig Myopie, so werden statt der genannten Gläser nur die einfachen Prismen verwendet, oder aber es setzt der Genannte die corrigirende Brille auf und bedient sich ebenfalls der Prismenlinsen. Beim Durchsehen erscheint nunmehr nur Ein Auge. Die Probe dafür, dass man jetzt wirklich mit beiden Augen sehe, besteht darin, dass man sie abwechselnd schliesst. Das offengehaltene Auge muss dann immer das zu untersuchende in der Mitte des Sehfeldes und dessen Pupille leuchtend sehen. Ist dies bei Verschluss eines Auges nicht der Fall, so unterliegt der Untersuchende einer Täuschung, er sieht dann eben nur mit Einem Auge. Das binoculäre Ophthalmoscop ist für derlei Forschungen ein nutzloser Weise complicirtes Instrument. Hat man die Ueberzeugung gewonnen, dass man binoculär sehe, so untersuche man die Medien des Auges und erzeuge hierauf durch eine vorgehaltene Convexlinse das umgekehrte Bild des Augengrundes. Auch hierbei ist es gut, sich auf die oben angegebene Art zu vergewissern, dass man mit beiden Augen sehe.

Was endlich die Autophthalmoscopie betrifft, so erfordert das Sehen bei Instrumenten, wie das Heymann'sche eines ist, keine weitere Uebung oder Kunstfertigkeit. Für die Untersuchungsmethode nach Coccius führt derselbe [2]) folgende Regeln an. Man halte Anfangs

---

[2]) l. c. pag. 53 und 54.

den Spiegel senkrecht auf die Gesichtslinie und nahe vor sein Auge in der Art, dass die Gesichtslinie am inneren Rande des Loches vorbeigehend, gegen die Leuchtquelle, eine Lampen- oder Kerzenflamme gerichtet ist. Hierauf neige man den Spiegel so, dass der eine Rand desselben sich der Nase nähert, während der entgegengesetzte sich vom äusseren Augenwinkel entfernt. Bald wird man eines röthlichen Reflexes gewahr werden, in dem es gelingen wird, einzelne Gefässe zu unterscheiden. Wenn man nun den Spiegel ausserdem noch so richtet, dass sein oberes Ende sich dem Augenhöhlenrande etwas nähert, während das untere sich davon entfernt, so wird jetzt — es ist dies in der Lage des Sehnerveneintrittes vis-à-vis der *Macula lutea* begründet — das Bild des ersteren im Spiegel auftauchen. Was sonst über Autophthalmoscopie zu wissen nöthig ist, wurde bereits erwähnt und wird noch gelegentlich angeführt werden.

Die Hilfsmethoden der Augenspiegel-Untersuchung.

Hierher gehört die Methode der seitlichen Beleuchtung und die Untersuchung des Auges unter Wasser. Die erstere beruht darauf, dass man mittelst eines Convexglases, gewöhnlich eines solchen von 2" B. W. das Auge beleuchtet. Es geschieht dies in der Art, dass man eine Lampe zur Seite, in gleicher Höhe und etwas vor das zu untersuchende Auge stellt, mit der einen Hand das Oberlid des zu untersuchenden Auges emporhebt, mit der anderen die Convexlinse ergreift und den durch sie erzeugten convergenten Strahlenkegel auf das Auge fallen lässt. Man kann in dieser Weise je nach Wunsch das umgekehrte Flammenbild in scharfen Umrissen oder aber als Zerstreuungsbild auf jener Stelle entwerfen, welche man vor Allem beleuchten will. Wendet man z. B. eine Convexlinse von 2" B. W. an und steht die Lampenflamme in einer Entfernung von 12" vom Auge, so wird man die Convexlinse 2·4" vor die *Cornea* halten müssen, damit das scharfe umgekehrte Flammenbild auf der Hornhaut erscheine. Dagegen wird bei jeder anderen Entfernung der Linse das umgekehrte Flammenbild nicht auf, sondern entweder vor oder hinter der Hornhaut entstehen, und so ein Strahlenkegel divergenten oder convergenten Lichtes auf dieselbe fallen. Eine je stärkere Convexlinse man nimmt, um so kleiner wird, wenn die Lichtquelle dieselbe bleibt, die Ausdehnung des umgekehrten Bildes, um so kleiner die beleuchtete Stelle, aber um so intensiver die Beleuchtung. Hat man eine starke Beleuchtung des vorderen Augapfelabschnittes zu Stande gebracht, so kann man sich zur deutlicheren Wahrnehmung der zu beobachtenden Details noch einer vergrössernden Linse, einer Loupe oder eines Microscopes bedienen. Die Loupenvergrösserung reicht im Allgemeinen aus.

Zur microscopischen Untersuchung der *Cornea*, der *Iris*, der Linse und auch des vordersten Abschnittes des Glaskörpers hat Liebreich[1]) die Einrichtung getroffen, dass man an die Stelle des Rohres seines grossen, stativen Augenspiegels einen Microscop-Tubus einschieben kann. Dieser Tubus konnte anfangs nur vor- und rückwärts geschoben werden. In neuerer Zeit hat Liebreich[2]) aber es möglich gemacht, dass das Microscop nach allen Richtungen frei bewegt werden könne, so dass man dadurch in den Stand gesetzt ist, einerseits bei unverrückter Kopf- und Augenhaltung des Patienten die Richtung zu ändern, in welcher man eine bestimmte Stelle untersuchen will, andererseits die beobachtete Partie selbst zu wechseln. Um das Beobachtungsfeld so viel wie möglich zu immobilisiren, hat Wecker[3]) ein kleines Instrument, das Ophthalmo-Microscop, construiren lassen, welches mittelst eines Dreifusses auf der Stirne und dem Jochbeine des zu Untersuchenden aufgesetzt wird. Für die seitliche Beleuchtung sorgt eine mit dem Microscope verbundene Convexlinse.

Die Untersuchung des Auges unter Wasser wird seltener geübt. Die Methode der seitlichen Beleuchtung hat sie so ziemlich allgemein verdrängt. Bringt man ein Auge unter Wasser, so fällt, wie wir gesehen haben, der Einfluss der *Cornea* auf die Brechung der Strahlen weg. In auffallend deutlicher Weise tritt jetzt die *Cornea* als solche, die *Iris* in ihrer natürlichen Lage hervor. In auffallender Weise machen sich pathologische Veränderungen in der *Cornea*, der vorderen Kammer, auf der Vorderfläche der *Iris* und der Linse in Bezug auf ihre Lagerung, Flächen- und Höhenausdehnung bemerkbar. Man bedient sich zu dieser Untersuchung eines von Czermak[4]) mit dem Namen des Orthoscopes belegten Instrumentes. Dasselbe hat vier Wände. Die untere und die für die Nasenseite bestimmte innere Wand sind aus Metallblech gefertigt, die vordere, sowie äussere Wand besteht aus einer ebenen Glasplatte. Eine hintere und obere Wandung besitzt das Instrument

---

[1]) Gräfe's Archiv, I. 2, pag. 352.
[2]) Zehender's klinische Monatsblätter für Augenheilkunde. 1863, pag. 485.
[3]) Études ophthalmologiques 1864. I. Band, pag. 272.
[4]) Prager Vierteljahrsschrift 1851. 32. Band.

nicht. Die erstere bildet das Auge mit seiner Umgebung, an welche das Orthoscop wasserdicht angesetzt wird. Von oben wird, während man das Auge schliessen lässt, laues Wasser eingegossen. Ist das Kästchen damit erfüllt, dann lässt man das Auge unter Wasser öffnen. Angenehm ist diese Untersuchungs-Methode für das betreffende Auge gerade nicht.

Literatur.

In derselben finden sich nur jene Schriften aufgeführt, die etwas wirklich Neues auf dem Felde, das im vorangehenden Capitel behandelt wird, brachten.

1851. Helmholtz, Beschreibung eines Augenspiegels etc. Berlin.
1851. Epkens, Nedorl. Weekblad voor Geneeskundigen. 21. Dec.
1851. Czermak, das Orthoscop. Prager Vierteljahrsschrift. 32. Band.
1852. Ruete, der Augenspiegel und das Optometer. Göttingen.
1852. E. Follin, Archives générales de Médecine, Juillet.
1853. A. Coccius, Ueber die Anwendung des Augenspiegels etc. Leipzig.
1853. Ulrich, Beschreibung eines neuen Augenspiegels in: Henle und Pfeuffer, Zeitschrift für rationelle Medicin.
1853. Meyerstein, Beschreibung eines neuen Augenspiegels. Ebendaselbst.
1853. Zehender, Ein neuer Augenspiegel. Zeitschrift der Gesellschaft der Aerzte zu Wien.
1853. van Trigt, Dissertatio ophthalmologica inauguralis de speculo oculi. Utrecht.
1854. Ed. Jäger, Ueber Staar und Staaroperationen nebst anderen Beobachtungen und Erfahrungen. Wien.
1854. Follin, Revue générale in Archives générales de Médecine II. Vol.
1854. Donders, Verbeteringen an den oogspiegel. Utrecht.
1854. Stellwag von Carion, Theorie der Augenspiegel. Wien.
1854. Ruete, Bildliche Darstellung der Krankheiten des menschlichen Auges. 1. und 2. Lieferung. Leipzig.
1854. Zehender, Ueber die Beleuchtung des inneren Auges, mit specieller Berücksichtigung eines nach eigener Angabe construirten Augenspiegels in Gräfe's Archiv I. 1.
1854. Klannig, Ein neuer Augenspiegel, in: Deutsche Klinik Nr. 16.
1854. v. Pastau, Beschreibung eines neuen, von Prof. Burow construirten Augenspiegels, in: Deutsche Klinik Nr. 48.
1855. v. Hasner, Ueber die Benützung foliirter Glaslinsen zur Untersuchung des Augengrundes. Prag.
1855. Liebreich, Ophthalmoscopische Notizen, seitliche Beleuchtung und microscopische Untersuchung am lebenden Auge, in: Gräfe's Archiv, I. 2.
1856. Helmholtz, Physiologische Optik, in Karsten's allgemeiner Encyclopädie der Physik.
1856. Zehender, Ueber die Beleuchtung des inneren Auges durch heterocentrische Glasspiegel, in: Gräfe's Archiv II. 2.
1857. Burow, Ueber Construction heterocentrischer Augenspiegel und deren Anwendung, in: Gräfe's Archiv III. 2.

1859. Seydeler, Der Augenspiegel auf's eigene Auge angewendet, in Prager Vierteljahrsschrift Nr. 11.
1859. Coccius, Ueber Glaucom, Entzündung und die Autopsie mit dem Augenspiegel. Leipzig.
1860. v. Hasner, Klinische Vorträge über Augenheilkunde. (Dessen Augenspiegel.) Prag.
1861. Giraud-Teulon, Physiologie et pathologie de la vision binoculaire. Paris.
1862. Laurence, Medical Times and Gazette. July. London.
1863. Laurence, A new Ophthalmoscope on the „Ghost" principle, in Ophthalmic Hospital Reports IV. 1. London.
1863. Heymann, Die Autoscopie des Auges und eine neue Methode derselben. Leipzig.
1863. Zehender, Nochmals Autophthalmoscopie, in seinen klinischen Monatsblättern für Augenheilkunde. Maiheft.
1863. Liebreich, Ueber einige Modificationen am grossen Augenspiegel, in Zehender's klinischen Monatsblättern für Augenheilkunde. October- und Novemberheft.
1864. Laurence, The Meniscus-ophthalmoscope in dessen Ophthalmic Review. July.
1864. Wecker, Études ophthalmologiques. I. Band (pag. 272). Paris.
1867. Helmholtz, Handbuch der physiologischen Optik. Nachträge. Leipzig.
1867. Giraud-Teulon, On a application of Mr. Laurence's Meniscus to ophthalmoscopic microscopy, in Laurence's Ophthalmic Review. April.

Fünftes Capitel.

Die Untersuchung der brechenden Medien.

Mit der Prüfung der Beschaffenheit der brechenden Medien des Auges hat jede Augenspiegel-Untersuchung zu beginnen. Man greift zu einem ebenen, am besten aus durchsichtigen Platten zusammengesetzten Spiegel und wirft mit dessen Hilfe das Licht der zur Untersuchung dienenden Lampenflamme in das Innere des Auges. Die Entfernung, welche das untersuchende Auge hierbei vom untersuchten einzuhalten hat, ist nach dem Refractionszustande des ersteren verschieden. Im Allgemeinen soll sie der gewöhnlichen Leseweite entsprechen; Emmetropen werden sich deshalb in einer Distanz von 8—12″ vom Auge halten, höhergradige Myopen dagegen dem Grade ihrer Kurzsichtigkeit entsprechend näher herangehen. Unter normalen Verhältnissen wird die Pupille, wenn dieselbe nur nicht allzuenge ist, in einem gleichmässig gelbrothen Lichte leuchten, nur bei gewissen Stellungen des Auges, wenn gerade die Eintrittsstelle des Sehnerven in die Gesichtslinie des Beobachters gelangt, wird ein weisslicher Glanz auf der Pupille ruhen.

Nicht selten gewahrt man, dass plötzlich, während man in der genannten Weise vorgeht, dunkle Punkte oder Streifen in dem beobachteten Felde auftauchen. Diese Erscheinung fordert zur Vorsicht auf. Man schiebe das obere Augenlid des zu untersuchenden Auges über dessen *Cornea*, wische auf diese Weise gleichsam die Oberfläche der Hornhaut ab und sehe nach, ob die Trübungen geschwunden sind. Waren es Schleimpartikelchen, Schleimfäden auf der *Cornea*, welche das Pupillargebiet trübten, so wird deren störende Wirkung jetzt aufgehoben, das gleichmässige Roth der Pupille wieder hergestellt sein. Bemerkt man, dass während man sich der Prüfung der brechenden Medien hingibt, plötzlich schwarze, binsenförmige Schatten in das Sehfeld von oben herabrücken, so vergesse man ja nicht, dass diese Erscheinung durch die Wimpern des sich senkenden Oberlides hervorgerufen werden kann.

Allein nicht immer erglänzt die Pupille in gleichmässiger Farbe. Es treten vielmehr dunkle Flecken im Sehfelde auf, welche nicht, wie in den genannten zwei Fällen, zu beseitigen sind. Es kann ferner geschehen, dass es mit dem Helmholtz'schen Beleuchtungsapparate überhaupt nicht gelingt, Licht aus dem Augengrunde zu bekommen, so dass die Pupille dunkel bleibt. Nun muss man zu stärkerer Beleuchtung übergehen. Man vertauscht den Helmholtz'schen Reflector mit einem folirten Plan- oder einem Concavspiegel, wirft auf diese Weise intensiveres Licht ins Auge. Häufig kann man dann einen mehr oder weniger intensiven röthlichen Schimmer auftauchen sehen. War bei der Beleuchtung mit dem durchsichtigen Spiegel das Sehfeld zwar nicht vollkommen dunkel, aber doch äusserst mangelhaft erleuchtet, wird es jetzt, bei Anwendung starken Lichtes, eine hellere Farbentinte zeigen. Aber mitunter nützt auch die Anwendung der das Licht zumeist reflectirenden Apparate nichts. Die Pupille bleibt dunkel. In diesen Fällen liegt in den vor der Netzhaut befindlichen Theilen des Auges ein unübersteigliches Hinderniss für den Eintritt von Lichtstrahlen in dasselbe.

Trübungen der Medien können die *Cornea*, das Kammerwasser, die Linse und den Glaskörper betreffen.

Wir haben zuvörderst zu handeln, in welcher Form sich diese Trübungen präsentiren und dann davon, welche Mittel wir besitzen, den Sitz der Trübungen näher zu bestimmen.

Findet sich im Bereiche des brechenden Apparates irgend eine Trübung, so erscheint dieselbe bei der ophthalmoscopischen Beleuchtung in der Regel schwarz. Das in das Auge geworfene Licht kann durch die getrübte Stelle nicht hindurch treten, ebensowenig können die vom Augengrunde zurückkehrenden Strahlen die Trübung passiren. Andererseits ist die letztere in der Regel nicht so stark lichtreflectirend, dass das von ihr direct zurückgeworfene Licht sich in der ihm eigenthümlichen Farbe der gemeinsamen rothen Beleuchtung des Augengrundes gegenüber behaupten könnte. Durch die Contrastwirkung erscheinen vielmehr diese Trübungen in der Regel schwarz. Jedoch ist dies nicht immer der Fall. Es gibt auch undurchsichtige Körper in den brechenden Medien, z. B. die Cholestearin-Krystalle, welche ein so glänzendes Licht zurückstrahlen, dass dieses sehr wohl seinen Charakter der allgemeinen Beleuchtung gegenüber festhält. Zarte Trübungen, welche Licht noch zum Theile durchlassen, erscheinen nicht schwarz, sondern wie ein graulicher Schleier im rothen Sehfelde ausgespannt.

A. Die Trübungen der Hornhaut.

Sind Hornhauttrübungen in Form dichter Narben gegeben, dann erscheinen sie bei der Augenspiegel-Beleuchtung als schwarze Flecken.

Die Augenspiegel-Untersuchung ist für die Prüfung derartiger Trübungen ohne Werth. Sie wird jedoch von der höchsten Bedeutung, wenn die Hornhaut sogenannte Facettirungen, mehr oder weniger durchsichtige oder durchscheinende particielle Unebenheiten, Erhöhungen oder Vertiefungen darbietet. Hier ist es vor Allem der Helmholtz'sche Beleuchtungsapparat, welcher Vortreffliches leistet. Während in derartigen Fällen bei der intensiven Beleuchtung des Auges mit einem Concavspiegel die zarten Veränderungen an der Oberfläche der Hornhaut sich durch nichts verrathen, treten sie deutlich und in eigenthümlicher Weise hervor, wenn man einen durchsichtigen Planspiegel in Anwendung zieht. Im Bereiche des leuchtenden Pupillargebietes sieht man wolkige Trübungen auftreten. Wenn man genau darauf achtet, so wird man gewahr, dass falls man bei einer bestimmten Haltung des Spiegels an einer Stelle einen hellen Fleck und daneben eine dunkle Partie bemerkt, das Verhältniss sich sofort umkehrt, sowie mit dem Spiegel eine kleine Bewegung vorgenommen wird. Die früher dunkle Partie wird nun hell, während über die ursprünglich helle sich ein dunkler Schatten lagert. Daher kommt es, dass bei rasch vollführten kleinen Bewegungen des Spiegels dunkle Schatten abwechselnd mit lichten Stellen über das roth beleuchtete Feld hingleiten, ein äusserst charakteristisches Verhalten für Hornhautfacettirungen, welches zu kennen wichtig ist. Der Wechsel der Beleuchtung ist in folgender Weise zu erklären. Das von dem Augenhintergrunde rückkehrende Licht trifft, nachdem es durch die Linse gebrochen worden, auf die Hornhaut. Die Unregelmässigkeiten an der vorderen Fläche derselben zwingen es, anderen Gesetzen, als den der regelmässigen Brechung zu folgen. So geschieht es, dass während das Licht, welches die eine Facette passirte, in das Auge des Beobachters gelangt, von den Strahlen, die durch die nebenliegende abnorme Hornhautstelle gegangen, nichts in die Pupille des Beobachters eintritt, ein Verhältniss, das sich umkehrt, wenn eine kleine Bewegung mit dem Spiegel vorgenommen wird. Die beleuchtete Stelle der Netzhaut ist jetzt eine andere, die Richtung der vom Augengrunde kommenden Strahlen ist geändert, und jetzt ist es möglich, dass durch jene Stelle hindurch Licht in das untersuchende

Auge gelangt, durch welche es früher nicht dahin kommen konnte, und andererseits eine Partie dunkel erscheint, die früher beleuchtet war. Da die Facetten als solche in der Regel nicht regelmässige Abschliffe der Hornhaut sind, so ist, wenn sie beleuchtet erscheinen, die Beleuchtung innerhalb ihrer Begrenzung ebenfalls keine gleichmässige. Namentlich charakterisirt sich die Grenze durch einen mehr oder weniger geschlossenen Schattenring.

Zur genauen Feststellung der Ränder von Hornhauttrübungen, besonders wenn die letzteren über das Pupillargebiet hinausfallen, ist die Prüfung der *Cornea* bei seitlicher Beleuchtung, sowie auch unter Wasser von grossem Werthe. Nur muss man darauf aufmerksam machen, dass bei intensiver seitlicher Beleuchtung auch die normaldurchsichtige Hornhaut aus dem Grunde, weil sie nicht aus vollkommen gleichartigen Schichten zusammengesetzt ist, etwas Licht reflectirt und deshalb in einem graulichen Schimmer erscheinen kann. So wenig als man diesen für eine pathologische Erscheinung halten darf, darf man andererseits den intensiven graulichen Reflex, welchen bei manchen Hornhauterkrankungen (z. B. bei *Keratitis punctata*) die im Tageslichte und bei der Augenspiegel-Beleuchtung scheinbar ganz durchsichtigen Partien der *Cornea* bei seitlicher Beleuchtung darbieten, unterschätzen. In diesem Falle hat man es entschieden mit einer pathologischen (entzündlichen) Trübung der Hornhaut, die auf keine andere Weise erkennbar ist, zu thun.

Mit Nutzen führt man bei seitlicher Beleuchtung die Untersuchung der *Cornea* mit der Loupe' aus. Während die eine Hand die beleuchtende Linse hält, führt die andere ein zweites Convexglas oder ein Duplet, und hält dasselbe so vor die *Cornea*, dass letztere innerhalb der Brennweite, dem Brennpunkte mehr oder weniger nahe steht. Die Untersuchung mit dem Microscope ergibt manchmal überraschende Resultate. So sah Liebreich [1]), dass die sehr rasch auftretenden und wieder verschwindenden Trübungen bei Glaucom in einem Falle darin ihren Grund hatten, dass „die Oberfläche der Hornhaut rauh, die Epithelialzellen ungleichmässig geschwellt und dahinter eine feine Trübung in der Hornhaut selbst" befindlich war.

Die Untersuchung der Hornhaut unter Wasser ist vielleicht in einzelnen Fällen, wo es sich um Bestimmung des Sitzes von Trübungen handelt, der seitlichen Beleuchtung vorzuziehen. V.

---

[1]) Zehender's klinische Monatsblätter für Augenheilkunde 1863, pag. 488.

Hasner[1]) sagt z. B., dass es ihm mit Hilfe des Orthoscopes gelang, zu sehen, wie Exsudatpunkte von der hinteren Wand der Hornhaut als helle gelbe Knötchen in die Augenkammer hineinragten.

B. Die Veränderungen in der Iris.

Für die Untersuchung pathologischer Veränderungen in der Vorderkammer und auf der Oberfläche der Iris versagt der Augenspiegel, da die Iris unter normalen Verhältnissen kein Licht durchpassiren lässt, in der Regel seinen Dienst. Unter Umständen findet er jedoch auch hierbei seine nutzbare Anwendung. In den Fällen, wo es sich darum handelt, zu entscheiden, ob das Irisgewebe Lücken darbietet, und zur Constatirung kleiner Irisablösungen, die dem freien Auge nicht klar genug hervortreten, wird ein Blick mit dem Augenspiegel genügen, um sich vom wahren Sachverhalte zu überzeugen. Wo eine Lücke ist, da wird — wenn anders die dahinter liegenden Medien durchsichtig sind — das rothe Licht des Augengrundes hervordringen. Nach Verletzungen sieht man in einzelnen Fällen scheinbare Blutansammlungen in der vorderen Kammer, welche die Iris mitunter in grösserer Ausdehnung zu decken scheinen. Wenigstens macht die schwarze Farbe an der Stelle, wo sich Irisgewebe finden sollte, den genannten Eindruck. Die Spiegeluntersuchung zeigt dann in einzelnen Fällen — oft zur nicht geringen Ueberraschung des Untersuchers — dass nicht bloss das Pupillargebiet frei ist, sondern dass das Licht auch durch die scheinbar mit Blut bedeckte Irispartie dringt, dass demnach die Regenbogenhaut an dieser Stelle abgelöst ist, und dieser Umstand dem angeführten Bilde zu Grunde lag. Fehlt das Irispigment, wie in den Augen der Albinos, oder ist die Iris in höchstem Grade atrophisch, so wird sie bei ophthalmoscopischer Beleuchtung für Licht durchgängig. In diesen Fällen können die Ciliarfortsätze bei vollkommen erhaltener Iris sichtbar werden. Ausser in diesen Ausnahmsfällen wird man nur noch unter besonderen Umständen, wenn nämlich die Iris am Ciliarrande abgelöst, oder wenn eine breite Iridectomie vollführt ist, die Ciliarfortsätze mit dem Augenspiegel wahrnehmen können, sie erscheinen dann als kleine dunkle Höcker, oft von auffallend verschiedener Höhe.

In der Regel ist es aber die seitliche Beleuchtung, welche in zweifelhaften Fällen bei der Untersuchung der Iris besondere Dienste leistet. Wir erhalten durch dieselbe vor allem über die

---
[1]) Prager Vierteljahrsschrift 1851, 32. Band, pag. 166.

Beschaffenheit des Pupillarrandes sicheren Aufschluss. Die Frage, ob hintere Synechien vorhanden sind, in welcher Form und Anzahl sie vorkommen, wird auf diese Weise am Besten entschieden.

Ueber die krankhaften Erscheinungen im Pupillargebiete wollen wir später unter Einem mit jenen der vorderen Linsenkapsel handeln.

Eine eigene Modification der seitlichen Beleuchtung der Iris ist jene, bei welcher die Membran nicht von vorn, sondern von rückwärts erhellt wird, in der Art, dass man die Spitze des Lichtkegels nicht auf die Iris, sondern durch die Pupille hinter die Iris lenkt. Auf diese Weise trat in einem Falle Liebreich's [1]) die Transparenz einer atrophischen Iris ausserordentlich deutlich hervor. O. Becker [2]) schlug ähnliche Wege bei der Untersuchung albinotischer Augen ein. Er beleuchtete das Auge mit dem Hohlspiegel in der Art, dass der Querschnitt des vom Spiegel reflectirten Lichtes zur Hälfte auf die *Cornea*, zur Hälfte auf die *Sclerotica* fiel. Die eine Hälfte der Hornhaut und die hinter ihr gelegenen Theile waren von vorn nur sehr schwach beleuchtet im Verhältnisse zu deren Beleuchtung durch das vom Augengrunde zurückgeworfene, von rückwärts auf sie fallende Licht. Becker beleuchtete das Auge auch in der Weise, wie man es zur Untersuchung des Augengrundes im umgekehrten Bilde ausführt, sorgte aber dafür, dass der auf das Auge auffallende Lichtkegel nur die Mitte der *Cornea* deckte. Die peripheren Theile der Iris, die Ciliarfortsätze und der Linsenrand waren dann hauptsächlich von rückwärts beleuchtet und es stellten sich diese Theile in prägnanter Weise dar.

C. Die Linsentrübungen.

Wenn wir von den Trübungen der Linse handeln, zieht zunächst die vordere Linsenkapsel unsere Aufmerksamkeit auf sich. Der vordere Centralkapsel- und Pyramidenstaar erscheint bei Augenspiegelbeleuchtung als schwarzer Fleck in der Mitte des beleuchteten Feldes. Einen Kranz von dunkeln Punkten, kreisförmig um das Centrum gelagert, auch einen geschlossenen Kreis oder ein Kreissegment mit häufig unregelmässig aus- und eingebogenem Rande stellen die Pigmentreste dar, welche nach Loslösung von bei Iritis entstandenen hinteren Synechien auf der vorderen Kapsel häufig zurückbleiben [3]). In der Gegend des hinteren Linsenpoles ist

---
[1]) Gräfe's Archiv, I. 1., pag. 353.
[2]) Wiener Medicinische Jahrbücher 1863, pag. 162.
[3]) Siehe Tafel I, Fig. 1 und 2.

es die hintere *Polarcataracta*, welche mit den speichenartigen Trübungen, die nicht selten von ihr ausgehen[1]), sich äusserst deutlich im durchfallenden Lichte differenzirt.

Von den Trübungen der Linsensubstanz seien zunächst die ständigen erwähnt. Hieher gehört: eine mit dem Aequator (dem Rande) der Linse parallele, periphere Trübung von grösserer oder geringerer Ausdehnung; zahlreiche punktförmige, in den verschiedensten Schichten der Linse gelegene, durch vollkommen durchsichtige Substanz getrennte Stellen; der Schichtstaar, der seltene Kernstaar jugendlicher Individuen, so wie der noch weit seltenere Spindelstaar. Auch eine eigenthümliche membranöse Trübung, wie sie O. Becker[2]) beschrieben hat, scheint den ständigen Trübungen beigerechnet werden zu können.

Die meisten dieser Trübungen treten bei ophthalmoscopischer Beleuchtung äusserst deutlich hervor. Einen besonders schönen Anblick gewährt der Schichtstaar. Bei diesem ist, wie Ed. Jäger[3]) zuerst bewiesen hat, eine zwischen Kern und Rindensubstanz gelegene Linsenpartie getrübt. Der durchsichtige Kern ist gleichsam von einer getrübten Schale, deren Dicke an allen Stellen die gleiche ist, eingeschlossen. Dadurch, dass die Rindensubstanz selbst von Trübungen frei ist, erscheint bei der Augenspiegeluntersuchung im roth beleuchteten Felde eine centrale, kreisförmige, grauliche Trübung, durch welche in vielen Fällen noch das rothe Licht des Augengrundes hindurchdämmert. Die Trübung ist an allen Stellen gleichförmig, nimmt nicht gegen das Centrum zu, wie es der Fall sein müsste und wie es auch wirklich stattfindet, falls, was allerdings eine höchst seltene Form repräsentirt, stationärer Kernstaar gegeben ist. Nur der Rand der Trübung ist wegen der schiefen Incidenz des Lichtes (s. über das Bild des Linsenrandes, pag. 149) in der Regel etwas dunkler schattirt, als der centrale Theil[4]).

Häufig zeigt der Schichtstaar nicht die ganz reine Form, man sieht dann in seiner Peripherie mehr oder weniger zahlreiche getrübte Streifen in die *Corticalis* abgehen, die nicht selten sich hakenförmig umbiegen und so auf dem Schichtstaarrande gleichsam reiten[5]). Eine eigenthümliche Form ist eine Art doppelter Schichtstaarbildung, wie sie Ed. Jäger[6]) beschrieben hat. Ueber den

---

[1]) Siehe Tafel I, Fig. 6.
[2]) Bericht über die Wiener Augenklinik 1867, pag. 100.
[3]) Ueber Staar und Staaroperationen 1854, pag. 17.
[4]) Siehe Tafel II, Fig. 15 und 16.
[5]) Siehe Tafel III, Fig. 17.
[6]) Beiträge zur Pathologie des Auges 1855, pag. 12.

Rand der kreisrunden centralen Trübung sieht man mit dem Augenspiegel ringsum schwarze Streifen herabkommen [1]). Wendet der Kranke das Auge zur Seite und blickt man schief in die Pupille hinein, so wird man gewahr, dass die getrübten Streifen sich an ihrem scheinbaren oberen Ende umbiegen, um in die hintere Linsenhälfte ihren Weg fortzusetzen und sich aller Wahrscheinlichkeit nach im Centrum der entsprechenden Linsenschichte zu vereinigen. Ein derartiges System besteht, wie anatomische Untersuchungen ähnlicher Fälle gezeigt haben, aus dem durchsichtigen Kerne, welcher von einer gleichförmig getrübten Faserlage umschlossen ist, aus einer diese Trübung umgebenden Schichte durchsichtiger Linsensubstanz, an welche die die trüben Streifen enthaltende Lage sich anreiht, auf welche, von der Kapsel umgeben, wieder durchsichtige Corticalsubstanz folgt. Vollständig doppelte Schichtstaare wurden von v. Gräfe, [2]) von Siehel, [3]) von D. E. Müller [4]), von letzterem auch ein dreifacher Schichtstaar [5]) beschrieben. Der Spindelstaar, sowie die membranartigen Trübungen der Linse treten bei seitlicher Beleuchtung deutlicher hervor.

Zu den nicht immer ständigen Trübungen gehört die *Corticalcataracta*, die bei jugendlichen Individuen ohne Complication, sonst in den verschiedensten Lebensaltern mit Chorioiditis im Verbande, oder in Folge von Verletzungen vorkommt. Der Rindenstaar tritt in verschiedenen Formen auf. In der Regel sind es keilförmige dunkle Streifen, welche mit ihren breiten Bases der Peripherie, mit ihrem schmäleren Ende dem Centrum zugekehrt sind, sich entweder in der vorderen oder hinteren Rindenschichte, oder in beiden Lagen zugleich finden, mit ihren Spitzen mehr oder weniger gegen die Mitte vorschreiten und helle Zwischenräume zwischen sich lassen [6]). Bei Chorioiditis sieht man nicht selten ringsum von der Peripherie feine, keilförmige Spitzen in das beleuchtete Feld hineinragen [7]), welche ihren Sitz in der hinteren Corticalis haben. Auch tritt bei Chorioiditis sowie nach Verletzungen eine vom Centrum sich ausbreitende sternartige Trübung der hinteren Rinden-

---

[1]) Siehe Tafel III, Fig. 18.
[2]) Dessen Archiv 1855, I. 2. pag. 239 und 1855, II. 1. pag. 272.
[3]) Iconographie ophthalmologique, pag. 188.
[4]) Gräfe's Archiv, 1856, II. 2. pag. 167.
[5]) l. c. pag. 171.
[6]) Siehe Tafel II, Fig. 10—13.
[7]) Siehe Tafel II, Fig. 9.

schichte auf[1]), während in der vorderen Corticalis mitunter eine vom Centrum ausgehende aus mehreren getrübten Speichen bestehende Figur sichtbar wird [2]).

Die fortschreitende Linsentrübung ist vor Allem durch die *Cataracta senilis* dargestellt. Dieselbe beginnt in der Regel mit keilförmigen Streifen, welche namentlich an der unteren Peripherie in der vorderen Corticalis auftreten und mit ihren spitzen Enden der Pupille zugekehrt sind. Mit dem Augenspiegel erscheinen sie schwarz. Die Kerntrübung, die jener der Rindenschichte in der Regel folgt, gibt sich im Beginne dadurch kund, dass die Kerngrenze bei durchfallendem Lichte in Form eines schwarzen Contours sich ausprägt. Ist der Process weiter vorgeschritten, so erscheint in der Mitte des beleuchteten Feldes eine kreisrunde dunkle Stelle, deren dunkle Farbe in der Mitte am gesättigtesten ist. Nicht immer jedoch beginnt der Altersstaar mit den eben angedeuteten peripheren Streifen, man sieht auch als Beginn desselben Trübungen von verschiedenster Lage, Form und Richtung in der Linse auftreten.

Diffuse Linsentrübungen, bei welchen eine gleichmässige, nicht merklich geformte Verdunklung vorhanden ist, können bei der Untersuchung mit dem Augenspiegel nur insofern einen Einfluss ausüben, als vor dem Augengrunde gleichsam ein lichter Nebel lagert, der die Einzelnheiten desselben verschleiert.

Die ophthalmoscopische Prüfung ist auch von wesentlichem Vortheile, um sich von der Durchgängigkeit des Pupillargebietes nach abgelaufener Iritis, nach vollführten Iridectomien, nach Staaroperationen zu überzeugen. Man wird sich auf diese Weise die Einsicht verschaffen, ob die Pupille für schwaches, oder nur für starkes Licht durchgängig, ob sie im Allgemeinen rein ist, ob particelle Trübungen in derselben sich finden, ob sie geschlossen ist und nur einzelne durchsichtige Lücken in der verschliessenden Masse sich darbieten, welches die Lage, Form und Richtung dieser Spalten ist; man wird auf diese Weise im speciellen Falle auch ersehen, dass überhaupt kein Licht in den Augengrund eindringt, mithin vollkommene Sperrung der Pupille besteht.

Die wiederholten Prüfungen mit dem Augenspiegel werden sicheren Aufschluss darüber geben, ob cataractöse Trübungen Fortschritte machen, oder ob sie stationär bleiben. In einzelnen Fällen

---

[1]) Siehe Tafel I, Fig. 7 und 8, und Tafel II, Fig. 14.
[2]) Siehe Tafel I, Fig. 3—5.

sah man bei Cataracta ex Chorioiditide [1]) und bei traumatischem Staare [2]) Linsentrübungen abnehmen und sogar verschwinden.

Wenn man nach Linsentrübungen forscht, ist es von Wichtigkeit, sich des lichtschwachen Reflectors zu bedienen.

Es kommt vor, dass von zwei Untersuchern der eine, der sich des Helmholtz'schen Apparates bedient, beginnende periphere Spitzencataracta diagnosticirt, während der zweite, der mit dem Concavspiegel beleuchtet, nichts davon wahrnimmt. Die verschiedene Weite der Pupille bei verschieden intensiver Beleuchtung erklärt diese Differenz. Dass der erstere Untersucher gegenüber dem anderen in solchen Fällen im Vortheile ist, ist selbstverständlich. Andererseits gehen aber auch zarte Linsentrübungen im starken Lichte ganz unter oder prägen sich doch wenigstens viel weniger deutlich aus, als bei schwacher Beleuchtung. Bei der letzteren ist das Bild unvergleichlich klarer und prägnanter.

Wo die Prüfung mit dem Spiegel wegen Undurchgängigkeit des Pupillargebietes ein Ende hat, tritt die seitliche Beleuchtung an ihre Stelle, welche übrigens überhaupt bei der Untersuchung der Linse von wichtiger Bedeutung ist, und in gar manchen Fällen der Prüfung im durchfallenden Lichte wirksam secundirt. Wenn wir mit Hilfe eines Convexglases das Licht einer Lampenflamme auf der Oberfläche der Linse concentriren, so erhalten wir in der Regel einen mehr oder weniger intensiven graulichen Reflex. Der Brechungsindex des Kammerwassers und der Linse ist nämlich nicht derselbe. Auch besteht die Linse nicht aus einer vollkommen gleichmässigen Masse, es ist dies bei ihr noch viel weniger, als bei der *Cornea* der Fall. Die Linsenfasern bilden eine grosse Menge über einander lagernder Schichten und sind selbst durch eine Zwischensubstanz mit einander verbunden. Wenn beim Uebergange des Lichtes aus dem Kammerwasser in die vorderste Linsenschichte und aus einer Schichte der Linse in die nächstfolgende alles Licht hindurchgelassen und nichts davon reflectirt werden sollte, so müsste eine vollkommene Gleichartigkeit der einzelnen Linsenlagen untereinander und mit dem Kammerwasser gegeben, müsste der Brechungsexponent des Kammerwassers und aller in die Zusammensetzung der Linse eingehender Theile genau derselbe sein. Wenn aber, wie es der Wirklichkeit entspricht, die

---

[1]) Siehe Ed. Jäger, über spontane Heilung cataractöser Trübungen in der menschlichen Linse. Wiener Zeitschrift für praktische Heilkunde 1861, Nr. 31 und 32.

[2]) Siehe Lucian Rydel, Bericht über die Wiener Augenklinik 1867, pag. 57, und X. Galezowski in Annales d'oculistique. Band LIII. pag. 201.

Fünftes Capitel. Die Untersuchung der brechenden Medien.

Brechungsindices der genannten Theile differiren, so wird beim Fortschreiten des Lichtes an der Trennungsfläche zweier Schichten ein Theil desselben zurückgeworfen werden. Um so leichter wird durch diese reflectirte Partie des Lichtes die Linse in ihrem Gefüge sichtbar werden, je mehr Licht auf dieselbe fällt, je mehr in Folge dessen reflectirt wird. Deshalb erscheint uns unter normalen Verhältnissen bei gewöhnlicher Tagesbeleuchtung die Pupille schwarz, während bei seitlicher Beleuchtung ein grauer Schimmer im Bereiche derselben auftreten kann. Bei jugendlichen Individuen wird wegen der verhältnissmässig geringsten Differenz zwischen dem Brechungsexponenten des Kammerwassers und der vordersten Linsenpartie in diesem Alter, kein oder doch nur ein höchst geringer Reflex wahrgenommen werden, allein schon bei Individuen von 20 Jahren beginnt sich dieser Reflex zu markiren, ist mit 30 Jahren deutlich ausgesprochen und tritt bei alten Leuten, auch wenn die Linse den auffallenden Strahlen noch vollkommen den Durchtritt gestattet, in so scharf ausgeprägter Weise hervor, dass man sich zur Annahme von Cataracta verleiten lassen könnte. Die in solchen zweifelhaften Fällen dem Untersucher zu Gebote stehende Prüfung mit dem Augenspiegel wird ihn sofort auf den richtigen Pfad weisen. Ist keine wirkliche Linsentrübung da, so wird bei Anwendung eines Helmholtz'schen Reflectors die Pupille in gleichmässig rother Farbe leuchten und es werden die Details des Augengrundes bei einer derartigen Beleuchtung vollkommen klar hervortreten. Insolange dies der Fall ist, sind wir nicht berechtigt, von einer pathologischen Linsentrübung zu sprechen.

So wie die seitliche Beleuchtung einerseits, wie eben ausgeführt wurde, zu unrichtiger Diagnose führen könnte, wenn sie nicht vom Augenspiegel controlirt würde, so dient sie andererseits dazu, die durch den Spiegel aufgefundenen discreten Trübungen in ihrer wahren Farbe und Lage hervortreten zu lassen.

Der vordere Centralkapselstaar erscheint deutlich als scharfbegrenzter weisser Fleck, der Pyramidenstaar als ein in die vordere Kammer hineinragender weisser Zapfen, von dessen Spitze zuweilen ein Faden zur hinteren Fläche der *Cornea* zieht, (der des Staares Ursprung nach Hornhautdurchbruch verräth), und dessen Basis mehr oder weniger tief in die Linsensubstanz hineinragt. In einzelnen Fällen sah ich, dass der Pyramidenstaar eine doppelte Pyramide darstellte. Die gemeinsame Basis der Pyramide war die vordere Kapsel, von welcher aus die eine Spitze sich gegen die vordere Kammer, die andere gegen das Centrum der Linse hin erhob. In einem Falle beobachtete ich einen doppelten Pyramidenstaar. Die eine Auflagerung war an der gewöhnlichen centralen Stelle, die andere minder erhabene nach innen und unten davon gelagert, die *Cornea* vielfach getrübt. Bei seitlicher Beleuchtung nimmt man auch mitunter wahr, wie die vordere Kapsel in der Umgebung der Pyramide in strahlenförmige Fältchen gelegt ist.

Zarte iritische Membranen, einzelne braune Pigmentpunkte, so wie die kranzförmig angeordneten braunen Pigmentüberbleibsel, welche nach Iritis häufig an der vorderen Kapsel haften, treten bei focaler Beleuchtung äusserst scharf hervor. Einmal sah ich an einem derartigen Pigmentfleck ein kleines pigmentirtes Beutelchen befestigt, welches mit einem Stiele über den Pupillarrand herabhing. Wenn sich bei seitlicher Beleuchtung die Pupille stark verengerte, stiess der Pupillarrand an den besagten Stiel an und setzte das Beutelchen in Bewegung.

Der hintere Polarstaar, der, wie wir sehen werden, seinen Sitz häufig im Glaskörper hat, ist, wenn nur die übrige Linse ihre Durchsichtigkeit bewahrt hat, durch die focale Beleuchtung noch deutlich erkennbar.

Die ständigen Linsentrübungen, die äquatoriale sowohl, als auch die zerstreuten getrübten Punkte, der Schichtstaar in seiner reinen, unreinen und complicirten Form, der Spindelstaar, die membranartigen Verdunklungen, alle diese Bildungen heben sich in ihrer eigenthümlichen Erscheinung und gräulichen Farbe vollkommen scharf ab. Der Spindelstaar, eine ungemein seltene Form, von der O. Becker[1]) neuerlich einen Fall beschreibt, ist gerade bei seitlicher Beleuchtung in seiner eigenthümlichen Erscheinung erkennbar. Vom Centrum der hinteren Fläche der Vorderkapsel geht in Becker's Fall ein bläulichweisser, solider Fortsatz aus, der gerade nach rückwärts schreitend, allmälig an Dicke zunimmt, und in eine bläulich-weisse, zarte Blase, welche die innere Kernpartie umschliesst, übergeht. Aus dem hinteren Pole dieser letzteren tritt wieder ein solider Fortsatz aus, der sich im Centrum der hinteren Kapsel befestigt. Die durchscheinende Blase schliesst eine durchsichtige Kernzone ein, während das Kerncentrum getrübt ist und bei seitlicher Beleuchtung weisslich erscheint. Spindelstaare wurden vor Becker beschrieben: von v. Ammon[2]), welcher angibt, dass er mehrere Individuen gesehen habe, welche in der Richtung der

---

[1]) Bericht über die Wiener Augenklinik, 1867, pag. 99.
[2]) Dessen Zeitschrift für Ophthalmologie, 3. Band, pag. 86.

Linsenaxe Trübungen darboten; von Pilz [1]), welcher bei der anatomischen Untersuchung eines Auges eine centrale Hornhautnarbe und eine Trübung genau in der Linsenaxe verlaufend fand; von D. E. Müller [2]), welcher in einem Falle von Schichtstaar eine ebenfalls vollständige Axentrübung beobachtete.

Beim Corticalstaare der vorderen Linsenschichte sieht man deutlich die ihn zusammensetzenden konischen Streifen. Einen schönen Anblick gewährt der hintere Rindenstaar. Von der Peripherie aus tauchen die ihn zusammensetzenden dreieckigen grau getrübten Stellen in die Tiefe, um sich mehr oder weniger dem hinteren Linsenpole zu nähern.

Die beginnende Alterscataracta verräth sich durch ihre von der Peripherie hereinragenden, deutlich grau gefärbten Spitzen. Eine beginnende Kerntrübung wird man jedoch durch die seitliche Beleuchtung nicht zu diagnosticiren wagen, weil auf einen gleichmässigen, wenn auch noch so intensiven Reflex, der bei seitlicher Beleuchtung aus der Tiefe der Linse hervordringt, kein Werth zu legen ist.

Zarte Nachstaare erscheinen in Form einer gleichmässigen oder punktirten, graulich-weissen Membran, oder als ein weisses Fasernetz, oder in Form einzelner weisser Balken, die das Pupillargebiet durchziehen.

Die seitliche Beleuchtung unterstützt die Untersuchung, wenn es sich darum handelt, zu entscheiden, ob in einer durch einen fremden Körper verletzten und getrübten Linse der erstere zu entdecken ist, legt ferner den Sachverhalt klar vor Augen in den gewiss höchst seltenen Fällen, in welchen eingedrungene fremde Körper in der Linse stecken, ohne dass eine irgendwie erhebliche Linsentrübung vorhanden wäre. Ich beobachtete in letzterer Zeit zwei solche Fälle gleichzeitig. In dem einen Falle stak ein goldglänzender Metallsplitter nahe der hinteren Linsenkapsel, in dem anderen ein ähnliches Stück in der vorderen Rindensubstanz nahe der vorderen Kapsel. Die seitliche Beleuchtung liess die fremden Körper besonders deutlich hervortreten, sie zeigte die Stelle, wo die *Cornea* und die vordere Kapsel durchschlagen war, aber es war im ersteren Falle, wo der Körper beinahe die ganze Dicke der Linse passirt hatte, **keine Spur eines getrübten Wundkanals** wahrzunehmen. Hinter ihm war die Linsensubstanz in geringer Ausdehnung getrübt.

---

[1]) Prager Vierteljahrsschrift, 25. Band und Lehrbuch der Augenheilkunde, pag. 726.

[2]) Gräfe's Archiv II. 2., pag. 169.

Wir haben bis jetzt jene Formen der Linsen- und Pupillartrübungen der Prüfung bei seitlicher Beleuchtung unterzogen, welche auch mit dem Augenspiegel diagnosticirbar sind. Wie schon erwähnt, sind wir auf die seitliche Beleuchtung allein angewiesen, wenn die Trübungen im Bereiche der Pupille so mächtig sind, dass mit Hilfe des Augenspiegels kein Licht in das Innere des Auges geworfen werden kann. Die Form der so mannigfachen dichten cataractösen Trübungen, die Ausdehnung und scharfe, eckige Umgrenzung des vorderen Kapselstaares wird deutlich werden. Die im Gefolge von Chorioiditis bisweilen auftretenden Staare mit gleichmässiger graulicher Trübung der Linsensubstanz, welche von zahlreichen, discreten, in den verschiedensten Schichten liegenden, weissglänzenden Punkten (Kalkconcrementen oder Cholestearin-Agglomeraten) durchsetzt ist, bieten bei seitlicher Beleuchtung einen herrlichen Anblick dar. Der dichte Nachstaar wird sich als weissglänzendes Häutchen, Pupillarmembranen werden sich in ihrer graulichen oder weissen Farbe, bei markirter Begrenzung präsentiren.

Die seitliche Beleuchtung gibt auch oft die Aufklärung darüber, falls die Pupille bei der Untersuchung im Tageslichte schwarz erscheint und doch kein Licht aus dem Augengrunde zu erlangen ist. Ist die Ursache im Pupillargebiete gelegen, so kann eine *Cataracta nigra* Schuld daran sein, wiewohl es zu den grössten Seltenheiten gehört, dass die Linse so dunkel ist, dass man im Tageslichte nicht den Unterschied zwischen dem von ihr, und dem von der normal schwarzen Pupille gelieferten Reflexe auffassen könnte. Bei seitlicher Beleuchtung jedoch erscheint die *Cataracta nigra* nie schwarz, sondern es wird hierbei, da die einzelnen Linsenröhren nur mehr oder weniger gleichmässig braun und das nicht besonders tief gefärbt sind, und nur durch ihre massenhafte Uebereinanderlagerung das Schwarz der Pupille vortäuschen, hinlänglich Licht zurückgeworfen werden, um den Staar als solchen in der ihm eigenthümlichen braunen Farbe hervortreten zu lassen. Die seitliche Beleuchtung entlarvt aber auch noch in manchen anderen Fällen die scheinbare Schwärze der Pupille. Gar oft erscheint nach Iridectomien und nach Staaroperationen die Pupille schwarz und der Patient sieht nichts. Die seitliche Beleuchtung zeigt uns dann mitunter die mächtigen Schwarten, welche, blutigroth gefärbt, im verhältnissmässig schwachen Tageslichte schwarz erscheinend, das Pupillargebiet verschliessen.

Mit der Untersuchung des Linsensystems im durchfallenden und auffallenden Lichte sind jedoch unsere Hilfsmittel noch nicht erschöpft. Einer der wichtigsten Behelfe für die Deutung mancher Linsentrübungen, ein Behelf, der unter Umständen von entscheidender Bedeutung wird, ist die Prüfung der von der vorderen und hinteren Linsenkapsel entworfenen Spiegelbilder, welche Purkinje entdeckte und Sanson zur Diagnose der Cataracta bereits vor dreissig Jahren benützte.

Die vordere Linsenkapsel ist nach vorne convex, die hintere Kapsel, resp. die tellerförmige Grube des Glaskörpers nach vorne concav. Erstere erzeugt von allen Leuchtobjecten Bilder, wie sie ein Convexspiegel, letztere hingegen solche, wie sie ein Concavspiegel entwirft. Ein Convexspiegel gibt, wie wir wissen, von allen in positiven und endlichen Entfernungen gelegenen Objecten verkleinerte aufrechte Bilder, ein Concavspiegel von Leuchtobjecten, die jenseits seines Krümmungsmittelpunktes liegen — was im vorliegenden Falle immer stattfindet — verkleinerte, umgekehrte, reelle Bilder. Es entwirft daher die Linse von jedem Leuchtobjecte zwei, wegen starker Krümmung der Spiegelflächen bedeutend verkleinerte Spiegelbilder. Die Reflexe sind nur schwach, denn verhältnissmässig gering ist die Differenz in den Brechungsindices des Kammerwassers und der Linse einerseits, und des Glaskörpers und der Linse andererseits, daher das Licht beim Uebergange aus dem einen Medium in das andere keine besonders intensive Rückstrahlung erleidet. Dennoch aber sind die Bilder erkennbar. Ohne alle Schwierigkeit tritt das hintere Kapselbild hervor; nicht so leicht ist es, das vordere Kapselbild zu sehen. Dieses haftet gleichsam an dem mächtigen Reflexe der Hornhaut, die ja als Convexspiegel ebenfalls von den Leuchtobjecten verkleinerte Bilder entwirft, welch' letztere aber, da der Unterschied zwischen dem Brechungsvermögen der Luft, aus welcher das Licht kommt, und des Kammerwassers, in welches es eintritt, ein erheblicher ist, eine bedeutende Lichtintensität haben.

Um dieses dem Cornealbilde nahestehende Bild der vorderen Kapsel zu sehen, darf man das Licht nicht von vorne, sondern man muss es von der Seite in das Auge fallen lassen, und selbst in der entgegengesetzten Richtung hineinsehen. Das vordere Kapselbild erscheint als schwacher, verschwommener Reflex zwischen dem Corneal- und dem hinteren Kapselbilde. Das letztere ist, so lange die Linse in ihrer Durchsichtigkeit nicht gelitten hat, immer leicht erkennbar. Hält man z. B. eine Lichtquelle nach abwärts, so erscheint das Spiegelbild der *Cornea* am unteren Rande derselben, hinter ihm wird, wenn auch nicht immer deutlich, das Bild der vorderen Kapsel sichtbar sein. Das Bild der hinteren Kapsel aber steht hoch oben, da das vom Leuchtobjecte ausgehende Licht, in gerader Linie fortschreitend, die hintere Kapsel in ihrem oberen Theile trifft, wenn es die *Cornea* in deren unterem Abschnitte passirte. Geht man mit der Lichtquelle nach aufwärts, so schreitet das Cornealbild in die Höhe, das hintere Kapselbild aber nach abwärts. Es ist daher durch diese dem Gange des Cornealreflexes entgegengesetzte Bewegung leicht zu erkennen. Die Kapselbilder erzeugt man am bequemsten durch seitliche Beleuchtung oder mit Hilfe eines foliirten Plan- oder Concavspiegels, indem man mit diesem Licht in das Auge wirft und neben dem Spiegel nach dem Auge sieht.

Für die Prüfung der Linse ist das hintere Kapselbild von hervorragender Wichtigkeit. Ist in der Linsensubstanz eine Trübung vorhanden, so wird es dadurch an jener Stelle, welche der Verdunklung entspricht, bei einer bestimmten Stellung der Lichtquelle entweder ganz verschwinden, oder mehr oder weniger undeutlich werden müssen. Liegt aber eine Trübung im Glaskörper dicht hinter der Linse, so wird an der betreffenden Stelle das Kapselbild nicht bloss vorhanden sein, sondern daselbst viel schärfer und heller hervortreten, indem die gleichsam belegte Partie des durch die hintere Kapsel repräsentirten Hohlspiegels mehr Licht reflectiren wird, als der übrige durchsichtige Theil desselben. Die Wichtigkeit der Prüfung des hinteren Kapselbildes zur Entscheidung der Frage, ob die Linse überhaupt noch vollkommen durchsichtig ist, sowie für die Differentialdiagnose tief gelegener Trübungen, von denen man nicht weiss, ob sie in der hintersten Partie der Linse oder in der vordersten Lage des Glaskörpers ihren Sitz haben, geht daraus klar hervor.

Eine hervorragende Rolle spielt das hintere Kapselbild bei der Diagnose diffuser Linsentrübungen. In derartigen Fällen erscheint es, während das vordere Kapselbild allseitig sichtbar gemacht werden kann, allseitig verschwommen oder es verschwindet gänzlich. In einzelnen Fällen diffuser Linsentrübungen beobachtete ich ein eigenthümliches Verhalten des hinteren Kapselbildes. Es erschien nämlich blutroth. Aus der Farbe des Bildes konnte man mit Sicherheit auf die diffuse Linsentrübung schliessen. Gehen die von einer Lichtquelle ausgehenden Strahlen durch ein trübes Medium, so tritt vorwiegend rothes Licht aus demselben hervor. Deshalb erscheint die aufgehende Sonne roth, weil ihre Strahlen die als trübes Medium wirkende, weite Luftschichte passiren müssen. Aus demselben Grunde wird das hintere Kapselbild bei diffusen Linsentrübungen

Fünftes Capitel. Die Untersuchung der brechenden Medien.

roth erscheinen können. Einen schwachröthlichen Schimmer desselben wird man übrigens in den meisten Fällen, in welchen es verschwommen ist, gewahren. Das Spiegelbild der vorderen Kapsel wird natürlich hierbei in seiner Farbe nicht geändert.

Die Kapselbilder dienen ferner dazu, um sich von der Anwesenheit des Linsensystems überhaupt zu überzeugen. Handelt es sich in zweifelhaften Fällen darum, ob die Linse sich im Pupillargebiet befindet, so wird vor Allem durch die Untersuchung der Kapselbilder die Frage gelöst. Sind sie da, so ist die Linse an ihrem Platze, sie fehlt dagegen, falls jene fehlen. Ich erinnere mich eines Falles, in welchem in einem Auge Chorioiditis vorhanden war und die getrübte Linse in der vorderen Kammer lag, während das andere Auge ebenfalls hochgradige Chorioideal-Veränderungen, ausserdem eine mit dem Augenspiegel constatirbare, höchstgradige Hypermetropie, wie sie in linsenlosen Augen vorzukommen pflegt, darbot. Es lag der Gedanke nahe, dass die Linse in diesem Falle aus dem Pupillargebiete verschwunden sei. Die seitliche Beleuchtung ergab kein positives Resultat, aber das Vorhandensein der Kapselbilder bewies, dass die Linse vollkommen durchsichtig in ihrer normalen Lage sich befand.

Was endlich die Untersuchung des Auges unter Wasser bei Trübungen der Linse anlangt, so wird dieselbe nicht ohne Vortheil sein, wenn man wissen will, wie weit Auflagerungen auf der vorderen Kapsel, vor Allem der Pyramidenstaar in die vordere Kammer hineinragen.

Ausser den Trübungen der Linse werden durch die Untersuchung mit dem Augenspiegel und durch die seitliche Beleuchtung die Lageveränderungen derselben aufgedeckt. Unter normalen Verhältnissen sieht man den Linsenrand nicht. Er wird dagegen sichtbar: wenn die Iris kein Pigment enthält, also in albinotischen Augen; in einzelnen Fällen, wenn die Pupille durch Atropin *ad maximum* erweitert ist; (besonders findet dies statt, wenn die Linse einen Schichtstaar zeigt, indem in solchen Augen, wie v. Gräfe [1]) angibt, der äquatoriale Durchmesser der Linse kleiner als der normale ist); wenn eine bis zum Ciliarrande reichende Iridectomie ausgeführt ward, oder ein angeborenes Colobom vorhanden ist; wenn die *Iris* theilweise vom Ciliarrande abgelöst erscheint; um so mehr, wenn sie ganz fehlt, entweder in Folge einer Bildungsanomalie, oder in Folge totaler traumatischer Ablösung, resp. gänzlicher Entfernung aus dem

---

[1]) Dessen Archiv, I. 2, pag. 238.

Auge; wenn die Linse ihre normale Lage verlassen hat. Im durchfallenden Lichte, also bei der Beleuchtung mit dem Augenspiegel, erscheint der Linsenrand als eine schwarze, im auffallenden Lichte, bei seitlicher Beleuchtung, als eine helle Kreislinie. Es erklärt sich dieses Verhalten aus der totalen Reflexion des Lichtes am Rande der Linse. Die Strahlen, welche, von einem Punkte der Gesichtslinie ausgehend, durch die *Cornea* und durch die vordere Fläche der Linse an deren Rand gegangen sind, treffen auf die hintere Linsenfläche unter einem so schiefen Winkel, dass sie total reflectirt werden. Eine ähnliche totale Reflexion findet am Rande der vorderen Linsenfläche für jene Strahlen statt, welche vom Augengrunde kommend, die hintere Linsenfläche passirten. Daher erscheint bei der Untersuchung im auffallenden Lichte der Linsenrand hell, indem alle auf denselben fallenden Strahlen in das Auge des Beobachters zurückgeworfen werden, dagegen schwarz, wenn das Auge des Beobachters Licht empfängt, das vom Grunde des untersuchten Auges zurückgestrahlt wird. Ein Theil der vom Augengrunde zurückkehrenden Strahlen wird am Rande der Linse total reflectirt, kehrt also in das Innere des Auges zurück, in das Auge des Beobachters aber gelangt von diesem Lichte nichts. Ist die Linse in ihrer normalen Lage, so gewahrt man unter den oben angeführten Bedingungen zwischen den Ciliarfortsätzen und dem dunklen Linsenrande einen hellrothen ringförmigen Streifen. Dieser ist der Ausdruck der *Zonula Zinnii*, des Aufhängebandes der Linse. In einzelnen Fällen wird unter den erwähnten günstigen Bedingungen auch die Faltung der *Zonula Zinnii* in Form feiner grauer Streifen, die von den Ciliarfortsätzen zum Linsenrande gehen, wahrgenommen. In einem Falle sah Ed. Jäger [1]) ein Blutextravasat im Petit'schen Canale.

Ist die Linse nicht an ihrem Orte, ist sie soweit luxirt, dass ihr Rand bei der gewöhnlichen Pupillenweite (oder nach Atropin-Einträuflung) durch das Pupillargebiet streift, so wird sich derselbe bei der Untersuchung mit dem Augenspiegel sowohl [2]), als auch bei seitlicher Beleuchtung in der angegebenen Weise charakterisiren müssen. Liegt die Linse, am unteren Rande noch am Aufhängebande haftend, horizontal hinter der Iris am Grunde des Auges, so wird auch dieses Verhalten durch directe Anschauung mit Hilfe des Augenspiegels eruirt werden können.

---

[1]) Beiträge zur Pathologie des Auges, pag. 8. Siehe Tafel III, Fig. 20.
[2]) Siehe Tafel III, Fig. 19.

D. Die Glaskörpertrübungen.

Die Trübungen des Glaskörpers sind mannigfacher Art. Wir scheiden sie in solche, welche so dicht sind, dass überhaupt kein Licht zum Augengrunde gelangen kann, und in solche, welche dies nur theilweise verhindern.

Zu den Trübungen der ersteren Art gehören massenhafte Blutergüsse, wie sie vor Allem nach Verletzungen des *Bulbus* und bei Chorioiditis vorkommen, ausserdem noch unter besonderen Verhältnissen beobachtet wurden[1]), und pathologische Veränderungen im Glaskörper in Form von dichten Membranen.

Unter den Trübungen der letzteren Art müssen wir die **diffusen** und **geformten** unterscheiden.

Die **diffuse** Trübung des Glaskörpers markirt sich dadurch, dass bei starker Beleuchtung des Inneren des Auges zwar ein mattes Roth aus demselben hervordringt, die Details des Augengrundes aber wie durch einen Nebel gesehen erscheinen oder überhaupt nicht wahrzunehmen sind. Unter günstigen Umständen, unter Anwendung stärkerer Vergrösserung gelingt es bisweilen, die diffuse Trübung in ein Agglomerat punktförmiger Trübungen aufzulösen[2]). Derartige diffuse Glaskörpertrübungen kommen bei Glaucom und Chorioiditis vor.

Die **geformten** Opacitäten sind entweder **beweglich** oder **fix**.

Die **ersteren** sind kleinere Blutklumpen oder Objecte, die aus Blutextravasaten hervorgegangen oder durch Zellenwucherungen entstanden sind. Allen diesen Trübungen ist gemeinschaftlich, dass sie bei Bewegungen des Auges vom Augengrunde in dem theilweise oder gänzlich verflüssigten Glaskörper aufwirbeln und im beleuchteten Pupillargebiete unter den verschiedensten Formen auftauchen. Blutklumpen erscheinen in Form schwarzer am Rande in der Regel roth scheinender Massen. Die sonstigen Opacitäten in Form isolirter schwarzer Punkte, in Form von knopfartigen Bildungen mit anhängenden graulichen Fäden, oder von grauen oder schwarzen strichförmigen, filamentösen, schlangenartig gewundenen, auch unter einander verschlungenen Gebilden, in Form von schwarzen oder graulichen Flocken, die auch Fortsätze aussenden können, in Form grösserer graulicher oder schwarzer Membranen,

---

[1]) Siehe z. B. einen Fall von massenhafter Glaskörperblutung nach eminenter Verkältung und Durchnässung, im Berichte der Wiener Augenklinik 1867, pag. 101.
[2]) Siehe Tafel III, Fig. 21.

die sich aufrollend und faltend auf- und niederbewegen [1]). Zu den beweglichen Trübungen des Glaskörpers gehören ferner die Cholestearincrystalle, welche der sogenannten *Scintillatio oculi* oder *Synchysis scintillans* zu Grunde liegen, und sich entweder in dem sonst ganz durchsichtigen Glaskörper, bei unveränderter Beschaffenheit der übrigen Bestandtheile des Bulbus und nahezu normalem Sehvermögen — wie auch ich einen solchen Fall sah — oder bei weitgehenden pathologischen Veränderungen der tiefen Augapfelgebilde, häufig im Verbande mit anderen der genannten Trübungen, z. B. in Membranen gleichsam eingewebt, finden. Sie gewähren bei der Augenspiegel-Untersuchung einen überraschenden Anblick. Sie sind entweder in dem nicht verflüssigten Glaskörper suspendirt und führen bei Bewegungen des Auges nur geringe Ortsveränderungen aus, sie erscheinen dann bei der Augenspiegel-Beleuchtung wie glänzende Diamanten, sie erinnern an den Anblick des gestirnten Himmels [2]); oder aber sie ruhen am Boden des Auges im verflüssigten Glaskörper und fahren bei raschen Bewegungen desselben wie eine Garbenrakete strahlend in die Höhe.

Die fixen Trübungen des *Corpus vitreum* geben sich in Form umschriebener, mehr oder weniger grosser schwarzer Klumpen kund, von denen sich auch mehrere vorfinden und durch Ausläufer mit einander in Verbindung stehen können, auf diese Weise eine ganz bestimmte, unbewegliche Figur darstellend; oder in Form von Membranen, die über einen grösseren oder geringeren Theil des Augengrundes ausgespannt sind, dabei entweder vollkommen homogen erscheinen, oder bei äusserst genauer Accommodation für dieselben Ungleichartigkeiten, punkt- oder fleckenförmige Trübungen aufweisen, oder endlich eine ausgezeichnete Structur, ein regelmässiges, feines Lückenwerk darbieten.

Da wir in diesem Capitel nur die Prüfung der brechenden Medien, wie sie beim Beginne der Augenspiegel-Untersuchung vorzunehmen ist, besprechen wollen und für die genauere Erkenntniss und Beurtheilung mancher anderen Erkrankungen des Glaskörpers auch gleichzeitig die Untersuchung des Augengrundes erforderlich ist, so werden wir über die letzteren an einer anderen Stelle handeln.

Was den Werth der seitlichen Beleuchtung bei der Untersuchung des Glaskörpers anlangt, so ist zu bemerken, dass dieselbe nur in den Fällen, wo Cholestearincrystalle, oder massenhafte

---

[1]) Siehe Tafel III, Fig 22 und 23.
[2]) Siehe Tafel III, Fig. 24.

nach vorne an die Linse andringende Blutextravasate vorhanden sind, anwendbar ist. In diesen Fällen werden die pathologischen Objecte durch die focale Beleuchtung blossgelegt. Die Crystalle, welche übrigens häufig auch in Tagesbeleuchtung hervortreten, präsentiren sich in ihrer glänzenden Gestalt, während das Blutextravasat durch ein düsteres Roth in der Tiefe sich kundgibt.

Die Untersuchung des Auges unter Wasser ist für die Diagnose von Glaskörpertrübungen nicht zu verwerthen.

E. Zur Differentialdiagnose der Trübungen.

Wir haben bis jetzt davon gesprochen, in welcher Weise die wesentlichen Trübungen der brechenden Medien des Auges erscheinen. Wir müssen jetzt zur Differentialdiagnose derselben schreiten. Um dies bewerkstelligen zu können, ist es gut, folgenden Weg einzuschlagen.

Den Beginn der Untersuchung haben wir im Anfange des Capitels geschildert. Zeigt die Pupille hierbei die normale gelbrothe Farbe, so ist damit noch nicht erwiesen, dass die brechenden Medien wirklich frei von jeder Trübung sind. Man muss vielmehr, um sich hierüber zu vergewissern, das untersuchte Auge nach verschiedenen Richtungen, wenigstens nach rechts, links, oben und unten blicken lassen, während man das obere Lid desselben in die Höhe hält. Hierbei werden einerseits an der äussersten Peripherie gelegene Trübungen hervortreten, andererseits werden bei einer raschen Ausführung dieser Bewegungen auf dem Boden des Auges ruhende, bewegliche Trübungen des Glaskörpers aufgewirbelt werden und im Pupillargebiete auftauchen. Zeigt sich gleich beim Beginne der Untersuchung eine Trübung im Innern des Auges, so lasse man ebenfalls zunächst die erwähnten Bewegungen vornehmen. Ist die Trübung eine bewegliche Glaskörperopacität, so wird sie sich hiebei sofort durch eine auffallende Locomotion verrathen. Ist die Trübung dagegen eine fixe, d. h. zeigt sie nur eine mit den Bewegungen des Auges im Zusammenhange stehende Ortsveränderung, von der wir gleich sprechen werden, so handelt es sich darum, ihren Sitz festzustellen. Man unterliegt am wenigsten einem Irrthume in dieser Beziehung, wenn man in folgender Weise verfährt. So wie eine fixe Trübung bei der ophthalmoscopischen Beleuchtung zum Vorschein kommt, lege man das Instrument bei Seite und greife zur seitlichen Beleuchtung. Mit deren Hilfe wird man erkennen, ob die Trübung in der Hornhaut, in der vorderen Kammer, auf der Vorderfläche der Linse oder im vorderen Abschnitte der Linsensubstanz gelegen ist. Denn dies wird (ausser es wären ganz periphere Linsentrübungen da, die sich hinter der stark sich verengernden Pupille bergen) bei der seitlichen Beleuchtung direct gesehen. Dadurch hat man sich in vielen Fällen über das Schlimmste hinweggeholfen, es kann Einem nicht mehr passiren, dass, wie ich dies häufig bei Anfängern beobachtete, Hornhauttrübungen für Glaskörperopacitäten angesehen werden, mit welchen sie wegen ihrer unregelmässigen Gestalt häufig in der äusseren Erscheinung Aehnlichkeit haben. Ist die Trübung der seitlichen Beleuchtung zwar zugänglich, aber so tief gelegen, dass man es nicht mehr zu entscheiden wagt, ob sie ihren Sitz noch in der Linse oder schon im Glaskörper hat, so geht man zur Prüfung des hinteren Kapselbildes über. Durch dieses Mittel wird es, wie wir sahen, in den meisten Fällen gelingen, diese Frage zu entscheiden. Zeigt die seitliche Beleuchtung keine Trübung der Medien im vorderen Abschnitte des Auges und ist auch keine Alteration des hinteren Kapselbildes vorhanden, so steht Nichts der Annahme entgegen, dass die fragliche Partie ihren Sitz im Glaskörper habe.

Um sich dessen zu vergewissern, greift man wiederum zum Spiegel. Denkt man sich, dass sich in der Gesichtslinie des Beobachteten eine Reihe von Trübungen befindet, welche hintereinander in der *Cornea*, auf der vorderen Linsenkapsel, in der Linsensubstanz, in der hinteren Kapsel, im Glaskörper gelegen sind, so wird, wenn die Gesichtslinie des Beobachters mit der des Beobachteten zusammenfällt, dem ersteren im Centrum des beleuchteten Feldes eine einzige Trübung erscheinen, indem die hintereinander liegenden dunkeln Stellen sich decken. Sowie aber, während die Gesichtslinie des Untersuchers und der Spiegel ihre unveränderte Lage behalten, das untersuchte Auge eine seitliche Bewegung ausführt, so erscheinen bei hinlänglich weiter Pupille die Trübungen alle im Sehfelde. Befindet sich eine solche gerade im Drehpunkte des Auges, so wird dieselbe, da der Drehpunkt unbeweglich ist, ihren Platz behalten, während die vor ihr gelegenen nach jener Richtung, nach welcher das Auge sich bewegt, die hinter ihr gelegenen nach der entgegengesetzten Seite wandern werden. Je weiter eine Trübung vom Drehpunkte entfernt ist, eine desto grössere Excursion wird sie begreiflicher Weise ausführen müssen.

Bei dieser Probe muss man jedoch auf Folgendes achten. Häufig beurtheilt man die Richtung der Bewegung darnach,

Fünftes Capitel. Die Untersuchung der brechenden Medien.

welchem Theile des Pupillarrandes die Trübung näher rückt. Es ist aber klar, dass bei einer Bewegung des Auges nach rechts eine Linsentrübung sich nicht dem rechten, sondern dem entgegengesetzten Pupillarrande nähern wird, weil die vor der trüben Linsenstelle gelegene Iris eine grössere Excursion, als die erstere macht. Es wäre gefehlt, daraus schliessen zu wollen, dass die verdunkelte Stelle eine dem Auge entgegengesetzte Bewegung mache, demnach hinter dem Drehpunkte desselben, also im Glaskörper gelegen sei. Der Hornhautreflex allein muss hierbei eine massgebende Rolle spielen. Beim Beginne des Versuches liegen Hornhautreflex und Drehpunkt in der Verlängerung der Gesichtslinie des Beobachters. Geht das Auge aus der ursprünglichen Stellung heraus, so bleiben zwei Punkte im Raume unbeweglich, bleiben auf derselben Linie liegen, der Hornhautreflex und der Drehpunkt nämlich. Eine Trübung, die im Drehpunkte ihren Sitz hat, bleibt bei allen Bewegungen des Auges vom Hornhautreflexe gedeckt. Alle übrigen Opacitäten jedoch weichen hierbei zur Seite, und zwar entfernen sich die vor dem Drehpunkte gelegenen vom Hornhautreflexe nach jener Richtung, nach welcher das Auge geht, die hinter dem Drehpunkte lagernden dagegen nach der entgegengesetzten Seite.

Der Drehpunkt des Auges liegt im Glaskörper. Er liegt ungefähr in der Mitte der Gesichtslinie. Nach Donders[1]) ist er hinter diesem Punkte und zwar im emmetropischen Auge 1·76 Mm. nach rückwärts davon gelagert, steht demnach 13$^{1}/_{2}$ Mm. von der Vorderfläche der Hornhaut ab. Der hintere Linsenpol liegt nach Helmholtz 7·2 Mm. hinter der Vorderfläche der *Cornea*. Aus diesen Angaben folgt, das der Drehpunkt des emmetropischen Auges ungefähr 6 Mm. hinter dem hinteren Linsenpole gelegen ist. Bei Myopie, erzeugt durch abnorme Axenlänge des Auges, fällt der Drehpunkt nach Donders noch weiter hinter den hinteren Linsenpol, bei Hypermetropie, durch Axenverkürzung des Auges hervorgerufen, dagegen behält er nahezu seinen Platz. Nach dem Gesagten ist klar, dass Hornhauttrübungen bei den Bewegungen des Auges die grössten, Trübungen der vorderen Linsenkapsel und der Linsensubstanz geringere und jene am hinteren Linsenpol noch weniger ausgedehnte Excursionen machen werden. Aber dennoch wird der hintere Kapselstaar von dem Hornhautreflexe bei Bewegungen des Auges nicht gedeckt bleiben können. Ist dies

---

[1]) Donders en Doijer, De ligging van het draaipunt van het oog. 1862. Utrecht.

letztere der Fall, wie es nicht selten in Fällen von Chorioiditis und Retinitis pigmentosa bei derartigen Trübungen, welche in der Nähe des hinteren Linsenpoles zu liegen scheinen, geschieht, so sind wir genöthigt, den Sitz derselben in den Glaskörper zu verlegen.

Einer besonderen Erwähnung bedürfen noch unbewegliche feine Membranen des Glaskörpers, welche nahe vor der Netzhaut ausgespannt sind. Bei genauer Accommodation für dieselben sind wir nicht selten im Stande, sie in ihrer eigenthümlichen, nicht ganz gleichartigen Structur zu erkennen. In anderen Fällen ist es jedoch ungemein schwierig zu entscheiden, ob eine schleierartige Trübung der Netzhaut in ihr selbst gelegen ist oder ihren Grund darin hat, dass vor der Netzhaut eine dünne Membran sich ausspannt. Knapp[1]) rühmt besonders die Untersuchung des Glaskörpers im umgekehrten Bilde mit Hilfe des binocularen Spiegels, und in der That wird man hierbei in zweifelhaften Fällen häufig in der Lage sein, sich von der Existenz oder Nicht-Existenz einer Glaskörpermembran überzeugen zu können. Allein anatomische Facta werfen auf diese Verhältnisse ein eigenthümliches Licht. So theilte mir Dr. Becker mit, dass er bei der microscopischen Untersuchung eines Auges, welches an Retinitis gelitten, ausser den Veränderungen in der Netzhaut, in der derselben unmittelbar anliegenden Glaskörperschichte eine der Fläche nach weit ausgebreitete Zellenwucherung vorfand. Ein derartiger Befund erklärt, dass es in einzelnen Fällen wirklich kaum möglich sein dürfte, die beiden Arten der Trübungen mit Hilfe des Augenspiegels von einander zu unterscheiden.

Ausser den geformten Trübungen der brechenden Medien begegnet man, wie wir sahen, auch diffusen Trübungen derselben. Um über deren Sitz zu entscheiden, ziehe man zunächst die seitliche Beleuchtung zu Rathe. Eine diffuse Trübung der *Cornea* oder des Kammerwassers wird sich hierbei erkennen lassen. Ist eine solche nicht vorhanden, so gehe man zur Prüfung der Linse über. Für die Constatirung der Durchsichtigkeit derselben ist jedoch die seitliche Beleuchtung ein trügerisches Mittel. Hier muss das hintere Kapselbild in der früher erörterten Weise aushelfen. Sein Verhalten wird über eine diffuse Trübung der Linse entscheiden. Ist das hintere Kapselbild vollkommen scharf und rein, daher auch die Linse vollkommen durchsichtig, dann ist man sicher, dass die diffuse Trübung ihren Sitz im Glaskörper habe.

---

[1]) Zehender's klinische Monatsblätter, 1863, Juliheft pag. 319.

Ist gar kein Licht aus dem Augengrunde zu erlangen, so ist es sehr leicht, das Hinderniss aufzufinden. Eine Trübung der *Cornea* oder der Linse, die dies verschulden würde, muss so auffallend sein, dass sie schon bei der gewöhnlichen Beobachtung im Tageslichte, sicherlich aber bei seitlicher Beleuchtung dem Untersuchenden nicht entgehen kann. Ist in solchen Fällen Hornhaut und Linse durchsichtig, so ist man sicher, dass der Sitz der undurchdringlichen Obscuration im Glaskörper gelegen sei.

Wir sagten, dass man die Prüfung der Medien aus der Entfernung der gewöhnlichen Leseweite vornehmen solle. Der Kurzsichtige befindet sich hiebei für Trübungen der Hornhaut und Linse im Vortheile, indem er sich stark nähern kann und dadurch auch feinere Trübungen aufzufassen im Stande ist. Der Emmetrope (und Hypermetrope) wird, um es dem Myopen gleich thun zu können, mit Vortheil ein Convexglas von 8—6" B. W. bei derartigen Untersuchungen hinter dem Spiegel einlegen. Was jedoch die Glaskörpertrübungen anlangt, so ist zu bemerken, dass dieselben eine so tiefe Lage einnehmen können, dass ein Myope gewissen Grades selbst bei grösster Annäherung an das Auge oder auch dann nicht, sondern erst bei Verwendung eines Concavglases zu deren Anschauung gelangen wird. Myopen ist es deshalb anzurathen, bei dem Abgeben ihrer Meinung über das Vorhandensein von Trübungen der brechenden Medien vorsichtig zu sein, sich nicht zu begnügen, die Medien aus der Entfernung der gewöhnlichen Leseweite zu untersuchen, sondern auch stets noch ganz nahe an das Auge heranzugehen, nöthigenfalls zur Anwendung schwacher, die Myopie nicht corrigirender und hierauf immer stärkerer Concavgläser zu schreiten.

F. Einfluss der Trübungen auf das ophthalmoscopische Bild des Augengrundes.

Wir haben zum Schlusse dieses Capitels den Einfluss zu besprechen, welchen die pathologischen Veränderungen in den brechenden Medien des Auges auf die ophthalmoscopische Erscheinung des Augengrundes nehmen. Dass derselbe bei diffusen Trübungen der Medien und bei der Anwesenheit zarter Glaskörpermembranen mehr oder weniger verschleiert sich darstellen wird, haben wir bereits erwähnt; dass umschriebene dichte Trübungen einzelne Partien desselben decken, andere Opacitäten, wie der begrenzte durchscheinende Schichtstaar z. B. die Augenspiegel-Untersuchung bei hinlänglich starker Beleuchtung nicht hindern werden, sei hier hinzugefügt. Was wir aber eigentlich besprechen wollen, sind die Erscheinungen des irregulären Astigmatismus, wie sie bei Unregelmässigkeiten der Hornhautoberfläche, in Folge des eigenthümlichen Baues der Linse und bei beginnenden Linsentrübungen beobachtet werden, so wie diejenigen, welche im Gefolge der Luxation der Linse auftreten. Knapp [1]) hat diesem Gegenstande seine besondere Aufmerksamkeit gewidmet.

Es ist begreiflich, dass durch eine Stelle der Hornhaut, welche pathologische Erhabenheiten und Vertiefungen darbietet, von einem Objecte des Augengrundes nicht ein scharfes Bild entworfen werden kann, denn von den von jedem Punkte des zu beobachtenden Gegenstandes ausgehenden Strahlen wird Ein Theil z. B. durch eine hervorragende, ein anderer hingegen durch eine daneben liegende abgeflachte Partie der Hornhaut gebrochen. Es entstehen auf diese Weise von demselben Objecte verschiedene Bilder, welche sich zum Theile decken, wodurch die Partie des Augengrundes, die durch eine derartige abnorme Hornhautstelle betrachtet wird, in auffallender Weise verzerrt erscheint. Dies wird bei einem sich sonst scharf ausprägenden Objecte, also besonders an der Sehnervenscheibe hervortreten müssen. Deren Rand erscheint in solchen Fällen häufig zackig, zerrissen, strahlenförmig verlängert, die Gefässe verbogen und verschwommen. Dieses Verschwommen- und Verwischtsein der Objecte, welches ohnehin nur eine gedeckte Verdopplung oder Vervielfachung derselben darstellt, kann in der That in den letzteren Zustand übergehen. So kann es geschehen, dass feinere Objecte des Augengrundes, besonders zarte Netzhautgefässe in derartigen Fällen bei der ophthalmoscopischen Untersuchung doppelt erscheinen. Wiewohl theoretisch eine weitere Vervielfachung derselben nicht ausgeschlossen werden kann, so habe ich eine solche wenigstens bisher noch nicht beobachten können.

Ein weiteres höchst charakteristisches Symptom der in Rede stehenden Veränderungen ist die parallactische Verschiebung der Objectpunkte des Augengrundes, wie sie bei der Untersuchung im umgekehrten Bilde zu Tage tritt. Entwirft man durch eine Convexlinse ein umgekehrtes Bild des Augengrundes, so wird ausser der Linse zur Erzeugung des umgekehrten Bildes des einen

---

[1]) Zehender's klinische Monatsblätter. 1864, September- bis Decemberheft, pag. 312.

Fünftes Capitel. Die Untersuchung der brechenden Medien.

Objectes z. B. eine pathologische erhabene, zur Formirung des Bildes eines daneben liegenden Gegenstandes eine pathologisch vertiefte Stelle der Hornhaut beitragen. Das Bild, welches durch die erstere Combination entworfen wird, liegt dem Auge näher, als jenes, welches das zweite schwächer brechende System erzeugt, ersteres ist auch weniger stark vergrössert, als letzteres. Sowie man nun kleine Bewegungen mit der Convexlinse vornimmt, ändern die Bilder (wie wir dies noch an späterer Stelle erörtern werden) ihre gegenseitige Lage. Das Bild des Objectes, welches weiter vom Auge entfernt ist, macht nämlich eine grössere Excursion, als das näherliegende, es verschiebt sich bei wechselnder Bewegung der Linse gleichsam vor demselben, so dass sich z. B. ein Stück der Sehnervenpapille bei einer Bewegung der Linse über den anderen Theil des Opticus hinüber legt, bei der entgegengesetzten Bewegung sich jedoch auffallend davon entfernt.

Es gehört wohl zu den grössten Seltenheiten, dass sich bei sonst vollkommen normaler Beschaffenheit der Hornhaut im Bereiche des Pupillargebietes eine grössere regelmässige Abflachung derselben befindet, wobei die abgeflachte Stelle ihre Durchsichtigkeit wieder vollkommen erlangt hat. Ich beobachtete dies in Einem Falle, an einem 18jährigen jungen Manne, welcher nach seiner Aussage vier Jahre zuvor eine heftige Entzündung des rechten Auges überstanden hatte. Bei der Beleuchtung mit dem Augenspiegel sah man durch die Mitte der Pupille eine dunkle kreisförmige Linie gehen, innerhalb welcher dem Lichte der freie Durchgang gestattet war und ein Emmetrope aus grösserer Entfernung Gefässe des Augengrundes wahrnehmen konnte. Man hätte glauben können, es mit einer Linsenluxation zu thun zu haben, das Bild des Augengrundes, welches durch die betreffende Stelle zum Vorschein kam, hätte dann das durch die Linse erzeugte umgekehrte Bild vorgestellt. Dem war aber nicht so. Man sah an der betreffenden Stelle die Gefässe des Augengrundes, weil das Auge dort höchstgradige Hypermetropie darbot. Die dunkle Linie war die Begrenzung einer abgeflachten, aber vollkommen durchsichtigen Hornhautpartie. Es sei hier nur noch erwähnt, dass Patient, dessen leidendes Auge scheinbar hochgradige Myopie und Amblyopie darbot, indem mit demselben nur Nr. 14 Jäger auf die Entfernung von $4''$ gelesen werden konnte, mit convex $3\frac{1}{2}$ Sehschärfe $^{20}/_{70}$ Snellen darbot, und da die Accommodation nicht gelitten, mit demselben Glase auch in der Nähe und zwar Nr. 3 Jäger von $8-4''$ las. Der angeführte Fall findet hier insofern seinen Platz, als in demselben die durch Hornhautabschliffe erzeugte Erscheinung der doppelten Wahrnehmung des Augengrundes in ganz ausgezeichneter Weise sowohl im aufrechten als verkehrten Bilde hervortrat.

Die Phänomene des irregulären Astigmatismus können auch durch pathologische Veränderungen der Linse hervorgerufen werden, wie sie es ja ist, die den jedem Auge in physiologischem Zustande zukommenden irregulären Astigmatismus bedingt. Die einzelnen Sectoren der Linse sind eben so viele isolirte dioptrische Systeme, von denen jedes eine andere Brechkraft hat. Tritt dieses Moment, bei beginnender Cataracta in merklicher Weise hervor, so wird es zu den eben aufgeführten Symptomen des irregulären Astigmatismus Anlass geben können.

Der Einfluss einer luxirten Linse, falls deren Rand durch die Pupille geht, besteht ebenfalls darin, dass die Objecte des Augengrundes doppelt erscheinen. Ein Theil der von einem leuchtenden Punkte ausgehenden Strahlen passirt die linsenlose Pupille, es wird durch die Hornhaut allein ein Bild formirt, ein anderer Theil aber geht durch den Randtheil der Linse, welcher in der Pupille zu Tage liegt, es entsteht so ein zweites Bild des leuchtenden Punktes, welches mit dem ersteren nicht zusammenfallen kann, weil die Linse in ihrem peripheren Theile auch als Prisma, dessen Basis gegen das Linsencentrum gekehrt ist, wirkt, die von dem leuchtenden Punkte ausgehenden, die Linse passirenden Strahlen demnach gegen das Centrum der Linse hin abgelenkt werden. (Siehe pag. 63).

Sechstes Capitel.

Die Bestimmung der Refractionszustände.

I. Die Bestimmung derselben mit Hilfe des aufrechten Bildes.

Die Art und Weise, in welcher es uns in jedem speciellen Falle möglich gemacht wird, den Augenhintergrund in scharfen Umrissen zu erblicken, gibt uns ein Mittel an die Hand, die Refraction des zu untersuchenden Auges auf das Genaueste zu bestimmen, ein Mittel, das untrüglich in seinen Resultaten, uns ganz unabhängig von dem Sehvermögen des betreffenden Auges und den Angaben des Patienten eine klare Einsicht in den Brechzustand des Auges zu verschaffen im Stande ist.

Es ist interessant, dass der Entdecker des Augenspiegels die ganze Tragweite seiner Erfindung in Betreff der Bestimmung der Refractionszustände vollkommen richtig erkannte, und ebenso interessant, dass er dies als etwas mehr Nebensächliches und gleichsam Selbstverständliches hinstellte. „Uebrigens kann man sich, wo es nöthig werden sollte", sagt Helmholtz [1]) 1851, „durch den Augenspiegel leicht objectiv von dem Vorhandensein und dem Grade der Kurz- oder Weitsichtigkeit des beobachteten Auges überzeugen". „Der Beobachter ist hierbei von den Aussagen des Andern ganz unabhängig, da er selbst gleichsam mit dessen Auge, wenigstens mittelst der brechenden Theile dieses Auges sieht". 1856 hat Ed. Jäger [2]) in seinem Aufsatze „der Augenspiegel als Optometer" sämmtliche Verhältnisse klar dargestellt, welche bei der Bestimmung der Refraction mit Hilfe des aufrechten Bildes in Betracht kommen, und neuerlich hat Donders [3]) der in Rede stehen-

---

[1]) Beschreibung eines Augenspiegels etc., pag. 38.
[2]) Oesterr. Zeitschrift für practische Heilkunde, Nr. 10.
[3]) On the anomalies of accommodation and refraction of the eye. 1864, pag. 105. In der deutschen Ausgabe, pag. 89.

den Methode einen wesentlichen Rang eingeräumt, aber doch noch eine Reihe von Bedenken gegen dieselbe erhoben, die sie aber, wie wir glauben, nicht verdient.

Wir wissen, dass die aus dem Fundus des emmetropischen Auges austretenden Strahlen untereinander parallel sind, ebenso dass die Strahlen, die von einem leuchtenden Punkte der Netzhaut eines hypermetropischen Auges kommen, nach ihrem Austritte aus dem Auge divergiren, wenn aber das Auge myopisch ist, convergiren.

In welcher Weise wird sich für den Beobachter das Vorhandensein einer Refractions-Anomalie manifestiren? Wir wollen vor Allem annehmen, dass der Beobachter selbst emmetropisch sei und keine Accommodation besitze, also nur mit parallelen Strahlen deutlich sehen könne. Wenn das untersuchte Auge emmetropisch ist, so werden die von den leuchtenden Punkten der Netzhaut ausgehenden Strahlen nach ihrem Austritte aus dem Auge parallel sein. Solche Strahlen kann aber das untersuchende Auge auf seiner *Retina* zu einem Punkte vereinigen, und folglich wird der Augengrund des Untersuchten im deutlichen und scharfen Bilde erscheinen. Da die Richtung der Strahlen parallel bleibt, wie gross auch die Entfernung zwischen untersuchtem und untersuchendem Auge sei, ob nun das untersuchende Auge dem untersuchten sich möglichst nähert, oder sich möglichst von demselben entfernt, so ist es klar, dass die Richtung der aus dem Grunde eines emmetropischen Auges austretenden Strahlen nicht die Ursache sein kann, falls derselbe nicht aus grösserer Entfernung deutlich wahrgenommen wird.

Wenn das untersuchte Auge hypermetropisch ist, so divergiren die austretenden Strahlen. Mit solchen Strahlen aber kann ein accommodationsloses Normalauge nicht deutlich sehen. Solche Strahlen, welche von einem endlichen Punkte herzukommen scheinen, vereinigen sich erst hinter der Netzhaut und bilden deshalb auf derselben einen Zerstreuungskreis. Damit diese Strahlen noch auf der Netzhaut zur Vereinigung kommen, muss dem beobachtenden Auge eine Convexlinse vorgelegt werden von solcher Brechkraft, dass die divergenten Strahlen nach ihrem Durchgange durch dieselbe parallel werden. Um nun den Augengrund deutlich zu sehen, muss es sich natürlich gleich bleiben, ob man vor das Auge eine Convexlinse legt, oder aber ob sich dieses Auge eine entsprechende Linse selbst zulegt, d. h. in gewissem Grade accommodirt. Wenn also einem emmetropischen Beobachter der Augengrund eines Individuums nur durch ein Convexglas oder nur bei einer gewissen Accommodations-Anstrengung deutlich erscheint, so beweist dies, dass das beobachtete Auge hypermetropisch ist.

Ist dagegen das untersuchte Auge myopisch, treten also die vom Augengrunde kommenden Lichtstrahlen convergent aus, fällt demnach convergentes Licht in's Auge des Beobachters, so werden sich die Strahlen vor der Netzhaut des untersuchenden Auges vereinigen, auf der Netzhaut selbst entsteht ein Zerstreuungsbild des untersuchten Augengrundes, es kann derselbe nicht in deutlichen Umrissen gesehen werden. Bringt man aber vor das Auge des Beobachters ein Concavglas von solcher Stärke, dass die auffallenden convergenten Strahlen durch dasselbe zum Parallelismus zerstreut werden, so wird natürlich das beobachtete Object in scharfen Zügen wahrgenommen. Das Auge muss hierbei zu einer Glaslinse greifen, weil es nicht in der Lage ist, sich selbst eine Concavlinse zuzulegen, oder was dasselbe bedeutet, eine Convexlinse wegzunehmen, weil wir mit Hilfe unseres Accommodationsvermögens zwar die Brechkraft des dioptrischen Systems unseres Auges vergrössern, aber nicht unter das Mass herabsetzen können, welches das Auge im Zustande der Accommodationsruhe besitzt.

Wir sehen aus dieser allgemeinen Betrachtung, dass die Art und Weise, wie wir zur deutlichen Wahrnehmung des Augengrundes gelangen, es uns ermöglicht, im Allgemeinen über den bestehenden Refractionszustand des Auges ein Urtheil zu fällen.

Es ist nun unsere weitere Aufgabe, den Grad, der bestehenden Refractions-Anomalie mittelst des Augenspiegels genau zu bestimmen.

Will man mit Hilfe des Augenspiegels z. B. den Grund eines eine Myopie $1/_8$ darbietenden Auges deutlich sehen, so muss man sich zu dem Ende Folgendes vergegenwärtigen: Wenn sich das untersuchte Auge, wie wir immer voraussetzen wollen, im Zustande vollkommener Accommodationsruhe befindet, so werden die von einem leuchtenden Punkte a des Augengrundes ausgehenden Strahlen sich 8" vor dem Knotenpunkte des Auges durchschneiden. Befindet sich das untersuchende Auge in einer Entfernung von 2" von dem optischen Centrum des untersuchten, so fallen die aus dem untersuchten Auge tretenden Strahlen auf die *Cornea* des untersuchenden so auf, dass sie sich, wenn ihr Gang nicht abgeändert würde, 6" hinter der *Cornea* vereinigen würden.

Bringt man in der genannten Entfernung von 2" ein Concavglas von 6" Brennweite an, so werden die Strahlen, welche sich

11*

ohne Dazwischenkunft des Glases 6″ hinter demselben, in dessen Brennpunkte nämlich, vereinigen würden, nach ihrem Durchgange durch das Glas, unter einander parallel fortschreiten, und befindet sich das untersuchende Auge hinter dem Concavglase, so ist es klar, dass parallele Strahlen auf die *Cornea* dieses Auges auffallen werden, welche das letztere auf seiner Netzhaut vereinigen kann. Die Folge davon ist, dass von dem leuchtenden Punkte a des untersuchten Augengrundes ein deutliches Bild auf der Netzhaut des untersuchenden gebildet und mithin im Allgemeinen der Augengrund deutlich wahrgenommen werden wird.

Unter der Voraussetzung also, dass der Untersuchende ein emmetropisches Auge besitzt, dass er selbst sowohl wie der Untersuchte nicht accommodirt, sind wir in der Lage, mit Hilfe des Augenspiegels die bestehende Myopie genau zu bestimmen, wenn wir die Brennweite des Concavglases, mit welchem wir den Augengrund vollkommen deutlich sehen, und die Entfernung dieses Glases vom optischen Centrum des untersuchten Auges kennen. Wir erhalten nämlich ganz allgemein, wenn $\frac{1}{a}$ der optische Werth des Concavglases, d die Entfernung des Glases vom optischen Centrum des untersuchten Auges, in Zollen ausgedrückt, ist, für die bestehende Myopie den Werth: $M = \frac{1}{a + d}$, in unserem Falle also, wo $\frac{1}{a} = \frac{1}{6}$, $d = 2$ ist, $M = M\frac{1}{6+2} = M\frac{1}{8}$. Die Myopie ist folglich immer geringer als der optische Werth des Glases, mit dem wir den Augengrund vollkommen deutlich sehen.

In analoger Weise wie die Myopie wird auch die Hypermetropie mit Hilfe des Augenspiegels bestimmt. Von einem leuchtenden Punkte des Grundes eines mit $H\frac{1}{8}$ behafteten Auges treten die Strahlen so divergent aus, als ob sie von einem 8″ hinter dem Knotenpunkte des Auges gelegenen Punkte herkämen. Für das 2″ vom Knotenpunkte des untersuchten Auges entfernte beobachtende Auge scheinen die Strahlen natürlich von einem 10″ abstehenden Punkte herzukommen. Bringt man in dieser Entfernung von 2″ eine Convexlinse von 10″ Brennweite an, so werden die besprochenen Strahlen auf diese Linse so auffallen, als ob sie von deren Brennpunkte herkämen und mithin nach ihrem Durchtritte durch die Linse unter einander parallel sein. Dass in diesem Falle der beobachtete Augengrund im deutlichen Bilde erscheinen muss, wenn das untersuchende Auge sich hinter der genannten Convexlinse befindet, ist aus dem Vorhergehenden einleuchtend. Unter

Sechstes Capitel. Die Bestimmung der Refractionszustände. 165

denselben Bedingungen, die wir früher bei der Bestimmung der Myopie setzten, können wir demnach die etwa bestehende H bestimmen. Sie ist nämlich gleich $\frac{1}{a-d}$, wobei $\frac{1}{a}$ den optischen Werth des Convexglases ausdrückt, und d dieselbe Bedeutung wie oben hat. Der Werth der H ist also immer grösser als der der Convexlinse, mit deren Hilfe wir zu einer deutlichen Ansicht des Augengrundes gelangen.

Aus dem Gesagten geht hervor, dass, wenn unter den oben gesetzten Bedingungen die bestehende Refractions-Anomalie richtig beurtheilt werden soll, der Untersuchende sich vor Allem bewusst werden muss, wann er den Grund des beobachteten Auges vollkommen scharf und deutlich sieht, denn es handelt sich hierbei nicht allein darum, überhaupt etwas zu sehen, sondern das wesentliche Moment liegt darin, dass man sicher sei, das Object nicht durch Zerstreuungskreise, sondern vollkommen klar wahrzunehmen.

Wir sind bis jetzt von der Annahme ausgegangen, dass der Untersucher emmetropisch sei. Nun wollen wir die Fälle betrachten, in welchen der Untersucher ametropisch ist.

Wir wollen zunächst den so häufigen Fall berücksichtigen, dass der Untersuchende myopisch sei.

Den Augengrund eines Emmetropen kann der Myope nicht ohne weiters deutlich wahrnehmen, weil parallel auf sein Auge auffallende Strahlen vor seiner Netzhaut vereinigt werden. Er kann allerdings, sogar mit M höheren Grades die Objecte des emmetropischen Augengrundes: Papille und Gefässe in sehr undeutlichen Umrissen erkennen, wie ja der Myope eben auch entfernte Gegenstände, die parallele Strahlen aussenden, undeutlich, aber doch sieht. Um jedoch den Augengrund eines Emmetropen scharf zu sehen, muss sich der Myope emmetropisch machen, d. h. seine M neutralisiren. Wenn also ein Kurzsichtiger nur mit Hilfe eines negativen Glases, welches seine Myopie corrigirt, nicht aber bei Anwendung eines schwächeren Concavglases, den Augengrund eines Anderen deutlich sieht, so folgt daraus, dass die aus dem Auge des Beobachteten austretenden Strahlen parallel sind, das Auge mithin emmetropisch ist.

Wenn der Untersuchte hypermetropisch ist, so gelten folgende Regeln. Die aus dem hypermetropischen Auge austretenden Strahlen sind divergent. Bei H $1/3$ z. B. scheinen sie, wie bekannt, von einem 3″ hinter dem Knotenpunkte des Auges gelegenen Punkte herzukommen. Ein Myope mit M $1/5$ untersuche ein solches Auge in dem

Abstande von $1\frac{1}{2}''$. Ein solcher Myope hat seinen Fernpunkt in $5''$ vom Knotenpunkte seines Auges, er kann also einen Gegenstand, der weiter als $5''$ vom Knotenpunkte entfernt ist, nicht deutlich sehen. Die Frage ist in unserem Falle die, wie weit das betrachtete Object vom Knotenpunkte des untersuchenden Auges absteht. Die Strahlen scheinen herzukommen von einem Punkte, der $3''$ hinter dem Knotenpunkte des untersuchten Auges liegt. Addiren wir zu dieser Zahl die Entfernung des Knotenpunktes des untersuchten von dem des untersuchenden Auges, so erhalten wir die gesuchte Grösse. Den Abstand des Knotenpunktes von der *Cornea* rechnen wir mit $\frac{1}{4}''$. Daraus ergibt sich in Anbetracht der zwischen beiden Augen gesetzten Entfernung von $1\frac{1}{2}''$: $x = 3'' + \frac{1}{4}'' + 1\frac{1}{2}'' + \frac{1}{4}'' = 5''$. Auf eine Entfernung von $5''$ aber kann ein myopisches Auge mit $M \frac{1}{5}$ deutlich sehen, folglich wird in dem genannten Falle der Beobachter ohne weitere Anwendung irgend eines Hilfsglases den Augengrund des Untersuchten in scharfem Bilde wahrnehmen.

Nehmen wir nun aber an, es bestände nicht $H\frac{1}{3}$, sondern $H\frac{1}{13}$ im untersuchten Auge. Unter den früher gegebenen Bedingungen liegt dann das Bild des Augengrundes scheinbar in einer Entfernung von $13 + 2 = 15''$ vom Knotenpunkte des untersuchenden Auges. In einer solchen Entfernung aber kann ein Myope $\frac{1}{5}$ nicht deutlich sehen, er muss, um das zu erreichen, seinen Fernpunkt auf $15''$ hinausrücken, er muss von seiner $M\frac{1}{5}$ einen so grossen Bruchtheil wegnehmen, dass eine $M\frac{1}{15}$ übrig bleibt. Diese Bedingung wird erfüllt, indem er $M\frac{2}{15} = \frac{1}{7\frac{1}{2}}$ wegnimmt, dann bleibt, weil $\frac{1}{5} - \frac{2}{15} = \frac{1}{15}$ ist, dem untersuchenden Auge eine $M\frac{1}{15}$. Ein Concavglas von $7''$ Brennweite, $\frac{1}{2}''$ vor den Knotenpunkt gesetzt, neutralisirt eine $M\frac{1}{7\frac{1}{2}}$. Der betreffende Beobachter wird in dem genannten Falle nicht mit freiem Auge den Augengrund des Untersuchten deutlich sehen, sondern er wird erst zur deutlichen Anschauung desselben gelangen, wenn er ein Concavglas von $7''$ B. W. sich vorlegt.

Hat das untersuchte Auge $H\frac{1}{4}$, das untersuchende $M\frac{1}{6}$, so wird, bei einer Distanz der Augen von $1\frac{1}{2}''$, das Object scheinbar in einer Entfernung von $6''$ vom Knotenpunkte des untersuchenden Auges liegen. Wenn das myopische Auge nicht accommodirt, so muss es sich eine Convexlinse vorlegen, um deutlich zu sehen. Legt es sich eine Convexlinse $\frac{1}{24}$ dicht vor das Auge (wir wollen die Distanz zwischen dem Correctionsglase und dem Knotenpunkte

Sechstes Capitel. Die Bestimmung der Refractionszustände. 167

des Auges vernachlässigen), so wirkt das zusammengesetzte dioptrische System als Summe der Linsen $1/8 + 1/24 = 1/6$, also wie eine Linse von 6" B. W. Das Auge sieht demnach in der Entfernung von 6", mithin den Augengrund deutlich.

Der Beobachter kann sich in diesem Falle noch auf eine andere Weise von dem Grade der vorhandenen H überzeugen, dadurch nämlich, dass er untersucht, aus welcher Entfernung er den Augengrund scharf zu erblicken vermag. Da er wegen seiner $M\ 1/8$ höchstens einen 8" entfernten Gegenstand klar sehen kann, so ergibt sich, dass, wenn er in dem speciellen Falle bei einer Entfernung der Augen von $3\frac{1}{2}''$ von einander, nicht aber in grösserer Entfernung, den *Fundus oculi* noch in scharfen Umrissen erblickt, $H\ 1/4$ da sein muss.

Der Myope kann also, wenn er nicht accommodirt, je nach dem Grade seiner Myopie und je nach dem Grade der H, welche das untersuchte Auge darbietet, den Augengrund des letzteren ohne jedes Glas oder mit Hilfe eines Concavglases oder auch mit Hilfe eines Convexglases deutlich sehen.

Die Berechnung des Grades der vorhandenen H ist, wie aus den aufgestellten Beispielen leicht zu entnehmen ist, folgende: Wenn ein myopisches Auge ohne alle Accommodation den Augengrund eines Anderen deutlich sieht, so ergibt sich der Grad der vorhandenen H, wenn man die Entfernung der beiden Augen von einander (die Entfernung ihrer Knotenpunkte) und die eigene Myopie kennt. Ist $M\frac{1}{a}$ vorhanden, d der Zwischenraum zwischen beiden Augenknotenpunkten, so ist die vorhandene $H = H\frac{1}{a-d}$.

Ist der Beobachter erst mit Hilfe von Concavgläsern im Stande, den Augengrund deutlich zu erkennen, so ergibt sich der Werth der vorhandenen H, wenn zunächst die dem Beobachter noch restirende M berechnet wird. Bezeichnet man diese mit $M\frac{1}{a_1}$, so erhält man für H, ebenso wie früher, $H\frac{1}{a_1-d}$.

Kann der Untersucher bei gleichem Werthe von d erst mit Hilfe eines Convexglases deutlich sehen, so erhält man den Ausdruck für die bestehende H, wenn man die M findet, welche der Beobachter nun darbietet, es sei dies $M\frac{1}{a_2}$, und dann in derselben Weise, wie früher, verfährt. H ist dann gleich $\frac{1}{a_2-d}$.

168 Sechstes Capitel. Die Bestimmung der Refractionszustände.

Wiewohl diese Angaben sich unmittelbar aus den früher angeführten Beispielen ergeben haben, so sollen dieselben doch noch durch einige Exempel erläutert werden. Vorausgesetzt wird, dass der Untersucher nicht accommodire. Ein Myope $1/_8$ sehe in der Entfernung von $2''$ einen Augengrund deutlich. Die vorhandene $H = \frac{1}{8-2} = 1/_6$. Derselbe Myope sehe in einem anderen Falle noch deutlich in einer Distanz von $5''$. H ist dann gleich $\frac{1}{8-5} = 1/_3$.

In einem dritten Falle sehe ein Myope mit $M 1/_6$ mit $-\frac{1}{9 1/_2}$, $1/_2''$ vor den Knotenpunkt des Auges gesetzt. Die M, welche der Untersucher bei Anwendung dieses Concavglases noch hat, $= 1/_6 - 1/_{10}$ $= 1/_{15}$. Die H des Untersuchten ist gleich $\frac{1}{15-2} = 1/_{13}$, falls $= d 2''$ ist.

Ein Myope mit $M 1/_{24}$ sehe mit Hilfe eines Convexglases $\frac{1}{11 1/_2}$, $1/_2''$ vor den Knotenpunkt gesetzt, aus der Distanz von $2''$ den Augengrund deutlich. Der Beobachter hat nun $M 1/_{24} + 1/_{12}$ $= M 1/_8$, die $H = \frac{1}{8-2} = 1/_6$.

Ist der Untersuchte myopisch, so muss der Untersucher zunächst seine M neutralisiren, und indem er sich dadurch dem Emmetropen gleich gemacht hat, nun so wie der Emmetrope verfahren, d. h. immer stärkere und stärkere Concavgläser nehmen, bis der Augengrund vollkommen deutlich erscheint. Der Myope befindet sich jedoch hierbei im Nachtheile gegen den Emmetropen. Mit der corrigirenden Brille zu untersuchen ist unangenehm, lästig und kaum ausführbar. Auch trägt der Myope in der Regel nicht das vollkommen corrigirende Glas. Der Myope muss deshalb, wenn er selbst und der Untersuchte in etwas höherem Grade myopisch sind, zu sehr starken Concavgläsern greifen, und da die Augenspiegel in der Regel nur Concavgläser bis zu $3''$ Brennweite enthalten, so muss er aus diesem Grunde die Untersuchung im aufrechten Bilde häufig aufgeben. Ferner kann er den Grad der Myopie des Untersuchten nicht direct aus dem angewendeten Concavglase schätzen, sondern er muss erst von dem Werthe des angewendeten Glases den Werth des seine Myopie corrigirenden abziehen, um dann auf die vorhandene M des Untersuchten einen Schluss machen zu können. Wenn ein Myope mit $M 1/_6$ einen Anderen, dessen Auge auch $M 1/_6$ darbietet, im aufrechten Bilde unter-

Sechstes Capitel. Die Bestimmung der Refractionszustände. 169

suchen will, so muss derselbe zunächst seine M corrigiren, also ein Concavglas $1/6$ vorlegen und ein Glas von 4″ negativer Brennweite hinzufügen, wenn er sich in einem Abstande von 2″ vom untersuchten Auge hält. Der optische Werth des vorzulegenden Concavglases ist demnach gleich $1/6 + 1/4 = \dfrac{1}{2\cdot 4}$. Mit einem Concavglase von 2·4″ B. W. wird man also in diesem Falle deutlich sehen. Nun findet sich 1. ein derartiges Glas nicht im Augenspiegel und 2. wenn man schon in einem Falle gefunden hätte, dass man eines solchen Glases bedürfe, so müsste man erst durch Rechnung finden, welches Glas übrig bleibt, wenn man das die M corrigirende wegnimmt, und dann aus dem Werthe des ersteren weiter die M des Untersuchten bestimmen. Ich habe diesen Uebelständen durch eine sehr einfache, pag. 109 erwähnte und in Fig. XXXII abgebildete, Vorrichtung abgeholfen, welche ich bei der compendiösen Ausgabe des v. Jäger'schen Augenspiegels angebracht habe. Es ist nämlich bei diesem Augenspiegel dafür gesorgt, dass jeder Myope das corrigirende Glas an einer bestimmten Stelle des Instrumentes mit Leichtigkeit anbringen und wieder entfernen kann. Ist das corrigirende Glas an seine Stelle gesetzt, so kann man die weiteren Concavgläser in den hinteren Theil des Spiegels wie gewöhnlich einlegen. Diese besondere Beigabe des jeweiligen corrigirenden Glases ist um so wichtiger, als gerade die Gläser, welche geringe Grade von M neutralisiren, sich den Augenspiegeln nicht beigegeben finden. Das Durchsehen durch zwei Concavgläser hat keinen Nachtheil, eher einen Vortheil, indem das Bild bei Anwendung zweier schwacher Concavgläser aplanatischer ist, als bei Anwendung eines einzigen, sehr starken Glases, andererseits die geringe Lichtreflexion an der vorderen und hinteren Fläche des zweiten Glases und die dadurch bedingte Verringerung der Beleuchtung nicht in Betracht kommen.

An dieser Stelle sei es erwähnt, dass es in Betreff des anzuwendenden Correctionsglases nicht gleichgiltig ist, ob ein Emmetrope einen Myopen oder derselbe Myope einen Emmetropen mit dem Augenspiegel untersucht. Ein Myope mit $M 1/6$ z. B. sieht den Augengrund eines Emmetropen deutlich, wenn er seine M corrigirt. Der Abstand der beiden Augen kommt nicht in Betracht, denn die aus dem emmetropischen Auge austretenden Strahlen fallen immer parallel auf das neutralisirende Glas, mag der untersuchende Myope sich in welcher Entfernung immer vom untersuchten Auge befinden, daher wird der Untersuchende, ob er 1″ mehr oder weniger vom untersuchten Auge absteht, gleich deutlich sehen. Wenn aber Untersucher und Untersuchter die Rolle wechseln, der erstere dem letzteren den Augenspiegel mit dem eingelegten Glase — $1/_6$ übergibt, so kann der letztere nunmehr den Augengrund des ersteren nicht deutlich sehen. Die von dem Augengrunde des Myopen austretenden Strahlen convergiren nach einem 6″ vom Knotenpunkte entfernten Punkte. Wenn der Untersucher sich dem untersuchten Auge auf 2″ nähert, so bedarf er eines Concavglases $1/_4$, um den Grund des mit $M\ 1/_6$ behafteten Auges zu sehen. Das eingelegte Concavglas ist ihm demnach zu schwach. Ein Myope wird also im Allgemeinen den Augengrund des Emmetropen mit schwächeren Concavgläsern deutlich sehen, als jene sind, mit denen der Emmetrope die Details des Hintergrundes des Auges desselben Myopen scharf zu erkennen vermag.

Ist der Untersucher hypermetropisch, so muss derselbe, um den Refractionszustand mit Hilfe des Augenspiegels schätzen zu können, wissen, in wie weit er seine Accommodation zu entspannen vermag. Nehmen wir an, es hätte Jemand manifeste $H\ 1/_{20}$, so wird derselbe durch ein Convexglas $1/_{20}$ (wenn wir die Distanz zwischen Glas und Knotenpunkt hierbei vernachlässigen) deutlich in die Ferne, d. h. mit parallelen Strahlen sehen. Ebenso wird er den Augengrund durch dasselbe Convexglas deutlich sehen, wenn der Untersuchte emmetropisch ist.

Bietet der Untersuchte Myopie und zwar im speciellen Falle $M\ 1/_{22}$ dar, und beträgt der Abstand der beiden Augenknotenpunkte 2″, so convergiren die aus dem myopischen Auge austretenden Strahlen so, dass sie sich 20″ hinter dem Knotenpunkte des untersuchenden Auges vereinigen würden, wenn nicht der dioptrische Apparat des letzteren da wäre. Mit dessen Hilfe jedoch werden die Strahlen in dem genannten Falle, da $H\ 1/_{20}$ besteht, auf der Netzhaut vereinigt werden.

Es kann demnach der Hypermetrope, wenn er seine Accommodation entspannt, den Augengrund bei Myopie gewissen Grades scharf und deutlich sehen.

Es ist dies, nebenbei bemerkt, das einzige Object, von welchem der accommodationslose Hypermetrope ohne Zuhilfenahme eines künstlichen optischen Instrumentes deutliche Bilder erlangen kann.

Wenn, während der Untersucher $H\ 1/_{20}$ hat, das untersuchte Auge $M\ 1/_{12}$ darbietet, dann convergiren die aus letzterem austretenden Strahlen nach einem 10″ hinter dem Knotenpunkte des untersuchenden Auges gelegenen Punkte. Damit diese Strahlen auf

Sechstes Capitel. Die Bestimmung der Refractionszustände. 171

der Netzhaut zur Vereinigung kommen, muss der Untersucher mit $H\,1/_{10}$ behaftet sein. Um sich in diesen Zustand zu versetzen, muss das Auge, das ohnehin $H\,1/_{20}$ besitzt, sich zu dieser noch $H\,1/_{20}$ hinzufügen und dies geschieht dadurch, dass es sich ein Concavglas $1/_{20}$ vorlegt.

Hätte der Untersucher manifeste Hypermetropie $1/_{10}$, der Untersuchte $M\,1/_{22}$, so bedarf der erstere eines Convexglases, um deutlich zu sehen. Die austretenden Strahlen convergiren in diesem Falle nach einem 20″ hinter dem Knotenpunkte des untersuchenden Auges gelegenen Punkte. Das Auge kann aber nur deutlich sehen, wenn sie sich 10″ hinter dem Knotenpunkte vereinigen. Es muss deshalb die H so weit corrigirt werden, dass $H\,1/_{20}$ übrig bleibt und das geschieht durch ein Convexglas $1/_{20}$. Mit Hilfe dieses Glases wird der Augengrund in diesem speciellen Falle deutlich gesehen werden.

So wie ein Myope den Augengrund des Hypermetropen das eine Mal mit Hilfe eines Concav-, das andere Mal mit Hilfe eines Convexglases und ein drittes Mal ohne jedes Glas deutlich sah, ebenso ergeht es auch dem Hypermetropen bei Untersuchung eines myopischen Auges. Bezeichnen wir mit $\dfrac{1}{a}$ die vorhandene manifeste H, mit d die Entfernung der beiden Augenknotenpunkte, so erhalten wir, wenn ohne Correctionsglas deutlich gesehen wird, für die M des Untersuchten den Ausdruck: $M = \dfrac{1}{a-d}$. Bedarf der Hypermetrope eines Concavglases, so berechnen wir die H, welche derselbe nun darbietet: $\dfrac{1}{a_1}$. Die M des Untersuchten ist dann wiederum gleich $\dfrac{1}{a_1+d}$. Bedarf der Untersuchende eines Convexglases, ist $\dfrac{1}{a_2}$ die ihm noch restirende H, dann ist $M = \dfrac{1}{a_2+d}$.

Wir haben die allgemeinen Schlüsse aus Beispielen gezogen, in welchen der Grad der vorhandenen M als bekannt vorausgesetzt wurde. Es ist aber natürlich ganz leicht, mit Hilfe der gesetzten Ausdrücke die vorhandene M zu bestimmen. Der Untersucher habe manifeste $H\,1/_{18}$, $d = 2''$. Es werde ohne alle Accommodations-Anstrengung der Augengrund des Untersuchten deutlich gesehen. Dann bietet der Untersuchte $M\dfrac{1}{18+2} = 1/_{20}$ dar. Derselbe Untersucher sehe in einem zweiten Falle erst mit Hilfe eines Concavglases $^1/_9$. Seine H beträgt nun $^1/_{18} + ^1/_9 = ^1/_6$. $M = \dfrac{1}{6+2} = ^1/_8$. In einem dritten Falle sehe er aber erst mit Hilfe eines Convexglases $^1/_{36}$. H ist dann gleich $\dfrac{1}{18-36} = ^1/_{36}$. $M = ^1/_{34}$.

Ist der Untersuchte hypermetropisch, so wird der Untersucher zunächst seine manifeste H neutralisiren, am besten das corrigirende Glas, welches einen Bestandtheil seines Spiegels bilden soll, einsetzen, und dann bei Beurtheilung des Grades der H wie ein Emmetrope verfahren.

Das sind die Regeln, welche uns die Theorie zur Beurtheilung des Refractions-Zustandes des untersuchten Auges an die Hand gibt. Wie verhält es sich damit in der Praxis?

Um die Refraction eines Auges nach den obigen Regeln mit Hilfe des Augenspiegels beurtheilen zu können, ist es, wie aus dem Gesagten hervorgeht, unumgänglich nothwendig: 1. die Refraction seiner beiden Augen genau zu kennen, und 2. im Stande zu sein, entweder seine Accommodation vollkommen zu entspannen, oder sich der Accommodations-Anstrengung, die man eben ausführt, bewusst zu werden, dieselbe abschätzen zu können. Vermag man seine Accommodation vollkommen zu entspannen, so kann man nach den oben aufgestellten Regeln die Refraction bei einiger Uebung zu bestimmen lernen. Immer handelt es sich dabei darum zu wissen, wann man deutlich sieht. Ist man sich des Grades der Accommodation, welche man unter Umständen in Anspruch nehmen muss, um deutlich zu sehen, bewusst, so weiss man, in welcher Entfernung der Augengrund zu liegen scheint, und kann daraus den Grad der vorhandenen Refractionsanomalie im speciellen Falle ersehen. Wie sollen aber jene verfahren, welche weder ihre Accommodation vollkommen entspannen können, noch sich des Grades ihrer Accommodations-Anstrengung bewusst werden, wie dies ja so häufig, vielleicht gewöhnlich der Fall ist? Hier muss die Empirie aushelfen.

Es sei z. B. ein Emmetrope nicht im Stande, deutlich zu sehen, wenn auch die aus dem Auge des Untersuchten austretenden Strahlen parallel sind. Ein solcher Emmetrope accommodirt bei der Untersuchung und wird erst bei Anwendung von Concavgläsern zur deutlichen Anschauung des Augengrundes gelangen. In solchen Fällen muss man sich an einer Reihe notorischer Emmetropen (deren Emmetropie man also auf andere Weise constatirt hat) üben und man muss prüfen, welches Concavglas anzuwenden nothwendig ist, um deutliche Bilder vom *Fundus oculi* zu erlangen. Man wird sich hierbei überzeugen, dass man bei der Untersuchung beinahe immer im gleichen Grade accommodirt, dass man also immer desselben Glases bedarf, um den Grund des emmetropischen Auges klar zu sehen. Ein solcher Emmetrope betrachte sich dann bei der Untersuchung mit dem Augenspiegel als Myope, dessen M durch das erwähnte Glas ausgedrückt wird, und beurtheile die Refraction gerade so, als ob er Myope von dem bestimmten Grade wäre. Ein solcher wird demnach wissen, dass es sich um H handelt, wenn er ohne Concavglas oder mit Hilfe eines schwächeren als des erwähnten den Augengrund scharf sieht, er wird wissen, dass M da ist, wenn er sich stärkerer Concavgläser bedienen muss.

In ähnlicher Weise wie der Emmetrope muss auch der Myope und Hypermetrope empirisch prüfen, welchen Theil seiner Accommodation er bei der Untersuchung mit dem Augenspiegel aufzuwenden pflegt.

Eine weitere Frage ist die: Ist der Augenspiegel, die Untersuchung der Refractions-Anomalien nach der angegebenen Methode ein sicheres Hilfsmittel zur Beurtheilung derselben? Es versteht sich von selbst, dass sie es ist, wenn die Accommodation des untersuchten Individuums durch Atropin gelähmt ist. Aber sie ist es auch, wenn letzteres nicht geschieht. Wenn man dem zu Untersuchenden einen fernen Punkt in dem bei der Untersuchung ohnehin dunklen Zimmer zur Betrachtung anweist, so starrt das Auge in die Ferne, ohne einen bestimmten Punkt zu fixiren, ohne merklich zu accommodiren. Freilich ist es hierbei gut, nicht in kleinen Verschlägen die Augenspiegel-Untersuchung vorzunehmen, und ebenso ist die Anwendung des lichtschwachen Spiegels vielleicht von einigem Vortheile, indem das blendende Licht eines lichtstarken Spiegels beständig die Aufmerksamkeit des Untersuchten auf sich zieht, er so vielleicht eher zur Accommodation angeregt wird.

Auf diese Weise ist es unschwer, E und M, letztere auch ihrem Grade nach genau zu bestimmen. Den grössten Triumph aber feiert der Augenspiegel bei der Untersuchung des hypermetropischen Auges. Es ist bekannt, dass es namentlich bei jugendlichen Hypermetropen häufig vorkommt, dass selbst die schwächsten Convexgläser beim Sehen in die Ferne und wohl auch beim Sehen in die Nähe verworfen werden und mithin der Nachweis der Hypermetropie mit Hilfe von Gläsern, ohne Lähmung der Accommodation unmöglich ist. Ich möchte nun behaupten, dass es in allen diesen Fällen gelingt, die H mittelst des Augenspiegels nachzuweisen, weil, wenn der Untersuchte eben nicht angewiesen wird, auf einen bestimmten Gegenstand seine Aufmerksamkeit zu richten, wie dies letztere bei Versuchen mit Leseproben der Fall ist, er seine Accommodation aufgibt und dadurch seine H zu Tage tritt. Man kann auf diese Weise hohe Grade von H constatiren in Fällen, wo man bei der Untersuchung mit Gläsern negative Resultate erhält. Ja man wird mitunter durch die Untersuchung mit dem Augenspiegel vom falschen Wege zurückgeleitet, auf welchen man durch Brillenprüfung sich verirrt hatte. Es kommen Fälle vor, wo Individuen nicht bloss jedes Convexglas zum Sehen in die Ferne verwerfen, sondern behaupten, durch Concavgläser schärfer und deutlicher zu sehen und mit Hilfe derselben nicht bloss dieselbe, sondern sogar scheinbar (wegen unrichtiger Angabe) eine grössere Sehschärfe darbieten, als ohne dieselben, wo man wirklich entschieden geneigt ist, zu glauben, dass man es mit M zu thun habe und wo man erst durch den Augenspiegel belehrt wird, dass H, ja nicht selten höhergradige H, gewöhnlich mit Astigmatismus gepaart, vorhanden ist.

Die genauen Untersuchungen über diesen Gegenstand führen zu wahrhaft überraschenden Resultaten. In einer Reihe von Fällen bestimme man die H mit dem Augenspiegel und die manifeste H mit Hilfe von Gläsern. Hierauf werde das betreffende Auge atropinisirt. Nachdem die Maximalerweiterung der Pupille und die vollkommene Accommodationslähmung eingetreten, werde die H wieder mit Hilfe des Augenspiegels und durch Prüfung mit Gläsern festgestellt. Es zeigt sich dann jedesmal, dass der mit dem Augenspiegel vor und nach der Atropin-Einträuflung bestimmte Grad der H derselbe ist, und dass die nach gelähmter Accommodation vorgenommene Prüfung mit Gläsern denselben Grad von H, wie der Augenspiegel, ergibt. Demnach tritt bei der Untersuchung mit dem Augenspiegel die totale H zu Tage.

Dieser Gegenstand ist zu wichtig, als dass ich ihn nicht wenigstens durch ein Beispiel noch näher beleuchten sollte. Ein zwölfjähriger Knabe klagt über die Erscheinungen der Asthenopie. Die Untersuchung ergibt, dass sowohl Concav- als Convexgläser zum Sehen in die Ferne verworfen werden. Selbst Convex 60 wird beharrlich zurückgewiesen. Bei der Untersuchung mit dem Ophthalmoscope sehe ich mit meinem linken Auge, dessen Fernpunkt in $6\frac{1}{2}''$ liegt, den Augengrund des linken Auges des zu Untersuchenden vollkommen scharf und deutlich ohne Anwendung

Sechstes Capitel. Die Bestimmung der Refractionszustände. 175

irgend eines Correctionsglases, wenn der Abstand der Knotenpunkte beider Augen $1\frac{1}{2}''$ beträgt. Daraus ergibt sich die H des untersuchten Auges: $H = \dfrac{1}{6\frac{1}{2} - 1\frac{1}{2}} = \frac{1}{5}$. (Siehe pag. 166.)

Das linke Auge wird atropinisirt. Die Untersuchung mit dem Augenspiegel führt genau zu demselben Resultate, wie zuvor. Ich bin jetzt nicht in der Lage, den Augengrund in grösserem Abstande als früher zu sehen. Die totale H ist demnach ebenfalls $\frac{1}{5}$. Es wird vorausgesagt, dass Patient nunmehr durch Convex $5\frac{1}{2}$, $\frac{1}{2}''$ vor den Knotenpunkt des Auges gesetzt, am deutlichsten in die Ferne sehen werde. Und in der That weist er Convex 5 und Convex 6 zurück und erklärt sich für $5\frac{1}{2}$.

Die genannten Verhältnisse sind es, welche zur Aufstellung folgender allgemeiner Regel führen: In allen jenen Fällen, wo von Seite des Patienten über Beschwerden, die möglicher Weise von einer Refractions-Anomalie herrühren können, geklagt wird, untersuche man, ehe man noch auf Lese- und Gläserproben eingeht, vor Allem mit dem Augenspiegel und man wird hierdurch, vorausgesetzt, dass man die gehörige Uebung besitzt, nicht bloss über das Vorhandensein einer Refractions-Anomalie, sondern auch über den Grad derselben vollkommen genau unterrichtet werden. Die dann folgenden Brillenproben werden die Diagnose entweder bestätigen, oder aber, wenn sie, wie dies bei H häufig geschieht, ein gegentheiliges Resultat liefern, den Augenspiegelbefund nicht im geringsten erschüttern.

Wir können diesen Abschnitt nicht verlassen, ohne einige Worte über die Autophthalmoscopie der Ametropen einfliessen zu lassen. Wir sahen (pag. 117), nach welchen Principien der Emmetrope im aufrechten Bilde seinen Augengrund betrachtet. Die aus dem *Fundus oculi* eines nicht accommodirenden emmetropischen Auges austretenden Strahlen fallen parallel auf den vor dem Auge stehenden Spiegel und werden in derselben Richtung auf das Auge zurückgeworfen. Dieses ist im Stande, parallele Strahlen auf seiner Netzhaut zu vereinigen, mithin deutliche Bilder seines Augengrundes zu erlangen.

Ist aber das Auge ametropisch oder vermag der Emmetrope seine Accommodation nicht vollkommen zu entspannen, dann gestaltet sich die Sache folgendermassen: Ist etwa $M\frac{1}{12}$ da oder accommodirt der Emmetrope für einen $12''$ entfernten Punkt, dann convergiren die austretenden Strahlen nach einer $12''$ vor dem Knotenpunkte gelegenen Stelle. Steht der Spiegel $1''$

vom Knotenpunkte des Auges ab, so würden die auf ihn fallenden Strahlen sich 11" hinter demselben vereinigen, falls sie nicht zurückgeworfen würden. Das imaginäre Leuchtobject liegt demnach 11" hinter dem Planspiegel, sein reelles Bild 11" vor demselben, d. h. die Strahlen werden vom Spiegel so convergent reflectirt, dass sie sich 11" vor demselben durchkreuzen würden, wenn sie nicht jetzt wiederum auf das Auge fielen, und demnach nach einer 10" hinter dem Augenknotenpunkte gelegenen Stelle hinstrebten. Damit derartige Strahlen auf der Netzhaut ein deutliches Bild formiren, müsste das Auge in diesem Momente aus einem mit $M^1/_{12}$ behafteten in ein solches sich umwandeln, welches $H^1/_{10}$ besitzt. Im myopischen Auge können ja nur divergente, aber keine parallelen und um so weniger convergente Strahlen auf der Netzhaut ihre Vereinigung finden. Der Vereinigungspunkt letzterer Strahlen liegt vielmehr weit vor der Netzhaut. Ohne weitere Hilfsmittel kann demnach weder der Myope noch der accommodirende Emmetrope seinen eigenen Augengrund im aufrechten Bilde deutlich sehen. Er kann dieses jedoch bewerkstelligen entweder dadurch, dass er auf den Planspiegel das die M corrigirende Concavglas legt oder statt des Planspiegels einen Convexspiegel verwendet. Ist in dem genannten Falle der Abstand zwischen Spiegel und Augencentrum = 1", so muss der Untersucher ein Concavglas von 11" B. W. auf den Spiegel auflegen, um seinen Augengrund deutlich zu sehen. Die austretenden Strahlen convergiren nach einem 12" vor dem Knotenpunkte, mithin 11" vor dem Concavglase gelegenen Punkte, werden deshalb durch letzteres parallel gemacht und fallen in diesem Zustande auf den Spiegel. Vom Spiegel parallel zurückgeworfen, treffen sie wieder das Concavglas und werden durch dasselbe so divergent gemacht, als ob sie von einem 11" vor dem Convexglase, demnach 12" vor dem Augencentrum gelegenen Punkte herkämen. Derartige Strahlen kann aber ein Auge mit $M^1/_{12}$ auf der Netzhaut sammeln, daher wird der vorliegende Zweck durch Anwendung des genannten Glases erreicht.

Wir können jedoch, um unserer Absicht zu genügen, in dem genannten Falle auch einen Convexspiegel von 11" Krümmungs-Halbmesser nehmen, wenn die Distanz zwischen Spiegel und Augencentrum wieder 1" beträgt. Die aus dem Auge tretenden Strahlen streben dann gerade nach dem Krümmungsmittelpunkte des Spiegels, und werden in Folge dessen (wie wir pag. 46 sub 4 d. sahen) so zurückgeworfen, als ob sie von demselben, also aus der Entfernung von 12" herkämen.

Giraud-Teulon[1]) hat darauf hingewiesen, dass, da das emmetropische Auge sich schwer für parallele Strahlen einstelle, man den Coccius'schen Planspiegel überhaupt durch einen Convexspiegel von grosser Brennweite (einer solchen von 35—40 Ctmtr., ungefähr 13—15") ersetzen solle. Dagegen fand Heymann[2]), dass bei Verwendung eines Convexspiegels das Bild weniger gut bewegt werden könne, als beim Gebrauche eines Planspiegels, weil das Bild bei kleinen Wendungen des Spiegels grössere Excursionen mache.

In der That ist dem Convexspiegel gegenüber dem Planspiegel und der gleichzeitigen Verwendung eines Concavglases kein Vorzug zu ertheilen und ist die letztere Methode autoscopirenden Myopen und Emmetropen, die ihre Accommodation nicht entspannen können, um so mehr anzurathen, als ja eine Collection von Concavgläsern jedermann zu Gebote steht, während man bei Anwendung eines Convexspiegels, um den richtigen zu finden, eine schwer zu beschaffende Sammlung derartiger Spiegel zur Verfügung haben müsste.

Will ein Hypermetrope nach Coccius'scher Methode sich autoscopiren, so muss er seine H entweder durch Accommodation oder durch das corrigirende Glas neutralisiren, oder er könnte theoretisch sich auch eines Concavspiegels statt eines Planspiegels bedienen. Ist z. B. manifeste $H^1/_{12}$ vorhanden, so divergiren die aus dem Auge austretenden Strahlen so, als ob sie von einem 12" hinter dem Knotenpunkte liegenden Orte ausgingen. Bei einem Abstande des Concavspiegels von 1" würde derselbe in dem in Rede stehenden Falle einen Radius von 13" haben müssen. Dann stände der Leuchtpunkt scheinbar im Krümmungsmittelpunkte des Spiegels und mithin läge auch (Siehe pag. 40, sub 2 b) sein Bild dort, d. h. die Strahlen würden so zurückgeworfen, dass sie wieder nach dem Krümmungscentrum des Spiegels, daher nach einem Punkte, der 12" hinter dem Augencentrum sich befindet, gerichtet wären. Dass aber ein Auge mit $H^1/_{12}$ mit derartigen Strahlen deutliche Bilder auf der Netzhaut erzeugt, das ist uns zur Genüge bekannt.

II. Ueber die Vergrösserung des aufrechten Bildes.

Das Nächste, was wir zu besprechen haben, ist die Vergrösserung, unter welcher der Grund des emmetropischen und ametro-

---

[1]) Gazette des hôpitaux 1863, pag. 62.
[2]) Die Autoscopie des Auges, pag. 5 und 6.

pischen Auges im aufrechten Bilde erscheint. Betrachtet man mit freiem Auge einen Gegenstand in einer Entfernung von 8″ vom optischen Centrum seines Auges, wobei angenommen werden soll, dass man denselben vollkommen deutlich sehe, so hat das Netzhautbild dieses Gegenstandes eine bestimmte (lineare) Grösse, welche man a nennen kann. Wenn man denselben Gegenstand bis auf 2″ dem optischen Centrum seines Auges nähert und gleichzeitig die Brechkraft des dioptrischen Systems seines Auges so vermehrt, dass auch jetzt noch ein deutliches Bild des Gegenstandes erzeugt wird, so ist das Netzhautbild des Gegenstandes nun viermal so gross wie früher, seine lineare Grösse beträgt $4a$. Um also angeben zu können, wie stark irgend ein Object durch optische Hilfsmittel vergrössert wird, muss man irgend eine bestimmte Grösse des Netzhautbildes als Norm annehmen, also z. B. die Grösse des Bildes bei einer Entfernung des Objectes von 8″ vom optischen Centrum des Auges, einer Entfernung, welche man eben bei der Berechnung der Vergrösserung optischer Instrumente als deutliche Sehweite gewöhnlich annimmt. Legt man z. B. eine Convexlinse von 2″ Brennweite vor das Auge, und bringt man ein Object in die Brennweite dieser Linse, also in eine Entfernung von 2″ von derselben, so kann man das Object noch deutlich im aufrechten Bilde wahrnehmen. Man erhält bei dieser Entfernung des Objectes die stärkste Vergrösserung. Um nach dem oben Gesagten die Vergrösserung, unter der man in diesem Falle sieht, anzugeben, braucht man nur zu wissen, wie vielmal grösser das Netzhautbild des Objectes bei der Entfernung von 2″ (die Distanz der Linse, welche unmittelbar auf dem Auge liegen soll, von dem Knotenpunkte des Auges werde vernachlässigt) im Vergleiche zu seiner Grösse bei der Objectsentfernung von 8″ ist, und die gewünschte Zahl erhält man, wenn man die einmal als Norm angenommene Grösse 8 durch die Zahl, welche die Brennweite der Linse ausdrückt, in unserem Falle also durch 2 dividirt; denn es ist ja bekannt, dass sich die Grössen der Netzhautbilder eines und desselben Objectes verhalten wie die jeweiligen Entfernungen desselben vom Knotenpunkte des Auges.

Die Vergrösserung ist demnach in unserem Falle $\frac{8}{2} = 4$.

Wenn wir diese Verhältnisse auf das Auge übertragen und zunächst annehmen, dass das untersuchte Auge emmetropisch sei, so gestaltet sich die Sache folgendermassen. Nach der üblichen Annahme beträgt der Abstand des Knotenpunktes des emmetro-

Sechstes Capitel. Die Bestimmung der Refractionszustände.

pischen Auges (wir denken uns beide Knotenpunkte in Einen vereinigt) von der Netzhaut 6·7 P. L. Es ist mm in Bezug auf die Vergrösserung vollkommen gleichgiltig, ob ich den Augengrund eines emmetropischen Auges mit dem Augenspiegel im aufrechten Bilde betrachte, oder ob ich die blossgelegte Netzhaut desselben Auges mit einer Glaslouppe von 6·7 P. L. B. W. in der Luft ansehe, in der Art, dass die Netzhaut im Brennpunkte der Loupe steht und die Distanz zwischen dem Knotenpunkte meines Auges und dem Centrum der Loupe dieselbe ist, wie die Entfernung der Knotenpunkte beider Augen bei der Untersuchung mit dem Augenspiegel war. Die Vergrösserung, welche sich hierbei zunächst bei Vernachlässigung des Abstandes der Knotenpunkte beider Augen ergibt, ist nach dem Erörterten $\frac{8''}{6·7'''} = 14\frac{1}{3}$.

Der Augengrund des Emmetropen erscheint demnach unter einer mehr als 14fachen Vergrösserung. Hierbei ist vorausgesetzt, dass durch das Vorlegen einer Loupe vor mein Auge das optische Centrum des letzteren seinen Ort nicht verlassen hat, denn wenn das optische Centrum der Combination beider optischen Systeme (des Auges und der Loupe) nicht den ursprünglichen Ort beibehält, sondern vor oder rückwärts rückt, so folgt schon daraus, bei derselben Entfernung des Objectes, das eine Mal eine Vergrösserung, das andere Mal eine Verkleinerung seines Netzhautbildes. Bringt man, um die Verhältnisse, welche beim Auge stattfinden, nachzuahmen, ein Object, am besten die Abbildung eines Augengrundes in den Brennpunkt einer Convexlinse von geringer Brennweite, und unmittelbar vor die Linse einen undurchsichtigen Schirm, der nur ein kleines centrales Loch, der Pupille analog, darbietet, und beobachtet man das Object zunächst so, dass man sein Auge unmittelbar an die Linse anlegt, so hat man hierbei bei einer bestimmten Ausdehnung des Sehfeldes eine bestimmte Vergrösserung des Objectes. Wenn man sich aber mit seinem Auge von der Linse entfernt, so fährt man allerdings fort, Theile des Objectes deutlich zu sehen, aber die Vergrösserung nimmt, während die Ausdehnung des Sehfeldes natürlich abnimmt, in merklicher Weise zu, indem das optische Centrum des aus dem Auge des Beobachters und der Convexlinse bestehenden combinirten Systems nicht mehr an der Stelle des Knotenpunktes des Auges, sondern beträchtlich vor demselben liegt, so dass von demselben Objecte grössere Netzhautbilder entworfen werden als sie für die gegebene Entfernung entworfen würden, falls der Knotenpunkt nicht vorrückte.

Es ist demnach auch bei der Untersuchung mit dem Augenspiegel, wo wir statt mit einer Convexlinse von 2″ Brennweite mit einer solchen von ungefähr $\frac{1}{2}$″ Brennweite (dem dioptrischen Systeme des untersuchten Auges) den Augengrund betrachten, nicht gleichgiltig, in welcher Entfernung wir untersuchen, da die Vergrösserung, immer im Vergleiche mit der gesetzten Entfernung, eine um so stärkere sein muss, je weiter wir uns vom untersuchten Auge entfernen. Jedoch gestalten sich die hier in Betracht kommenden Verhältnisse, wie wir im mathematischen Anhange sehen werden, so, dass wir bei der Art und Weise, wie wir die Vergrösserung berechnen, den Abstand der beiden Knotenpunkte der Augen, wenn derselbe ein geringer und in den verschiedenen Fällen ein bestimmter ist, vernachlässigen können.

Wir haben als Abstand des zweiten Knotenpunktes des Auges von der Netzhaut jenen Werth genommen, welcher für das schematische Auge von Listing gilt. Es ist aber einleuchtend, dass die Wesenheit des emmetropischen Auges von einer bestimmten Länge der Augenaxe durchaus unabhängig ist.

Es kann ein Auge in seinem Längsdurchmesser beliebig lang oder kurz sein — die physikalische Eigenschaft eines emmetropischen Auges kann es dabei immer behaupten, es muss nur die Brechkraft des dioptrischen Apparates mit der verschiedenen Länge des Auges so variiren, dass jedesmal der hintere Brennpunkt des brechenden Systems auf die Netzhaut fällt. Ob man bei Anwendung einer Linse von 2″ Brennweite ein Object in die Entfernung von 2″ von derselben, oder aber ob man es bei einer Linse von 10″ B. W. in die Distanz von 10″ stellt, bleibt sich in Bezug auf die Richtung, welche die von jedem Punkte des Objectes ausgehenden Strahlen nach ihrem Durchgange durch die Linse darbieten, gleich; sie sind immer unter einander parallel. Aber etwas Anderes ist es in Betreff der Vergrösserung. Dieselbe wird natürlich um so grösser sein, je kürzer die Brennweite des betreffenden brechenden Systems ist.

Ebenso ist es durchaus nicht nothwendig, dass der Augengrund des Emmetropen immer unter derselben Vergrösserung erscheine. Wenn auch im Allgemeinen angenommen wird, dass die optischen Constanten für das emmetropische Auge nicht um Vieles variiren, so kann man dies doch nicht als für alle Fälle giltig hinstellen. Bei der Annahme der Möglichkeit einer grösseren Schwankung im Werthe der optischen Constanten erklärt es sich, dass die Vergrösserung, unter welcher z. B. der Sehnerveneintritt im emmetropischen Auge erscheint, bei verschiedenen Individuen beträchtliche Unterschiede aufweisen könne, ohne dass man deshalb annehmen müsste, dass der Grund in einer Verschiedenheit des anatomischen Durchmessers läge.

Wir haben nun davon zu handeln, wie es sich mit der Vergrösserung beim ametropischen Auge verhält. Wir haben die Hypermetropie ganz allgemein dadurch charakterisirt, dass wir sagten, es liege im hypermetropischen Auge die Netzhaut vor dem Brennpunkte des dioptrischen Apparates, wir wissen aber damit noch nicht, durch welche anatomische Einrichtung im hypermetropischen Auge dies bewerkstelligt werde. Bringt man zunächst wieder ein Object (die Abbildung des Augengrundes) in den Brennpunkt einer Linse von 2″ Brennweite, wobei die Abbildung die wirkliche Netzhaut, die Linse den dioptrischen Apparat des Auges vorstellen soll, so kann man auf zweierlei Weise den Zustand nachahmen, welcher der Hypermetropie entspricht. Man kann entweder das Object in derselben Entfernung von 2″ von der Linse belassen, aber statt der Linse von 2″ B. W. eine solche von grösserer, z. B. von 3″ B. W. nehmen. Oder aber man lässt dieselbe Linse von 2″ B. W., rückt aber das Object aus dem Brennpunkte der Linse, also aus der Entfernung von 2″ näher an die Linse heran. In beiden Fällen liegt das Object innerhalb der Brennweite der Linse. Ebenso kann die Hypermetropie durch zwei Momente bedingt werden; es hat nämlich entweder der dioptrische Apparat des Auges dieselbe Brennweite, die Augenaxe ist aber kürzer als im emmetropischen Auge, oder aber es ist bei unveränderter Länge der Augenaxe die Brechkraft des dioptrischen Systems eine geringere, seine Brennweite eine grössere. Für die Vergrösserung, welche wir bei der Untersuchung des hypermetropischen Auges erlangen, ist es jedoch durchaus nicht einerlei, welches von beiden Momenten Statt hatte.

Wir wollen vor Allem annehmen, dass ein Emmetrope das hypermetropische Auge ebenso mit Vermeidung aller Accommodations-Anstrengung untersuchen möge, wie er es thun muss, um den Augengrund eines anderen Emmetropen deutlich zu sehen. Kehren wir zunächst zu unserem Versuche mit Linsen zurück.

Nähere ich ein Object, welches ich zunächst in dem Brennpunkte einer Linse von 3″ B. W. aufgestellt hatte, der Linse bis auf 2″, so kann mein unmittelbar hinter der Linse befindliches Auge das Object nicht mehr deutlich wahrnehmen, da die vom Objecte ausgehenden Strahlen nach ihrem Durchgange durch die

Linse divergent sind, ich selbst aber nur parallele Strahlen auf meiner Netzhaut zu einem Punkte vereinigen kann. Ich muss, um die Strahlen parallel zu machen, vor mein Auge noch eine Linse legen, und zwar ist es in dem genannten Falle eine Linse von 6″ B. W., denn die Summe der optischen Werthe beider Linsen $1/3 + 1/6 = 1/2$ repräsentirt mir eine Linse von 2″ B. W., welche eben die von einem 2″ entfernten Punkte ausgehenden Strahlen parallel machen und deren Vereinigung auf meiner Netzhaut bewirken kann. Berechne ich die Vergrösserung des Objectes nach den früheren Annahmen für eine Linse von 3″ Brennweite, so erhalte ich als gesuchte Grösse $7/3 = 2\frac{2}{3}$, berechne ich die Vergrösserung für den Fall, dass ich erst durch weitere Vorlegung einer Linse von 6″ B. W. zur deutlichen Ansicht des Objectes gelangen kann, so beträgt die Vergrösserung, da die Linsencombination nun eine Linse von 2″ B. W. darstellt, $7/2 = 4$.

Wenn ich aber das Object in einer Entfernung von 3″ von der Linse lasse, jedoch statt einer Linse von 3″ B. W. eine solche von 6″ B. W. nehme, so muss ich, um das Object deutlich sehen zu können, nun wiederum eine Linse $1/6$ beifügen, da $1/6 + 1/6 = 1/3$ ist. Die Vergrösserung, die ich aber jetzt erlange, ist natürlich dieselbe, wie ich sie bei Anwendung einer einzigen Convexlinse von 3″ B. W. erhalte, nämlich eine $2\frac{2}{3}$fache.

Wenn man hieraus die Folgerungen für das hypermetropische Auge zieht, so ergeben sich folgende Resultate: Nimmt man an, man hätte eine Hypermetropie, bedingt durch Verkürzung der Augenaxe bei einer Brechkraft des dioptrischen Systems, die mit der des emmetropischen Auges übereinstimmt, und man müsste eine Convexlinse $1/3$ noch auf das untersuchte Auge legen, um den Augengrund deutlich zu sehen, so betrachtet man den *Fundus oculi* in diesem Falle durch die Summe zweier Linsen, von denen die eine so wirkt wie eine Linse von 6·7‴ B. W., die andere eine B. W. von 3″ = 36‴ hat. Die Summe der beiden Linsenwerthe ist $1/{6·7} + 1/36 = 1/{5·6}$, die Combination stellt also eine Linse von 5.6‴ B. W. vor. Die Vergrösserung, die man in diesem Falle erhält $= 96/{5·67} = 17\frac{1}{7}$.

Nimmt man aber an, es würde ein gleich hoher Grad von Hypermetropie dadurch bedingt, dass zwar die Augenaxe dieselbe Länge hätte, wie im emmetropischen Auge, der dioptrische Apparat des Auges aber um so viel schwächer brechend wäre, dass man nunmehr ebenfalls eine Convexlinse von 3″ B. W. benöthigen würde, um den Augengrund deutlich zu sehen, so ist es klar, dass

Sechstes Capitel. Die Bestimmung der Refractionszustände. 183

in diesem Falle die Summe der beiden Sammellinsen, mit deren Hilfe man beobachtet, gleich ist der Stärke des brechenden Systems eines emmetropischen Auges und die dabei erlangte Vergrösserung dieselbe wie beim letztgenannten.

Wenn wir in ähnlicher Weise die Verhältnisse betrachten wollen, wie sie bei Myopie statthaben können, so müssen wir vor Allem festhalten, dass die physikalische Eigenthümlichkeit der Myopie darin beruht, dass die Strahlen, welche von einem Punkte des Augengrundes herkommen, nach ihrem Austritte aus dem Auge convergiren. Dies kann dadurch bedingt werden, dass bei derselben Brechkraft des dioptrischen Systems, wie es die des emmetropischen Auges ist, die Augenaxe länger ist, als im letztgenannten, oder es kann daher rühren, dass bei unveränderter Länge der Augenaxe das brechende System des Auges eine kürzere Brennweite hat, als im Normalauge. In beiden Fällen liegt die Netzhaut jenseits des Brennpunktes des dioptrischen Apparates, in beiden ist demnach das Auge myopisch.

Für die Vergrösserung, die man mit dem Augenspiegel erhält, ist es jedoch wiederum nicht ohne Einfluss, ob das eine oder das andere dieser Momente der Kurzsichtigkeit zu Grunde liegt. Es sei z. B. eine solche Myopie da, dass die aus dem untersuchten (accommodationslosen) Auge austretenden, von Objecten des Augengrundes kommenden Strahlen sich $3''$ vor der *Cornea* vereinigen. Es sei diese Myopie bedingt durch Verlängerung der Augenaxe. Dann kann man zur deutlichen Ansicht des Augengrundes im aufrechten Bilde gelangen, wenn man eine Concavlinse von $3''$ Brennweite auf die Hornhaut auflegt, weil durch eine solche Linse erst die austretenden Strahlen parallel gemacht werden. Man beobachtet jetzt aber den Augengrund mit Hilfe einer viel schwächeren Loupe, als den Augengrund des Normalauges, mit einer Loupe, deren Stärke man, unter Vernachlässigung des Abstandes der Concavlinse vom hinteren Knotenpunkte des untersuchten Auges, erhält, wenn man zu $1/_{6\cdot7}$, dem optischen Werthe des dioptrischen Systems des emmetropischen Auges, den optischen Werth der Concavlinse d. i. $- 1/_{36}$ (in beiden Fällen die Linie als Grösseneinheit genommen) hinzuaddirt. Man erhält dann $1/_{6\cdot7} - 1/_{36} = 1/_{8\cdot2}$ als Ausdruck für den optischen Werth der Loupe, mit der man untersucht und die Vergrösserung, unter der man sieht, ergibt sich $= {96}/_{8\cdot2} = 11\cdot7$. Ist derselbe Grad von Myopie dadurch bedingt, dass das brechende System des Auges eine Convexlinse von $3''$ B. W. gleichsam zu viel hat, die Länge der Augenaxe aber dieselbe wie in Normal-

184 Sechstes Capitel. Die Bestimmung der Refractionszustände.

auge ist, so dass man eine Convexlinse $1/_3$ wegnehmen oder eine Concavlinse $1/_3$ hinzugeben muss, um den Augengrund deutlich zu sehen, so ist es klar, dass die Loupe, mit der man deutlich sicht, gleich ist dem dioptrischen Systeme, wie es das Normalauge besitzt, und die Vergrösserung in diesem Falle dieselbe wie im emmetropischen Auge.

Bei der Untersuchung mit dem Augenspiegel, wie sie in Wirklichkeit stattfindet, werden jedoch die angegebenen Verhältnisse wesentlich dadurch modificirt, dass das corrigirende Glas nicht unmittelbar in den Knotenpunkt des Auges gesetzt werden kann, sondern eine bestimmte Entfernung zwischen dem Knotenpunkte des Auges und der vorgesetzten Linse vorhanden sein muss.

Ueber hypermetropische Augen muss jedoch noch Folgendes bemerkt werden. In denselben ist es wirklich häufig möglich, dass das corrigirende Convexglas in den Knotenpunkt gesetzt werde. Das Auge neutralisirt dann seine H durch Accommodation. Selbst wenn das untersuchte Auge $H\ 1/_3$ darbietet, jedoch einem jugendlichen Individuum, etwa einem solchen von 12 Jahren, angehört und dabei eine normale Accommodationsbreite besitzt — nach Donders ist die Accommodationsbreite für dieses Lebensalter $1/_3$ — kann das Auge die bestehende H durch Aufwendung seiner Accommodationskraft überwinden, verschwinden machen, so dass also parallele Strahlen auf der Netzhaut eines solchen Auges noch vereinigt werden und die von den Leuchtpunkten des Augengrundes ausgehenden Strahlen nach ihrem Austritte aus dem Auge parallel sind. Wenn die H in diesem Falle durch Verkürzung der Augenaxe bedingt ist und wir, während die H latent ist, mit dem Augenspiegel untersuchen, müssen wir die oben theoretisch entwickelte (17 malige) Vergrösserung erlangen, und in der That führt die Rechnung auch noch auf anderem Wege zu demselben Resultate. Es ist ferner klar, dass wenn $H\ 1/_3$ in einer schwächeren Brechkraft des dioptrischen Apparates begründet wäre und durch Accommodation latent gemacht würde, bei der Untersuchung im aufrechten Bilde wiederum die theoretisch berechnete Vergrösserung, nämlich die, welche für das emmetropische Auge gilt, hervortreten müsste. Was also, um einen allgemeinen Schluss zu ziehen und es besonders hervorzuheben, die latente H, falls eine solche bei der Untersuchung mit dem Augenspiegel existirt, anlangt, so ist es klar, dass wir in den Fällen, in welchen die H wirklich durch Verkürzung der Augenaxe bedingt ist, die Retina mit einer stärkeren Loupe, als sie das emmetropische Auge darbietet, betrachten, die

Sechstes Capitel. Die Bestimmung der Refractionszustände. 185

Vergrösserung also hiebei, je nach dem Grade der H, in grösserem oder geringerem Masse, immer aber bedeutender sein muss, als bei der Untersuchung des emmetropischen Auges, dass hingegen nur die in letzterem Falle gegebene Vergrösserung hervortreten wird, falls die H latent ist und auf geringerer Brechkraft des dioptrischen Systems des Auges beruht.

Wie sich die Vergrösserungen berechnen lassen, wenn das corrigirende Glas vor das zu untersuchende Auge gesetzt wird, wird im mathematischen Anhange gezeigt werden. Hier mögen die Resultate der Berechnungen ihren Platz finden.

Wenn eine Refractionsanomalie bei der Untersuchung mit dem Augenspiegel durch ein entsprechendes Glas corrigirt wird, so erhalten wir unter allen Umständen die **geringste Vergrösserung bei H, bedingt durch schwächere Brechkraft des dioptrischen Systems, die grösste bei M, welcher eine stärkere Brechkraft des dioptrischen Apparates zu Grunde liegt**; wir erhalten immer eine geringere bei H, bedingt durch schwächere Brechkraft des dioptrischen Systems, als bei H, erzeugt durch Verkürzung der Augenaxe, bei M aus Verlängerung der Augenaxe eine geringere als bei M, die aus einer stärkeren Brechkraft des brechenden Apparates entsprungen; wir erhalten, wenn der Abstand des Correctionsglases vom Augencentrum $= \frac{1}{2}''$ gesetzt wird, eine stärkere Vergrösserung als im emmetropischen Auge, bei H bedingt durch Axenverkürzung des Bulbus und bei M, die ihre Grundlage in einer zu starken Brechkraft des dioptrischen Systems hat, dagegen eine geringere bei H, erzeugt durch schwächere Brechkraft des dioptrischen Systems und bei M, bedingt durch Verlängerung der Augenaxe; wir erhalten endlich wenn wir den Abstand vom Knotenpunkte $= 1''$ setzen, **bei H immer eine geringere, bei M immer eine stärkere Vergrösserung als beim emmetropischen Auge.**

Weil nun in der Regel zum Mindesten eine Entfernung von $1''$ zwischen dem Correctionsglase und dem Knotenpunkte des untersuchten Auges eingehalten wird, so wird bei H die Vergrösserung im Allgemeinen eine **geringere**, bei M dagegen eine **grössere** als im emmetropischen Auge sein, es bleibt aber eine bedeutende Differenz in der Vergrösserung aufrecht, je nachdem eine Refractionsanomalie wirklich eine solche oder in einer abnormen Axenlänge des Bulbus begründet ist.

Wir wollen hier jetzt die für bestimmte Fälle gefundenen Resultate zur leichteren Uebersicht zusammenstellen. Es ergibt sich

für Emmetropie eine $14\frac{1}{3}$ f. V.
„ $H\frac{1}{3}$, bedingt durch Verkürzung der Augenaxe, corrigirt durch $+ 3\frac{1}{2}$, $\frac{1}{2}$" vor K, eine $15\frac{1}{2}$ f. V.
„ denselben Grad von H, wenn die H latent ist, eine 17 f. V.
„ $H\frac{1}{3}$, durch Aphakie bedingt und wie früher corrigirt, eine 11 f. V.
„ $H\frac{1}{3}$, bedingt durch Verkürzung der Augenaxe, durch $+ 4$, 1" vor K, corrigirt, eine $13\frac{3}{5}$ f. V.
„ $H\frac{1}{3}$ ex aphakia und wie früher corrigirt, eine $9\frac{1}{5}$ f. V.
„ $M\frac{1}{3}$, bedingt durch Verlängerung der Augenaxe und corrigirt durch $- 2\frac{1}{2}$, $\frac{1}{2}$" vor K, eine 13 f. V.
„ $M\frac{1}{3}$, bedingt durch stärkere Brechkraft des dioptrischen Systems und in gleicher Weise corrigirt, eine $16\frac{1}{2}$ f. V.
„ $M\frac{1}{3}$ bedingt durch Verlängerung den Augenaxe und corrigirt durch Concav 2, 1" vor K, eine $16\frac{1}{3}$ f. V.
„ $M\frac{1}{3}$, bedingt durch stärkere Brechkraft des dioptrischen Systems und ebenso corrigirt, eine 21 f. V.

Die Art und Weise, wie man sich im Allgemeinen über die Schätzung des Refractionszustandes mit Hilfe des Augenspiegels auszusprechen pflegt, ist folgende: Unter der Voraussetzung, dass der Untersuchende emmetropisch ist, wird das untersuchte Auge als emmetropisch angesehen, falls der Augengrund bei grösster Annäherung des Untersuchers deutlich sichtbar wird. Hypermetropisch ist es dann, wenn man schon aus grösserer Entfernung einzelne Gefässe deutlich im aufrechten Bilde erkennt, und myopisch in dem Falle, wenn man selbst bei grösster Annäherung nicht zu einem deutlichen Bilde des Augengrundes gelangen kann, sondern hierzu erst der Hilfe von Concavgläsern bedarf, immer vorausgesetzt, dass der Untersuchte nicht accommodirt. Ueber die bei den verschiedenen Refractionsanomalien obwaltenden Vergrösserungen sagt man im Allgemeinen, dass bei H die Vergrösserung eine geringere, bei M eine grössere sei, als im emmetropischen Auge.

Dass man bei der Untersuchung des emmetropischen Auges, wenn man sich dem letzteren möglichst nähert, den Augengrund unter den gegebenen Verhältnissen deutlich sehen muss, ist schon im Frühern sattsam auseinandergesetzt. Warum man aber unter diesen Verhältnissen nicht schon aus grösserer Entfernung die Details deutlich zu erkennen vermag, liegt im Folgenden: Der G a n g der austretenden Lichtstrahlen kann, wie bereits früher gezeigt wurde, nicht der Grund sein. Auch wenn das Auge nicht vollkommen seine Accommodation entspannte oder in sehr geringem

Grade myopisch wäre, so würde dies nicht hindern, die Gefässe aus der Entfernung, wenn auch undeutlich zu sehen, weil hierbei nur durch geringe Zerstreuungskreise gesehen würde. Der Grund liegt nicht etwa darin allein, dass, wenn der Untersuchende sich vom Untersuchten entfernt, das Sehfeld, wenn die Pupille nicht künstlich erweitert ist, sich so verkleinert, dass man die Details nicht mehr wahrnehmen kann, sondern vielmehr in der steigenden Vergrösserung, welche, wie wir sahen, eintritt, wenn das Auge aus grösserer Entfernung untersucht wird. Die Vergrösserung ist hierbei eine so bedeutende, dass im Bereiche des Sehfeldes kaum ein einzelnes Gefäss abgegrenzt erscheint, sondern nur als ein rother Schimmer im Bereiche der Pupille sich ausspricht. Erst bei grösserer Annäherung, wobei die Loupenvergrösserung abnimmt und das Sehfeld sich erweitert, treten einzelne Gefässe scharf abgegrenzt und deutlich erkennbar hervor.

Beim hypermetropischen Auge, mag die H aus was immer für einem Grunde stammen, liegt die Netzhaut vor dem Brennpunkte des dioptrischen Apparates. Die von jedem Punkte der Netzhaut herkommenden Strahlen treten divergent aus; für das beobachtende Auge ist das gleichbedeutend damit, als ob die Strahlen von einem endlichen Punkte herkämen, dessen Entfernung durch den Grad der H ausgedrückt ist. Bei $H^1/_3$ z. B. divergiren die Strahlen, die von der Netzhaut kommen, so, als ob sie von einem $3''$ hinter dem Knotenpunkte des Auges gelegenen Objecte herkämen; befindet sich das untersuchende Auge z. B. in einer Entfernung von $5''$ vom Knotenpunkte des untersuchten, so muss das erstere, um deutlich zu sehen, so accommodiren, als wenn es ein $8''$ entferntes Object beobachtete. Es ist klar, dass, was den Gang der Lichtstrahlen anlangt, kein Grund vorhanden ist, warum nicht der Augengrund aus grösserer Entfernung deutlich wahrgenommen werden sollte. Was die Vergrösserung anlangt, so muss sie eine geringere sein, als im emmetropischen Auge. Betrachten wir den Augengrund aus einer bestimmten Entfernung, z. B. von $5''$ vom Auge, so haben wir für das emmetropische Auge eine bestimmte Vergrösserung. Ist die H bedingt durch Verkürzung der Augenaxe, so beobachten wir das Auge mit derselben Loupe, wie das emmetropische, jedoch steht das Object innerhalb der Brennweite der Loupe, mithin ist die Vergrösserung eine geringere. Es ist klar, dass dasselbe der Fall sein muss, wenn die H in einer zu geringen Brechkraft des dioptrischen Apparates ihren Grund hat. Die geringere Vergrösserung ist der Grund, dass schon aus grösserer

188 Sechstes Capitel. Die Bestimmung der Refractionszustände.

Entfernung ein grösserer Theil des Augengrundes deutlich wahrgenommen werden kann.

Wenn man sich dem Auge nähert, so nimmt die Vergrösserung ab. Es hat dies einerseits denselben Grund wie beim emmetropischen Auge, indem der Knotenpunkt des Sammelsystems (der dioptrischen Apparate beider Augen) sich jetzt der Netzhaut des Untersuchers nähert, andererseits aber erscheint uns das Object noch aus dem Grunde kleiner, (und also um so kleiner im Vergleiche zur Vergrösserung, welche der Augengrund des Emmetropen darbietet), weil wir, je mehr wir uns dem Auge nähern, um so stärker accommodiren müssen, um deutlich zu sehen, und wir die Grösse eines Gegenstandes nicht bloss nach der Grösse des Netzhautbildes, sondern auch nach seiner Entfernung schätzen, diese letztere aber unter Anderem auch durch den Bruchtheil der Accommodation beurtheilt wird, welcher zum Deutlichsehen aufgewendet werden muss. Betrachten wir also z. B. den Grund eines Auges mit $H^1/_5$ aus einer Entfernung von 5", so hat das Netzhautbild des betrachteten Objectes eine bestimmte Grösse, und indem wir noch dazu die aufgewendete Accommodationsbreite $1/_{10}$ in Betracht ziehen, erhalten wir eine bestimmte scheinbare Vergrösserung: a. — Nähern wir uns dem Auge bis auf 1", so hat 1. die Loupenwirkung des Auges abgenommen, und 2. müssen wir einen grösseren Theil unserer Accommodationsbreite, nämlich $1/_6$, aufwenden, um noch deutlich zu sehen. Daraus geht hervor, dass die scheinbare Vergrösserung jetzt eine kleinere ist, um so kleiner im Vergleiche mit der bei der Untersuchung des emmetropischen Auges sich ergebenden, weil wir ja im letzteren Falle ohne jede Accommodations-Anstrengung deutlich sehen, abgesehen davon, dass das betrachtete Object im Brennpunkte der Loupe steht.

Wie sich die Vergrösserung beim hypermetropischen Auge verhält, wenn man den Augengrund in möglichster Nähe, ohne Anwendung aller Accommodation, mit Hilfe von Convexgläsern untersucht, wurde oben des Weiteren auseinandergesetzt.

Was die Untersuchung des myopischen Auges anlangt, so kann der Emmetrope den Augengrund in diesem Falle ohne Hilfe von Concavgläsern nicht deutlich sehen, wohl aber immerhin mit Hilfe von Zerstreuungskreisen, also nur unklar Papille und Gefässe erkennen und zwar sogar in Augen, die einen ziemlich bedeutenden Grad von Myopie (bei grosser Annäherung noch bei $M^1/_7$) darbieten. Was die Vergrösserung bei Myopie betrifft, darüber haben wir weiter oben gesprochen.

III. Die Bestimmung des Brechzustandes im umgekehrten Bilde.

Wir haben bis jetzt von der Bestimmung der Refraction mit Hilfe des aufrechten Bildes gehandelt. Es fragt sich nun, wie sich die Refractions-Anomalien bei der Untersuchung im verkehrten Bilde charakterisiren. Wendet man eine Convexlinse von 2″ Brennweite, welche sich in einer bestimmten Entfernung, z. B. von 1″ vor dem Knotenpunkte des untersuchten Auges, befindet, zur Erzeugung des umgekehrten Bildes an, so entsteht, wenn das Auge emmetropisch und accommodationslos ist, in der Brennweite der Linse, also 2″ vor derselben ein umgekehrtes Bild des Augengrundes.

Wenn aber das Auge hypermetropisch ist, so wird, da das leuchtende Object sich innerhalb der Brennweite des Auges befindet, auf die vor das Auge gesetzte Linse also divergente Strahlen einfallen, das umgekehrte Bild des Augengrundes in einer grösseren Entfernung von der Linse entworfen, die Vergrösserung wird deshalb eine bedeutendere sein, als wenn das Auge emmetropisch ist.

Ist dagegen das untersuchte Auge myopisch, fallen demnach convergente Strahlen, die sich also schon ohne Dazwischenkunft der Linse vereinigen würden, auf die letztere, so wird das Bild natürlicher Weise innerhalb der Brennweite der Linse entworfen, die Vergrösserung wird eine geringere sein, als bei der Untersuchung des emmetropischen Auges.

Um diese zu finden, muss man berechnen, in welcher Entfernung von der angewendeten Linse bei einem bestimmten Grade von H und M das umgekehrte Bild entworfen wird, und darf nicht vergessen, dass der Umstand, ob eine Refractions-Anomalie auf einer **abnormen Brechkraft des dioptrischen Systems oder auf einer abnormen Länge der Augenaxe beruht, auf die Vergrösserung des umgekehrten Bildes einen Einfluss nehmen werde.**

Die später gegebene Berechnung zeigt folgende Resultate: Wenn wir unter Zugrundelegung des reducirten Auges mit Hilfe einer Convexlinse von 2″ B. W., ½″ vor den Knotenpunkt des Auges gestellt, ein umgekehrtes Bild des Augengrundes erzeugen, so erhalten wir

für E eine . . . . 3¾ fache V.
„ $H^1/_3$, bedingt durch Verkürzung der Augenaxe, eine 9·4 „ V.
„ $H^1/_3$, bedingt durch schwächere Brechkraft des
  dioptrischen Systems, eine . . . . . . 7·6 „ V.
„ $M^1/_3$, erzeugt durch Verlängerung der Augenaxe, eine 1·8 „ V.

für $M\,^1/_3$, hervorgerufen durch stärkere Brechkraft
des dioptrischen Systems, eine . . . . . 2·8fache V.

Die allgemeinen Schlüsse, die wir aus diesen Resultaten ziehen können, sind:

Bei der Untersuchung im umgekehrten Bilde ist, wie wir bereits wissen, die Vergrösserung bei M des untersuchten Auges im Allgemeinen geringer, bei H desselben grösser als bei E. Die geringste Vergrösserung erhalten wir bei M, erzeugt durch Verlängerung der Augenaxe, die stärkste bei H, welcher Verkürzung der optischen Axe zu Grunde liegt. Wenn das untersuchte Auge myopisch ist, so ist die Vergrösserung eine bedeutendere, falls die M durch stärkere Brechkraft des dioptrischen Systems, wenn das Auge hypermetropisch ist, falls die H durch Verkürzung der Augenaxe hervorgerufen wird.

Bei der Untersuchung im umgekehrten Bilde haben wir es mit einem reellen Luftbilde zu thun. Die objectiven Vergrösserungen, die wir erhalten, können wir direct verwenden, wenn wir auf die Entfernung von 8″ das Luftbild ansehen, denn wir sagten ja, dass wir jene Grösse des Netzhautbildes eines Objectes als Normalgrösse annehmen wollen, welche dasselbe bei der Entfernung von 8″ darbietet.

Um nun in dieser Entfernung von 8″ ohne Accommodations-Anstrengung untersuchen zu können, legt sich der Emmetrope eine Convexlinse von 8″ Brennweite in den Augenspiegel ein, wenn er die Untersuchung im umgekehrten Bilde vornehmen will.

Ist der Untersucher nicht em-, sondern ametropisch, so ergeben sich für die Untersuchung im umgekehrten Bilde folgende Regeln: Wenn wir an dem Grundsatze festhalten, dass wir das verkehrte Bild auf die Entfernung von 8″ oder näher ohne Accommodations-Anstrengung betrachten wollen, so muss der Hypermetrope hierbei ein stärkeres Convexglas anwenden, als der Emmetrope. Er wird, um bequem zu untersuchen, in den Spiegel ein Convexglas einlegen, dessen Brennweite er erfährt, wenn er zu $^1/_8$ den optischen Werth des seine manifeste H corrigirenden Glases hinzuaddirt. Der Myope wird, je nach dem Grade der M, welche er darbietet, ein verschiedenes Verfahren einschlagen. Bei geringen Graden von M bis $M\,^1/_{30}$ kann der Myope noch ohne Weiteres ein Convexglas $^1/_8$ anwenden; er wird sich dabei allerdings dem Bilde bis auf 6″ nähern müssen, um deutlich zu sehen, jedoch ist dies ein Umstand, welcher der Bequemlichkeit der Untersuchung noch keinen Eintrag thut. Bei höhergradiger M ist es im Allgemeinen angemessen, jenes Glas zu berechnen, welches bei der bestehenden M den Fernpunkt in die Entfernung von 8″ setzt. Man erhält den Werth dieses Glases, wenn man von $1/8$ den Werth der M abzieht. Hat also Jemand $M\,1/{24}$, so braucht er ein Convexglas $1/8 - 1/{24} = 1/{12}$, um unter denselben Bedingungen wie der Emmetrope zu sehen.

Beträgt die Myopie $1/{10}$ bis $1/5$, so wird bei der Untersuchung im umgekehrten Bilde kein Correctionsglas nothwendig sein. Ein derartiges Auge sieht ja ohnehin ohne alle, bei $M\,1/{10}$ oder $1/9$ mit sehr geringer Accommodations-Anstrengung in solchen Entfernungen, wie sie bei der in Rede stehenden Untersuchung zweckdienlich sind.

Beträgt die M des Untersuchenden $1/4$ und mehr, so ziehen solche Myopen in der Regel die Anwendung eines Concavglases der Untersuchung mit blossem Auge vor. Diese können daher auch (Siehe pag. 91) eine periscopische zerstreuende Spiegellinse als Ocular benützen. Untersuchen sie mit unbewaffnetem Auge, so müssen sie sich zu sehr dem Bilde nähern. Was dieses an Grösse gewinnt, verliert es an Uebersichtlichkeit, die Untersuchung in solcher Nähe ist unangenehm und unbequem. Es wird deshalb lieber zu Concavgläsern gegriffen, welche die Schweite auf 8″ oder wenigstens auf 6″ hinausrücken. Durch solche Concavgläser wird dann derartigen Myopen eine ähnliche Erleichterung bei der Untersuchung im umgekehrten Bilde zu Theil, wie dem Emmetropen bei Anwendung eines Convexglases.

Aus dem eben Gesagten ersehen wir demnach, dass der Myope je nach dem Grade seiner M bei der Untersuchung im umgekehrten Bilde entweder ein Convex- oder ein Corrections- oder ein Concavglas in Anwendung ziehen wird. Jenes Glas, welches der Ametrope zur Untersuchung im verkehrten Bilde ein- für allemal in Anspruch nimmt, muss als integrirender Bestandtheil den Correctionsgläsern des Augenspiegels einverleibt werden.

Man kann begreiflicher Weise die Vergrösserung des umgekehrten Bildes sehr wesentlich steigern, indem man schwächere Objective oder stärkere Oculare oder beides zugleich in Anwendung zieht. Je geringer die Brechkraft der zur Erzeugung des umgekehrten Bildes dienenden Convexlinse ist, um desto grösser wird das reelle Bild sein. Eine je grössere Brechkraft der als Ocular verwendeten Linsencombination zukommt, um desto mehr wird dieses reelle Bild noch weiter vergrössert werden. In ersterer Hinsicht kann man zur Steigerung der Vergrösserung statt einer Convexlinse von $1\,1/2 - 2″$ B. W. eine solche von $2\,1/2 - 4″$ F. D. in

Gebrauch ziehen. Der Anwendung immer schwächerer Objectivgläser ist dadurch eine Grenze gesetzt, dass das Gesichtsfeld um so kleiner wird, je bedeutender die Amplification ist. Dabei übt natürlicher Weise die bestehende Refraction einen wesentlichen Einfluss aus. Hochgradig hypermetropische, z. B. aphakische Augen kann man kaum mit einem schwächeren Convexglase, als mit einem solchen von $2''$ B. W. in bequemer Weise untersuchen, während bei M noch Gläser von sehr grosser Focaldistanz recht gute Dienste leisten. Ja, das verwendete Glas kann bei M hohen Grades eine unendlich grosse Brennweite erlangen, d. h. ganz wegbleiben, oder könnte sogar eine negative Focaldistanz annehmen, d. h. durch ein Concavglas ersetzt werden.

Die Vergrösserung des umgekehrten Bildes kann, wie schon erwähnt, auch noch dadurch erhöht werden, dass wir das entworfene reelle Bild noch möglichst vergrössern. Dies geschieht im Allgemeinen dadurch, dass wir statt des Ocularglases von $8''$ B. W. ein stärkeres verwenden.

Coccius[1]) empfiehlt hierzu sein Ocular. Dasselbe besteht aus zwei Convexlinsen, von denen die eine eine Brennweite von $2\frac{1}{4}$, die andere eine solche von 2 P. Z. hat. Je eine dieser Linsen ist am Ende eines Rohres angebracht, welches aus zwei Hälften besteht, von denen jede $2\frac{1}{4}''$ lang ist, und wobei die eine Hälfte über die andere verschoben werden kann. Das Ocular wird unmittelbar vor das zu untersuchende Auge gehalten, während der Beobachter sich mit dem Beleuchtungsspiegel in einiger Entfernung (von $6-12''$) davon hält. Das Ocular entspricht dem eines zusammengesetzten Microscopes. Die dem Auge zunächststehende Linse (das Collectiv) erzeugt das umgekehrte Bild innerhalb des Rohres, die zweite Linse (das eigentliche Ocular) vergrössert es.

Giraud-Teulon[2]) zeigte unlängst, wie man das umgekehrte Bild mit beliebig starker Loupen- oder Microscop-Vergrösserung betrachten könne. Er sah ein, dass man hierzu das Instrument von der Complication mit irgend einem reflectirenden Apparate befreien müsse. Dies wurde durch die Anwendung des Laurence'schen Meniscus möglich gemacht. Mit dessen Hilfe wird das Auge beleuchtet und zugleich das umgekehrte Bild erzeugt. Es steht nun nichts im Wege, das letztere mit beliebig vergrössernden Apparaten, mit zusammengesetzten mon- oder binoculären Micro-

---

[1]) Beschreibung eines Oculars zum Augenspiegel in Gräfe's Archiv 1864, X. 1. pag. 133.

[2]) On an application of Mr. Laurence's Meniscus to ophthalmoscopic microscopy, in Ophthalmic Review 1867 April, pag. 247.

scopen zu betrachten. Physikalisch ist dadurch das Problem vollständig gelöst. Aber das so vergrösserte Bild fand Giraud-Teulon undeutlich und verschwommen, weil ja das als Object dienende Luftbild nicht in Einer Ebene ausgespannt ist, sondern Tiefendimensionen darbietet, und man weiss, dass selbst bei schwach vergrössernden zusammengesetzten Microscopen nur von Objecten, die eine äusserst geringe Dicke haben, deutliche Bilder entworfen werden. Aus diesen Versuchen zog Giraud-Teulon mit Recht den Schluss, dass die Untersuchung des umgekehrten Bildes mit einem Microscope überhaupt unmöglich sei.

Noch müssen wir der Methode erwähnen, welche Liebreich[1]) für die Prüfung stark kurzsichtiger Augen im umgekehrten Bilde angegeben hat. Bei Verwendung einer bestimmten Convexlinse erhalten wir bei Kurzsichtigen immer eine geringere Vergrösserung als bei Emmetropen. Unter früher gesetzten Bedingungen (siehe pag. 189) fanden wir z. B. für das emmetropische Auge eine $3^3/_4$ fache Vergrösserung, während dieselbe bei einem Auge mit $M \frac{1}{3}$, dessen M, wie dies gewöhnlich der Fall ist, durch Axenverlängerung des Bulbus bedingt ist, nur eine $1\frac{1}{3}$ fache ist. Ist die Myopie noch höhergradig, so ist die Vergrösserung begreiflicher Weise unter den gegebenen Verhältnissen noch geringer. Liebreich hat deshalb vorgeschlagen, dass man in diesen Fällen zur Erzeugung des umgekehrten Bildes keine Convexlinse verwende, sondern dies dem Auge allein überlasse. Bei einer $M \frac{1}{3}$ z. B. liegt dann das Bild $3''$ vor dem optischen Centrum des Auges. Dasselbe zeigt nun zwar eine bedeutende Vergrösserung, aber das vom Pupillarrande begrenzte Gesichtsfeld hat eine zu geringe Ausdehnung. Deshalb betrachte man das umgekehrte Bild mit einer Convexlinse als Ocular, als Loupe, bringe also z. B. in dem genannten Falle eine Convexlinse von $5''$ B. W. in eine Distanz von $4''$ vor das Auge. Dann steht das reelle Bild $1''$ von der Convexlinse ab, wird daher durch dieselbe etwas vergrössert. Die Richtung der von der Iris ausgehenden Strahlen aber ist hierbei eine solche, dass sie vom Brennpunkte der Linse herzukommen scheinen. Die Iris verliert sich deshalb aus dem Beobachtungsraume (siehe pag. 125) und es ist demnach durch die genannte Vorrichtung einerseits die Vergrösserung des umgekehrten Bildes gesteigert, andererseits die Erweiterung des Sehfeldes gewonnen.

Wir haben gesehen, dass bei der Untersuchung im umge-

---

[1]) Methode, dem umgekehrten Bilde bei kurzsichtigen Augen eine starke Vergrösserung zu geben, in Gräfe's Archiv 1860. VII. 2, pag. 130.

kehrten Bilde das Vorhandensein von H daran, dass man sich, um das Bild deutlich wahrzunehmen, weiter vom beobachteten Auge entfernen müsse, erkennbar, und dass die Vergrösserung hierbei eine bedeutendere sei, als bei der Untersuchung des Normalauges, während für M nach beiden Richtungen hin das umgekehrte Verhältniss stattfindet. Jedoch sind es nur die höheren Grade der genannten Refractions-Anomalien, welche auf diese Weise bei der Untersuchung im umgekehrten Bilde zu Tage treten.

Von Einzelnen wurde es versucht, auch den Grad der Refractions-Anomalien im Allgemeinen mit Hilfe des umgekehrten Bildes anzugeben.

So versah v. Hasner[1]) seinen Augenspiegel mit einer Scala und einer an derselben laufenden Schraube, aus deren Stellung man einen Schluss auf die Lage des umgekehrten Bildes im Rohre und daraus wieder einen beiläufigen Schluss auf das Wesen und den Grad der Refractions-Anomalie zu ziehen im Stande ist. Coccius[2]) hebt hervor, dass sich auch sein Ocular sehr gut zu derartigen Bestimmungen eigne. Je übersichtiger ein Auge ist, desto mehr wird man das Ocularende des Apparates entfernen können und noch deutlich sehen, eine je höhere Myopie das untersuchte Auge besitzt, desto mehr wird man das Ocular dem Collectiv nähern, desto mehr also zur Wahrnehmung eines deutlichen Bildes die Röhren des Instrumentes zusammenschieben können und müssen.

Aus dem Stande der betreffenden Röhren kann man jedoch den Grad der Refractions-Anomalie nicht ersehen, sondern ihn höchstens unter gewissen Cautelen berechnen. Sollen derartige Instrumente also auch nur zur annähernden Bestimmung der Refraction dienen, so muss der einer bestimmten Stellung der Röhren entsprechende Grad der H und M, bei der Annahme einer unveränderlichen Entfernung des Instrumentes vom beobachteten Auge, am Instrumente selbst ersichtlich gemacht sein.

Colsman[3]) hat auch versucht, aus der Grösse der Sehnerven-Papille im umgekehrten Bilde auf die bestehende Refraction einen Schluss zu ziehen. Statt einer Biconvexlinse verwendet er hierzu ein Planconvexglas von 3—4" B. W., dessen convexe Seite dem zu untersuchenden Auge, dessen plane dem Beobachter zugekehrt ist. Auf der planen Linsenfläche findet sich ein in halbe Millimeter getheilter Massstab. Auf demselben kann man den scheinbaren

---

[1]) Klinische Vorträge über Augenheilkunde. I. Abtheilung, pag. 84.
[2]) l. c. pag. 135.
[3]) In dessen Bericht über das Langenberger Augenspital. Deutsche Klinik 1866.

Sechstes Capitel. Die Bestimmung der Refractionszustände. 195

Durchmesser der Papille ablesen. Derselbe ist grösser falls H, kleiner falls M vorhanden ist. Einen genauen Schluss auf den Grad der Refractions-Anomalie erlaubt aber eine derartige Methode noch viel weniger als die früher erwähnte, indem 1. der anatomische Durchmesser der Papille Schwankungen unterliegt, 2. ganz übersehen ist, dass die Vergrösserung bei demselben Grade einer Refractions-Anomalie eine wesentlich verschiedene ist, je nachdem dieselbe auf abnormer Länge der Augenaxe oder auf abnormer Brechkraft des dioptrischen Systems beruht, und endlich 3. weil wenn diese Punkte berücksichtigt und richtig gestellt wären, der Unterschied in der Vergrösserung bei nicht sehr abstehenden Graden der Ametropie zu gering ist, um daraus einen genauen Schluss auf den bestehenden Grad der Refractions-Anomalie sich erlauben zu können.

Aus allem dem geht hervor, dass man sich im Allgemeinen des umgekehrten Bildes nicht bedienen werde, um die Refraction eines Auges zu bestimmen.

Nur Eine Art von Refractions-Anomalien gibt es, welche man ihrem Wesen und ihrem Grade nach durch Betrachtung des Augengrundes im umgekehrten Bilde am leichtesten beurtheilt, das ist hochgradige Myopie. Der Ausdruck $M^1/_3$ z. B. sagt bekanntlich, dass bei Accommodationsruhe des Auges von einem leuchtenden Punkte, welcher sich in drei Zollen vor dem Knotenpunkte des Auges befindet, auf der Netzhaut ein deutliches Bild entworfen, und dass umgekehrt von den beleuchteten Objecten des Augengrundes in derselben Entfernung von 3" ein deutliches umgekehrtes Bild erzeugt werde. Wenn ich also aus der Distanz von 12" den Augengrund beleuchte und für einen 9" abstehenden Punkt accommodire, so sehe ich das umgekehrte Bild des untersuchten Augengrundes scharf und deutlich. Bin ich mir meiner Accommodations-Anstrengung bewusst, weiss ich, für welchen Punkt mein Auge accommodirt ist, dann kann ich sofort daraus den Grad der vorhandenen Myopie ersehen. Wenn ich also in dem speciellen Falle weiss, dass ich meine Accommodation so anstrenge, wie ich es thue, wenn ich einen 9" entfernten Gegenstand betrachte, so ist es damit auch klar, dass das Luftbild in einer Entfernung von 9" von meinem Auge, und wenn der Abstand meines Auges von dem untersuchten 12" beträgt, in einer Distanz von 3" vor dem untersuchten Auge liegt, mithin $M^1/_3$ besteht. Diese Schätzung der Accommodations-Anstrengung ist aber im Allgemeinen schwierig. Man verfahre deshalb in nachstehender Weise. Bietet der Untersucher selbst höhergradige Myopie

13*

dar, eine M von $^1/_6$ und darüber, so bestimmt er die M des Untersuchten so: er entfernt sich so weit von dem untersuchten Auge, bis die Details des Augengrundes undeutlich zu werden anfangen. Der Myope kann ja nur bis zu einem gewissen nahegelegenen Punkte, seinem Fernpunkte, deutlich sehen. Mancher Myope ist nicht in der Lage, seine Accommodation auch beim Sehen mit Einem Auge vollkommen zu entspannen, immer aber kann er zu dem Zwecke, den wir nun vor Augen haben, empirisch den fernsten Punkt bestimmen, bis zu welchem er noch klar zu sehen vermag. Er nimmt zu dem Ende am besten eine Abbildung des Augengrundes her und bestimmt durch den Versuch, bis zu welcher Distanz er die Contouren der Papille, der Gefässe u. s. w. noch vollkommen scharf zu erkennen im Stande ist. Diese Entfernung sei in dem speciellen Falle 7″. Bei der Untersuchung des Augengrundes sollen nun die Einzelheiten desselben undeutlich zu werden beginnen, wenn eine Distanz von 10″ vom untersuchten Auge gesetzt wird. Da der Untersuchende nur auf die Entfernung von 7″ deutlich zu sehen vermag, so ist es klar, dass das umgekehrte Luftbild 3″ vor dem Auge liege, man es daher mit $M\,^1/_3$ zu thun habe. Bei dieser Methode braucht also der Untersucher durchaus nicht im Stande zu sein, sich ein Urtheil über den jeweilig verwendeten Bruchtheil seiner Accommodationsbreite zu bilden.

Will ein Emmetrope oder Hypermetrope in ähnlicher Weise den Grad der M im umgekehrten Bilde bestimmen, so lege er eine Convexlinse von ziemlich kurzer, 8—6″ betragender Brennweite in den Augenspiegel ein, versuche zuerst empirisch, bis zu welcher Distanz er mit einer solchen Linse vollkommen deutlich und scharf zu sehen vermag, und verfahre dann in der nämlichen Weise wie der Myope. Er entferne sich so lange von dem Auge des Untersuchten, bis das Bild des Augengrundes undeutlich zu werden beginnt. Es geschehe dies bei einer Entfernung von 10″, die Distanz, auf welche das mit einer Convexlinse $^1/_6$ bewaffnete Auge zu sehen vermag, sei 6″, dann folgt daraus, dass die in dem speciellen Falle vorhandene $M = ^1/_4$ sei.

Es ist diese Methode zur Bestimmung der Myopie, wie wir sie eben angaben, ebenso leicht als sicher und erlaubt in der That einen genauen Einblick in die bestehende Refractions-Anomalie. Ich möchte sie im Allgemeinen für anwendbar halten, wenn $M\,^1/_6$ oder eine solche höheren Grades vorhanden ist. Für Myopie niederen Grades ist die Bestimmung im aufrechten Bilde angenehmer und sicherer, weil, je niedrigeren Grades die M ist, desto weiter das umgekehrte Bild vom untersuchten Auge entfernt liegt, desto weiter daher der Untersucher sich entfernen muss, um deutlich zu sehen, und weil unter diesen Verhältnissen die Vergrösserung eine immer bedeutendere wird, so dass man schliesslich nur Bruchstücke eines Gefässes auf einmal zu übersehen vermag und auf diese Weise sehr schwer sich darüber klar zu werden weiss, bis zu welcher Entfernung man deutlich und scharf sehe, und bei welcher Distanz das Bild undeutlich zu werden beginne.

Wir haben gesehen, dass wir auch, wenn das untersuchte Auge H darbietet, den Augengrund aus grösserer Entfernung deutlich wahrnehmen können und wir dies gerade bei hohen Graden der H am leichtesten vermögen. Wenn also bei der Untersuchung mit dem Augenspiegel schon aus grösserer Entfernung Partien des Augengrundes deutlich sichtbar sind, so kann dies entweder hochgradige M oder hochgradige H anzeigen. Wie wird man diese beiden Refractions-Anomalien von einander unterscheiden?

Wenn der Untersucher selbst Myope höheren Grades ist und er erblickt aus grösserer Entfernung Partien des Augengrundes deutlich, so kann im untersuchten Auge nur hochgradige Myopie vorhanden sein. Ein Myope mit $M \frac{1}{6}$ z. B. sieht nur auf die Entfernung von 6″ deutlich, auf eine grössere Distanz kann er es nicht. Wenn er also bei einer Entfernung von 12″ vom untersuchten Auge ein deutliches Bild bekommt, so muss das Object zwischen untersuchtem und untersuchendem Auge liegen, es muss ein umgekehrtes Luftbild, das untersuchte Auge myopisch sein.

Ist der Untersucher emmetropisch (oder hypermetropisch), so hat er folgende Anhaltspunkte, um die Wahrheit zu enthüllen. Bei $M \frac{1}{3}$ z. B. liegt das umgekehrte Luftbild ungefähr 3″ vor dem Auge. Ein Emmetrope kann sich, wir wollen annehmen, bis auf 8″ dem untersuchten Auge nähern, und wird noch bei grösster Accommodations-Anstrengung das Bild deutlich sehen. So wie er aber an das Auge noch näher, etwa auf 5″ heranrückt, so muss das Bild, weil er in der Entfernung von 2″ nicht deutlich sehen kann, im höchsten Grade undeutlich werden, endlich bei noch grösserer Annäherung ganz verschwinden. Ist hochgradige H vorhanden, so gestaltet sich die Sache anders. Bei den höchsten Graden von H, die vorzukommen pflegen, z. B. bei $H \frac{1}{3}$, liegt das virtuelle Bild noch immer 3″ hinter dem Knotenpunkte des Auges; bleibt der Untersucher $1\frac{1}{2}$″ weit entfernt, so ist er noch im Stande, dasselbe deutlich oder wenigstens undeutlich zu sehen, ganz verschwinden kann es nie. Dieser angegebene Unterschied zwischen M

und *H* lässt die bestehende Refractions-Anomalie im Augenblicke erkennen. Es versteht sich von selbst, dass man bei genauerer Prüfung, wenn man sich dem Auge sehr genähert hat, das eine Mal durch starke Concav-, das andere Mal durch starke Convexgläser deutlich sehen wird, aber diese Untersuchung mit verschiedenen Gläsern wird man erst vornehmen, nachdem man sich von der Existenz der Anomalie im Allgemeinen überzeugt hat.

Bei der Untersuchung aus der Ferne gibt es noch folgende Unterscheidungs-Merkmale zwischen *M* und *H*:

1. Das Bild erscheint bei *M*, wenn nur diese nicht vom extremsten Grade ist, in bedeutender Vergrösserung, während im Gegentheile bei hochgradiger *H*, wenn man den Augengrund aus der Ferne betrachtet, die Vergrösserung, wie bekannt, eine geringe ist.

2. Bei Bewegungen des Auges des Untersuchers geht das umgekehrte Bild nach der entgegengesetzten Seite und macht dabei um so bedeutendere Excursionen, je weiter es vor dem Auge liegt. Die im aufrechten Bilde erscheinenden Objecte des Augengrundes bei *H* bewegen sich in derselben Richtung wie das Auge des Untersuchers, die Excursion ist dabei eine viel geringere.

3. Endlich weiss derjenige, welcher seine Accommodations-Anstrengung zu schätzen versteht, direct, ob sein Auge für einen vor oder hinter dem Auge des Beobachteten liegenden Punkt eingestellt ist und schliesst daraus direct, ob er es mit *M* oder *H* zu thun hat.

Nachdem wir die verschiedenen Untersuchungs-Methoden erörtert, haben wir uns klar zu machen, nach welchen Principien wir in den verschiedenen Fällen die Prüfung des Augengrundes vornehmen. Die Betrachtung des *Fundus oculi* des emmetropischen Auges im aufrechten Bilde ohne weiteres Correctionsglas, sowie die des hypermetropischen mit Hilfe corrigirender Convexgläser geschieht mit einer zusammengesetzten Loupe, welche aus dem Auge allein oder dem Auge und dem vorgesetzten Convexglase besteht, und wobei das Object im Brennpunktsabstande der Loupe sich findet. Bei der Untersuchung des hypermetropischen Auges ohne corrigirendes Convexglas ist das Verhältniss insoweit geändert, als jetzt das Object innerhalb der Brennweite der Loupe steht. Das Princip, nach welchem wir den Augengrund des Myopen mit Hilfe von Concavgläsern beschauen, ist das des Galilä'schen Fernrohres (siehe pag. 73), factisch geschieht aber die Prüfung mit einer Brücke'schen Loupe (siehe pag. 73 und 74). Das zu untersuchende Object ist ja ein sehr nahe gelegenes, das dioptrische System des Auges ist das Objectiv, das vorgehaltene Concavglas das Ocular des Brücke'schen Instrumentes.

Die Untersuchung im umgekehrten Bilde geht nach dem Principe, welches dem astronomischen Fernrohre und dem zusammengesetzten Microscope (siehe pag. 72 und 73) gemeinschaftlich ist, vor sich. In Wirklichkeit wird die Netzhaut hierbei mit einem zusammengesetzten Microscope angesehen. Das dioptrische System des Auges ist das Objectiv, die zur Erzeugung des umgekehrten Bildes vorgehaltene Linse das Collectiv, und das vor das Auge des Beobachters gestellte Convexglas das Ocularglas des zusammengesetzten Microscopes. Die beiden verwendeten Convexlinsen bilden demnach zusammen das, was man das Ocular und zwar das Campani'sche Ocular (siehe pag. 72) des Microscopes nennt. Im Ocular von Coccius ist auch die Form des Campanischen Oculars hergestellt, indem die beiden Linsen an den Enden einer Röhre angebracht sind. Endlich findet auch das Ocular von Ramsden (siehe pag. 73), das Princip, auf welchem Plössl's aplanatisches Ocular beruht, in unserer Kunst seine Anwendung. Bei der Untersuchung myopischer Augen nach Liebreich wird ja das umgekehrte Bild durch das Objectiv (das Auge) allein entworfen, und die vorgehaltene Convexlinse entspricht nicht dem Collectiv des zusammengesetzten Microscopes, sondern dem Ocular des astronomischen Fernrohres.

IV. Von der Bestimmung des Astigmatismus.

Wir haben jetzt noch von der Bestimmung des Astigmatismus mit Hilfe des Augenspiegels zu handeln. Der Astigmatismus wird, wie bekannt, dadurch hervorgerufen, dass die Brechkraft des dioptrischen Apparates des Auges nicht in allen Meridianen dieselbe ist, so zwar, dass es einen Meridian der stärksten und einen um 90° davon abweichenden der schwächsten Krümmung gibt.

Die Diagnose des Astigmatismus stützt sich auf folgendes Raisonnement. Wenn ich ein Object in die Brennweite einer Loupe, z. B. in die Entfernung von 2″ von einer Convexlinse von 4″ Brennweite, bringe, so erhalte ich hierbei eine bestimmte Vergrösserung. Bringe ich dasselbe Object in dieselbe Entfernung von einer Linse von kürzerer Brennweite, also z. B. in die Distanz von 2″ bei Anwendung einer Linse von 3″ Brennweite, so erhalte ich natürlicher Weise eine stärkere Vergrösserung. Denke ich mir, es hätte eine Linse im verticalen Meridiane eine Brennweite von 3″, im horizontalen eine solche von 4″, und betrachte ich durch diese

Linse ein rundes Object, etwa eine Kreisfigur, welche in einer
Entfernung von 2″ hinter der Linse angebracht ist, so kann ich
den Kreis nicht als solchen sehen, sondern er muss mir als Oval
mit aufrechtstehendem längstem Durchmesser erscheinen, denn es
wird ja der Kreis in verticaler Richtung stärker vergrössert als in
horizontaler. Bringe ich aber das Object ausserhalb der Brennweite
der genannten Linse an, entferne ich es z. B. bis auf die Distanz
von 10″, dann wird mir vom Objecte ein umgekehrtes Bild erzeugt.
Je näher dieses Bild der Linse liegt, desto kleiner ist es und es
liegt um so näher, je geringer die Brennweite der angewendeten
Linse ist. Wende ich eine Linse von der besprochenen Beschaffenheit an, eine Linse also, welche im verticalen Meridian eine kürzere
Brennweite hat als im horizontalen, und entwerfe ich mittelst
einer solchen Linse das umgekehrte Bild eines kreisrunden Gegenstandes, so werden die Strahlen, welche von den im verticalen
Meridian liegenden Punkten ausgehen, der Linse näher vereinigt,
als die vom horizontalen Meridiane ausgehenden, die Vergrösserung
wird demnach im verticalen Meridiane eine geringere sein, als im
horizontalen, der Kreis wird nicht als Kreis, sondern als ein Oval
mit liegender Längsaxe erscheinen.

 Wenn ein Auge astigmatisch ist, etwa in der Art, dass der verticale Meridian der stärkst-, der horizontale der schwächstbrechende ist,
so wird man, wie Schweigger[1]) gezeigt hat, falls man die runde Sehnervenpapille im aufrechten Bilde betrachtet, dieselbe als ein aufrecht-
stehendes Oval sehen, dagegen als ein liegendes, ein Queroval, wenn
man den Augengrund im umgekehrten Bilde untersucht. Die Untersuchung mittelst beider Methoden ist zur Stellung der Diagnose
nothwendig, weil ja die Papille anatomisch längs- oder queroval
sein kann, mithin der Umstand an und für sich, dass eine Papille
bei der Untersuchung im aufrechten oder im verkehrten Bilde
längs- oder queroval erscheint, keinen Beweis für etwa bestehenden Astigmatismus abgeben, sondern erst die Verbindung beider
Methoden in dieser Hinsicht Gewissheit verschaffen kann. Es ist
klar, dass man aus der Richtung, in welcher die Papille zumeist
vergrössert erscheint, einen Schluss auf die Richtung der Haupt-
meridiane zu ziehen im Stande ist, und ebenso dass in dem Falle,
wo die Papille wirklich anatomisch ein Längs- oder ein Queroval
darstellt, die Diagnose des Astigmatismus nach den obigen Grund-
sätzen nicht beeinträchtigt wird. Eine anatomisch längsovale Papille
wird bei der Untersuchung im aufrechten Bilde, wenn im verticalen

---

[1]) Gräfe's Archiv IX. 1, pag. 175.

Meridiane die stärkste Brechung stattfindet, sehr bedeutend in die Länge gezogen erscheinen, während sie im umgekehrten Bilde weniger längsoval oder rund, oder vielleicht queroval sich darstellen wird. Umgekehrt wird unter denselben Verhältnissen eine anatomisch querovale Papille im aufrechten Bilde noch queroval oder rund oder längsoval aussehen, das umgekehrte Bild wird dagegen ein sehr stark ausgeprägtes Queroval zeigen.

So richtig alle die gegebenen Angaben sind, so hat man doch bei der Untersuchung des Astigmatismus mit Hilfe des Augenspiegels Manches übersehen. Wir wollen zunächst mit Glaslinsen Verhältnisse herstellen, wie sie beim Auge stattfinden. Ich nehme die Abbildung eines Augengrundes mit runder Papille, bringe das Bild der Papille in die Brennweite einer Convexlinse von 2" Focaldistanz und befestige vor dieser sphärischen Convexlinse eine convexcylindrische Linse $1/5$, (d. i. eine solche, welche in der Richtung eines Hauptmeridians wie eine Convexlinse von 5" B. W., in der Richtung senkrecht darauf jedoch wie ein Planglas wirkt), in der Art, dass der als Convexglas wirkende Meridian senkrecht steht. Betrachte ich nun das Bild der runden Papille durch diese Linsencombination, so sehe ich dasselbe im verticalen Durchmesser mit einer Loupe, deren Brechkraft $1/2 + 1/5 = \frac{1}{1^{3}/_{7}}$ ist, deren Brennweite demnach $1^{3}/_{7}$ Zoll beträgt, im horizontalen Durchmesser mit einer Loupe von 2 Zoll Brennweite an.

Ich habe hiermit, was die Differenz in der Brechkraft der Meridiane, also den Grad des Astigmatismus anlangt, Verhältnisse gesetzt, wie sie nur bei den höchsten Graden des Astigmatismus im menschlichen Auge beobachtet werden. Und dennoch bin ich, wenn ich mein Auge unmittelbar an die Linsencombination anlege, nicht im Stande, eine Abweichung von der Rundung der Papille zu bemerken.

Die Vergrösserung nämlich, welche die Convexlinse $1/5$, wenn sich ein Object weit innerhalb ihrer Brennweite befindet, erzeugt, ist so gering, dass sie kaum merkbar wird. Die Vergrösserung wird um so geringer, je mehr sich das Object innerhalb der Brennweite dieser Linse befindet. Daher gestaltet sich die Sache für das Auge noch ungünstiger. Hier haben wir es mit einer Loupe von viel geringerer Brennweite zu thun, das Object steht hier jener imaginären Linse, durch welche wir uns den Astigmatismus erzeugt denken, noch viel näher, es nähert sich ihr auf weniger als einen Zoll, das Plus der Vergrösserung, welches deshalb in diesem Falle

durch den stärker brechenden Meridian hervorgerufen wird, ist ein
noch viel geringeres, als in dem gewählten Linsenbeispiele. Daraus
folgt, dass selbst bei den höchsten Graden von Astigmatismus,
welche im menschlichen Auge vorkommen, die Papille nicht in der
Richtung des Meridians der stärksten Krümmung bei der Untersuchung im aufrechten Bilde merklich vergrössert erscheinen kann,
falls wir das Verhältniss annehmen, wie wir es bei den Versuchen
mit Glaslinsen setzten, nämlich falls wir unser Auge unmittelbar
auf das Auge des Beobachteten auflegen, oder gar in den Knotenpunkt des letzteren bringen könnten. Wenn wir aber nun in dem
zuerst gesetzten Beispiele uns von der Linsencombination entfernen,
dann erscheint uns sofort die Papille längsoval und in eine je
grössere Entfernung wir die Linse vor unser Auge setzen, desto
mehr erscheint uns die Papille in der Richtung des Meridians der
stärksten Krümmung ausgezogen. Eine Convexlinse vergrössert
nämlich um so mehr, je weiter wir sie von unserem Auge entfernen, indem das optische Centrum des aus unserem Auge und
der Convexlinse bestehenden Systems vorrückt und dadurch von
dem Objecte grössere Bilder auf der Netzhaut entworfen werden.
In unserem Beispiele erlangen wir also, wenn wir die Linsencombination vom Auge entfernen, durch die sphärische Linse
nach allen Dimensionen hin eine stärkere Vergrösserung, durch
die cylindrische jedoch nur nach einer Richtung hin, nach jener
nämlich, in welcher die Linse als Convexglas wirkt, während
natürlich nach der senkrecht darauf stehenden, in welcher sie ein
Planglas darstellt, die Vergrösserung durch dieselbe nicht beeinflusst wird. Jetzt wirkt die Cylinderlinse so stark vergrössernd,
dass der Kreis sich sofort nach der Richtung des brechenden
Meridians auszieht, und zwar um so mehr, je weiter wir das Auge
von der Linsencombination entfernen. Dieser Versuch lehrt uns
zweierlei: 1. dass die Erscheinungen des Astigmatismus im aufrechten Bilde nur dadurch zu Stande kommen, weil wir in einer
bestimmten Entfernung vom untersuchten Auge bleiben müssen,
und 2. dass wir das Vorhandensein von Astigmatismus durch die
Untersuchung im aufrechten Bilde allein constatiren können, dadurch
nämlich, dass wir, indem wir uns vom Auge entfernen, bemerken,
dass die ovale Form der Papille nicht dieselbe bleibt, sondern
das Oval um so mehr ausgezogen wird, je grösser die Distanz
zwischen untersuchtem und untersuchendem Auge ist. Diese letztere
Methode der Diagnose des Astigmatismus ist allerdings unter gewöhnlichen Verhältnissen bei enger Pupille unmöglich, indem wir

da mir bei grösster Annäherung die ganze Papille auf einmal übersehen können, wird dagegen möglich, wenn die Pupille *ad maximum* erweitert (und höhergradige *H* da) ist.

Es darf ferner nicht übersehen werden, dass ein und derselbe Grad von Astigmatismus eine verschiedene Form der Papille bedingen werde, je nachdem das Auge in seinem schwächer brechenden Meridiane über-, normal- oder kurzsichtig ist. Eine Cylinderlinse $1/5$ z. B. wird um so stärker wirken, je mehr sich das Object dem Brennpunkte des brechenden Meridians nähert, je weiter es also hinter der Linse steht. Da nun die Netzhaut bei *H* dem dioptrischen Apparate am nächsten ist, bei *E* weiter und am weitesten bei *M* hinter demselben liegt, so ist begreiflich, dass ein und derselbe Grad von Astigmatismus bei *H* die geringste Verzerrung des Bildes, eine grössere bei *E* und die grösste bei *M* hervorrufen werde. Wenn ich durch meine Linsencombination, mit welcher ich die früher besprochenen Versuche machte, aus einer gewissen Entfernung von derselben nach dem Bilde der Papille sehe, so erscheint mir dieselbe längsoval, das Oval wird nun noch mehr ausgezogen, wenn ich die Abbildung weiter von der Linsencombination entferne.

Also sowohl die Entfernung meines Auges von dem Linsensystem, als die Entfernung der Abbildung von demselben bewirkt eine Zunahme der Vergrösserung des Bildes nach der Richtung des stärkst brechenden Meridians der Cylinderlinse, eine Thatsache, die nach dem Gesagten nun vollkommen verständlich ist.

Es ist klar, dass ich, wenn ich im astigmatischen Auge ein Object des Augengrundes, z. B. die Papille, betrachte, dieselbe nicht gleichzeitig im verticalen und horizontalen Durchmesser vollkommen scharf und deutlich sehen kann. Ist z. B. das Auge im horizontalen Meridian hypermetropisch, im verticalen emmetropisch, so muss ich als Emmetrope accommodiren, um den horizontalen Durchmesser der Papille scharf zu sehen, muss also meinen dioptrischen Apparat für divergente Strahlen einstellen: die parallelen Strahlen, welche von den im verticalen Meridiane liegenden Punkten ausgehen, werden sich also vor meiner Netzhaut vereinigen, ich werde die Papille im verticalen Meridiane zwar vergrössert, aber undeutlich sehen. Dagegen wird die Contour des horizontalen Meridians undeutlich erscheinen, wenn ich meine Accommodation für den verticalen Meridian einrichte. In der That ist diese Undeutlichkeit der Papillengrenzen nach oben und unten, während man die seitliche Begrenzung deutlich und scharf sieht, sehr charakteristisch für das Vorhandensein von Astigmatismus. Eine längsovale Papille mit verwaschenen Grenzen nach oben und unten kündigt Astigmatismus an, während wir wissen werden, dass wir es mit einer anatomisch längsovalen Papille zu thun haben, wenn auch die obere und untere Begrenzung eine scharfe ist. Bei der Untersuchung im umgekehrten Bilde, welche uns natürlich jeden Zweifel darüber, ob Astigmatismus oder anatomische Bildung der ovalen Form der Papille zu Grunde liegt, hebt, erscheint das Bild der Papille in der Regel ringsum von einem scharfen Rande begrenzt. Auch hier liegen natürlich die Bilder, erzeugt durch den stärkst- und schwächstbrechenden Meridian, nicht in einer Ebene; das von ersterem erzeugte liegt dem untersuchten Auge näher als das durch letzteren entworfene. Während aber bei der Untersuchung im aufrechten Bilde in einem bestimmten Falle die Accommodation grosse Schwankungen ausführen muss, um abwechselnd für den horizontalen und verticalen Meridian einzustellen, ist dies in demselben Falle bei der Untersuchung im umgekehrten Bilde nicht nothwendig, indem die Distanz der reellen Bilder des verticalen und horizontalen Durchmessers der Papille so gering ist, dass wir uns gar nicht bewusst werden, dass wir einer verschiedenen Accommodations-Anstrengung bedürfen, um das eine oder das andere scharf und deutlich zu sehen, und in der That uns die ganze Grenze der Papille scharf und deutlich erscheint.

Was die Erscheinung der Gefässe im astigmatischen Auge anlangt, so können wir das hier stattfindende Verhältniss leicht nachahmen, wenn wir die Abbildung eines Augengrundes durch eine Combination von einem sphärischen und cylindrischen Glase im aufrechten und verkehrten Bilde betrachten. Bei der Untersuchung im aufrechten Bilde erscheinen die nach oben und unten laufenden Gefäss-Stämme mehr zusammengedrängt, bei der Untersuchung im umgekehrten Bilde dagegen weiter auseinandertretend, als sie es wirklich sind. Dasselbe Verhalten zeigt das astigmatische Auge; es ist dies ebenfalls eine Wirkung der imaginären Cylinderlinse, welche den Astigmatismus des Auges erzeugt.

In Betreff der Bestimmung des Grades des Astigmatismus mit Hilfe des Ophthalmoscopes ist Folgendes zu bemerken: Gehen wir zunächst wieder von einer Betrachtung mit Linsen aus. Blicke ich durch die oft erwähnte Linsencombination aus einiger Entfernung nach dem Bilde der Papille, so erscheint mir dieselbe längsoval; lege ich aber auf die positive Cylinderlinse $1/_5$ eine negative Cylinderlinse von derselben Brennweite, so zwar, dass die Axen der Cylinder zusammenfallen, dann wird die Wirkung der einen Linse durch die der anderen aufgehoben, ich sehe nun natürlich die Papille wiederum rund. Auf diese Weise habe ich Mittel in der Hand, um den Grad des Astigmatismus direct zu bestimmen. Wenn ich in dem gesetzten Falle nicht wüsste, welche Cylinderlinse den Astigmatismus erzeugt, so könnte ich es dadurch erfahren, dass ich die Linse ausforsche, welche ich hinzufügen muss, um die Wirkung der ersteren, d. i. den Astigmatismus, zu neutralisiren. Man kann natürlich ebenso bei der Bestimmung des Astigmatismus des Auges zu Werke gehen. Dadurch aber, dass man die corrigirende Cylinderlinse nicht unmittelbar auf's untersuchte Auge auflegen kann, vielmehr ein Zwischenraum zwischen Glas und Auge bleibt, stellt sich die Sache nicht so einfach, als man glauben sollte. Corrigirt man myopischen Astigmatismus durch ein concavcylindrisches Glas, so erscheint die Papille doch nicht rund. Durch die Anwendung des betreffenden Glases werden zwar die Grenzen des stärkstbrechenden Meridians vollkommen scharf und deutlich, aber die Papille erscheint doch noch in der Richtung dieses Meridians unter einer stärkeren Vergrösserung, welche ihren Grund darin hat, dass das corrigirende Concav- (Cylinder-) Glas eine bestimmte Entfernung vom Knotenpunkte des untersuchten Auges einhalten muss [1]). Bei der Correction des hypermetropischen Astigmatismus mit Hilfe einer convexen Cylinderlinse ergibt sich eben wegen der Distanz zwischen Glas und Auge im Meridiane der schwächsten Krümmung eine geringere Vergrösserung als im stärkstgekrümmten [2]). Die Form der Papille bleibt also bei der Correction des Astigmatismus durch cylindrische Gläser im Allgemeinen bestehen, jedoch wird die Contour der Papille nun ringsum im aufrechten Bilde deutlich. Man soll die Untersuchung des astigmatischen Auges mit Cylindergläsern nicht versäumen, einmal um sich von der Wirkung derselben eine Vorstellung zu verschaffen, und zweitens um sich zu überzeugen, dass man auf diese Weise auch den Grad des Astigmatismus annähernd zu bestimmen im Stande ist, indem jenes Cylinderglas, bei dessen Anwendung die Contouren der Papille ringsum scharf erscheinen, uns eine Vorstellung von dem vorhandenen Astigmatismus macht, wenn wir die Distanz in Betracht ziehen, in welcher sich das Cylinderglas vom Knotenpunkte des untersuchten Auges befindet und hierbei genau nach den für M und H im Allgemeinen aufgestellten Regeln verfahren. Bei der Untersuchung des astigmatischen Auges im umge-

---

[1]) Siehe pag. 185.
[2]) Siehe pag. 185.

kehrten Bilde wird man eine Cylinderlinse finden, welche zu der sphärischen Linse, durch welche das umgekehrte Bild erzeugt wird, hinzugefügt, die Form der Papille in die runde umstaltet. Auch aus der Brennweite dieser Linse kann man, wenn man ihre Entfernung vom Auge kennt, einen Schluss auf den vorhandenen Astigmatismus machen.

Bei der Untersuchung des astigmatischen Auges im umgekehrten Bilde muss noch auf einen besonderen Umstand aufmerksam gemacht werden. Man muss nämlich die Convexlinse, mit welcher man sich das umgekehrte Bild erzeugt, so halten, dass die Axe des untersuchten Auges mit der Linsenaxe zusammenfällt. Jede Schiefstellung der Linse erzeugt nämlich, wie wir pag. 61 erläuterten, schon als solche Astigmatismus. Dreht man die Convexlinse um ihre verticale Axe, so wirkt sie dann im horizontalen Meridiane stärker brechend als im verticalen, das umgekehrte Bild einer runden Papille durch eine so gehaltene Linse entworfen, erscheint demnach längsoval, dagegen queroval, wenn man die Linse um ihre horizontale Axe gedreht vor das Auge hält. Durch eine schiefe Haltung der Linse kann demnach nicht bestehender Astigmatismus vorgetäuscht und bestehender Astigmatismus, je nach der Haltung der Linse einerseits entweder verringert, oder aufgehoben oder sogar in den umgekehrten verwandelt, anderseits vermehrt werden.

V. Die Bestimmung der Tiefendimensionen des Augengrundes.

Eine der schönsten Anwendungen, welche man von der Bestimmung der Refraction mit Hilfe der Untersuchung des Augengrundes im aufrechten Bilde machen kann, ist die Messung von Objectsabständen in der Tiefe des lebenden Auges. Die Tiefe der Excavationen des Sehnerven, sowie dessen Erhebung über das Niveau der Netzhaut, die Höhe von Chorioidealexsudaten, die Entfernung tiefliegender Glaskörpertrübungen von der Retina kann auf diese Weise numerisch ausgedrückt werden. Wenn die brechenden Medien vollkommen klar sind, so können wir mit Hilfe des Augenspiegels die Refraction am Rande und im Grunde der Excavation bestimmen, hierauf berechnen, welche Axenlänge einem Auge zukommt, das die eine und die andere Refraction besitzt und die gefundenen Werthe subtrahiren. Die Schlusszahl ist der numerische Ausdruck für die Tiefe der Excavation. In ähnlicher Weise lässt sich die Refraction auf der Höhe der geschwellten Papille und

Sechstes Capitel. Die Bestimmung der Refractionszustände.

an der im Niveau der Netzhaut gelegenen Basis und daraus die Höhe der Papille, ebenso lässt sich die Grösse der Hervorragung von Chorioidealexsudaten berechnen. Um den Ort tiefliegender Glaskörpertrübungen kennen zu lernen, verfährt man in ähnlicher Weise. Indem der Brechzustand des Auges und der Brechzustand, welchen das Auge hätte, wenn die Netzhaut an der Stelle der Trübungen läge, bestimmt wird, sind wir in der Lage, den Abstand dieser Trübungen von der Netzhaut festzustellen.

Einige Beispiele mögen die Sache erläutern.

In einem Falle von Glaucom war die Refraction am Rande der Papille $H^1/_{14}$, im Grunde der Aushöhlung $M^1/_{12}$. Bei $H^1/_{14}$ ist die Augenaxe um 0·74 Mm. kürzer, bei $M^1/_{12}$ um 0·97 Mm. länger, als im schematischen emmetropischen Auge. Wenn wir die beiden eben gefundenen Werthe addiren, so erhalten wir den Ausdruck für die Tiefe der Excavation. Dieselbe beträgt demnach in dem genannten Falle 0·74 + 0·97 Mm. = 1·7 Mm.

Bei einem hochgradig hypermetropischen Individuum mit ungemein tiefer glaucomatöser Excavation zeigte sich in einem zweiten Falle mit Hilfe des Augenspiegels am Rande der Papille $H^1/_4$, im Grunde derselben Emmetropie. Die Axenlänge des schematischen (emmetropischen) Auges beträgt 22·231 Mm. (s. pag. 70). Wenn wir ein derartiges Auge um 2·3 Mm. verkürzen, wird es zu einem solchen, welches $H^1/_4$ darbietet. Da sich am Rande der Papille $H^1/_4$, in der Tiefe derselben Emmetropie zeigte, so sind wir berechtigt, die Tiefe der glaucomatösen Excavation auf 2·3 Mm. zu schätzen, eine wahrhaft enorme Grösse. So tiefe Excavationen gehören zu den grössten Seltenheiten.

In einem Falle von Neuritis bestand auf der Höhe der Papille $H^1/_6$, an der Basis $H^1/_{14}$. Verkürzt man das emmetropische Auge um 1·6 M^m, so bietet es $H^1/_6$ dar, dagegen $H^1/_{14}$, wenn die Verkürzung nur 0·74 Mm. beträgt. Die Höhe der Papille war demnach in dem genannten Falle = 1·6 − 0·74 Mm. = 0·86 Mm., betrug also nahezu 0·9 Mm.

Erscheinen einem Myopen, welcher $M^1/_3$ besitzt, Glaskörpertrübungen vollkommen scharf und deutlich, wenn der Abstand der Knotenpunkte des untersuchenden und untersuchten Auges 2′ beträgt, dagegen nicht mehr, wenn sich der Myope weiter entfernt: so würde das Auge, falls die Retina an der Stelle der Trübungen läge, $H^1/_3$ (s. pag. 165) darbieten. Sicht derselbe Myope den Grund des in Rede stehenden Auges erst deutlich, wenn er seine M corrigirt, so beweist dies, dass das Auge emmetropisch ist. Wenn wir ein emmetropisches Auge um 2·9 Mm. verkürzen, wird es zu einem mit $H^1/_3$ behafteten. Demnach liegen in dem genannten Falle die fraglichen Trübungen 2·9 Mm. vor der Netzhaut.

Der Fehler, welcher bei dieser Art der Berechnung daraus entstehen kann, dass die Constanten des gerade untersuchten Auges von denen des schematischen mehr oder weniger abweichen, ist, da wir ja bei der doppelten Berechnung es mit demselben Auge, also mit denselben Constanten zu thun haben, ein weit geringerer, als wenn wir nach dieser Methode die Axenlänge verschiedener Augen im Leben berechnen und die gefundenen Werthe mit einander vergleichen, weil natürlicher Weise die Constanten der einzelnen Augen nicht übereinzustimmen brauchen.

Es muss zum Schlusse noch bemerkt werden, das die Vergrösserung, unter welcher wir z. B. die Oberfläche und den Grund einer Papillen-Excavation sehen, eine sehr verschiedene ist. Es hängt ja dieselbe von der Refraction des Auges und der Art und Weise der Correction ab. Nach denselben Regeln, nach welchen wir die Vergrösserungen bei den verschiedenen Refractionszuständen berechnen, können wir auch dieselben in dem speciellen Falle für verschieden tief gelagerte Partien des Augengrundes ergründen.

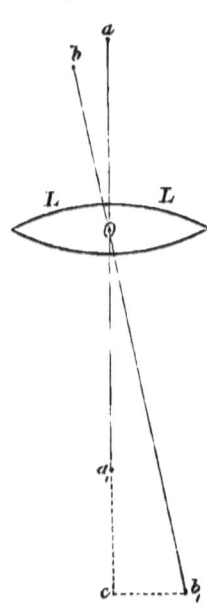

Fig. XXXVIII.

Die Untersuchung im umgekehrten Bilde lehrt uns auch, dass sich Niveaudifferenzen im Augenhintergrunde vorfinden, erlaubt aber nicht einen nur irgend wie genauen Schluss auf die numerische Grösse derselben zu ziehen. Ist (Fig. XXXVIII) a ein Punkt im Grunde einer glaucomatösen Excavation, b ein solcher an deren Rande, und wird die Convexlinse L zunächst in der Art vor das Auge gehalten, dass der Punkt a in deren Hauptaxe liegt, so wird dessen Bild ebenfalls an einer Stelle der Hauptaxe in a_1 erscheinen. Das Bild des Punktes b liegt auf einer Nebenaxe der Linse L, auf jener Linie, die wir erhalten, wenn wir von b durch das Centrum der Linse ziehen. Auf dieser Linie liegt das Bild b_1 weiter vom Linsencentrum entfernt, als das Bild a_1, weil der Leuchtpunkt b der Linse näher liegt, als der Punkt a. Die beiden Bildpunkte a_1 und b_1 des umgekehrten Bildes haben eine bestimmte seitliche Entfernung $b_1 c$.

Wenn wir jetzt die Convexlinse aus ihrer ursprünglichen Lage bringen, indem wir sie seitlich verschieben, ändert sich auch der seitliche Abstand der Bilder der nicht in einer Ebene gelegenen Objecte des Augengrundes. In Fig. XXXIX stellt L die Linse in ihrer neuen Lage dar. Das Bild von a, sowie von b wird jetzt auf Nebenaxen entworfen. Wenn wir nun den seitlichen Abstand b_1 c der Bildpunkte a_1 und b_1 berücksichtigen, so sehen wir, dass derselbe grösser geworden, und es wird uns klar, dass er um so mehr wachsen wird, je seitlicher wir die Linse stellen. Im Vergleiche gegen die ursprüngliche Lage hat der Punkt b_1 eine grössere Excursion ausgeführt, als der Punkt a_1. Jetzt wird uns das Phäno-

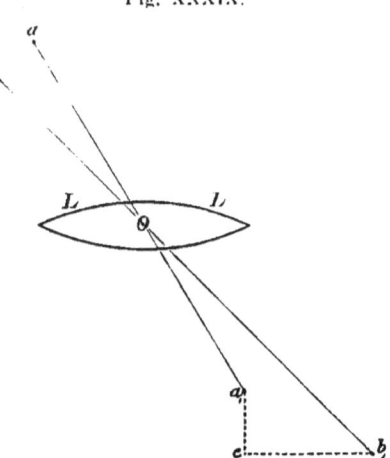

Fig. XXXIX.

men verständlich, welches eine excavirte Papille ergibt, wenn wir bei der Untersuchung im umgekehrten Bilde seitliche Bewegungen mit der Convexlinse ausführen. Vor dem anscheinend ruhig stehen bleibenden oder nur geringe Excursionen ausführenden Grunde der Papille schiebt sich der Rand der Excavation hin und her. Durch diese sogenannte parallactische Verschiebung der Objectbilder gegeneinander verrathen sich Niveaudifferenzen bei der Untersuchung im umgekehrten Bilde. Ist die Papille vorgewölbt, sind prominirende Chorioidealexsudate, über welche Netzhautgefässe verlaufen, vorhanden, so wird dies durch die angeführte Methode klar werden. Während bei Vertiefungen die centralen Theile verhältnissmässig ruhig bleiben, und die Peripherie sich vor dem Centrum verschiebt, wird bei Erhabenheiten begreiflicher Weise der centrale Theil grössere Excursionen, als der periphere ausführen, die auf der Höhe der erhabenen Papille oder des vorragenden Chorioidealexsudates sichtbaren Gefässstücke werden sich vor deren Fortsetzungen in der Ebene der Netzhaut hin- und herschieben. v. Gräfe gibt an [1]), dass eine Prominenz von nur $1/_8$ Mm. nothwendig

---

[1]) Siehe Cohnheim, Ueber Tuberculose der Chorioidea, Virchow's Archiv. 39. Band, pag. 20 des Separatabdruckes.

sei, um sich bereits durch die parallactische Verschiebung bemerkbar zu machen.

Dass die eigenthümliche Erscheinung der parallactischen Verschiebung in anderer Weise auch bei irregulärem Astigmatismus auftritt, haben wir früher (pag. 159) gesehen. Interessant sind die Fälle, wo z. B. eine glaucomatöse Excavation und gleichzeitig irregulärer Astigmatismus gegeben ist. Ausser der Verschiebung des Randes der Excavation vor deren Grunde kann man dann auch noch beobachten, wie sich die Gefässe des Papillengrundes gegeneinander verschieben und auch die Randgefässe ein ähnliches Verhalten darbieten.

VI. Ueber Micrometrie des Augengrundes.

Um den Werth der Methoden, nach welchen man versuchte, Objecte des Augengrundes zu messen, beurtheilen zu können, war es nothwendig, einen klaren Einblick in jene Verhältnisse zu setzen, welche sich bei der Untersuchung im aufrechten und verkehrten Bilde bei Augen verschiedener Refraction ergeben. Donders[1]) machte ein Micrometer bekannt, welches zur Messung der Objecte im aufrechten Bilde bestimmt ist. Am vorderen, dem zu untersuchenden Auge zugekehrten Ende des Epkens-Donders'schen Ophthalmoscopes befindet sich eine Vorrichtung, welche zwei einander zugekehrte Spitzen trägt, die mittelst Schrauben in derselben Ebene einander genähert und von einander entfernt werden können, und deren jeweiligen Abstand abzulesen man in der Lage ist. Wenn das zu untersuchende Auge für diese Micrometerspitzen accommodirt, so erscheint ein scharfes Bild der Spitzen auf der Netzhaut. Wenn der Untersucher die Spitzen des Micrometers so stellt, dass ihre Bilder an den beiden Endpunkten des Durchmessers eines zu messenden Objectes stehen, so kann daraus die Grösse des Objectes berechnet werden. Ist a die Entfernung der beiden Micrometerspitzen, d der ebenfalls bekannte Abstand des Micrometers vom optischen Centrum des Auges, x die Grösse des Bildes und f der Abstand des Bildes vom optischen Mittelpunkte, dann verhält sich (s. pag. 55)

$$a : x = d : f$$

mithin $\quad x = \dfrac{a}{d} \cdot f$

---

[1]) S. Van Trigt, De speculo oculi.

Wir erhalten demnach aus dieser Gleichung die Grösse des Bildes des Abstandes der Micrometerspitzen, und mithin den Durchmesser des zu messenden Objectes, wenn uns die Grössen a, d und f bekannt sind und das zu untersuchende Auge für die Micrometerspitzen accommodirt. Die Grösse $\frac{a}{d}$ können wir in jedem Falle bestimmen. Was f anlangt, so beträgt es im emmetropischen Auge 15 Mm. Dagegen sind wir nicht berechtigt, f im Allgemeinen 15 Mm. gleichzusetzen, sondern wir müssen erst die Refraction des zu untersuchenden Auges bestimmen und daraus den Werth von f mit Rücksicht auf die Veränderung, welche diese Grösse durch die Accommodation erfährt, berechnen, was um so schwieriger ist, als wir hierzu in dem speciellen Falle wissen müssten, ob die Refractionsanomalie durch abnorme Länge des Bulbus oder durch abnorme Brechkraft des dioptrischen Systems erzeugt ist. Erst wenn wir unter Zugrundelegung der gewöhnlichen optischen Annahmen in dieser Weise den Werth für f gefunden hätten, könnten wir uns einen Schluss auf die Grösse des zu messenden Objectes erlauben, die der Wirklichkeit annähernd entspräche. Wie also schon die Theorie mächtige Schwierigkeiten der genannten Methode bereitet, so geschieht dies in noch höherem Grade von Seite der Praxis. Es darf nähmlich nicht übersehen werden, dass wenn das Auge für die Micrometerspitzen accommodirt, die Beobachtung durch die Enge der Pupille wesentlich behindert, und wie schon Memorsky[1]) hervorgehoben hat, an der zu beobachtenden Stelle, die dann nur der *Macula lutea* entsprechen kann, überhaupt sehr wenig zu messen ist, indem sich auf derselben keine scharf hervortretenden Objecte finden. In den zahlreichen Fällen endlich, wo der Untersuchte wegen des Refractions- oder Accommodations-Zustandes seines Auges überhaupt nicht in der Lage sich befindet, für die Micrometerspitzen zu accommodiren, kann überhaupt von einer Messung nicht die Rede sein, indem dann nur ein verschwommenes, oft gar nicht mehr wahrnehmbares Spitzenbild auf der Netzhaut zum Vorschein kommt, mithin dem Beobachter der für die Messung nothwendige Anhaltspunkt fehlt. „Es darf nicht verschwiegen werden, dass das Micrometer allein bei Augen anwendbar ist, die sich für den Abstand des Micrometers accommodiren können, dass man also bei Fernsichtigen auf Schwierig-

---

[1]) Gräfe's Archiv XI. 2 pag. 91.

keiten stösst", konnte schon v. Trigt ¹) nicht umhin, der Beschreibung des Instrumentes beizufügen.

Das reelle umgekehrte Bild zu messen, hat Schneller ²) versucht. Seine Intention war, die Micrometerspitzen an jener Stelle, an welcher das umgekehrte Bild sich befindet, anzubringen, auf diese Weise direct einzelne Theile des umgekehrten Bildes zu messen, und mit Berücksichtigung der nöthigen Momente auf die wirkliche Grösse der Objecte zurückzuschliessen. Statt der Micrometerspitzen könnte, wie Schneller bemerkt, auch eine getheilte Glasplatte mit parallelen Flächen verwendet werden, und eine solche, in Millimeter getheilte Scheibe hat in der That Liebreich ³) an seinem stativen Ophthalmoscope zum Zwecke micrometrischer Messungen angebracht. Wollte man mit einer derartigen Vorrichtung annähernd richtige Resultate erreichen, so verlangt die Theorie Folgendes:

1. Müsste in jedem speciellen Falle genau der Refractions- resp. der Accommodationszustand des Auges bestimmt, und daraus, sowie aus der Brechkraft der angewandten Convexlinse und dem Abstande des Linsencentrums vom optischen Mittelpunkte des Auges, die Lage des umgekehrten Bildes berechnet werden. Genau an diese Stelle wäre dann das Micrometer hinzusetzen. Damit wäre aber noch sehr wenig gethan. Um aus der Grösse des umgekehrten Bildes auf die Grösse des Objectes im Augengrunde einen Schluss ziehen zu können, müsste man

2. die Lage des optischen Centrums des aus Convexlinse und Auge bestehenden zusammengesetzten Systems berechnen, hierzu aber, sowie wegen der weiteren Berechnung wissen, ob die in Rede stehende Refractionsanomalie eine solche ist, oder auf abnormer Axenlänge beruht. Ist man ausser Stande, jede der genannten Bedingungen zu erfüllen, dann kann von einer Messung der Objecte des Augengrundes keine Rede sein. Im mathematischen Anhange werden diese Verhältnisse klarer hervortreten. Der gewissenhafte Forscher, welcher alle bei der Micrometrie in Betracht kommenden Momente berücksichtigt, muss sich demnach gestehen, dass diese Kunst vorläufig noch in ihrer Wiege liegt. An die von Schneller selbst gewonnenen Messungsresultate hat bereits Memorsky ⁴) eine scharfe, aber gerechte Kritik angelegt.

---

[1]) Siehe Schauenburg, der Augenspiegel, pag. 26.
[2]) Ein Micrometer am Augenspiegel etc. Gräfe's Archiv, 1857. III. 2. p. 151.
[3]) Veränderungen an meinem Augenspiegel, Micrometer, in Gräfe's Archiv, 1860. VII. 2. 134.
[4]) l. c. pag. 95.

VII. Mathematischer Theil.

Ueber Loupenvergrösserung.

Man darf sich nicht verhehlen, dass die meisten Angaben über die Berechnung der Vergrösserung, welche durch eine Loupe erzeugt wird, ungenügend sind. Wir haben gesagt, dass wir die Loupenvergrösserung in der Art berechnen, dass wir unter der Annahme, der Untersucher emmetropisch die Grösse des Netzhautbildes, welches ein Object bei der Entfernung von 8″ vom Knotenpunkte des Auges darbietet, als Normalgrösse annehmen und damit die Grösse der Bilder vergleichen, welche von diesem Objecte mit Hilfe einer Loupe entworfen werden.

Wir dürfen hierbei ein Wort über die scheinbare Vergrösserung der Objecte nicht unterdrücken. Diese letztere ist, wie man sich gewöhnlich ausdrückt, einerseits von der Grösse des Netzhautbildes, andererseits von der Entfernung, in welche wir das Object verlegen, abhängig. Die Schätzung der letzteren selbst ist zum Theile Sache des Accommodationsmuskels und der *Musculi recti interni*. Wenn wir bei einer bestimmten Grösse des Netzhautbildes das eine Mal unter geringer, das andere Mal unter grosser Accommodations- oder Convergenzanstrengung ein Object deutlich sehen, so schätzen wir im letzteren Falle das Object näher und deshalb kleiner, in ersterem glauben wir, dass es weiter ab liege, und es kommt uns deshalb grösser vor. Wenn wir daher die Grössen der Netzhautbilder mit einander vergleichen wollen, um daraus ein Mass für die Vergrösserung zu entnehmen, so sollten wir eigentlich hierbei immer dieselbe Accommodations-Anstrengung voraussetzen. Bei der Betrachtung der Vergrösserung verschiedener Loupen thun wir es auch, indem wir annehmen, dass wir immer ohne jede Accommodations-Anstrengung untersuchen. Nur müssen wir erwähnen, dass wir diese Vergrösserungen vergleichen mit der als Norm angenommenen, bei welcher für einen 8″ entfernten Gegenstand accommodirt wird. Hierdurch wird das Object kleiner erscheinen, als es der Fall wäre, wenn wir es in der Entfernung von 8″, ohne zu accommodiren, betrachten würden. Allein die Differenz ist hierbei unbedeutend. Wir sind im Allgemeinen nicht gewohnt anzunehmen, dass ein Myope mit $M^1/_2$, der in der Entfernung von 8″ ohne Accommodation deutlich zu sehen vermag, die Objecte in dieser Entfernung deshalb grösser sieht, als der accommodirende Emmetrope. Auch muss bemerkt werden, dass bei der Accommodation der Knotenpunkt des Auges vorrückt, dadurch das Netzhautbild factisch grösser ist, als es wäre, wenn es ohne Accommodation zu Stande kommen könnte. Die reelle Vergrösserung des Bildes durch die Vorrückung des Knotenpunktes und die scheinbare Verkleinerung durch die aufgewendete Accommodation wirken einander entgegen.

Andererseits ist die Abhängigkeit der scheinbaren Vergrösserung von der Accommodations-Anstrengung nicht so stricte aufzufassen. Man sollte nämlich glauben, dass, wenn wir ein Object betrachten, welches sich im Brennpunkte einer Loupe befindet, dasselbe, weil das Auge hierbei gar nicht accommodirt, also in demselben Zustande, wie bei der Betrachtung sehr entfernter Gegenstände verharrt, von unserem Auge in die weite

Sechstes Capitel. Die Bestimmung der Refractionszustände.

Ferne, in die unendliche Entfernung verlegt werden, und dass deshalb eine sehr bedeutende, theoretisch eine unendlich grosse scheinbare Vergrösserung des Objectes zu Tage treten würde. Diese Annahme ist aber vollends unrichtig. Selbst die Voraussetzung, dass das Auge das Object in eine sogenannte Entfernung des deutlichen Sehens, worauf die gewöhnliche Berechnung der Loupenvergrösserung beruht, verlege, ist im Allgemeinen nicht stichhaltig. Wir sehen nämlich einen sehr nahen Gegenstand, den wir durch eine Loupe betrachten, und dessen **Entfernung von unserem Auge wir durch directe Anschauung kennen**, über dessen Entfernung wir also nicht getäuscht werden können, dort, wo er wirklich ist, und wir verlegen deshalb z. B. auch nicht den von uns betrachteten Augengrund eines emmetropischen Auges in unendliche Entfernung, sondern wir sehen ihn in sehr grosser Nähe vor unserem Auge liegen.

Nach dem Gesagten abstrahiren wir also von dem Einflusse der Accommodation bei der Aufstellung einer Normalgrösse des Netzhautbildes, nehmen für jede Untersuchung Accommodationslosigkeit des Auges an und bestimmen durch die Vergleichung der Netzhautbildgrössen, wie wir dies pag. 176 auseinandersetzten, die Vergrösserung.

Die gewöhnliche Formel für die Berechnung der Vergrösserung einer Loupe beruht auf der Voraussetzung, dass das Auge eine bestimmte deutliche Sehweite hat, d. h. für eine bestimmte Entfernung accommodirt. Wenn ich annehme, dass mein Auge für die Entfernung von $8''$ eingerichtet ist, meine deutliche Sehweite also $8''$ beträgt, dann kann ich bei Anwendung einer Linse von $2''$ Brennweite z. B. das Object, falls ich es deutlich sehen will, nicht in den Brennpunkt der Linse bringen, weil in diesem Falle das Bild des Gegenstandes vor die Netzhaut fiele. Ich muss das Object, um es im scharfen Bilde wahrzunehmen, innerhalb die Brennweite der Linse bringen, und will ich wissen, wie weit ich es zu diesem Endzwecke der Linse nähern muss, bediene ich mich der Formel $\frac{1}{A} - \frac{1}{B} = \frac{1}{F}$, wobei A die (zu suchende) Entfernung des Objectes vom Mittelpunkte der Linse, B die (bekannte Entfernung) seines virtuellen Bildes = der deutlichen Sehweite und F die Brennweite der Linse bezeichnet. Ich erhalte $A = \frac{BF}{B+F}$. Für $B = 8''$ (deutliche Sehweite), $F = 2''$ ist $A = \frac{16}{10} = 1\cdot6''$, d. h. ich muss in diesem Falle das Object in eine Entfernung von $1\cdot6''$ von der Linse bringen, um es deutlich zu sehen. Die Vergrösserung (V), welche ich hiebei erhalte, ist folgende.

Die Physik lehrt uns: $V = \frac{B+F}{F} = \frac{B}{F} + 1$, in unserem Falle $V = \frac{8}{2} + 1 = 5$. Wir erhalten denselben Ausdruck, wenn wir nach unserer Art $8''$ durch die Objectsdistanz $= 1\cdot6''$ dividiren, denn $\frac{8}{1\cdot6} = 5$. Die angeführte Formel ist nämlich im Allgemeinen unbrauchbar, weil sie auf der falschen Voraussetzung einer deutlichen Sehweite beruht, indem es hierdurch unmöglich wird, nach ihr die Vergrösserung zu berechnen, wenn man ohne Accommodations-Anstrengung untersucht, das Object also in dem Brennpunkte der Linse steht, denn in diesem Falle wäre, weil

Sechstes Capitel. Die Bestimmung der Refractionszustände. 215

$B = \infty$ wird, $V = \frac{\infty}{F} + 1 = \infty$, die Vergrösserung also eine unendlich grosse, was aber durchaus der Wahrheit nicht entspricht.

Wir dürfen jedoch, wenn wir die Loupenvergrösserung nach welcher Formel immer berechnen, nicht vergessen, dass hierbei der Abstand zwischen dem Knotenpunkte des Auges und dem Mittelpunkte der Linse vernachlässigt, dass gleichsam angenommen wird, dass man es mit einer idealen, unendlich dünnen Linse, die sich im Knotenpunkte des Auges befindet, zu thun habe. Der factisch immer bestehende Abstand zwischen dem optischen Centrum des Auges und der Linse darf jedoch nicht ausser Acht gelassen werden. Zu denjenigen, welche hierauf aufmerksam machten, gehört auch Panum, der in seinem Aufsatze über die scheinbare Vergrösserung der gesehenen Objecte [1]) den Unterschied hervorhebt, der zwischen der mit Hilfe der Formel erlangten Vergrösserung und jener besteht, die man erhält, wenn man sich zu deren Bestimmung des Sehens mit zwei Augen bedient, indem man mit einem Auge einen Massstab durch die Loupe betrachtet, mit dem anderen auf einem vorliegenden Papier denselben in seiner wahrgenommenen Grösse nachzeichnet und hierauf den gezeichneten mit dem ursprünglichen vergleicht.

Es ergibt sich hierbei, wie Panum sagt, eine Vergrösserung, welche der nach der Formel berechneten nicht entspricht. Nehme ich z. B. eine Convexlinse von 2" B. W. und lege ich sie so vor das Auge, dass zwischen dem Mittelpunkte der Linse und dem Knotenpunkte des Auges ein Abstand von 1" bleibt, so habe ich den Gegenstand dem Knotenpunkte des Auges auf 3" genähert. Die Grösse des Netzhautbildes bei einer Entfernung des Objectes ist jedoch nicht dadurch gegeben, dass ich von den Endpunkten des Objectes durch den Knotenpunkt des Auges nach der Netzhaut ziehe, sondern sie ist in diesem Falle wegen des Abstandes der Linse vom Auge und der daraus sich ergebenden Vorrückung des Knotenpunktes des Sammelsystemes (des Auges und der Linse) eine bedeutendere.

Um in jedem Falle berechnen zu können, welchen Einfluss der Abstand der Linse vom Knotenpunkte des Auges auf die Zunahme der Vergrösserung hat, stellt Panum folgende Formel auf. Bezeichnet α den Abstand des Objectes vom optischen Centrum der Loupe, ω den des optischen Centrums des Auges von der Loupe und F die Brennweite der letzteren: so drückt die Formel $\dfrac{1}{1 - \dfrac{\alpha\,\omega}{F\,(\omega + \alpha)}}$ die wirkliche, durch die Loupe erzeugte Vergrösserung aus, indem das Bild auf der Netzhaut in diesem Verhältnisse grösser wird, als es ohne Loupe, unter sonst gleichen Verhältnissen sein würde. Panum sagt weiter, dass nur in dem physiologisch unmöglichen Falle, wo $\omega = 0$ wäre, keine andere Vergrösserung durch die Loupe zu Stande käme, als insofern eine grössere Annäherung des Objectes an das Auge unbeschadet der Deutlichkeit des Netzhautbildes durch diese möglich gemacht würde. Ferner soll es sich, wenn man die nach dieser Formel berechneten Vergrösserungen einer Loupe mit den

---
[1]) Gräfe's Archiv 1859, V. 1, pag. 4.

durch binoculäres Sehen in oben erwähnter Weise gefundenen Werthen vergleicht, herausstellen, dass sie vollkommen übereinstimmen, dass also die Formel wirklich die beobachtete Vergrösserung ausdrückt.

Ehe wir uns mit dieser Formel, zu welcher auch, wie Panum angibt, E schricht gleichzeitig mit ihm gelangte, etwas näher beschäftigen, wollen wir sie für den Fall anwenden, dass das Object sich im Brennpunkte der Linse befindet (da dies ja jene Annahme ist, welche wir bei der Berechnung der Vergrösserung immer setzen wollen), dass also $\alpha = F$ wird. Der Ausdruck wandelt sich dann in folgender Weise um:

$$\frac{1}{1 - \frac{\alpha \omega}{F(\alpha + \omega)}} = \frac{1}{1 - \frac{F \omega}{F(F + \omega)}} = \frac{\omega}{F} + 1.$$

Wenn wir die Formel von Panum etwas näher betrachten, so kann es uns nicht entgehen, dass, wiewohl hierbei der Einfluss des Abstandes des Knotenpunktes des Auges: k vom Centrum der Linse: C ganz richtig hervorgehoben worden ist, doch in Betreff der Vergrösserung, welche sich bei der Berechnung nach den verschiedenen Formeln ergibt, ein Irrthum unterläuft. Es unterliegt allerdings keinem Zweifel, dass, wenn wir z. B. eine Convexlinse von 2" B. W., deren C 1" von k absteht, und wobei das Object z. B. 1·6" von C entfernt ist, anwenden, die Vergrösserung eine bedeutendere ist als jene, die wir erlangen, wenn wir einfach die Grösse des Netzhautbildes des Objectes bei dessen Abstande von 2·6" von k construiren. Der Unterschied soll eben durch die von Panum aufgestellte Formel gegeben sein. Die Grösse des Netzhautbildes x ist für den gesetzten Fall, wenn wir sie einfach als durch die Annäherung des Objectes erzielt uns denken, und den Abstand der Netzhaut von k mit 6·7 P. L. annehmen, $= \frac{1}{4·66}$ des Objectes a. Also $x = \frac{1}{4·66} a$; wenn wir jedoch den Abstand zwischen C und k nicht ausser Acht lassen, ist x (nach der Panum'schen Formel) $= \frac{1}{4·66} a \times \frac{1}{1 - \frac{1·6 \times 1}{2(1·6 + 1)}}$ (weil in unserem Falle $\alpha = 1·6"$, $\omega = 1"$, $F = 2"$ ist), also

$$x = \frac{1}{4·66} a \times \frac{52}{36} = \frac{1}{3·22} a.$$

Allein zu welchem Resultate gelangen wir, wenn wir den Abstand zwischen C und k vernachlässigen? Es wird dann angenommen, dass in dem eben genannten Falle das Object dem Knotenpunkte des Auges auf 1·6" genähert werden könne; daraus ergibt sich $x = \frac{1}{2·87} a$. Wir erhalten demnach, wenn auch ω nur gleich 1" ist, bei Vernachlässigung der Distanz zwischen C und k eine bedeutendere Grösse des Netzhautbildes, als wir sie mit Berücksichtigung der factischen Verhältnisse erlangen, und nicht eine geringere, wie Panum zu schliessen scheint.

Wir haben soeben die Grössen der Netzhautbilder angegeben, welche dem Objecte unter den verschiedenen gesetzten Annahmen zukommen. Wir haben jetzt noch die Vergrösserungen zu vergleichen, wenn wir die Grösse des Netzhautbildes auf dessen Normalgrösse, d. h. auf

Sechstes Capitel. Die Bestimmung der Refractionszustände.

jene beziehen, welche das Object, wenn dessen Distanz von k 8" beträgt, darbietet. Dann ist für den Fall, dass $\alpha = 1\cdot6$", $\omega = 1$" ist, die Vergrösserung ohne Berücksichtigung des Einflusses des Abstandes zwischen C und $k = \dfrac{8}{2\cdot6} = 3^1/_{13}$; das Netzhautbild x wäre also dann $3^1/_{13}$mal so gross, wie das als Norm angenommene A. Mit Berücksichtigung der Panum'schen Formel erhalten wir für das factische Netzhautbild y den Werth von $\dfrac{52}{36} x$: da nun x $3^1/_{13}$mal so gross wie A ist, so ist $y = \dfrac{52}{36} \times 3^1/_{13} A = 4^4/_9 A$, d. h. die V ist eine $4^4/_9$fache. Bei Vernachlässigung von ω ist $V = \dfrac{8}{1\cdot6} = 5$, wir erhalten demnach hierbei eine 5fache, also eine stärkere Vergrösserung, als im Falle der Berücksichtigung der Verhältnisse, wie sie wirklich stattnaben.

Wir sahen, dass, wenn wir die Panum'sche Formel für jenen Fall umwandeln, in welchem $\alpha = F$ wird, d. h. das Object sich im Brennpunkte der Linse befindet, dieselbe in $\dfrac{\omega}{F} + 1$ übergeht. Berechnen wir nun V nach beiden Formeln, nach Formel I, welche ω vernachlässigt, und nach Formel II, welche diese Grösse berücksichtigt, so erhalten wir, wenn $F = 2$" und $\omega = 1$" ist, nach Formel I $V = \dfrac{8}{2} = 4$, nach Formel II $V = \dfrac{8}{3} \times \dfrac{3}{2} = 4$. Setzen wir der Reihe nach $\omega = 2$", 3" u. s. f., so erhalten wir immer $V = 4$. Wir erhalten also immer dasselbe Resultat, wir mögen ω welcher Grösse immer gleich setzen, und zwar stimmt dieses Resultat immer mit jenem überein, zu welchem wir bei Vernachlässigung von ω gelangen. Es ergibt sich daraus für den Fall, dass das Object im Brennpunkte der Loupe steht, zum mindesten die Ueberflüssigkeit, freilich auch die Unrichtigkeit der Panum'schen Formel.

Es muss übrigens noch bemerkt werden, dass Panum allerdings durch seine Formel angibt, um wie viel das Netzhautbild grösser ist, wenn wir ω beachten, als in dem Falle, wo wir dies nicht thun, dass er aber keine Angabe über die Art und Weise der Berechnung der Loupenvergrösserung macht.

In einer Formel, welche van Rees[1]) für die Vergrösserung einer Loupe berechnete, um gleichfalls den Einfluss von x zu beleuchten, wird eine deutliche Schweite, die aber nicht unendlich werden darf, vorausgesetzt und wieder über die Art und Weise der Berechnung der Vergrösserung nichts gesagt.

Wir wollen hier zunächst die Art und Weise der Berechnung angeben, durch welche wir in jedem speciellen Falle den Einfluss des Abstandes des optischen Centrums der Linse C von dem des Auges k kennen lernen können. Wir hätten eine Convexlinse von zwei Zoll Brennweite und brächten dieselbe nahe an das Auge, so das $\omega = 1/_2$" wäre

---

[1]) Siehe Schauenburg, der Augenspiegel, pag. 49.

Ist das untersuchende Auge emmetropisch und accommodationslos, so muss das Object im Brennpunkte der Linse stehen, damit ein deutliches Bild desselben auf der Netzhaut erzeugt werde. Der Einfachheit wegen legen wir bei unseren Betrachtungen das reducirte Auge zu Grunde, dessen k' 5 Millimeter hinter der das Auge darstellenden brechenden Fläche liegt. Die durch eine Linse von $2''$ B. W. erzeugte Vergrösserung ist, wenn wir zunächst die Distanz zwischen C und k vernachlässigen, eine vierfache, d. h. das Netzhautbild ist 4mal so gross, als dasjenige, welches von demselben Objecte, wenn dieses $8''$ vom Auge entfernt ist, entworfen wird. Wenn nun der Abstand zwischen C und k einen halben Zoll beträgt, so steht das Object $2\frac{1}{2}''$ von k ab, und wenn der vereinigte Knotenpunkt beider Systeme (des Auges und der Linse): k' in k läge, dann hätten wir $V = \dfrac{8}{2\frac{1}{2}} = 3\frac{1}{5}$. k' liegt aber nicht in k, liegt nicht 5 Mm. hinter der Cornea, sondern es liegt, wie man dies berechnen kann und wir es auch später thun werden, der mittlere Knotenpunkt 2·6 Mm. hinter der brechenden Fläche. Welchen Effect hat diese Vorrückung des Knotenpunktes? Messen wir die Grösse des Netzhautbildes für den einen und für den anderen Fall. Setzen wir k' nach k, so verhält sich die (lineare) Grösse des Objectes: a zur Grösse seines Netzhautbildes: b, wie der Abstand des Objectes von k, d. i. $2\frac{1}{2}'' = 67\cdot5$ Mm. zum Abstande des Bildes von k', d. i. weil der Abstand der Netzhaut von k' im reducirten Auge 15 Mm. beträgt, eben 15 Mm. Wir erhalten also

$$a : b = 67\cdot5 : 15 = 4\cdot5 : 1$$

$$b = \frac{1}{4\cdot5} a.$$

Da nun aber k' nicht in k, also nicht 5 Mm. hinter der Cornea, sondern 2·6 Mm. hinter derselben liegt, so beträgt der Abstand des Objectes von k' nicht 67·5 Mm., sondern 2·4 Mm., dagegen der Abstand des Bildes, dessen Grösse c sei, von k' um 2·4 Mm. mehr, also 17·4 Mm., daher

$$a : c = 65\cdot1 : 17\cdot4 = 3\cdot7 : 1$$

$$c = \frac{1}{3\cdot7} a.$$

Das Netzhautbild ist also deshalb, weil k' nicht in k, sondern weiter nach vorne liegt, grösser, als es wäre, wenn k' in k läge. Es verhalten sich die Grössen der Netzhautbilder für beide Fälle, b und c, wie $\dfrac{1}{4\cdot5} : \dfrac{1}{3\cdot7}$, nämlich

$$b : c = \frac{1}{4\cdot5} : \frac{1}{3\cdot7} = 1 : 1\frac{1}{5}$$

$$c = 1\frac{1}{5} b.$$

Das Netzhautbild c ist demnach, wenn wir die factischen Verhältnisse berücksichtigen, $1\frac{1}{5}$mal so gross, als es wäre, wenn wir die Vorrückung des Knotenpunktes vernachlässigten. Im letzteren Falle wäre aber das Netzhautbild $b = 3\frac{1}{5} \alpha$, wenn α das als Norm angenommene bezeichnet, mithin ist $c = 1\frac{1}{5} \times 3\frac{1}{5} \alpha = 3\frac{21}{25} \alpha$. Die Vergrösserung ist demnach eine $3\frac{21}{25}$, d. i. mehr als $3\frac{4}{5}$fache.

Sechstes Capitel. Die Bestimmung der Refractionszustände.

Es ergibt sich demzufolge in diesem speciellen Falle folgendes Resultat: Ohne Berücksichtigung des Abstandes zwischen C und k' erhalten wir bei einer Convexlinse von $2''$ B. W. eine vierfache, bei Berücksichtigung dieser Distanz und bei der Annahme, dass sie $1/2'''$ betrage, eine mehr als $3\,1/5$ Vergrösserung.

Berechnung der Vergrösserung im aufrechten Bilde.

Wenn wir nun diese Verhältnisse auf das Auge übertragen und zunächst annehmen, dass das untersuchte Auge emmetropisch sei, so gestaltet sich die Sache so, wie wir sie pag. 179 darstellten. Die Vergrösserung, welche sich hierbei zunächst bei Vernachlässigung des Abstandes der Knotenpunkte beider Augen ergibt, ist nach dem dort Erörterten

$$\frac{8}{6\cdot 7} = 14\,1/3.$$

Wenn wir uns dem Auge möglichst annähern, so können wir uns die Berechnung ersparen, die wir früher zur Darlegung des Vorganges bei Anwendung einer Convexlinse von $2''$ B. W. ausgeführt haben. Das Resultat wird dadurch wenig alterirt. Es muss bemerkt werden, dass wir diese Distanz auch bei allen ferneren Berechnungen ausser Acht lassen werden (so wie dass die von der physiologischen Optik aufgestellten Formeln, die wir bei Anwendung einer Convexlinse von $2''$ B. W. zur Lösung der Frage benützten, für den Fall der Berechnung der Lage der Knotenpunkte des aus den dioptrischen Systemen beider Augen bestehenden Systemes, auch bei Annahme der geringst möglichen Distanz zwischen den Knotenpunkten beider Augen, nicht verwerthet werden können). Helmholtz[1], welcher in anderer Weise zu demselben Resultate über die Vergrösserung bei der Untersuchung mit dem Augenspiegel gelangte, vernachlässigt ebenfalls die Distanz zwischen beiden Augenknotenpunkten. Nach seiner Formel lassen sich jedoch die Vergrösserungen des aufrechten Bildes bei ametropischen Augen nicht berechnen.

Wir erhalten also unter der Annahme, dass der Abstand der Netzhaut von k' im emmetropischen Auge $6\cdot 7'''$ betrage, eine $14\,1/3$fache Vergrösserung.

Dass aber ein Auge emmetropisch, der Abstand der Retina von k' aber ein ganz anderer und dem zufolge auch die Vergrösserung eine andere sein kann, wurde an einem früheren Orte auseinandergesetzt.

Die theoretischen Betrachtungen über die Vergrösserungen, die wir bei Untersuchung des ametropischen Auges erlangen würden, falls es möglich wäre, dass kein Abstand zwischen dem Correctionsglase und dem Knotenpunkte des Auges bestände, wurden gleichfalls an derselben Stelle geführt. Hier haben wir die Berechnungen zu liefern, wie sie den factischen Verhältnissen entsprechen. Es ist das untersuchte Auge und das Correctionsglas, das wir vorlegen, als ein zusammengesetztes dioptrisches System anzusehen. Dadurch, dass vor dem untersuchten Auge nun ein sphärisches Glas steht, wird der zweite Knotenpunkt des aus Auge und Glaslinse bestehenden Systems nicht mit dem zweiten Knotenpunkte des

---

[1] Physiologische Optik, pag. 177 und 178.

220   Sechstes Capitel. Die Bestimmung der Refractionszustände.

Auges zusammenfallen, sondern es wird vielmehr dessen Lage modificirt. Wenn wir bei derselben Methode, die Vergrösserung zu berechnen, beharren, wie wir sie für das emmetropische Auge in Anwendung gezogen, so werden wir die durch das Sammelsystem hervorgebrachte Vergrösserung angeben können, wenn wir die Lage des zweiten Knotenpunktes zu bestimmen im Stande sind. Die physiologische Optik gibt uns im Allgemeinen die Mittel dazu an die Hand. Wir wollen, um die Berechnung zu vereinfachen, das reducirte Auge zum Ausgangspunkte nehmen. (S. pag. 71.) Die vordere Brennweite desselben beträgt 15, die hintere 20 Millimeter. Die von einem unendlich entfernten Leuchtpunkte ausgehenden Strahlen, welche auf dasselbe auffallen, werden also 20 Mm. hinter der brechenden Fläche zu einem Punkte vereinigt. Das reducirte Auge muss daher, soll es ein emmetropisches sein, eine Länge von 20 Millimetern haben.

Nehmen wir an, wir hätten ein Auge mit $H^1/_5$, in welchem die H durch Verkürzung der Augenaxe bedingt wäre, und wir neutralisiren diese H dadurch, dass wir ein Convexglas von $3\frac{1}{2}''$ B. W. $\frac{1}{2}''$ vor den Knotenpunkt des Auges stellen, so ist gewiss, dass, welches auch die Verkürzung der Augenaxe sein mag, nunmehr der zweite Brennpunkt des aus Convexlinse und Auge bestehenden Systems auf die Netzhaut fällt, da es ja im Begriffe des Wortes: Neutralisation liegt, dass nunmehr parallel auf das System auffallende Strahlen auf der Netzhaut vereinigt werden.

Um jetzt zu finden, wie weit in diesem Falle der zweite Knotenpunkt des zusammengesetzten dioptrischen Systems von der Netzhaut, d. i. dem zweiten Brennpunkte, absteht, braucht man nur die erste Hauptbrennweite zu berechnen, denn es ist bei jedem zusammengesetzten dioptrischen Systeme der Abstand des zweiten Knotenpunktes vom zweiten Brennpunkte der ersten Hauptbrennweite gleich. (S. Gleichung V, pag. 66). Nach dieser Gleichung ist

$$F_1 = \frac{\varphi_1 f_1}{\varphi_1 + f_2 - d}.$$

In unserem Falle ist das erste System durch die Convexlinse von $3\frac{1}{2}''$ B. W. gegeben. Hierbei ist bekanntlich (s. Gleichung III a, pag. 65) $f_1 = f_2 (= 3\frac{1}{2}'' = 94.75$ Mm.). Das zweite System ist durch das reducirte Auge dargestellt, in welchem $\varphi_1 = 15$ Millimeter ist. Der erste Hauptpunkt des zweiten Systems fällt, da wir es mit einer einzigen brechenden Fläche zu thun haben, mit dem zweiten zusammen und zwar in den Scheitel der brechenden Fläche. (S. pag. 65 und 66). Der zweite Hauptpunkt des ersten Systems, nämlich der Convexlinse, oder da es auf die feinsten Minutiositäten nicht ankommt, der optische Mittelpunkt der Linse stehe $\frac{1}{2}'' = 13.54$ Mm. vom k des Auges ab, und da der Abstand des Scheitels des das Auge vorstellenden brechenden Systems von $k = 5$ Mm. ist, so ist $d = 13.54$ Mm. -5 Mm. $= 8.54$ Mm.

Demnach $F_1 = \dfrac{15 \times 94.75}{15 + 94.75 - 8.54} = 14.03$ Mm. Folglich liegt der zweite Knotenpunkt des zusammengesetzten dioptrischen Systems 14 Mm. vor dem zweiten Brennpunkte. Wenn ich also den Augengrund eines mit $H^1/_3$ behafteten Auges, wobei die H durch Verkürzung der

Sechstes Capitel. Die Bestimmung der Refractionszustände. 221

Augenaxe bedingt ist, betrachte, so erhalte ich eine Vergrösserung, die mir gegeben ist, wenn ich $8''$ durch 14 Mm. $= 6{\cdot}206'''$ dividire.

$$V = \frac{96}{6{\cdot}206} = 15\tfrac{1}{2}.$$

Wenn das untersuchte Auge einem jugendlichen Individuum, etwa einem solchen von 12 Jahren, angehört und dabei eine normale Accommodationsbreite besitzt, so kann das Auge, wenn $H\tfrac{1}{3}$ besteht, dieselbe durch Anwendung seiner Accommodationskraft überwinden, so dass parallele Strahlen auf der Netzhaut eines solchen Auges noch vereinigt werden, und die von den Leuchtpunkten des Augengrundes ausgehenden Strahlen nach ihrem Austritte aus dem Auge parallel sind. Wird ein solches Auge, während es sich in diesem Zustande der Accommodationsanstrengung befindet, von einem Emmetropen untersucht, so kann derselbe, ohne zu accommodiren, den Augengrund deutlich sehen, aber unter welcher Vergrösserung? Es tritt hierbei der pag. 181 erörterte Fall ein, dass kein Abstand zwischen C und K besteht, und mithin muss auch die Vergrösserung die dort entwickelte sein. Jedoch auch auf andere Weise erlangen wir dasselbe Resultat. Wir können V nämlich berechnen, wenn wir den Abstand des zweiten Knotenpunktes von der Netzhaut in einem solchen Auge, in welchem $H\tfrac{1}{3}$ durch Verkürzung der Augenaxe bedingt ist, kennen. Hierzu müssen wir zuerst berechnen, welche Verkürzung der Augenaxe einer $H\tfrac{1}{3}$ entspricht. Wir wenden hierzu die Formel $l_1 \, l_2 = F_1 \, F_2$ (Gleichung VIII, pag. 67) an; l_1 ist in unserem Falle negativ (s. pag. 68). Die Frage ist die: In einem Auge mit $H\tfrac{1}{3}$ werden Strahlen, welche so convergiren, dass sie sich $3''$ hinter dem Knotenpunkte des Auges ohne Dazwischenkunft des dioptrischen Apparates des Auges durchschneiden würden, auf der Netzhaut vereinigt. Wenn wir den Ort bestimmen, wo solche Strahlen zur Vereinigung kommen, wenn sie auf das dioptrische System des Auges fallen, so erfahren wir dadurch die Lage der Netzhaut und damit die Länge der Axe eines derartigen Auges. Den Abstand des $3''$ hinter dem zweiten Knotenpunkte gelegenen leuchtenden Punktes vom ersten Brennpunkte: l_1 finden wir, wenn wir zu $3'' = 81{\cdot}2$ Mm. die Entfernung des ersten Brennpunktes vom zweiten Knotenpunkte hinzuaddiren. Diese Distanz beträgt unter Zugrundelegung der Werthe für das reducirte Auge: 20 Mm., jener des schematischen Auges Listing's: 20·3 Mm. Wir erhalten, wenn wir die Constanten des reducirten Auges in Betracht ziehen: $F_1 = 15$ Mm., $F_2 = 20$ Mm., $- l_1 = 81{\cdot}2$ Mm. $+ 20$ Mm. $= 101{\cdot}2$ Mm., daher

$$- 101{\cdot}2 \, l_2 = 300$$

$$l_2 = - \frac{300}{101{\cdot}2} = - 2{\cdot}96 \text{ Mm.}$$

Nehmen wir die Constanten des Listing'schen schematischen Auges, so erhalten wir: $F_1 = 14{\cdot}858$ Mm., $F_2 = 19{\cdot}875$ Mm., $- l_1 = 81{\cdot}2 + 20{\cdot}3 = - 101{\cdot}5$ Mm., daher

$$- 101{\cdot}5 \, l_2 = 295{\cdot}5,$$

$$l_2 = - \frac{295{\cdot}5}{101{\cdot}5} = - 2{\cdot}91 \text{ Mm.}$$

Daraus erfahren wir, dass wenn, während die optischen Constanten des

Sechstes Capitel. Die Bestimmung der Refractionszustände.

Auges ihre Werthe beibehalten, die Augenaxe um 2·91 Mm. verkürzt ist, ein solches Auge $H^1/_3$ darbietet. Im schematischen Auge beträgt der Abstand der Netzhaut vom zweiten Knotenpunkte 15·0072, daher im Auge mit $H^1/_3$ um 2·91 Mm. weniger, mithin 12·0972 Mm. Wenn aber das Auge seine ganze Accommodation aufwendet, so bleibt der Knotenpunkt nicht an seiner Stelle, sondern er rückt vor, nach Helmholtz um 0·4 Mm. Ein so geringes Vorrücken würde eine so grosse Accommodationsbreite, wie wir sie in unserem Falle annehmen, nicht erklären. Wir wollen deshalb ein Vorrücken um 0·6 Mm. gelten lassen. Dann beträgt der Abstand des zweiten Knotenpunktes von der Netzhaut in diesem mit $H^1/_3$ behafteten und seine ganze Accommodation aufwendenden Auge 12·0972 Mm. + 0·6 Mm. = 12·6972 Mm. = 5·629 P. L. Die Vergrösserung, unter welcher wir den Augengrund sehen, ist eine $\frac{96}{5·629}$ = 17fache.

Ist aber in einem Auge $H^1/_3$ durch geringere Brechkraft des dioptrischen Systems, wir wollen annehmen durch Aphakie, bedingt, so gestaltet sich die Sache anders, wenn wir ebenso wie früher den Augengrund durch eine Convexlinse von $3^1/_2$ Brennweite betrachten. Die vordere Brennweite des dioptrischen Systems des Auges φ_1 ist jetzt eine andere wie früher, das brechende System des Auges ist durch eine einzige brechende Fläche, die Hornhaut, dargestellt, deren Radius wir mit Donders = 7·7 Mm. setzen. Nehmen wir den Brechungscoëfficienten des *Humor aqueus* mit Helmholtz = $\frac{103}{77}$ = 1·3377, so erhalten wir nach der Formel $\varphi_1 = \frac{n_1 \, r}{n_2 - n_1}$, weil $r = 7·7$ Mm., $n_1 = 1$, und $n_2 = 1·3377$ ist, $\varphi_1 = \frac{7·7}{1·3377 - 1}$ = 22·80 Mm. Die vordere Brennweite des aus Linse und Auge zusammengesetzten dioptrischen Systems:

$$F_1 = \frac{22·80 \times 94·75}{22·80 + 94·75 - 5·84}$$

(d beträgt nämlich in diesem Falle nicht 8·54 Mm., weil, wenn wir die H in unserem Falle durch $+\frac{1}{3^1/_2}$ corrigiren wollen, wir das Glas $^1/_2$" vor den Knotenpunkt setzen müssen, der Knotenpunkt jetzt aber nicht 5 Mm., sondern 7·7 Mm. hinter der Hornhaut liegt, daher d = 13·54 — 7·7 = 5·84 Mm.). Wir erhalten F_1 = 19·34 Mm. = 8·733 P. L. — Es liegt demnach der zweite Knotenpunkt in diesem zusammengesetzten dioptrischen Systeme 19·34 Mm. vor dem zweiten Brennpunkte, also auch der Netzhaut. Die Vergrösserung, welche wir hierbei erhalten, ist nach den früheren Annahmen berechnet = $\frac{96}{8·733}$ = 10·99, also eine 11fache.

Aus dem Vorhergehenden sind folgende Resultate zu ziehen: Die theoretische Betrachtung über die Vergrösserungen, welche bei der Untersuchung hypermetropischer Augen stattfinden, erleidet dadurch eine wesentliche Modification, dass das Correctionsglas nicht in den Knotenpunkt des untersuchten Auges gesetzt werden kann, sondern ein Zwi-

Sechstes Capitel. Die Bestimmung der Refractionszustände. 223

schenraum zwischen Glas und Auge besteht. Die Folge davon ist, dass nur in jenem Falle, wo der Hypermetrope, dessen H durch Verkürzung der Augenaxe bedingt ist, durch Accommodation seine Hypermetropie neutralisirt, eine Vergrösserung sich ergibt, welche mit der theoretischen Betrachtung übereinstimmt, wie wir ja gesehen haben, dass es sich bei $H^1/_3$ um eine 17fache lineare Vergrösserung handelt; dass jedoch, wenn ein Correctionsglas angewendet wird, die Vergrösserung im Allgemeinen eine geringere ist; dass bei der grösstmöglichen Annäherung des Correctionsglases, z. B. bei $H^1/_3$, bedingt durch Verkürzung der Augenaxe, die sich ergebende Vergrösserung allerdings noch bedeutender ist (sie ist eine $15^1/_2$fache), als beim emmetropischen Auge ($14^1/_3$fach); dass sie jedoch bei H bedingt durch geringere Brechkraft des dioptrischen Systems, wenn z. B. $H^1/_3$ gegeben ist, die Vergrösserung, wie sie beim emmetropischen Auge stattfindet, lange nicht erreicht — sie ist hierbei eine 11fache, — dass aber, wie sich von selbst versteht, der Unterschied in der Vergrösserung, je nachdem das bedingende Moment das eine oder das andere ist, in jedem Falle aufrecht stehen bleibt.

Was die Vergrösserung bei latenter H im Allgemeinen anlangt, so haben wir darüber pag. 181 gesprochen.

Wenn wir in ähnlicher Weise die Verhältnisse, wie sie für die Untersuchung des myopischen Auges gelten, betrachten, so kommen wir zu folgenden Resultaten: Es sei $M^1/_3$ bedingt durch Verlängerung der Augenaxe, corrigirt durch ein Concavglas von $2^1/_2'' = 67.8$ Mm. B. W., $^1/_2''$ vor den Knotenpunkt des untersuchten Auges gesetzt. Wir legen das reducirte Auge zu Grunde. Wir erhalten dann für die Entfernung des zweiten Knotenpunktes des zusammengesetzten Systems von der Netzhaut, oder für die erste Hauptbrennweite

$$F_1 = \frac{15 \times -67.8}{15 - 67.8 - 8.54} = 16.6 \text{ Mm.} = 7.36''';$$

die Vergrösserung ist $\frac{96}{7.36} = 13$fach. Wie verhält sich aber die Sache, wenn derselbe Grad von M bedingt ist durch eine stärkere Brechkraft des dioptrischen Systems?

Wir wollen wieder das reducirte Auge zu Grunde legen, also annehmen, dass bei einer $M^1/_3$ die Länge der Augenaxe dieselbe wäre wie im emmetropischen Auge, also 20 Millimeter betrüge, und dass die Refractionsanomalie ausschliesslich durch eine stärkere Brechkraft des dioptrischen Systems bedingt würde. Wir haben im ersten Falle, wo die M durch Verlängerung der Augenaxe bedingt war, als $M^1/_3$ jene Refractionsanomalie angesehen, bei welcher der Fernpunkt $3'' = 81.2$ Mm. vom Knotenpunkte des Auges, also 76.2 Mm. vom Auge entfernt ist. In dem zweiten, zuletztgesetzten Falle, wo wir ja die Lage des Knotenpunktes nicht kennen, wollen wir dieselbe Objectsdistanz als Ausdruck für die Lage des fernsten Punktes annehmen. In diesem Auge also, welches eine Länge von 20 Mm. hat, wird von einem 76.2 Mm. entfernten Punkte ein deutliches Bild auf der Netzhaut entworfen. Welches sind die Hauptbrennweiten eines solchen Auges? Aus der Gleichung $f_1 = \dfrac{F_1 f_2}{f_2 - F_2}$ (Helmholtz, physiologische Optik, pag. 44, Gleichung 3 d) folgt, wenn man in Betracht zieht, dass $F_2 = \frac{n_2}{n_1} F_1$ ist, die Gleichung:

$$F_1 = \frac{f_1 \, f_2}{f_2 + \frac{n_2}{n_1} f_1}.$$

f_1 bedeutet den Abstand des leuchtenden Punktes von der brechenden Fläche, in unserem Falle 76·2 Mm., f_2 den Abstand des Bildes von der brechenden Fläche, hier 20 Mm., n_1 und n_2 sind die Brechungsexponenten der Medien, wie sie das reducirte Auge betreffen; n_1, der Brechungsexponent der Luft, ist gleich 1 zu setzen, n_2 ist der Brechungsexponent der wässerigen Feuchtigkeit, den wir mit $4/3$ bezeichnen. Daraus ergibt sich die vordere Brennweite eines derartigen Auges

$$F_1 = \frac{76\cdot2 \times 20}{20 + \frac{4}{3} \times 76\cdot2} = 12\cdot5 \text{ Mm.}$$

(Die hintere Brennweite $F_2 = 16\cdot7$ Mm., der Krümmungshalbmesser der brechenden Fläche $r = 4\cdot2$ Mm.) Wenn wir in einem solchen Auge die M durch ein Concavglas von $2\frac{1}{2}''$ B. W., $\frac{1}{2}''$ vor den Knotenpunkt des Auges gesetzt, corrigiren, so erhalten wir für die erste Hauptbrennweite des vereinigten optischen Systems

$$F_1 = \frac{12\cdot5 \times -67\cdot8}{12\cdot5 - 67\cdot8 - 9\cdot34}.$$

(d ist nämlich jetzt 9·34 Mm., weil der Abstand der brechenden Fläche von K nicht 5, sondern 4·2 Millimeter beträgt.)

$$F_1 = 13\cdot11 \text{ Mm.} = 5\cdot811 \text{ P. L.}$$

Die Vergrösserung, unter welcher man den Augengrund eines solchen Auges unter den gegebenen Bedingungen sieht, ist demnach

$$\frac{96}{5\cdot811} = 16\frac{1}{2}.$$

Daraus also, dass auch bei der Untersuchung des myopischen Auges ein Abstand zwischen dem Auge und dem corrigirenden Glase vorhanden sein muss, ergibt sich, dass die anfänglich entwickelten Resultate über die Vergrösserung bei M modificirt werden, so dass bei der denkbar grössten Annäherung des Correctionsglases bei M, bedingt durch Verlängerung der Augenaxe, allerdings die Vergrösserung eine geringere ist, als im emmetropischen Auge, bei M, hervorgerufen durch stärkere Brechkraft des dioptrischen Systems, jedoch die Vergrösserung eine stärkere ist, als bei der Untersuchung des emmetropischen Auges. Die Differenz in der Vergrösserung je nach dem der M zu Grunde liegenden Momente bleibt bestehen.

Wir haben bis jetzt die Berechnungen für den Fall gegeben, dass das corrigirende Glas $\frac{1}{2}''$ vor dem Knotenpunkte des untersuchten Auges steht. Die dabei gesetzte Distanz ist wohl die möglichst kleinste, welche erreicht zu werden vermag und überhaupt nicht bei Anwendung eines jeden Augenspiegels erreicht werden kann, wenn wir die Correctionsgläser hinter den Spiegel einlegen. Deshalb kann man in solchen Fällen das Correctionsglas zwischen untersuchtem Auge und Spiegel mit der Hand halten. (S. pag. 104). Allein bis auf $1''$ kann man sich bei der Untersuchung mit dem Augenspiegel dem Knotenpunkte des Auges

Sechstes Capitel. Die Bestimmung der Refractionszustände.

immer nähern, und wir wollen deshalb nach derselben Methode die Vergrösserungen berechnen, welche in den gesetzten Fällen zum Vorschein treten, wenn wir die Refractionsanomalien durch ein Glas, welches 1″ vor dem Knotenpunkte des Auges angebracht wird, corrigiren.

Wir hätten zunächst $H^1/_3$, bedingt durch Verkürzung der Augenaxe, corrigirt durch ein Convexglas von $4'' = 108.4$ Mm. B. W., 1″ vor den Knotenpunkt gesetzt. Dann erhalten wir

$$F_1 = \frac{15 \times 108.4}{15 + 108.4 - 22.1} = 16.05 \text{ Mm.} = 7.115 \text{ P. L.}$$

Die Vergrösserung ist $\frac{96}{7.115} = 13^3/_5$ (13·65).

Ist $H^1/_3$ bedingt durch eine geringere Brechkraft des dioptrischen Systems (Aphakie) und corrigirt durch convex 4, 1″ vor K gesetzt, so erhalten wir

$$F_1 = \frac{22.80 \times 108.4}{22.80 + 108.4 - 19.4} = 22.1 \text{ Mm.} = 9.797 \text{ P. L.}$$

Die Vergrösserung ist $\frac{96}{9.797} = 9^1/_5$ (d ist im ersteren Falle = 22·1 Mm., weil 27·1 Mm. (1″) — 5 Mm. = 22·1 Mm., im zweiten Falle ist $d = 19.4$ Mm., weil 27·1 Mm. — 7·7 Mm. = 19·4 Mm.

Haben wir es mit $M^1/_3$, bedingt durch Verlängerung der Augenaxe, zu thun und betrachten wir den Augengrund eines derartigen myopischen Auges durch ein Concavglas von $2'' = 54.2$ Mm. B. W., 1″ vor K gesetzt, dann haben wir

$$F_1 = \frac{15 \times -54.2}{15 - 54.2 - 22.1} = 13.26 \text{ Mm.} = 5.879 \text{ P. L.}$$

Die Vergrösserung ist $\frac{96}{5.879} = 16^1/_3$ (16·33).

Ist die M desselben Grades bedingt durch stärkere Brechkraft des dioptrischen Systems, dann haben wir

$$F_1 = \frac{12.5 \times -54.2}{12.5 - 54.2 - 22.9} = 10.49 \text{ Mm.} = 4.644 \text{ P. L.}$$

Die Vergrösserung ist $\frac{96}{4.644} = 20.59$, also fast 21fach.

Aus dem eben Erörterten ersehen wir demnach, dass, weil in der Regel zum Mindesten eine Entfernung von 1″ zwischen dem Correctionsglase und dem Knotenpunkte des untersuchten Auges eingehalten wird, bei H die Vergrösserung im Allgemeinen eine geringere, bei M dagegen eine grössere als im emmetropischen Auge ist, dass aber die bedeutende Differenz in der Vergrösserung aufrecht bleibt, je nachdem eine Refractionsanomalie wirklich eine solche oder in einer abnormen Axenlänge des Bulbus begründet ist.

Es sind in dem Gesagten die Mittel und Wege an die Hand gegeben, um die Vergrösserung bei den verschiedenen Graden der Refractionsanomalien zu berechnen. Die in den gewählten Beispielen gefundenen Resultate wurden zur leichteren Uebersicht auf pag. 186, die daraus gezogenen Schlüsse auf pag. 185 zusammengestellt.

Wir haben früher gesehen, dass wir von einer Zunahme der Vergrösserung sprachen, wenn das untersuchende Auge sich vom untersuchten entfernt, und die Erscheinungen, z. B. bei der Untersuchung des emmetropischen Auges aus grösserer Ferne und namentlich diejenigen, welche sich bei der Betrachtung des astigmatischen Auges ergeben, aus diesem Verhalten der Vergrösserung abgeleitet. Es ist nach dem auf pag. 216 Gesagten einleuchtend, dass wenn das untersuchende Auge sich vom untersuchten entfernt, die absolute Grösse der Netzhautbilder der betrachteten Objecte bald abnehmen muss, wiewohl das optische Centrum des aus untersuchendem und untersuchtem Auge bestehenden Sammelsystems vorrückt, allein anders verhält es sich mit der resultirenden scheinbaren Vergrösserung und mit der relativen Grösse der Netzhautbilder. Die scheinbare Vergrösserung ist in Anbetracht der gesetzten Entfernung wegen der relativ bedeutenden Grösse des Netzhautbildes, die eben aus der Vorrückung des optischen Centrums resultirt, eine grössere als früher; und ebenso ist es auch bei der Betrachtung eines Objectes durch ein convexcylindrisches Glas. Die Grösse des Netzhautbildes nach der Richtung des brechenden Meridians im Vergleiche mit der Grösse des Netzhautbildes im nicht brechenden Meridiane ist es, welche die Erscheinungen des Astigmatismus hervorruft, wiewohl die absolute Grösse des Netzhautbildes nach der Richtung des brechenden Meridians bei einer bestimmten Entfernung des Auges von der Linse eine kleinere wird, als sie es ist, wenn das Auge der Linse unmittelbar aufliegt.

Berechnung der Tiefendimensionen.

Es folgen hier die Berechnungen zu den pag. 207 angeführten Beispielen. Bei einer glaucomatösen Excavation ergab die Augenspiegeluntersuchung für die Refraction am Rande der Papille: $H^1/_{14}$; für die Refraction im Grunde der Papille: $M^1/_{12}$. Wir berechnen zunächst die Verkürzung der Augenaxe bei $H^1/_{14}$ unter Zugrundelegung der Constanten des schematischen Auges, ganz in derselben Weise, wie wir es früher für $H^1/_3$ thaten.

Wir nehmen wie früher die Gleichung:

$$- l_1 \, l_2 = F_1 \, F_2.$$

In unserem Falle ist

$l_1 = 14'' + 20{\cdot}3$ Mm. $= 379{\cdot}4$ Mm. $+ 20{\cdot}3$ Mm. $= 399{\cdot}7$ Mm.

$F_1 \, F_2 = 295{\cdot}5$ Mm.

$$l_2 = - \frac{295{\cdot}5}{399{\cdot}7} = - 0{\cdot}74 \text{ Mm.}$$

Bei $H^1/_{14}$ ist die Augenaxe um $0{\cdot}74$ Mm. kürzer als die des emmetropischen Auges — bei Zugrundelegung der Constanten des schematischen Auges.

Nun berechnen wir die Verlängerung der Augenaxe bei $M^1/_{12}$. Wir haben die Gleichung $l_1 \, l_2 = F_1 \, F_2$; l_1, die Entfernung des leuchtenden Punktes vom 1. Brennpunkte erhalten wir, wenn wir von $12''$, der Entfernung des leuchtenden Punktes vom 1. Knotenpunkte, den Abstand zwischen 1. Brenn- und 1. Knotenpunkte abziehen. Der Ort des 1. Knotenpunktes hinter der Vorderfläche der Cornea ist im schematischen Auge (nach Helmholtz) $= 6{\cdot}957$ Mm., der Ort des 1. Brennpunktes vor der

Sechstes Capitel. Die Bestimmung der Refractionszustände. 227

Cornea ist $= 12·918$ Mm., mithin der Abstand des 1. Brenn- vom 1. Knotenpunkte $= 19·875$ Mm. Demnach
$l_1 = 12'' - 19·875$ Mm. $= 325·2$ Mm. $- 19·857$ Mm. $= 305·3$ Mm.
$$F_1 F_2 = 295·5 \text{ Mm., mithin}$$
$$l_2 = \frac{295·5}{305·3} = 0·97 \text{ Mm.}$$

Die Verlängerung der Augenaxe im Vergleiche zum emmetropischen Auge ist also bei $M^1/_{12} = 0·97$ Mm. Wir könnten natürlicher Weise die Länge der Augenaxe bei $H^1/_{11}$, sowie bei $M^1/_{12}$ berechnen, wenn uns die des emmetropischen (schematischen) Auges mit $22·23$ Mm. gegeben ist, und hierauf die gefundenen Werthe subtrahiren. Diese Rechnungen auszuführen, ist aber nicht nöthig, da wir nur die beiden gefundenen Werthe zu addiren brauchen, um den Ausdruck für die Tiefe der Excavation zu erlangen. Die gesuchte Grösse ist demnach $0·74 + 0·97$ Mm. $= 1·71$ Mm.

In einem zweiten Falle von Glaucom bestand am Rande der Excavation $H^1/_4$, in deren Grunde Emmetropie. Die Verkürzung der Augenaxe bei $H^1/_1$ finden wir, wie folgt:
$l_1 = 1'' + 20·3$ Mm. $= 108·4 + 20·3$ Mm. $= 128·7$ Mm.
$l_2 = -295·5 : 128·7 = -2·3$ Mm.
Die Tiefe der Excavation war demnach $= 2·3$ Mm.

In einem Falle von Neuritis zeigte sich auf der Papillenhöhe $H^1/_6$, an der Papillenbasis $H^1/_{14}$. Das schematische Auge ist bei $H^1/_{14}$, wie wir oben sahen, um $0·74$ Mm. verkürzt, bei $H^1/_6$ dagegen um $1·6$ Mm. kürzer, denn
$l_1 = 6'' + 20·3$ Mm. $= 162·6 + 20·3$ Mm. $= 182·9$ Mm.
$l_2 = -295·5 : 182·9 = -1·6$ Mm.
Die Erhebung der Papille war also $= 1·6 - 0·74$ Mm. $= 0·86$ Mm.

In dem Falle, wo eine Glaskörpertrübung an jener Stelle lag, wo die Netzhaut eines mit $H^1/_3$ behafteten Auges liegt, war die erstere um $2·9$ Mm. von der letzteren entfernt, weil wir oben (pag. 221) sahen, dass eine Verkürzung der Augenaxe um $2·9$ Mm. $H^1/_3$ bedingt.

Die Berechnung der Vergrösserung des umgekehrten Bildes.

Um die Vergrösserungen, welche sich bei der Untersuchung im umgekehrten Bilde bei Augen verschiedener Refraction ergeben, zu berechnen, wollen wir in folgender Weise verfahren. Gegeben sei uns die Brennweite der Linse, welche zur Erzeugung des umgekehrten Bildes verwendet wird, ebenso der Abstand der Linse vom Auge, gegeben sind uns ferner die optischen Constanten des untersuchten Auges, sowie dessen Achsenlänge, und wir wollen annehmen, dass das untersuchte Auge nicht accommodire. Um nun die wirkliche Vergrösserung des objectiven Bildes zu finden, müssen wir bestimmen: 1. den Ort, an welchem das umgekehrte Bild entworfen wird, und 2. die Lage der beiden Knotenpunkte des aus Convexlinse und Auge bestehenden Sammelsystems. Die Grösse des reellen umgekehrten Bildes ist uns dann gegeben, denn es verhält sich die Grösse des Bildes zur Grösse des Objectes im Augengrunde, wie der Abstand des Bildes vom ersten Knotenpunkte zum Abstande des Objectes vom zweiten Knotenpunkte des Sammelsystems.

15*

228 Sechstes Capitel. Die Bestimmung der Refractionszustände.

Berechnen wir zunächst die Vergrösserung für das emmetropische Auge, wenn wir die Constanten des Listing'schen schematischen Auges zu Grunde legen, eine Convexlinse von $2'' (= 54\cdot2$ Mm.) B. W. anwenden und dieselbe so vor's Auge halten, dass deren Centrum (wir denken uns beide Hauptpunkte in einen vereinigt) $\frac{1}{2}'' = 13\cdot6$ Mm. vom 1. Hauptpunkte des Auges abstehe. Um nun zunächst den Ort des Bildes zu bestimmen, berechnen wir die beiden Hauptbrennweiten des aus Linse und Auge bestehenden Systems.

$$F_1 = \frac{14\cdot858 \times 54\cdot2}{14\cdot858 + 54\cdot2 - 13\cdot6} = 14\cdot521 \text{ Mm.}$$

$$F_2 = \frac{19\cdot875 \times 54\cdot2}{14\cdot858 + 54\cdot2 - 13\cdot6} = 19\cdot424 \text{ Mm.}$$

Die Lage der Brennpunkte des Sammelsystems erhalten wir, wenn wir die Lage der Hauptpunkte des Sammelsystems bestimmen.

$$H_1 = \frac{13\cdot6 \times 54\cdot2}{13\cdot6 - 14\cdot858 - 54\cdot2} = -13\cdot292 \text{ Mm.}$$

$$H_2 = \frac{13\cdot6 \times 19\cdot875}{13\cdot6 - 14\cdot858 - 54\cdot2} = -4\cdot874 \text{ Mm.}$$

Der Sinn dieser Gleichungen ist der, dass der erste Hauptpunkt des Sammelsystems $13\cdot292$ Mm. hinter dem Centrum der Convexlinse (also gegen das Auge zu), der zweite Hauptpunkt des Sammelsystems $4\cdot874$ Mm. vor dem zweiten Hauptpunkte des Auges (also gegen die Convexlinse hin) gelagert ist. Das Centrum der Convexlinse steht von der Vorderfläche der Cornea $11\cdot660$ Mm. ab (weil dessen Abstand vom ersten Hauptpunkte des Auges der Annahme gemäss $13\cdot6$ Mm. beträgt, letzterer aber $1\cdot940$ Mm. hinter der Vorderfläche der Cornea liegt). Da nun der erste Hauptpunkt des Sammelsystems $13\cdot292$ Mm. hinter dem Linsencentrum liegt, so liegt er demnach $1\cdot632$ Mm. hinter der Vorderfläche der Cornea. Die erste Hauptbrennweite beträgt $14\cdot521$ Mm., der Abstand zwischen Linsencentrum und erstem Hauptpunkte $13\cdot292$ Mm., folglich liegt der erste Brennpunkt des Sammelsystems $1\cdot229$ Mm. vor dem Centrum der Linse.

Der zweite Hauptpunkt des Sammelsystems liegt $4\cdot874$ Mm. vor dem zweiten Hauptpunkte des Auges. Dieser letztere liegt $2\cdot356$ Mm. hinter der Vorderfläche der Cornea, folglich liegt der erstere $2\cdot518$ Mm. vor der Cornea. Die zweite Brennweite des Sammelsystems beträgt $19\cdot424$ Mm., der zweite Brennpunkt des Sammelsystems liegt demnach $16\cdot906$ Mm. hinter der Cornea, und da der Abstand der Vorderfläche der Cornea des emmetropischen schematischen Auges von der Netzhaut $= 22\cdot231$ Mm. ist, $5\cdot325$ Mm. vor der Netzhaut.

Wir haben nun noch die Lage der Knotenpunkte des Sammelsystems zu bestimmen. Der Abstand des zweiten Knotenpunktes vom zweiten Brennpunkte ist gleich der ersten Hauptbrennweite $= 14\cdot521$ Mm., der zweite Knotenpunkt liegt demnach $19\cdot846$ Mm. vor der Netzhaut. Der erste Knotenpunkt liegt, da dessen Abstand vom ersten Brennpunkte der zweiten Hauptbrennweite gleich ist, $19\cdot424$ Mm. hinter dem ersten Brennpunkte, und da dieser letztere $12\cdot889$ Mm. von der Cornea absteht, $6\cdot535$ Mm. hinter der Cornea. Der Abstand der beiden Hauptpunkte (sowie der beiden Knotenpunkte) unter einander beträgt $4\cdot149$ Mm.

Sechstes Capitel. Die Bestimmung der Refractionszustände.   229

Wir müssen nun zunächst berechnen, an welcher Stelle das umgekehrte Bild des Augengrundes entworfen wird. Dazu nehmen wir die schon öfters verwendete Gleichung $l_1 l_2 = F_1 F_2$. F_1 und F_2 sind in unserem Falle durch die beiden Brennweiten des combinirten Systems gegeben, l_2 ist der Abstand der Netzhaut vom zweiten Brennpunkte des combinirten Systems, den wir $= 5\cdot 325$ Mm. fanden. Daraus ergibt sich

$$l_1 = \frac{14\cdot 521 \times 19\cdot 424}{5\cdot 325} = 52\cdot 949 \text{ Mm.}$$

Das umgekehrte Bild des Augengrundes wird demnach $52\cdot 949$ Mm. vor dem ersten Brennpunkte des Sammelsystems, und da dieser letztere $1\cdot 229$ Mm. vom Centrum der Convexlinse absteht, $54\cdot 2$ Mm. vor letzterem entworfen. Wir sehen, zu welch' genauem Resultate wir in Betreff der Lage des Bildes durch unsere Berechnung gelangten, denn in dem speciellen Falle war uns ja die Lage des Bildes ohne Berechnung ohnehin bekannt. Da das untersuchte Auge ein accommodationsloses emmetropisches ist, so sind die von einem Objectspunkte des Augengrundes ausgehenden Strahlen nach ihrem Austritte aus dem Auge unter einander parallel, es fallen demnach auf die vor dem Auge stehende Convexlinse parallele Strahlen auf und diese müssen in dem Brennpunkte der Linse vereinigt werden. Nun beträgt aber die Brennweite der supponirten Linse $54\cdot 2$ Mm., folglich muss das umgekehrte Bild des Augengrundes, wie es auch die Rechnung ergibt, $54\cdot 2$ Mm. vor der Linse entworfen werden. Wenn wir also auch die Lage des Bildes ohne Berechnung in dem speciellen Falle bestimmen konnten, so können wir doch daraus auf die Vergrösserung keinen Schluss ziehen, wenn wir nicht die Lage der Knotenpunkte des Sammelsystems kennen, die uns eben die Rechnung ergab. Wir müssen zunächst den Abstand x des Objectes im Augenhintergrunde vom zweiten Knotenpunkte, sowie den Abstand y des Bildes vom ersten Knotenpunkte kennen.

$x = 19\cdot 846$ Mm., wie wir sahen.

$y = 54\cdot 2$ Mm. $+ 11\cdot 66$ Mm. $+ 6\cdot 535$ Mm. $= 72\cdot 395$ Mm.

Bezeichnen wir mit a die lineare Grösse des Objectes im Augengrunde und mit b die seines Bildes, so erhalten wir

$$a : b = x : y = 19\cdot 846 : 72\cdot 395 = 1 : 3\cdot 65,$$

daher $\qquad\qquad\qquad b = 3\cdot 65\, a,$

d. h. das umgekehrte reelle Bild zeigt eine $3\cdot 65$fache, also nahe $3\tfrac{3}{4}$fache lineare Vergrösserung.

Bei unseren Berechnungen der Vergrösserung bei der Untersuchung im aufrechten Bilde nahmen wir als Normalgrösse des Netzhautbildes, mit welcher wir die übrigen Netzhautbildgrössen verglichen, jene an, welche ein Object bei dessen Entfernung von $8''$ vom Knotenpunkte unseres Auges darbietet. Wenn wir nun dieses umgekehrte reelle Bild bei einer Entfernung von $8''$ ansehen, so können wir die gefundenen Werthe direct verwenden und demnach die in Rede stehende Vergrösserung als eine $3\tfrac{3}{4}$fache bezeichnen.

Wenn wir statt des schematischen Auges das reducirte zu Grunde legen und die Convexlinse von $2''$ B. W. so vor das Auge halten, dass deren Centrum $\tfrac{1}{2}'' = 13\cdot 54$ Mm. vor dem Knotenpunkte, also $8\cdot 54$ Mm. vor dem Scheitel des Auges steht, so kommen wir in Betreff der Ver-

230   Sechstes Capitel. Die Bestimmung der Refractionszustände.

grösserung zu demselben Resultate, wie früher. Der erste Brennpunkt des Sammelsystems liegt dann 5·8 Mm. vor dem Linsencentrum, der zweite Brennpunkt 4·9 Mm. vor der Netzhaut. Der zweite Knotenpunkt des Sammelsystems steht 18·3 Mm. von der Netzhaut ab, das umgekehrte Bild liegt 66·8 Mm. vor dem ersten Knotenpunkte. Es verhält sich demnach

$$a : b = 18\cdot3 : 66\cdot8 = 1 : 3\cdot65$$
$$\text{daher} \quad b = 3\cdot65\, a.$$

Die Vergrösserung, die sich hierbei ergibt, ist demnach genau dieselbe, wie die unter den früheren Annahmen erzielte.

Betrachten wir nun die Vergrösserungen, welche sich bei der Untersuchung ametropischer Augen im umgekehrten Bilde ergeben. Auch hierbei können wir immer den Ort des Bildes finden, wenn wir die Formel $\frac{1}{a} = \frac{1}{f} - \frac{1}{u}$ (s. pag. 54) in Anwendung ziehen, da uns, wenn wir den Grad der Refractions-Anomalie und die Distanz zwischen K und C kennen, u gegeben ist. Allein über die Lage der Knotenpunkte erhalten wir hierbei keine Vorstellung und mithin ist uns kein Schluss auf die Vergrösserung erlaubt.

Wir müssen deshalb in anderer Weise verfahren. Nehmen wir zunächst an, es bestände $H^{1}/_{3}$, erzeugt durch Verkürzung der Augenaxe. Das reducirte Auge wird, wie wir sahen, bei einer Verkürzung der Augenaxe um 2·96 Mm. diesen Grad der H darbieten. In einem solchen Auge liegt dann die Netzhaut nicht 4·9 Mm., sondern nur 1·9 Mm. hinter dem zweiten Brennpunkte des Sammelsystems und ihr Abstand von dessen zweitem Knotenpunkte beträgt 15·3 Mm.

Das umgekehrte Bild liegt jetzt nicht 66·8 Mm. vor dem ersten Knotenpunkte, sondern, wie die Rechnung ergibt, in einer Distanz von 144·1 Mm. von demselben. Aus diesem Grunde ist

$$a : b = 15\cdot3 : 144\cdot1 = 1 : 9\cdot4,$$
$$b = 9\cdot4\, a,$$

die Vergrösserung demnach eine $9^{2}/_{5}$fache.

Wenn derselbe Grad von H im reducirten Auge bei unverkürzter Axenlänge durch schwächere Krümmung der brechenden Fläche bedingt werden sollte, so müsste der Halbmesser der brechenden Fläche nicht 5, sondern 6·05 Mm. betragen, die erste Brennweite eines solchen Auges wäre dann 18·2, die zweite 24·2 Mm. Wo und in welcher Grösse wird das umgekehrte Bild des Grundes eines solchen Auges entworfen, wenn wir wieder zur Erzeugung desselben eine Convexlinse von 2″ B. W., 8·54 Mm. vor die brechende Fläche gestellt, anwenden?

Wir bestimmen die Cardinalpunkte des Sammelsystems durch folgende Gleichungen:

$$F_1 = \frac{18\cdot2 \times 54\cdot2}{18\cdot2 + 54\cdot2 - 8\cdot54} = 15\cdot4 \text{ Mm.}$$

$$F_2 = \frac{24\cdot2 \times 54\cdot2}{18\cdot2 + 54\cdot2 - 8\cdot54} = 20\cdot5 \text{ Mm.}$$

$$H_1 = \frac{8\cdot54 \times 54\cdot2}{8\cdot54 - 18\cdot2 - 54\cdot2} = -7\cdot2 \text{ Mm.}$$

$$H_2 = \frac{8\cdot54 \times 24\cdot2}{8\cdot54 - 18\cdot2 - 54\cdot2} = -3\cdot2 \text{ Mm.}$$

Sechstes Capitel. Die Bestimmung der Refractionszustände.

Daraus ergibt sich: Der erste Brennpunkt des Sammelsystems liegt 8·2 Mm. vor dem Centrum der Linse, der zweite 2·7 Mm. vor der Netzhaut. Der zweite Knotenpunkt des Sammelsystems steht 18·1 Mm. von der Netzhaut ab, während das umgekehrte Bild in einer Distanz von 137·5 Mm. vor dem ersten Knotenpunkte entworfen wird. Es verhält sich mithin
$$a : b = 18\cdot 1 : 137\cdot 5 = 1 : 7\cdot 6$$
$$b = 7\cdot 6\, a,$$
die Vergrösserung ist also in diesem Falle eine 7·6fache.

Es ist demnach die Vergrösserung berechnet, wie sie sich bei $H\,1/_3$ im umgekehrten Bilde unter den angegebenen Bedingungen ergibt, und es ist gleichzeitig gezeigt, dass es in Betreff der Vergrösserung nicht gleichgiltig ist, ob Hypermetropie ihren Grund in Verkürzung der Augenaxe oder in schwächerer Brechkraft des dioptrischen Systems, z. B. in Aphakie, hat. Die Vergrösserung ist im ersteren Falle merklich grösser als im letzteren, für das angeführte Beispiel nahe das $1\,1/_1$fache.

Nehmen wir die Untersuchung eines mit $M\,1/_3$ behafteten Auges im umgekehrten Bilde mit Hilfe einer Convexlinse von $2''$ Brennweite, 8·54 vor das Auge gesetzt, vor und setzen wir zunächst den Fall, es wäre die Myopie durch Verlängerung der Augenaxe bedingt.

Wenn die Axenlänge des reducirten Auges um 4·9 Mm. zunimmt, so besteht in einem solchen Auge $M\,1/_3$, d. h. es werden dann auf der Netzhaut Strahlen zur Vereinigung kommen, die von einem Punkte ausgehen, der $3''$ vor dem Knotenpunkte des Auges liegt. Es liegt demnach, wenn wir vor ein solches Auge convex 2 in der bekannten Distanz vorhalten, die Netzhaut nicht 4·9 Mm., wie im emmetropischen Auge, sondern 9·8 Mm. hinter dem zweiten Brennpunkte des Sammelsystems.

Daraus ergibt sich, dass das umgekehrte Bild 24·5 Mm. vor dem ersten Brennpunkte des Sammelsystems entworfen wird. Der Abstand des umgekehrten Bildes von dem 1. Knotenpunkte des Sammelsystems beträgt 42·4 Mm., der der Netzhaut vom zweiten Knotenpunkte 23·2 Mm., daher
$$a : b = 23\cdot 2 : 42\cdot 4 = 1 : 1\cdot 8$$
$$b = 1\cdot 8\, a,$$
die Vergrösserung ist also eine $1\,1/_5$fache.

Soll $M\,1/_3$ bedingt werden durch stärkere Krümmung der brechenden Fläche, so muss, wie wir schon früher sahen, die brechende Fläche des reducirten Auges einen Krümmungshalbmesser von 4·2 Mm. haben. F_1 ist in einem solchen Auge $= 12\cdot 5$ Mm., $F_2 = 16\cdot 7$ Mm. Die Cardinalpunkte des Sammelsystems, wenn wir vor ein solches Auge eine Convexlinse von $2''$ B. W. in bekannter Distanz vorhalten, ergeben sich durch folgende Gleichungen:

$$F_1 = \frac{12\cdot 5 \times 54\cdot 2}{12\cdot 5 + 54\cdot 2 - 8\cdot 54} = 11\cdot 64 \text{ Mm.}$$

$$F_2 = \frac{16\cdot 7 \times 54\cdot 2}{12\cdot 5 + 54\cdot 2 - 8\cdot 54} = 15\cdot 56 \text{ Mm.}$$

$$H_1 = \frac{8\cdot 54 \times 54\cdot 2}{8\cdot 54 - 12\cdot 5 - 54\cdot 2} = -7\cdot 95 \text{ Mm.}$$

$$H_2 = \frac{8\cdot 54 \times 16\cdot 7}{8\cdot 54 - 12\cdot 5 - 54\cdot 2} = -2\cdot 45 \text{ Mm.}$$

232 Sechstes Capitel. Die Bestimmung der Refractionszustände.

Daraus ergibt sich, dass die Netzhaut 6·89 Mm. hinter dem zweiten Brennpunkte und das umgekehrte Bild 26·28 Mm. vor dem ersten Brennpunkte liegt.

Die Distanz zwischen Netzhaut und 2. Knotenpunkte ist gleich 18·53 Mm., die zwischen dem verkehrten Bilde und 1. Knotenpunkte gleich 41·74 Mm. Daher

$$a : b = 18\cdot53 : 41\cdot74 = 1 : 2\cdot8$$
$$b = 2\cdot8\, a,$$

die Vergrösserung ist demnach eine $2\frac{1}{5}$fache.

Wir ersehen aus den letzten Sätzen, welche Vergrösserung bei der Untersuchung eines $M\frac{1}{3}$ darbietenden Auges unter den gegebenen Bedingungen statthat, und dass die Vergrösserung eine bedeutendere ist, wenn M durch stärkere Brechkraft des dioptrischen Systems erzeugt wird oder würde. Für $M\frac{1}{3}$ ist die Vergrösserung für letzteren Fall das $1\frac{1}{2}$fache von jener, die sich ergibt, wenn $M\frac{1}{3}$ durch Verlängerung der Augenaxe herbeigeführt wird.

Die allgemeinen Schlüsse sind pag. 190 gezogen.

Hiermit wären die wichtigsten hier in Betracht kommenden Berechnungen geliefert, und es ist gezeigt, wie man im speciellen Falle zu verfahren habe, um unter gegebenen Bedingungen die Vergrösserungen zu calculiren.

Zum Schlusse eine historische Bemerkung. So viel ich weiss, wurde der Umstand, dass die Vergrösserung des aufrechten und umgekehrten Bildes eine andere sein müsse, je nachdem eine Refractionsanomalie eine solche ist oder auf abnormer Länge der Augenaxe beruht, bisher sehr wenig berücksichtigt, einschlägige Berechnungen aber gar nicht geführt. Nur Donders [1]) sagt: „If a shorter radius of curvature of the surface of the cornea or of the lens, without any change in the length of the visual axis, were the cause of the M, g' (die Distanz zwischen Augengrund und 2. Knotenpunkte) would be less; and if now, while the inverted image was at the same distance from the eye, g'' continued unchanged, the magnifying $\frac{g''}{g'}$ would prove greater". Nun ist es allerdings unmöglich, dass die Knotenpunkte in einem derartigen Auge ihre Lage beibehalten, weil ein Auge, welches dieselbe Länge und die Knotenpunkte an derselben Stelle wie ein emmetropisches hätte, niemals ein myopisches sein könnte, sondern immer emmetropisch bleiben müsste, woraus hervorgeht, dass die Werthe g' und g'' des emmetropischen mit denen von g' und g'' eines durch stärkere Brechkraft des dioptrischen Systems kurzsichtig gemachten Auges nicht übereinstimmen können; aber der Schluss, dass bei einem derartigen Auge die Vergrösserung eine bedeutendere, als bei einem durch Verlängerung der Augenaxe myopisch gewordenen sei, ist, wie wir eben berechneten, vollkommen richtig.

[1]) Anomalies of accommodation etc., pag. 367.

Siebentes Capitel.

Sind die brechenden Medien geprüft und der Refractionszustand des Auges bestimmt, dann gehe man zur Untersuchung des Augengrundes über. Da man bei der Bestimmung der Refraction mit Hilfe des aufrechten Bildes sich mit jenem Correctionsglase bewaffnet hat, mit welchem man den Augengrund deutlich sieht, so kann man gleich zur detaillirten Durchforschung desselben übergehen. Da jedoch, wenn das untersuchte Auge emmetropisch oder myopisch ist, wegen der bedeutenden Vergrösserung des aufrechten Bildes, bei nicht künstlich erweiterter Pupille, nur ein verhältnissmässig geringes Bruchstück des *Fundus oculi* mit Einem Blicke zu übersehen ist, so wird in der Regel der Rath ertheilt, zuerst durch die Prüfung im umgekehrten Bilde sich eine Gesammtübersicht zu verschaffen und dann erst das Specialstudium mit Hilfe des aufrechten Bildes vorzunehmen. Man kann, wenn man will, sich dies zur Regel machen, wiewohl das Beschauen des Augengrundes mit Einem Blicke bei Verwendung des umgekehrten Bildes nur in der Theorie existirt, indem sich *de facto* die Pupille in Folge der intensiven Beleuchtung in der Regel so stark verengert, dass man nicht Mehr, wie im aufrechten Bilde auf einmal übersieht, ja, wie schon (pag. 80 und 81) erwähnt, gar häufig eine derartige Untersuchung zur Unmöglichkeit wird und die Prüfung mit einem lichtschwachen Apparate und im aufrechten Bilde besondere Triumphe feiert. Ist die Pupille durch Atropin erweitert, dann allerdings wird der Untersuchung im umgekehrten Bilde zu dem früher erwähnten Zwecke nichts im Wege stehen, dann ist aber auch die Prüfung im aufrechten Bilde so leicht und eine Orientirung mit dessen Benützung so schnell ausgeführt, dass das umgekehrte Bild nicht unbedingt seine Rechte fordert.

Um sich im Augengrunde zurechtzufinden und die Lage

einzelner Punkte desselben anzugeben, hat Liebreich[1]) in demselben ein imaginäres Netz, aus lauter kleinen Quadraten zusammengesetzt, construirt. Buchstaben und Ziffern geben die genaue Lage jedes Quadrates an und wenn man wüsste, in welchem Quadrate ein pathologisches Object z. B. läge, so könnte man dies sehr genau definiren. Allein eine derartige Localisation *in praxi* auszuführen, halte ich für die pure Unmöglichkeit, und so wollen wir uns damit begnügen, im Augengrunde nach Papillendurchmessern zu messen und ausserdem ungefähr die Richtung anzugeben, in welcher das zu bestimmende Object sich findet. Wir sagen also z. B.: Ein Exsudatfleck in der Netzhaut, dessen Diameter der Hälfte von jenem der Papille gleichkommt, findet sich in der Diagonale nach innen und oben, zwei Papillendurchmesser von der Papille entfernt, und haben damit hinlänglich genau die Grösse und Lage des fraglichen Fleckes bestimmt. Unter Papillendurchmesser ist der scheinbare Durchmesser der Papille in dem speciellen Falle zu verstehen.

Wir gehen nun zur Specialschilderung des Augengrundes über und beginnen mit der *Papilla nervi optici*.

Ueber den Sehnerven-Querschnitt.

Die Papilla nervi optici.

I. Der normale Sehnerven-Querschnitt.

Die Eintrittsstelle des Sehnerven ist es, welche zuvörderst unsere Aufmerksamkeit auf sich zieht. Um die ophthalmoscopische Erscheinung desselben zu verstehen, ist es unumgänglich nothwendig, uns dessen Anatomie in das Gedächtniss zu rufen (siehe Fig. XL.) Der Sehnerve, der durch das *Foramen opticum* in die Orbita getreten, pflanzt sich nicht im hinteren Pole des Bulbus, sondern an einer von demselben nach innen gelegenen Stelle in die Sclerotica ein. Er ist von einer dichten fibrösen Scheide umgeben, welche in Form zweier in einander steckender Hohlcylinder das Agglomerat der Nervenbündel in sich schliesst. Diese beiden Scheidenröhren sind von ungleicher Mächtigkeit. Die äussere Scheidenpartie ist weit dicker als die innere, sie übertrifft die letztere um das Drei- bis Vierfache ihres Durchmessers. Zwischen den beiden Scheidenröhren ist ein natürlich ebenfalls cylindrischer

---

[1]) Atlas der Ophthalmoscopie 1863, pag. 1.

Zwischenraum gelegen, den man unter dem Namen des Scheidenzwischenraumes oder Zwischenscheidenkanales führen kann. Aus dichtem Bindegewebe, dem nach Donders[1]) ziemlich reich elastische Fasern beigemengt sind, bestehen die beiden Scheiden, während im Zwischenscheidenkanale nur Züge zarten, mit dünnen elastischen Fasern untermischten, welligen Bindegewebes, das äusserst arm an Fettzellen ist, sich finden. Von dem inneren Scheidenblatte gehen zahlreiche Fortsätze in den Sehnerven hinein, welche als Sepimente zwischen den einzelnen Nervenbündeln sich durchdrängen. Jede der markhaltigen Fasern hat ausserdem ihre eigene Scheide. An Querschnitten des Sehnerven, die mit Karmin infiltrirt sind, heben sich die Nervenfaserscheiden durch ihre rothe Färbung von dem eingeschlossenen Marke, das seine weisse Farbe beibehält, auf das prägnanteste ab.

Fig. XL.

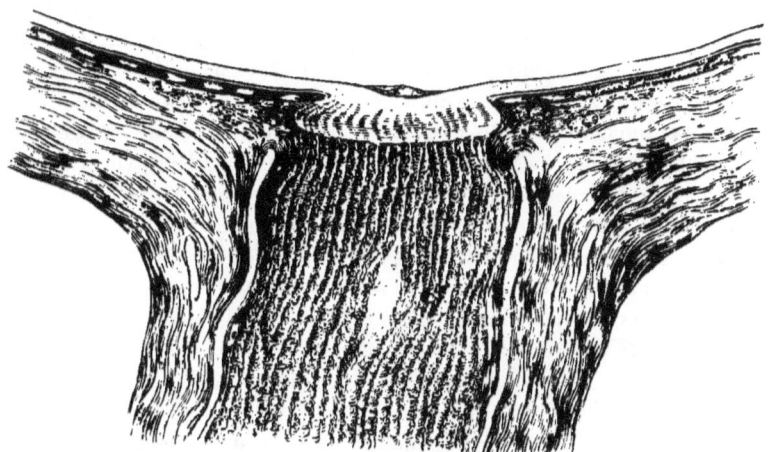

Horizontaler Durchschnitt der Eintrittsstelle des Sehnerven eines Normalauges.
Vrg. 15 (nach Ed v. Jäger).

Ist der Sehnerve am Auge angelangt, dann erweitert sich der äussere Scheidencylinder trichterförmig, er geht nämlich in die äussere Partie der Sclerotica direct über, so dass man seine Fasern ohne Unterbrechung, sich im Bogen nach aussen wendend, als Fasern der Sclerotica weiter verlaufen sieht. In diesen Faserlagen finden sich stets zerstreute Pigmentzellen.

---

[1]) Gräfe's Archiv. I. 2, pag. 83.

Das innere Scheidenblatt jedoch begleitet den Sehnerven noch, nachdem er in das Auge getreten. Der Zwischenscheidenkanal ist also auch beim Beginne des bulbären Verlaufes des Sehnerven, aber nicht durch die ganze Dicke der Sclerotica hindurch vorhanden. Ehe noch der Sehnerve bis zur Chorioidea vorgedrungen, biegen sich die Fasern des inneren Scheidecylinders zum Theile unter rechten Winkeln nach aussen um, sie gehen in die vorderen Scleroticalschichten über, der Scheidenkanal hört auf zu existiren. Ein anderer Theil der besagten Fasern steigt aber, das intraoculäre Sehnervenende ringförmig umschliessend, bis zum Niveau der Chorioidea auf.

Der Sehnervenstrang als solcher tritt durch die sogenannte nach vorne schwach concave *Lamina cribrosa* in das Innere des Auges. Das bindegewebige Gerüste der *Adventitia*, der *Arteria centralis retinae* und des inneren Scheidencylinders stehen nämlich durch ein mächtiges Balkenwerk mit einander in Verbindung, durch dessen Lücken die Bündel des Opticus hindurchpassiren. Die Fasern des Sehnerven verlieren, nachdem sie durch die *Lamina cribrosa* gegangen, ihre undurchsichtigen Markscheiden, die dem Sehnervenstrang das glänzendweisse Ansehen verleihen; nur die hellen im höchsten Grade diaphanen Axencylinder sind es, welche in das Innere des Auges durch das Loch der Aderhaut vordringen. Der ganze Opticusstrang verschmälert sich sichtlich nach seinem Durchtritte durch die *Lamina cribrosa,* die engste Stelle liegt nach H. Müller[1]) im Niveau der Capillargefässschichte der Chorioidea. Im Niveau der inneren Netzhautschichten angelangt, biegen sich die Nervenfasern häufig unter rechten Winkeln um, um in die Faserschichte der Netzhaut überzugehen, so zwar, dass in der Regel ein grösserer Theil der Fasern nach innen als nach aussen strebt. Der Sehnervenkopf, wie man den Theil des Opticusstammes, der innerhalb der siebförmigen Lamelle gelegen ist, bezeichnet, bildet trotz des letzten Verhaltens in der Regel auch in seiner inneren Partie keine merkliche Hervorragung über die Ebene der Netzhaut, keine sogenannte Papille. Im centralsten Theile, an der Ursprungsstelle der Gefässe findet sich im Gegentheile eine geringe Vertiefung. Die „*Papilla*" *nervi optici* ist daher in der Form, wie sie im Cadaverauge sich präsentirt, eine Leichenerscheinung, der Ausdruck: Sehnervenpapille aber so eingebürgert, dass es nicht nöthig ist, sich desselben zu entschlagen. Ed. v. Jäger, der das anatomische und

---

[1]) Gräfe's Archiv IV. 2, pag. 3.

ophthalmoscopische Bild des Sehnerven besonders richtig gewürdigt und mit einander in Einklang gebracht, führte für das intraoculäre Sehnervenende den Namen des Sehnervenquerschnittes ein. In der That liegt daselbst der natürliche Querschnitt des Sehnerven vor unseren Augen. Die Benennung: Sehnerveneintritt dürfte jedoch, da die Niveauverhältnisse des Opticus sich unter physiologischen und pathologischen Verhältnissen sehr mannigfaltig gestalten können, vor den anderen Bezeichnungsweisen den Vorzug verdienen, weil sie die indifferenteste, weil sie jene ist, welche über die Beschaffenheit der fraglichen Partie am wenigsten aussagt.

Der anatomische Durchmesser des Sehnerven-Querschnittes unterliegt gewissen Schwankungen. H. Müller's [1]) und Ed. Jäger's [2]) Messungen stimmen jedoch so weit überein, dass man die Grösse von 1·6 Mm. als Durchschnittszahl annehmen kann. Der verticale und horizontale Durchmesser können ebenfalls Abweichungen unter einander zeigen.

Im Axenkanale des Sehnerven, dem sogenannten *Porus opticus*, verlaufen die *Arteria* und *Vena centralis retinae*. Die Centralarterie ist ein Ast der *Arteria ophthalmica*, die aus der *Carotis interna* hervorgeht, während die Centralvene in die, in den *Sinus cavernosus* mündende *Vena ophthalmica* sich ergiesst. Die *Arteria centralis* legt in der Regel ein grösseres Wegstück innerhalb des Opticus zurück, als die entsprechende Vene. Donders [3]) sah die letztere schon in einer Entfernung von 2 Mm., die erstere aber erst in einer solchen von 5 Mm. von der Sclerotica, in schiefer Richtung aus dem Opticus treten.

Zahlreiche feine Aeste gehen von der Centralarterie in den Sehnerven hinein, welche in demselben ein dichtes, die einzelnen Nervenbündel umspinnendes Maschenwerk bilden. Der Sehnerve wird jedoch nicht bloss von der Centralarterie aus mit Blut versorgt, er bezieht dasselbe vielmehr in seinem vordersten Abschnitte noch aus einer anderen Quelle. Die *Arteria ophthalmica* erzeugt nämlich ausser der *Arteria centralis retinae*, die vor Allem dazu ausersehen ist, den Opticus und die Netzhaut mit Blut zu versorgen, noch das Ciliargefässsystem, welches die Aufgabe hat, die Sclerotica, hauptsächlich aber den Tractus der Aderhaut mit dem nöthigen Blute zu speisen. Diese beiden Gefässsysteme, das Netz-

---

[1]) Netzhaut, pag. 82.
[2]) Ergebnisse etc., pag. 9.
[3]) Gräfe's Archiv I. 2, pag. 86.

haut- und Ciliargefässsystem, zeigen eine merkwürdige Selbstständigkeit und Unabhängigkeit von einander. Nur an Einer Stelle ist bis jetzt der Zusammenhang der genannten Systeme im menschlichen Auge mit Sicherheit erwiesen, und diese Stelle liegt dort, wo der Sehnerve durch die Sclerotica hindurch tritt. Ed. v. Jäger's [1] Verdienst ist es, den Sclerotical-Gefässkranz, der schon Zinn und Haller in der Mitte des vorigen Jahrhunderts der Wesenheit nach bekannt war, der Vergessenheit entrissen, und die wesentliche Rolle, die er bei gewissen tiefen Erkrankungen des Auges spielt, richtig gewürdigt zu haben. Dieser Gefässkranz wird gebildet von zwei bis drei, auch vier kurzen hinteren Ciliararterien, welche in der Horizontalebene nach innen und aussen vom Sehnerven in die Lederhaut eindringen und, sich in Aeste theilend, in derselben einen geschlossenen Kranz um den Opticus bilden. Beim neugeborenen Kinde umschliesst der Kranz nach v. Jäger den Sehnerven-Querschnitt fast unmittelbar, während er im Auge des Erwachsenen meistens einen vom Opticus weiter abstehenden grösseren Kreis bildet. Von den Gefässästen nun, welche den besagten Ring constituiren, dringen zahlreiche Reiserchen in das Innere des Sehnerven und gehen theils in dem die Nervenbündel umfassenden Gefässnetze unter, theils anastomisiren sie, wie Leber [2] angibt, direct mit den von der Centralarterie abtretenden Aesten. Auf diese Weise wird die arterielle Verbindung zwischen dem Netzhaut- und Ciliargefässsysteme bewerkstelligt. Eine ähnliche Communication der venösen Systeme an der genannten Stelle ist aber nicht nachweisbar, von einem dem arteriellen entsprechenden venösen Gefässkranze lässt sich keine Spur finden, in der Nähe des Sehnerveneintrittes zeigen sich vielmehr nach Leber nur äusserst sparsame venöse Anastomosen.

Leber führt jedoch weiter an, dass auch sehr zahlreiche Arterien- und minder zahlreiche Venenäste direct aus der Chorioidea in den Opticus übertreten, so dass „sich die Choriocapillaris unmittelbar in das feine, die Sehnervenbündel umstrickende Gefässnetz fortsetzt" [3].

Die Centralgefässe der Netzhaut theilen sich während ihres Verlaufes im Opticus in der Regel nicht. Erst nachdem sie durch die *Lamina cribrosa* hindurch getreten, folgt gewöhnlich die Thei-

---

[1] Siehe Zeitschrift für praktische Heilkunde 1856, pag. 410 und: Ueber die Einstellungen des dioptrischen Apparates. 1861, pag. 55.
[2] Gräfe's Archiv XI. 1, pag. 5.
[3] l. c. pag. 6.

lung der *Arteria centralis*, während andererseits die *Vena centralis*
an dieser Stelle sich aus ihren Zweigen zusammensetzt. Bei der
nun folgenden Beschreibung des ophthalmoscopischen Bildes,
welches der Opticus darbietet, wird von diesen Theilungsästen
weiter die Rede sein.

Wir können den Opticus bei der Untersuchung mit dem
Augenspiegel mit verschiedenen Beleuchtungsgraden bei Verwendung verschiedenartiger Lichtquellen, im aufrechten oder verkehrten
Bilde betrachten. Wir haben schon erwähnt, welchen Einfluss die
Beschaffenheit der Lichtquelle und die Beleuchtungsintensität auf
die Farbentöne des Augengrundes, daher auch des Sehnerven ausüben muss, und wir haben hier noch hinzuzufügen, dass begreiflicher Weise in Betreff der Wahrnehmbarkeit der Details des Augengrundes die Vergrösserung, unter welcher wir untersuchen, eine
Hauptrolle spielen wird. Da die Amplification, welche man bei
Benützung des aufrechten Bildes erhält, derjenigen, welche bei der
in der gewöhnlichen Weise vorgenommenen Prüfung im umgekehrten Bilde sich ergibt, bedeutend überlegen ist, so ist selbstverständlich, dass es bei Anwendung der ersteren Methode gelingen wird, genauer in die Structur des Sehnervenkopfes einzugehen, als dies bei der Benützung des umgekehrten Bildes im
Allgemeinen der Fall ist.

Bei der Verwendung einer gut brennenden Oellampe als
Lichtquelle, eines Jäger'schen lichtschwachen Spiegels als Reflectors stellt sich die normale Sehnervenpapille, zu deren Anblick wir
aus anatomischen Gründen gelangen, wenn wir das Auge nach innen
wenden lassen und selbst von vorne oder etwas von der Schläfen-
seite in dasselbe blicken, im aufrechten Bilde in folgender Weise
dar¹): Durch ihre glänzendhelle Färbung hebt sich die Eintrittsstelle
des Sehnerven von dem gelbröthlich gefärbten Augengrunde in
markanter Weise ab. Sämmtliche Theile an der Oberfläche des
Sehnervenquerschnittes liegen nahezu in demselben Niveau. Nur an
der Austrittsstelle der Gefässe besteht eine kleine Einsenkung. Wir
sind jedoch gerade nach dem ophthalmoscopischen Bilde nicht berechtigt, es als allgemeine Regel hinzustellen, dass der Opticusquerschnitt irgend wie erhebliche Niveaudifferenzen zeige.

Die Form der Papille ist kreisrund, in der Regel vom mathematischen Kreise etwas abweichend, so dass entweder der Längs-
oder der Querdurchmesser um ein Geringes überwiegt. Nicht gar
selten ist die Papille auffallend oval, und dann in der Regel längs-

---

¹) Siehe Tafel IV, Fig. 25, 26, 27.

oval. Ein ausgesprochenes Queroval stellt sie nur in den äussersten Ausnahmsfällen dar. Ausserdem kann sie, wie wir sahen, im astigmatischen Auge bei der Untersuchung im aufrechten Bilde nach der Länge oder Quere ausgezogen erscheinen, und eine ähnliche scheinbare Form darbieten, wenn, wie wir an einem späteren Orte beschreiben werden, ein sogenanntes *Staphyloma posticum* gegeben ist. Von dieser scheinbaren Form des Sehnerven muss die wirkliche anatomische Gestalt desselben unterschieden werden, und hier muss ich bemerken, dass ich gerade in hypermetropischen Augen, die frei von Astigmatismus waren, längsovale Papillen viel häufiger beobachtete, als bei emmetropischen und myopischen.

Die scheinbare Grösse der Papille, wenn auch von den anatomischen Schwankungen abhängig, wird doch vor Allem, wie wir sahen, durch den Refractionszustand des Auges und die Art und Weise, in welcher derselbe corrigirt wird, bedingt.

Die Farbe der Papille ist schwer definirbar. Macht sie auch im Grossen und Ganzen den Eindruck des Weiss, so ist sie doch niemals unter physiologischen Verhältnissen wirklich weiss. Wir müssen bedenken, dass drei wesentliche Elemente sehr verschiedener Farbe in die Zusammensetzung des sichtbaren Theiles des Opticus eingehen; es sind dies die Fasern des Bindegewebes, welche die *Lamina cribrosa* bilden, die Nervenfasern des Opticus und das Blut, das in den Capillaren des Sehnervenkopfes kreist. Das Bindegewebe der *Lamina cribrosa* ist jener Antheil des Sehnerven, welcher das meiste weisse Licht reflectirt, wiewohl sich demselben in der Regel etwas gelbliche oder bläuliche Strahlen beimischen. Niemals aber erscheinen die ihres Markes beraubten normalen Nervenfasern weiss, sie sind vielmehr von grauer, bläulicher oder leichtgrünlicher Farbe. Das Blut in den Capillaren endlich, welche die Faserbündel umspinnen, breitet über das Ganze einen zarten röthlichen Farbenton, welcher dort am stärksten hervortritt, wo die dichteste Lage der Nervenbündel sich findet.

Dadurch stellt sich das Bild der Papille eines jugendlichen, normalen Auges in folgender Weise dar: Accommodirt man nicht genau für die Papillenfläche, so erscheint sie *in toto* gelblichweiss, bläulichweiss oder gelblichroth. Bei scharfer Einstellung für dieselbe bemerkt man, dass die innere Hälfte mehr rothes Licht reflectirt, als die äussere Partie. Die Färbung dieser letzteren ist keine homogene, sondern es treten daselbst mehr oder weniger zahlreiche, rundliche oder ovale Stellen von mattgrauer oder bläulicher Farbe auf, so dass diese äussere Hälfte der Papille wie gefleckt erscheint. Die mehr geröthete innere Papillenhälfte stellt sich viel gleichmässiger dar, und selten gelingt es, in derselben eine auffallende Fleckung wahrzunehmen. Die Anatomie gibt uns die Gründe für die erwähnten optischen Symptome. Wir sahen, dass sich ein grösserer Theil der Sehnervenfasern nach dem Eintritte des Opticus in das Auge nach innen, ein kleinerer nach aussen umlegt. Ist auch jedes einzelne der marklosen Faserbündel sammt dem ihn umspinnenden Gefässnetze im höchsten Grade diaphan, so wird doch bei einer grösseren Uebereinanderlagerung derselben die rothe Farbe des Blutes sich bemerkbar machen, die Diaphanität der betreffenden Partie wird abnehmen, es wird nicht mehr gelingen, die dahinter gelegenen Theile deutlich wahrzunehmen. So geschieht es, dass in der inneren Hälfte des Sehnerven in der Regel die Nervenfasermasse die *Lamina cribrosa* deckt, so dass an dieser Stelle unser Blick nicht bis zu der letzteren vordringen kann. Anders gestalten sich die Verhältnisse in dem äusseren Abschnitte des Sehnerven-Querschnittes. Hier hindert die dünnere Nervenlage die Beobachtung der siebförmigen Platte nicht. Diese letztere ist es, welche die glänzend helle Färbung erzeugt, während die in ihren Lücken steckenden Nervenfaserbündel der matten Fleckung zu Grunde liegen. Verläuft ein Nervenfascikel senkrecht gegen den Sehnerven-Querschnitt und legt sich dasselbe unter 90° in die Ebene der Netzhaut um, so sehen wir an der Umbeugungsstelle einen rundlichen Fleck, dagegen einen länglichovalen, wenn die Richtung des Faserstranges gegen die Axe des Sehnerven schräge gerichtet war. An der Austrittsstelle der Centralgefässe, an der Stelle der kleinen trichterförmigen Einsenkung findet sich ein das Licht besonders stark reflectirender Fleck.

In der genannten Beschaffenheit erstreckt sich jedoch die Papille nicht bis zu ihrem Rande. Ihre Begrenzung ist vielmehr zunächst durch einen hellglänzenden, weissen oder weissgelblichen Ring gebildet, der nur in den seltensten Fällen bei der Untersuchung im aufrechten Bilde gänzlich fehlt, dagegen allerdings im umgekehrten Bilde, bei der verhältnissmässig geringen Vergrösserung desselben, von dem Beobachter häufig vermisst wird. Es ist dies der von v. Jäger als Bindegewebs- oder Scheidenring bezeichnete Reif, von Liebreich unter dem Namen der Scleral-Grenze aufgeführt. Bei der Vergrösserung des aufrechten Bildes erscheint der Scleroticalring in der Regel nicht als Grenzlinie, als ein Grenzstreif zwischen Opticus und Chorioidea; er bietet vielmehr deutliche Breitendimensionen mit ausgeprägtem doppeltem Rande dar. Nicht in dem ganzen Papillenumfange ist er jedoch gleich deutlich sichtbar. Am schärfsten tritt er am äusseren Rande hervor, die dünnere Nervenfaserlage daselbst stellt dem Eindringen des Lichtes kein wesentliches Hinderniss entgegen, dagegen ist er häufig nach innen durch die über ihn streifende Nervenmasse mehr oder weniger gedeckt. Uebrigens bietet er nicht stets an allen Stellen dieselbe Breite dar, er kann an einzelnen Punkten auf einen schmalen Raum reducirt oder nahezu unsichtbar sein, zeichnet sich ferner in einzelnen Fällen durch seine auffallende Breite aus, während er in anderen in der That nur durch eine feine Grenzlinie repräsentirt wird.

Die anatomische Erklärung des Bindegewebsringes kann keine Schwierigkeiten bereiten, wir sahen ja, dass ein Theil der Fasern des inneren Scheidenblattes bis zur Chorioidea aufsteigt. Hier erst biegen sich dieselben in die Sclerotica um. Die Umbeugungsstelle liegt im Bindegewebsringe zu Tage, welcher um so breiter sein wird, je grösser das Loch der Chorioidea ist, je weniger die Aderhaut über ihn hinübergreift.

Der Scleroticalring ist jedoch nicht die äusserste Grenze des Sehnerven, an ihn schliesst sich vielmehr oft noch der sogenannte Chorioidealring, mehr oder minder deutlich entwickelt, an. An dem Rande des Sehnerven ist nämlich das Chorioidealpigment häufig in grosser Menge angehäuft. Daher kommt es, dass in einzelnen Fällen ein vollkommen geschlossener schwarzer Ring, mitunter von ansehnlicher Breite, den Opticus umkreist. Bei Säuglingen findet sich eine derartige breite Pigmentzone, wie v. Jäger[1]) angibt, unverhältnissmässig stark ausgesprochen, in einer Weise, wie sie bei Erwachsenen kaum vorkommt. In der Regel zeigt der Pigmentring grössere oder kleinere Lücken. Das Gewöhnliche ist, dass sich an einzelnen Stellen des Sehnervenumkreises Segmente einer solchen Pigmentanhäufung finden. Am constantesten zeigt sich der Pigmentbogen am äusseren Rande der Papille. In seiner schwächsten Entwicklung erscheint der Aderhautring in Form kleiner zerstreuter Pigmenthäufchen, die am Rande der Papille lagern. Auch kommt vor, dass das Pigment stellenweise über den Bindegewebsring, hinübergreift, ihn so theilweise deckend.

Nervenscheibe, Bindegewebs- und Pigmentring, das sind die drei concentrischen Lagen, welche das intraoculäre Sehnervenende im ophthalmoscopischen Bilde darbietet.

---

[1]) Einstellungen etc., pag. 31.

Siebentes Capitel. Ueber den Sehnerven-Querschnitt.

Die **Hauptgefässstämme** treten im Centrum der Papille, häufig etwas nach innen vom Centrum aus dem Sehnerven hervor. Das Augenspiegelbild der *Arteria* und *Vena centralis* ist ein sehr verschiedenes, je nach dem Orte, an welchem die Theilung der Arterie und die Zusammensetzung der Vene stattfindet, und je nach der Zahl der Aeste, welche die Arterie erzeugt und aus deren Zusammenfluss die Vene hervorgeht. Was den ersteren Punkt anlangt, so kann die Theilungsstelle der Gefässe sichtbar sein oder nicht. Theilt sich die Arterie erst nachdem sie die *Lamina cribrosa* passirt, so sind wir in der Lage, den Arterienstamm selbst oder wenigstens die Theilungsstelle zu erblicken. Der erstere Anblick wird uns zu Theil, falls das Gefäss nicht senkrecht auf den Sehnerven-Querschnitt, sondern etwas schräge zur Ebene desselben verläuft. Man sieht es dann durch die Nervenmasse deutlich hindurchscheinen, und erkennt genau den Punkt, wo die Theilung erfolgte. Ist aber die Richtung des Arterienstammes vollkommen lothrecht gegen die Sehnervenfläche, dann ist nur die Stelle, wo die Theilung stattfindet, sichtbar und zwar in Form eines tiefrothen, nahezu schwarzen Fleckes. An diese Punkte sehen wir in der Längsaxe des Gefässes in dasselbe, tief in dessen Blutsäule hinein, deren natürlicher Transversalschnitt begreiflicher Weise eine sehr dunkle Farbennuance darbietet. Erfolgt die Theilung der Arterie, noch ehe sie durch die *Lamina cribrosa* hindurchgetreten, dann ist uns der Anblick des Arterienstammes durch die vorliegende Siebplatte benommen. Wir sehen nur die isolirten Hauptäste bei ihrem Eintritte in den Sehnervenkopf.

Die Centralvene zeigt ein ähnliches Verhalten, wie die Centralarterie, nur ist die Stelle, an welcher sie sich aus ihren Aesten constituirt, häufig tiefer gelegen, als der Ort der Arterientheilung.

Die Hauptgefässe, die durch weitere Theilung der ursprünglichen Aeste auf der Papille zu Tage treten, schlagen die Richtung nach oben und unten ein. Ihre Anzahl ist sehr verschieden; die individuellen Differenzen sind so mannigfach, dass sich keine bestimmte Regel über ihr Verhalten angeben lässt. Von einer scheinbar auffallenden Gefässarmuth, wo nach oben und nach unten nur Ein arterielles und venöses Hauptgefäss abgeht, bis zu jenen Fällen, in welchen die Papille förmlich mit Gefässen bedeckt sich darstellt, finden sich die zahlreichsten Zwischenstufen. Das verhältnissmässig häufigste Verhalten dürfte jenes sein, dass nach oben und unten je zwei arterielle und venöse Gefässstämme in der Art abgehen, dass die Arterien von den Venen begleitet werden. Nach innen verläuft kein Hauptast, wohl aber ansehnliche von den Hauptästen abgegebene Zweige. Nach aussen gegen die *Macula lutea* sieht man auf der Papille nur ganz zarte Gefässe, 2—4 an der Zahl, hinziehen.

Arterien und Venen sind bei der Vergrösserung des aufrechten Bildes und bei genauer dioptrischer Einstellung für dieselben leicht zu unterscheiden. Vor Allem treten die Arterien durch ihre hellrothe Farbe hervor, während den Venen ein dunkleres Colorit zukommt. Das Caliber der Arterien ist geringer, als das der Venen, sie werden von den letzteren an Breite übertroffen. Die arteriellen Gefässe zeigen einen mehr gestreckten Verlauf, während der der Venen meistens geschlängelt ist. Merkwürdiger Weise gibt Coccius[1]) ein dem letzteren gerade entgegengesetztes Verhalten der Gefässe an. Die Wandung der Gefässe markirt sich ebenfalls im ophthalmoscopischen Bilde. Zunächst sieht man in der Gefässmitte einen hellglänzenden Streifen verlaufen, welcher bei den Arterien in Bezug auf Helligkeit und Glanz deutlich ausgeprägt, bei den Venen weniger scharf markirt, aber breiter ist. Helmholtz[2]) sagt bereits, dass die Arterien und ihre ersten Verästlungen durch die doppelten Contouren ihrer Wandungen sich von den Venen unterscheiden, und v. Trigt macht dazu die richtige Bemerkung, dass Helmholtz wahrscheinlich nicht die Gefässwandung, sondern die lichtere Gefässmitte mit den sie beiderseits begrenzenden, doppelt contourirten Blutstreifen gesehen habe. v. Trigt gibt auch die Erklärung dieses Phänomens, welche Ed. v. Jäger[3]) weiter ausführte. Jene Lichtstrahlen, welche in der Gesichtslinie des Auges fortschreitend, die cylindrische Gefässwand senkrecht treffen, werden von ihr in derselben Richtung in das Auge des Beobachters zurückgeworfen, und da die Gefässwandung hinlänglich viel Licht reflectirt, damit dieses gesondert wahrgenommen werde, so wird der lichte Streifen der Ausdruck dieser Lichtreflexion sein. Die schief auf die cylindrische Gefässwandung fallenden Strahlen werden nicht in das Auge des Beobachters, sondern seitlich zurückgeworfen, daher von diesem Lichte in das Auge des Untersuchers Nichts gelangt. Wenn diese Erklärung richtig ist, so wird der Reflex je nach der Stellung unserer Gesichtslinie wandern müssen und dies geschieht auch in der That. Wenn wir das Gefäss nicht von vorne, sondern durch Aenderung der Kopf- und Spiegelhaltung seitlich

---

[1]) Augenspiegel, pag. 4.
[2]) Augenspiegel, pag. 34.
[3]) Ergebnisse etc., pag. 12 und 13.

betrachten, so weicht der lichte Reflex gleichfalls zur Seite. Er ist an den Venen weniger deutlich ausgeprägt, weil die Venenwandung dünner ist, daher weniger Licht reflectirt, er ist weniger scharf markirt, weil der Blutdruck in den Venen nicht so hoch wie in den Arterien steigt, diese Gefässe sich daher dem intraoculären Drucke gegenüber nicht in ihrer cylindrischen Form, sowie die Arterien, behaupten können, sondern etwas abgeflacht werden.

So wenig der hellere Gefässstreifen ein Ausdruck der doppelten Contouren der Gefässwandung und so wenig anzunehmen ist, dass Helmholtz diese doppelten Contouren der Gefässwandungen wirklich sah, so muss doch anderseits bemerkt werden, dass es nicht selten gelingt, die Gefässwandungen in der That wahrzunehmen. Unter gewissen abnormen physiologischen und pathologischen Verhältnissen ist dies, wie wir sehen werden, eine ziemlich häufige Erscheinung. Aber auch auf der normalen Sehnervenscheibe wird mitunter die Gefässwandung sichtbar. Es treten am Rande der Hauptgefässstämme, sowohl der Arterien, als der Venen, doppelt contourirte weisse Streifen auf, welche eben durch ihre weisse Farbe von der niemals weissen Färbung des Sehnerven abstechen, und die ich unter normalen Verhältnissen kaum weiter als einen Papillendurchmesser in die Netzhaut verfolgt habe. Es ist kein Zweifel, dass diese weissen Streifen zur Seite der Gefässe der Ausdruck der Gefässwandungen sind. Zu deren Wahrnehmung bedarf es jedoch der Vergrösserung des aufrechten Bildes.

An den centralen Gefässstämmen nehmen wir unter physiologischen Verhältnissen ein eigenthümliches Pulsphänomen wahr. In der Arterie ruft die Circulation des Blutes keine wahrnehmbaren Symptome hervor. Wiewohl kein Zweifel darüber bestehen kann, dass die Arterien sich während der Systole des Herzens etwas ausdehnen und dass während der Herzdiastole ihr Durchmesser etwas abnimmt, so sind wir doch nicht in der Lage, unter physiologischen Verhältnissen von diesem Arterienpulse Etwas wahrzunehmen, weil die Vergrösserung, welche uns bei unseren Beobachtungen zu Gebote steht, eine zu geringe ist. Nur Donders [1]) führt an, dass er in einzelnen Fällen erkennen konnte, dass „der Blutdruck während der Systole des Herzens die Arterie ganz sicher etwas ausdehnt". Dagegen ist aber der Venenpuls eine Erscheinung, welche leicht wahrnehmbar unter physiologischen Verhältnissen auftritt. Schon Helmholtz [2]) fahndete nach der Wahrneh-

---

[1]) Gräfe's Archiv I. 2, pag. 94.
[2]) l. c. pag. 34.

mung der Pulsation der Centralgefässe, konnte aber dieselbe nicht mit Sicherheit erkennen. Van Trigt [1]) und Coccius [2]) entdeckten 1853 unabhängig von einander die Venenpulsation, Ed. Jäger [3]) gab zuerst eine ausführliche genaue Beschreibung des in Rede stehenden Phänomens, v. Gräfe [4]) widmete der Erklärung desselben seine Aufmerksamkeit, Donders [5]) stellte die Verhältnisse des Blutdruckes im Auge und den Zusammenhang des Venenpulses mit demselben in klarer Weise dar, Memorsky [6]) endlich hob es scharf hervor, dass das Auftreten und Schwinden des Venenpulses nicht ein Zeuge der Schwankungen des intraoculären Druckes, dass im Gegentheile der intraoculäre Druck im normalen Auge immer ein und derselbe, und der Venenpuls nur der sichtbare Ausdruck für die Wirkung jener Kräfte sei, welche den Blutdruck im Auge reguliren.

Der Venenpuls kann in allen Augen unter normalen Verhältnissen auftreten, er wird jedoch nicht immer wahrgenommen. Ein vorhandener Puls kann verschwinden, um nach einiger Zeit wieder sichtbar zu werden. Die Erscheinung findet sich nur an den venösen Hauptstämmen, welche auf der Papille liegen und zeigt sich da am deutlichsten in jenen Venen, welche am meisten abgeflacht, wie zugespitzt auf der Papille endigen, ferner an jenen, welche sich rechtwinklig umbiegen, an der Umbeugungsstelle ein dunkles Knie bilden. Bei angeborenen Excavationen des Sehnerven sind es die Venen, welche am Rande der Excavation unter einem scharfen Winkel in die Tiefe biegen, an welchen man die Pulsation besonders deutlich wahrnimmt. In der Regel pulsirt nur Ein Venenstamm. Nicht selten sieht man übrigens zwei, in äusserst seltenen Fällen sah ich sogar drei Venenstämme gleichzeitig pulsiren. Unmittelbar vor dem Eintritte des Radialpulses beginnt die Verengerung und das Blasserwerden der Venen, und zwar schreitet dieselbe, wie Ed. Jäger gezeigt hat, von dem Centrum gegen die Peripherie fort, lässt sich aber nicht über die Papillengrenzen verfolgen. Unmittelbar auf den Radialpuls folgt die Erweiterung und Füllung der Gefässe, von der Peripherie gegen das Centrum hin. Ist die Vene auf dem Maximum der Erweiterung angelangt, so folgt eine kurze Pause, worauf das Spiel von Neuem beginnt.

---

[1]) Niederl. Lancet, pag. 456.
[2]) Augenspiegel, pag. 3.
[3]) Wiener med. Wochenschrift 1854, Nr. 3—5.
[4]) Dessen Archiv I. 1, pag. 382.
[5]) Gräfe's Archiv I. 2, pag. 75.
[6]) Gräfe's Archiv, XI. 2, pag. 107. Der Autor heisst nicht Mimocky.

Die Erklärung des Venenpulses ist folgende: Bei der Systole des Herzens, also der Diastole der Arterien wird das Blut in die arteriellen Gefässe des Auges geworfen. Der Blutdruck in den Arterien wird auf den Glaskörper übertragen, noch ehe er sich durch die Capillaren in die Venen fortgepflanzt. In Folge erhöhten Glaskörper- (intraoculären) Druckes werden die Venen comprimirt. Jene von den venösen Gefässen, in welchen der seitliche Blutdruck am geringsten ist, werden den geringsten Widerstand entgegensetzen können, sie werden vor allen anderen die Compression erfahren, und dies sind die venösen Hauptstämme, denn je mehr Widerstände das Blut überwunden hat, einen um so geringeren Druck übt es auf die Gefässwandungen aus. Daher ist der Blutdruck in den Venen, da, wenn das Blut in denselben anlangte, der mächtige Widerstand des Capillargefässsystems bereits besiegt ist, ein geringer, und wird um so geringer, je mehr sich der Blutstrom dem Herzen nähert, denn um so mehr nimmt die Summe der Widerstände, die bis zum Herzen hin noch zu überwinden sind, ab. Der seitliche Blutdruck ist demnach in den grösseren Venenstämmen kleiner, als in deren Aesten. Daraus geht hervor, dass innerhalb des Auges der Blutdruck in den venösen Gefässstämmen, da wo sie aus dem Auge austreten, am geringsten ist, diese Gefässstücke daher zumeist dem intraoculären Drucke nachgeben werden. Es beginnt also während der Arteriendiastole eine Compression der venösen Hauptstämme vom Centrum gegen die Peripherie. Das Blut entweicht zum Theile durch die Gefässpforte aus dem Auge heraus. Der Druck auf den Glaskörper nimmt zu, bis die Herzsystole, resp. die Arteriendiastole auf ihrem Höhenpunkte angelangt ist. Nun beginnt die Diastole des Herzens, die Systole, die Verengerung der Arterien.

Jedoch noch ehe es dazu kommt, muss die Behinderung der Ausfuhr des Venenblutes den Blutdruck in den Venen steigern. Denn das Zuströmen des Blutes durch die Capillaren ist nicht behindert, es fliesst fortwährend Blut in die Venen nach, die Spannung in ihrem Innern wird dadurch beständig erhöht, so lange, bis der Druck des Glaskörpers überwunden ist. Das Hinderniss an der peripheren Compressionsstelle wird jetzt durchbrochen und so füllt sich die Vene von der Peripherie gegen das Centrum hin. Zu dem kommt, dass ja während der Herzdiastole der Druck auf den Glaskörper wieder abnimmt, in Folge dessen die comprimirten Venenstücke um so leichter, rascher und ausgiebiger dem Andringen des unter höherem Drucke stehenden Blutes nachgeben, der Abfluss des Blutes demnach rasch von Statten gehen wird.

Ist der Venenpuls nicht vorhanden oder nur schwach ausgeprägt, so kann derselbe, wie Coccius schon angibt, durch einen leichten Fingerdruck auf das Auge hervorgerufen, beziehungsweise deutlich gemacht werden. Es findet dies seine Erklärung darin, dass wenn die Erhöhung des Glaskörperdruckes bei der Arteriensystole nicht ausreicht, um das Pulsphänomen hervorzurufen, dies geschieht, wenn wir den intraoculären Druck durch Auflegen des Fingers auf das Auge in abnormer Weise steigern.

Der sichtbare Arterienpuls kommt unter normalen Verhältnissen nicht vor.

II. Angeborene Anomalien des Sehnerven.

Die in Rede stehenden Anomalien sind mannigfacher Art. Sie betreffen den Ursprung, die Theilungsstelle, die Verlaufsrichtung und Verlaufsart der Gefässe, sowie foetale Ueberreste derselben; sie stellen sich dar unter der Form der so häufigen, in ihrer exquisitesten Gestalt selteneren angeborenen Excavationen der Papille; sie prägen sich ferner aus in angeborener Verfärbung und Pigmentbildung auf dem Sehnerven-Querschnitte, in dem Auftreten diaphaner Fasern im Opticusstamme, markhaltiger Fasern in der Netzhaut, sowie in einer anderen eigenthümlichen, als Opticustheilung bezeichneten Bildung.

1. Anomalien der Centralgefässe.

Wie wir erwähnten, unterliegt unter normalen Verhältnissen Zahl und Verhalten der Gefässe auf der Papille sehr grossen Mannigfaltigkeiten. Es ist besser, dieselben aus eigener Anschauung kennen zu lernen, da selbst die ausführlichste Beschreibung dieser Varietäten nicht erschöpfend wäre. Nur seltenere Verhältnisse wollen wir hier erwähnen.

Bei zwei Geschwistern, bei welchen die Sehnerven fehlten, wurde das gänzliche Fehlen der Centralgefässe von Newman [1]) ophthalmoscopisch nachgewiesen. Andere hierher gerechnete Fälle gehören an einen anderen Ort.

Was die Anomalien des Gefäss-Ursprunges anlangt, so sieht man nicht allzu selten, dass aus der Papille, mehr oder weniger vom Centrum entfernt, oder auch am Rande ein Blutgefäss aus der Tiefe hervorgeht. Aeusserst selten ist es dagegen, dass ein Retinalgefäss ausserhalb der Sehnervenpapille in der Retina, die Chorioidea durch-

---

[1]) Ophthalmic Hospital Reports 1864. IV. 2, pag. 202.

bohrend, auftaucht. Derlei Gefässe sind wahrscheinlich als Zweige zu betrachten, welche von den Centralgefässen, noch während sie im *Porus opticus* oder vielleicht sogar noch ausserhalb desselben verlaufen, abgehen, dann eine Strecke zwischen Sclerotica und Chorioidea dahinziehen und endlich durch diese letztere in die Netzhaut treten. Anatomisch wurde über den Verlauf derartiger Gefässe noch nicht Vieles sicher festgestellt. Donders[1]) sagt, dass die kleinen Gefässe, welche auf der Papille zum Vorschein kommen, schon im Opticusstamme für sich gesondert verlaufen und nicht von den Centralgefässen zu entspringen scheinen. H. Müller[2]) sah einmal bei der anatomischen Untersuchung eines Auges von der Seite des gelben Flecks ein Gefäss aus der Sclerotica an den Rand der Chorioidea treten, sich dicht um denselben herumbiegen und in die äusseren Netzhautschichten hineingehen. Leber[3]) macht darauf aufmerksam, dass es nicht unmöglich sei, dass in manchen Fällen die in der Peripherie der Papille auftauchenden Gefässe aus dem Scleroticalgefässkranze stammen, wo sie dann als dem Ciliargefässsystem angehörig betrachtet werden müssten.

Was die Theilungsstelle der Centralgefässe betrifft, so gehört es zu den grossen Seltenheiten, dass, wie v. Jäger[4]) angibt, der ungetheilte Gefässstamm die eine Hälfte der Papille durchzieht und erst am Rande derselben den nach der entgegengesetzten Richtung streichenden Ast abgibt. Hie und da sieht man auch, wie ein Gefäss, nachdem es die Papille verlassen, einen *Ramus recurrens* absendet, der zur Papille zurückläuft, auf derselben eine Schlinge bildet und dann wieder in die Netzhaut tritt.

In Betreff der Richtung, welche die Gefässe einschlagen, gehört es zu den grössten Seltenheiten, dass ein Hauptstamm gegen die *Macula lutea* hin verläuft. Ich sah dies in einem einzigen Falle. Ein venöses Gefäss grössten Calibers, von einer Arterie nicht begleitet, ging in querer Richtung nach aussen, strich über den gelben Fleck hin und löste sich dann in seine Aeste auf.

In Bezug auf die Verlaufsweise sei bemerkt, dass die Gefässe sich nicht selten kreuzen. Mitunter findet auf der Papille eine Kreuzung unter rechten Winkeln statt, wobei z. B. ein arterieller Gefässstamm von aussen und unten nach innen und oben, ein venöser von innen unten nach aussen oben geht.

---

[1]) Gräfe's Archiv I. 2, pag. 87.
[2]) Ibidem, IV. 2, pag. 10.
[3]) Ibidem, XI. 1, pag. 6.
[4]) Ergebnisse etc., pag. 11.

Die Gefässe bieten ausserdem bisweilen eine ganz ausgezeichnete Schlängelung dar. Dieselbe betrifft dann in der Regel die zusammenlaufenden arteriellen und venösen Gefässstämme, die Excursionen können dabei sehr bedeutend sein und liegen entweder noch auf der Oberfläche der Papille, oder, was häufiger vorkommt, in der Netzhaut. Man hüte sich, dieselben für pathologisch zu halten und andererseits die pathologischen Krümmungen der Gefässe, von denen wir später handeln werden, damit zu verwechseln. Ein eigenthümliches Bild ist es endlich, wenn der eine Gefässstamm den anderen umrankt. Es ist nicht selten, dass ein etwa rechts liegendes Gefäss, gewöhnlich eine Arterie, über die begleitende Vene geht, dieselbe umschlingt und wieder auf die rechte Seite tritt; viel seltener sind die ausgezeichneten Bilder, wo das eine Gefäss, in der Regel die Arterie, in wiederholten Schraubengängen, die theils auf der Papille, theils in der Netzhaut liegen, seinen Nachbar umwindet.

Ein einziges Mal sah ich eine merkwürdige Gefässfigur auf der Papille. Es traten nämlich in einem Falle, in welchem die Chorioidealgefässe blosslagen, **drei blassgelbe derartige Gefässe auf die Papille über, die auf derselben eine Anastomose bildeten und dann nahe dem Centrum der Papille in dieselbe sich einsenkten.** Aeste der rothen Centralgefässe gingen über sie hinüber.

2. Persistirende Arteria hyaloidea.

Ein eigenthümliches ophthalmoscopisches Object kann die *Arteria hyaloidea* werden. Es verläuft im Embryo von der Eintrittsstelle des Sehnerven eine Arterie durch den Glaskörper im sogenannten *Canalis Cloqueti* gerade nach vorn zur Linsenkapsel. Der trichterförmige Beginn dieses Canales führt den Namen der *Area Martegiani*. In äusserst seltenen Fällen persistirt nun dieses Gefäss während des Lebens. Zehender[1] sah dasselbe 1857 in Form eines Stranges, welcher aus der Mitte der Papille in der Weise, wie die übrigen Retinalgefässe entsprang, und durch den Glaskörper bis zur hinteren Linsenkapsel verlief, wo er in einer knopfartigen Ausbreitung endigte. Das centrale Ende des Stranges auf der Papille war so roth gefärbt, wie die übrigen Retinalgefässe, sein im Glaskörper verlaufender Theil erschien bei Augenspiegel-Beleuchtung dunkel, sein vorderes Ende, welches der seitlichen Beleuchtung zugänglich war, wies hierbei wiederum eine blutrothe Farbe dar. Dieser Strang, von dem es keinem Zweifel unterliegen konnte,

---

[1] Klinische Monatsblätter 1863, pag. 260.

dass er die embryonale, persistirende, offengebliebene und mit Blut gefüllte *Arteria hyaloidea* war, machte bei Bewegungen des Auges schlangenartige Excursionen in dem offenbar verflüssigten Glaskörper. 1861 sah Toussaint[1]) einen ähnlichen Fall, jedoch zeigte der centrale durch den Glaskörper verlaufende, nicht bewegliche Strang keine röthliche Farbe, so dass man es mit einem obliterirten Embryonalgefässe zu thun hatte. 1863 beobachtete Sämisch[2]) ein dem letzteren ganz ähnliches Bild im linken Auge eines 17jährigen Mädchens. Die Dicke des Stranges kam derjenigen eines Hauptastes der *Vena centralis* gleich. Diese Veröffentlichung über unseren Gegenstand war übrigens die erste, die der Zeit nach vorausgehenden Beobachtungen schlossen sich erst an die genannte an. Ebenso sah Liebreich[3]) die *Arteria hyaloidea* und zwar im Grunde einer tiefen physiologischen Excavation aus der *Arteria centralis* entspringen. Sie stellte ein sich zuspitzendes, nur durch eine kurze Strecke, in der *Area Martegiani*, mit Blut gefülltes Gefäss dar, dessen Fortsetzung als ein dunkler Strang zur hinteren Linsenkapsel verlief, daselbst in einer sternförmigen Figur endigend. Wecker[4]) beschreibt 1865 einen Fall, in welchem die obliterirte *Arteria hyaloidea* sich in die hintere Kapsel einer nach oben und aussen luxirten Linse inserirte. Noch gehören hierher Beobachtungen dieser seltenen Anomalie von Seiten Störs[5]) (1865), Laurence's[6]) (1865), in dessen Falle das vordere Ende der Arterie frei im Glaskörper flottirte, und Mooren's[7]) (1867 veröffentlicht, 1859 beobachtet), welcher die obliterirte *Arteria hyaloidea* nicht aus der Centralarterie, sondern einem kleinen nach aussen von der Papille gehenden Arterienästchen entspringen sah.

Was über unseren Gegenstand noch zu bemerken wäre, ist, dass Heinrich Müller[8]) bereits im Jahre 1856 über die *Arteria hyaloidea* als ophthalmoscopisches Object schrieb, allein als ophthalmoscopisches Object des Ochsen-, nicht des Menschenauges, in welchem sich constant ein Rest der *Arteria hyaloidea* findet. Jedoch stellte er bereits die Vermuthung auf, „es möchte eine

---

[1]) Klinische Monatsblätter 1863, pag. 350.
[2]) Ibidem, 1863, pag. 258.
[3]) Ibidem, 1863, pag. 350.
[4]) Annales d'oculistique, 53. Band, pag. 65.
[5]) Klinische Monatsblätter 1865, pag. 24.
[6]) Ophthalmic Review 1865, July, pag. 173.
[7]) Ophthalmiatrische Beobachtungen 1867, pag. 201.
[8]) **Gräfe's Archiv**, II. 2, pag. 65.

Arteria hyaloidea auch beim erwachsenen Menschen entweder als blutführendes Gefäss oder obliterirt als ein weisslicher Vorsprung vorkommen" [1]). 1858 berichtet derselbe Forscher [2]) über den Rest der *Arteria corporis vitrei* in den beiden Augen einer jungen Ziege, nachdem ein Jahr zuvor Meissner [3]) in einem Auge eines Greises aus der Mitte des Sehnerven-Eintrittes einen weissen Zapfen entspringen sah, welcher gerade nach vorn ungefähr eine Linie weit in den Glaskörper hineinragte — ein Rest der *Arteria hyaloidea*. Iwanoff theilt mir mit, dass er im Besitze eines menschlichen Auges sei, welches die *Arteria hyaloidea* aufweist.

3. Physiologische Sehnerven-Excavation.

Ein viel bedeutenderes Interesse, als die erwähnten Abnormitäten, bieten die angeborenen Anomalien, welche an der Eintrittsstelle des Sehnerven sich finden, dar. Es sind dies vor Allem die Excavationen des intraoculären Sehnervenendes.

Wir betrachteten als das normale Verhältniss dasjenige, bei welchem die Oberfläche des Sehnerven-Querschnittes mit dem der übrigen Retina nahezu in einem Niveau liegt. Nur an der Austrittsstelle der Gefässe macht sich in der Regel eine kleine trichterförmige Einsenkung geltend. Dies ist der Beginn jener Formen, von denen wir hier zu handeln haben.

Es ist eigenthümlich, dass man bei dem ausgezeichneten Bilde, welches die physiologischen Excavationen nicht selten geben und bei der Häufigkeit ihres Vorkommens in verhältnissmässig später Zeit nach der Entdeckung des Augenspiegels eine Erwähnung derselben findet.

Zwar schreibt Ed. Jäger [4]) 1855, er meine in einzelnen Fällen eine leichte Einsenkung des Centrums des Sehnerven-Querschnittes wahrgenommen zu haben, allein erst Förster [5]) spricht 1857 von dem nicht seltenen Vorkommen particller Vertiefungen in der Papille des Sehnerven. 1858 gab H. Müller [6]) die erste anatomische Beschreibung der wesentlichsten Formen der angeborenen Excavation, und 1861 lieferte v. Jäger [7]) eine

---

[1]) l. c. pag. 68.
[2]) Verhandlungen der Würzburger med. Gesellschaft, 12. Febr. 1858, pag. 159.
[3]) Henle und Pfeuffer, Zeitschrift für rationelle Medicin III. 1, pag. 562.
[4]) Ergebnisse etc., pag. 9.
[5]) Gräfe's Archiv III. 2, pag. 86.
[6]) Ibidem, IV. 2, pag. 4.
[7]) Einstellungen des dioptrischen Apparates, pag. 31.

erschöpfende Darstellung über den betreffenden Gegenstand, die um so werthvoller ist, als er uns eine Reihe hierher gehöriger Fälle im ophthalmoscopischen Bilde und zugleich im anatomischen Präparate vorführt.

Das Charakteristische der angeborenen Excavation ist, dass sie, was ihre Ausdehnung anlangt, niemals (oder doch nur in den äussersten Ausnahmsfällen) den ganzen Sehnerven-Querschnitt einnimmt, dass sie ferner betreffs ihrer Tiefe nicht weiter als bis zur *Lamina cribrosa* reicht, häufig nur bis zu den äussersten Retinalschichten oder in das Niveau der Chorioidea sich erstreckt.

Die Vertiefung im Sehnerven ist verschiedener Art. Sie kann zunächst eine centrale und dann nur eine Vergrösserung des in der Regel daselbst sich findenden Trichters sein. Wenn nämlich die äusseren der Chorioidea zugekehrten Schichten der Retina nicht bis dicht an den Rand der Aderhaut, welche den Opticus begrenzt, heranreichen, sondern schon früher schwinden, nachdem sie zuvor bereits etwas dünner geworden: dann biegen sich auch, wie H. Müller gezeigt hat, die Nervenfasern etwas früher und unter weniger scharfen Winkeln um. Die Faserschichte am Rande der Papille verliert an Höhe, die sonst kleine trichterförmige Grube dagegen erhält eine weitere Basis und dringt mit ihrer tiefsten Stelle gegen die *Lamina cribrosa* vor. Schon H. Müller bemerkte ferner, dass diese Grube in der Regel nicht im Centrum der Eintrittsstelle des Opticus, sondern mehr nach aussen gegen die *Macula lutea* liege, und dass die Hauptgefässstämme an der dem gelben Fleck abgewendeten, also inneren Wand der Vertiefung emporsteigen. Nicht immer zeigt jedoch die Excavation einen derartigen allmäligen Uebergang in das Niveau der Netzhaut, sondern sie hat häufig einen scharfen Rand, so dass eine Grube mit steiler Wand, mitunter sogar mit überhängendem Rande zu Stande kommt. Auf anatomischen Präparaten finden sich derlei Excavationen bisweilen nach v. Jäger mit zarten hyalinen Membranen zum Theile ausgefüllt, ein Moment, welches wegen der Durchsichtigkeit des in Rede stehenden Gewebes auf den Augenspiegelbefund keinen Einfluss ausüben kann.

Von dieser Form der **centralen** Excavation ist eine andere zu unterscheiden, welche ebenfalls H. Müller zuerst anatomisch beschrieben, später auch Schweigger[1] abgebildet hat. Es sind dies Fälle von auffallenden Unebenheiten an der Eintrittsstelle des Sehnerven, in denen sich eine partielle physiologische Exca-

---

[1] Augenspiegel, Tafel I, Fig. 2.

vation mit einer partiellen physiologischen Elevation verbindet. Auf der der *Macula lutea* zugekehrten Seite findet sich eine bis nahe an den Sehnervenrand reichende flache Grube. Die äusseren Netzhautschichten gehen an dieser Stelle in unverkürzter Höhe bis an den Rand der Chorioidea heran, während eben nur ein geringer Theil der Sehnervenfasern seine Richtung gegen den gelben Fleck einschlägt. Die bei weitem grösste Masse des Opticus thürmt sich zur inneren Hälfte der Papille auf, um hierauf, sich allmälig senkend, in das Niveau der Netzhaut abzufallen. Die äusseren Retinalschichten treten auf dieser Seite des Sehnerven-Querschnittes nicht in unveränderter Mächtigkeit an dessen Grenze, sondern schärfen sich bereits in einer gewissen Entfernung von derselben zu, so dass nur ein schmaler Saum den Opticusrand erreicht. Die centralen Gefässe steigen an der steilen inneren Partie des Opticus in die Höhe, niemals sehen wir sie in der flachen nach aussen liegenden Grube verlaufen. Die Oberfläche des Sehnerven-Eintrittes ist in diesen Fällen wellenförmig. Die innere Hälfte der Papille stellt den Wellenberg, die äussere das Wellenthal dar.

Diese Grundzüge des Baues der physiologischen Excavation, welche die Anatomie liefert, sind vollkommen ausreichend, um die so mannigfaltigen ophthalmoscopischen Bilder[1]) zu erklären, welche die angeborenen Vertiefungen des Sehnerven darbieten und die ihrerseits wieder unsere Kenntnisse über die Anatomie des Sehnervenkopfes bereichern.

Wie wir sahen, kennzeichnet sich die kleine trichterförmige Excavation an der Austrittsstelle der Gefässe durch einen sehr lichten Fleck. Die Farbe der Gefässstämme ist innerhalb derselben ebenfalls etwas heller, als in deren weiterem Verlaufe. Wenn wir von dem Bilde der grösseren angeborenen Excavationen handeln wollen, so sei zunächst angenommen, dass wir den Augengrund im aufrechten Bilde betrachten und unser Auge für die Ebene der Netzhaut einstellen. Erfolgt die Einsenkung an der Oberfläche des Sehnerven allmälig, dann besitzt sie keinen scharf geschnittenen Begrenzungsrand. Von einer ringförmigen peripheren Zone im Bereiche der Papille nimmt dieselbe gegen das Centrum an Helligkeit und Glanz zu, und während sie am Rande ein röthliches Ansehen darbietet, geht ihre Farbe gegen die Mitte allmälig in ein Gelblichweiss, häufig endlich in ein intensives Weiss über. Excavationen mit scharfem Rande gewähren einen viel markirteren Anblick.

---

[1]) Siehe Tafel VIII, Fig. 41—44.

Ihre Form ist eine deutlich ausgesprochene, selten ist die Begrenzung mathematisch kreisrund, in der Regel zeigt sie zahlreiche Ecken, Ein- und Ausbiegungen. Sie kann auch ein Längs- oder ein Queroval darstellen. v. Jäger erwähnt auch spaltförmige Vertiefungen. Die scharf begrenzten Excavationen nehmen gewöhnlich den mittleren Theil der Papille ein, breiten sich häufig mehr gegen die Schläfen- als gegen die Nasenseite aus, rücken ebenso häufig in den unteren äusseren Quadranten der Papille. Jedoch nicht selten wachsen ihre Dimensionen. Angeborene Excavationen, deren Durchmesser zwei Drittheile von jenem des Sehnerven-Querschnittes beträgt, sind nicht zu grossen Raritäten zu rechnen. Damit ist aber das Maximum der Flächenausdehnung nicht erreicht. Es kommen angeborene Vertiefungen vor, welche so nahe an den Rand des Opticus reichen, dass nur die Vergrösserung des aufrechten Bildes noch den Randtheil der Papille erkennen lässt.

Wo derselbe ausgesprochen ist, zeigt er eine auffallend rothe Farbe, die in Folge des Contrastes so dunkel erscheint, denn aus der vertieften Stelle bricht ein intensiv gelbweisses, häufig blendendweisses Licht hervor und verleiht dadurch der betreffenden Partie eine Farbe, wie sie der normalen nicht excavirten Papille nie und nimmer zukommt. Wir werden sehen, dass die glaucomatöse Excavation häufig den Eindruck einer blasenförmigen Hervorwölbung macht. Ich muss erwähnen, dass mir sehr lichte, scharf begrenzte, partielle Vertiefungen hie und da ebenfalls deutlich hervorgewölbt schienen.

Bei der in Rede stehenden Einstellung unseres Auges vermögen wir bei tiefen Excavationen keine weiteren Farbennuancen in denselben wahrzunehmen, bei minder tiefen zeigen sich grauliche, verschwommene Flecken, deren Bedeutung uns bald klar werden wird.

Betrachten wir den Verlauf der Gefässe von der Retina gegen die Papille her, so sehen wir sie, wie unter normalen Verhältnissen, über den Bindegewebsring auf den Rand der Papille treten. Bei flachen Excavationen gehen sie allmälig in die Tiefe, eine auffallende Biegung oder Knickung derselben am Rande der Aushöhlung ist nicht wahrzunehmen. Ihre Färbung wird eine hellere, und immer blasser werdend entschwinden sie endlich, wie im Nebel, unserem Blicke. Viel ausgezeichneter treten dagegen die Gefässsymptome in dem Falle scharfbegrenzter Gruben hervor. Am Rande derselben sehen wir die Gefässe, besonders die Venen häufig eine dunkelgefärbte knopfartige Anschwellung bilden. Von dieser Stelle an ändert das Gefäss seine Richtung. Entweder biegt es unter einem mehr oder minder scharfen Winkel ab und verläuft dann in gerader Richtung in der Excavation weiter, oder es sind die beiden in- und ausserhalb derselben gelegenen Gefässtheile gegen einander verschoben. Ein an der Höhlenwand verlaufendes schräge gestelltes Gefässstück verbindet die beiden Enden, eine doppelte Knickung bietet sich demnach dem Beschauer dar. Das Gefäss kann ferner am Rande eine vollkommene Unterbrechung erleiden, so dass man zwar dessen Fortsetzung in der Excavation, nicht aber das dazwischen liegende Bindeglied, welches an der steilen hohlen Wand verläuft, wahrnimmt. Endlich geschieht es, dass das eine oder andere Gefäss, mitunter auch alle Gefässe am Rande der Excavation aufzuhören scheinen, so dass der Excavationsgrund nur sparsame Gefässe aufweist, oder auch ganz gefässlos, nur an einzelnen streifigen Stellen wie rosig angehaucht, sich darstellt. Die Grundgefässe bleiben dann unsichtbar, weil bei Einstellung unseres Auges für die Netzhautebene von den in der Tiefe der Excavation verlaufenden Gefässpartien so undeutliche Bilder auf unserer Netzhaut entworfen werden, dass wir sie eben gar nicht oder nur in schwachen Umrissen wahrnehmen.

Sind aber die Gefässe auch, wie dies gewöhnlich der Fall ist, im Grunde der Grube nicht verschwunden, so haben sie doch ihr Aussehen wesentlich verändert. Ihre Farbe ist viel lichter, ein zartes Rosa bieten sowohl Arterien als Venen dar, so dass es in der Regel schwierig, ja unmöglich ist, sie innerhalb der Excavation von einander zu unterscheiden. Dabei haben sie den lichten Streifen, der in ihrer Mitte verläuft, verloren. Sie bieten dadurch ein mehr bandartiges Ansehen, wie die Chorioidealgefässe dar, ihre Contouren sind nicht scharf und werden unsomehr verschwommen, je tiefer sie sich in die Grube senken, bis sie endlich unserem Auge sich entrücken.

Das eben gegebene Bild ändert sich, so wie wir es ermöglichen, dass wir vom Grunde der Excavation ein deutliches Bild erlangen. Das gleichmässige glänzendweisse Ansehen der Excavation weicht, es tritt eine graublaue Fleckung auf. Es liegt hier nämlich die *Lamina cribrosa* zu Tage oder wird nur von einer geringen Schichte Nervenfasern gedeckt, weshalb wir besonders deutlich die Lücken des Maschenwerkes, durch welche die mattgefärbten Nervenbündel hindurchtreten, sehen können.

Besonders auffallend sind jedoch die Veränderungen in den Gefässen. Die ausserhalb der Excavation gelegenen erscheinen undeutlich, dagegen treten nun jetzt die innerhalb der Grube liegenden in der Regel vollkommen deutlich hervor. War der Papillengrund früher gefässlos, so bevölkert er sich jetzt plötzlich mit denselben. Wir erkennen dann häufig sehr wohl den Zusammenhang der *extra* und *intra excavationem* gelegenen Gefässstücke, oder es geschieht dies erst, wenn auch nicht immer, falls wir den Patienten eine Bewegung mit dem Auge machen lassen, oder wenn wir selbst eine Bewegung mit dem Spiegel vornehmen. Lassen wir z. B. das Auge nach abwärts sehen oder sehen wir selbst von oben in das Auge hinein, so wird es uns häufig gelingen, das vermisste Zwischenglied zweier nach abwärts liegender Gefässstücke wahrzunehmen. Die Gefässe der Excavation verlieren bei der Accommodation für dieselben theilweise ihr bandartiges Aussehen und treten wieder mehr oder weniger in ihrer normalen Erscheinung hervor. Auch wird es jetzt leichter gelingen, die Arterien von den Venen zu unterscheiden.

Bei dieser Einstellung für die Tiefe der Aushöhlung kann man in einzelnen Fällen noch einige Eigenthümlichkeiten derselben wahrnehmen. So sagt v. Jäger, dass er seitliche Ausbuchtungen, sowie Theilungen der Excavationen durch Scheidewände in zwei oder mehrere Buchten beobachtet habe.

Die früher anatomisch beschriebene wellenförmige Niveau-Anomalie des Sehnerven bietet ein wesentlich anderes Ansehen dar. Der äussere Theil der Papille ist flach excavirt, der innere steil erhöht, ein eigentlich scharfer Rand der Excavation nicht wahrnehmbar, die wenigen Nervenfasern, welche in dieser Partie verlaufen, heben sich allmälig zum Niveau der Faserschichte der Netzhaut empor. Die Papille erscheint in diesem Abschnitte auffallend blass, wiewohl nicht so glänzend, wie bei den früher beschriebenen Formen. Die Fleckung der *Lamina cribrosa*, sowie der Bindegewebsring sind in ausgezeichneter Weise sichtbar. Die wenigen zarten Gefässe, die in der Excavation gegen die *Macula lutea* nach aussen ziehen, zeigen keine merkbaren Symptome der Knickung. Ganz anders gestaltet sich das Bild der inneren Papillenhälfte. Die massenhaft über einander lagernden Nervenfasern geben derselben durch das in ihren Capillaren enthaltene Blut eine lebhaft rothe Farbe. Die *Lamina cribrosa* ist vollkommen verhüllt und unsichtbar, ebenso ist der Scleroticalring undeutlich und mitunter ganz gedeckt. Die Gefässe, welche an der steilen Wand emporsteigen und dann sich auf dem Gipfel umbiegen, zeigen deutlich die Stelle ihrer Knickung, von einzelnen wird das centrale Ende vermisst und kann auch bei richtiger dioptrischer Einstellung nicht aufgefunden werden, wenn nämlich die Fasermasse schräge aufsteigt, mit der äusseren Hälfte des Sehnerven einen spitzen Winkel bildend.

Es muss bemerkt werden, dass sich von dem gewöhnlichen Verhalten des Sehnerven bis zu dem eben beschriebenen Bilde eine Reihe von Uebergängen beobachten lässt, so dass diese Form von Excavation schon in dem, wie es scheint, constanten Momente, dass sich eine grössere Anzahl von Nervenfasern nach innen, als nach aussen umlegt, in ihrem Grundzuge ausgesprochen ist.

In welcher Weise wir mit Hilfe des aufrechten Bildes, durch die Bestimmung der Refraction am Rande und im Grunde der Excavation, die Tiefe derselben berechnen können, haben wir pag. 206 gesehen.

Bei der Untersuchung im umgekehrten Bilde sind manche der genannten Symptome, vor Allem die Gefässerscheinungen nicht so scharf ausgesprochen. Die reellen Bilder des Grundes und des Randes der Excavation liegen so nahe hinter einander, dass wir nur sehr geringe Accommodationsschwankungen, deren wir uns nicht einmal bewusst werden, benöthigen, um das eine und das andere deutlich wahrzunehmen. Wir erkennen daher im umgekehrten Bilde immer die Gefässe im Grunde der Excavation und sehen in der Regel den Zusammenhang der Gefässstücke. Ebenso tritt auch die Fleckung der *Lamina cribrosa* deutlich hervor. Die glänzendhelle Farbe der betreffenden Partie, die Knickungen der Gefässe am Aushöhlungsrande, deren lichte Färbung im Grubengrunde und die Erscheinungen der parallactischen Verschiebung, (s. pag. 208), wenn auch schwach ausgesprochen, das sind die Phänomene, welche im umgekehrten Bilde in den in Rede stehenden Fällen zu Tage treten.

Die Untersuchung mit dem binoculären Ophthalmoscope kann zur directen Anschauung der Aushöhlung führen.

4. Anomalien der Opticusfasern.

Die angeborenen Anomalien der Opticusfasern finden ihre Stelle hier, weil sie einen wesentlichen Einfluss auf das Erscheinen des Opticusquerschnittes nehmen. Sie bestehen darin, dass die Fasern des Sehnerven in einzelnen Fällen stellenweise eine abnorme Diaphanität, in anderen dagegen eine abnorme Opacität darbieten, in einzelnen eine höchst sonderbare Vertheilung zeigen.

A. Abnorme Diaphanität der Opticusfasern.

In dieser Hinsicht fand Ed. v. Jäger [1]), dass die Fibrillen, welche in der Axe des Sehnerven verlaufen, bisweilen, noch ehe sie an der

---
[1]) Einstellungen etc. pag. 38.

Lamina cribrosa anlangen, ihr Mark verlieren und durchscheinend werden, sowie dass in derartigen und anderen Fällen die *Lamina cribrosa* in ihrem centralen Theile eine geringere Mächtigkeit als gewöhnlich besitzt und dadurch einen gewissen Grad von Diaphanität erlangt. Dieser anatomische Befund erklärt die ophthalmoscopische Erscheinung jener Formen, welche v. Jäger als s c h e i n b a r e Excavationen bezeichnet. Man sieht nämlich manchmal ungemein tief in den Kopf des Sehnerven hinein. Bei der Untersuchung im aufrechten Bilde gelingt es, indem man sein Auge mit passenden Gläsern bewaffnet, mit dem Blicke bis über die *Lamina cribrosa* vorzudringen und in dieser Tiefe noch Gefässe schimmern zu sehen. Derartige s c h e i n b a r e Excavationen können sich mit wirklichen verbinden, d. h. es können die im Grunde einer Excavation nach vorwärts strebenden Faserbündel, noch ehe sie denselben erreichten, eine Strecke weit bereits ihr Mark verloren haben. In diesen Fällen wird die Tiefe der wirklichen Excavation durch das in Rede stehende Verhalten der Nervenfasern scheinbar vergrössert. Niemals kann das letztere jedoch, wie leicht begreiflich, die Erscheinung einer s c h a r f r a n d i g e n Aushöhlung mit dem so prägnanten Verhalten der Gefässe hervorbringen.

B. Markhaltige Sehnervenfasern.

Ein grösseres Interesse als die abnorme Diaphanität bietet die abnorme Undurchsichtigkeit dar, welche man in den Fasern des Opticus mitunter zu beobachten Gelegenheit hat. Unterwirft man den Augengrund eines nicht albinotischen Kaninchens der Prüfung mit dem Augenspiegel, so sieht man von der hellleuchtenden Papille nach rechts und links ein Bündel äusserst glänzender weisser Fasern abgehen, die anfangs dicht zusammen liegen, dann aber strahlenförmig auseinander weichen und auf der dunkel pigmentirten Chorioidea besonders scharf sich abheben. Dieses Bild ist dadurch bedingt, dass die Fasern des Opticus in den betreffenden Partien der Retina ihre Markscheiden nicht ablegen, daher nicht durchsichtig sind und jenes glänzende Ansehen zur Schau tragen, welches dem Opticusstamme zukommt. H. Müller[1]) machte 1856 darauf aufmerksam, dass derlei Verhältnisse auch beim Menschen vorkommen und dann einen Einfluss auf den ophthalmoscopischen Effect der Eintrittsstelle des Sehnerven ausüben könnten. In der That gelang es, ein derartiges Verhalten sowohl anatomisch, als ophthalmoscopisch nachzuweisen.

---

[1]) Netzhaut, pag. 80.

Man muss in Betreff der anatomischen Befunde, welche hierher gerechnet werden könnten, sehr vorsichtig sein. Nur Virchow [1]), Beckmann [2]) und v. Recklinghausen [3]) haben Fälle beschrieben, denen zweifelsohne die in Rede stehende Anomalie zu Grunde lag. In Virchow's Falle fand sich die Abnormität in den beiden Augen eines Individuums. Im linken Auge zeigten sich „vier dicke, undurchsichtige, kreideweiss aussehende Flecke, die sternförmig an der Papille ausstrahlten", im rechten Auge dagegen „ein mattweisser, ganz trüber Ring um dieselbe, der etwa 2—2½ Mm. breit war und sich nach aussen allmälig verlor". Es liess sich nachweisen, dass die Fasern des Sehnerven, wie gewöhnlich, an der *Lamina cribrosa* ihr Mark verloren, als blasse Axencylinder im Sehnervenkopfe verliefen, in der Netzhaut jedoch wieder mit Mark sich umgaben, um schliesslich noch einmal blass zu werden. Dieser Uebergang der markhaltigen in marklose Fasern liess sich innerhalb der Netzhaut sehr scharf verfolgen. Er geschah nicht plötzlich, sondern allmälig verlor die Markscheide an Mächtigkeit, erblasste immer mehr und mehr, bis sie endlich nicht mehr als solche zu erkennen war, so dass man die Stelle ihres Aufhörens nicht präcise bestimmen konnte. Beckmann beschrieb einen ähnlichen Fall, der um so interessanter ist, als in dem einen Auge „ein etwa zwei Linien breiter und wenig längerer, blendend weisser Fleck, der über die übrige Retina sich emporhob, nach innen und unten an den Sehnerven sich anschloss," ein Fleck, der seine Farbe markhaltigen Fasern zu verdanken hatte, während in dem anderen Auge weissliche Flecken längs der gröberen Gefässe in der Netzhaut sich fanden, welche die von Virchow bei Bright'scher Krankheit beschriebenen, von uns später zu besprechenden Veränderungen enthielten. Endlich hat v. Recklinghausen einen weiteren hierher gehörigen Casus veröffentlicht, der wieder aus einem anderen Grunde unsere volle Aufmerksamkeit in Anspruch nimmt. In dem in Rede stehenden Auge schloss sich nämlich die weisse, an der Innenseite des Opticus gelegene, über das Niveau der übrigen Netzhaut nicht vorragende Stelle, welche markhaltige Fasern barg, nicht unmittelbar an den Rand der Papille an, sondern blieb vier Millimeter davon entfernt, so dass die dazwischen liegende Netzhautpartie vollkommen durchsichtig war. Die markhaltigen Fasern

---

[1]) Dessen Archiv, 1856, X. Band pag. 190 und 191.
[2]) Ibidem, 1858, XIII. Band pag. 97.
[3]) Ibidem, 1864, XXX. Band pag. 375.

verloren an den Rändern der abnormen Region plötzlich ihr
Mark, während Virchow und Beckmann ein allmäliges Abnehmen desselben sahen.

In den oben erwähnten, anatomisch erwiesenen Fällen war
die Anomalie einmal an beiden Augen (Virchow), die beiden
anderen Male nur an Einem Auge vorhanden.

Ein so ausgezeichnetes Bild, wie es durch die in Rede stehende
Veränderung bei der Augenspiegel-Untersuchung hervortreten
muss, konnte, wenn es am Lebenden vorkam, den Forschern nicht
entgehen. Nur war im Beginne die Deutung dessen, was man sah,
eine unrichtige. So hatte Ed. Jäger zur Zeit, da H. Müller die
Vermuthung aufstellte, es könnte die in Rede stehende Anomalie
auch beim Menschen vorkommen, dieselbe bereits auf der drei-
zehnten Tafel seiner Beiträge zur Pathologie des Auges naturgetreu
abgebildet, ihr Wesen aber konnte er nicht erkennen, wiewohl es
ihm nicht entging, dass die betreffende Stelle eine zarte, der Ausbreitung der Opticusfasern entsprechende Streifung erscheinen liess.

Die in Rede stehende Anomalie ist eine äusserst seltene.
Man kann nach dem, was ich sah, tausend und mehr Individuen
untersuchen, ohne dass sie Einem aufstösst. Andere Beobachter
machen allerdings andere Angaben. So erwähnt Mooren [1], dass
er sie in einer grossen Zahl von Fällen gesehen. Sie findet sich
nach den Fällen, die ich untersuchte, gleich häufig nur in
Einem, wie in beiden Augen. Unter letzteren Verhältnissen ist
sie in der Regel in dem einen Auge viel stärker entwickelt, als in
dem anderen. Ihr ophthalmoscopisches Bild [2] ist folgendes: Unmittelbar an den Rand des Sehnerven, der in allen diesen Fällen,
zum Theile durch Contrastwirkung, auffallend geröthet erscheint,
schliesst sich eine glänzend weisse Figur. Ihre Basis wird von einem
grösseren oder geringeren Theile des Sehnervenrandes gebildet, sie
sitzt am oberen, inneren oder unteren Quadranten, findet sich am
seltensten in der Richtung der *Macula lutea*. Bisweilen sitzen zwei
oder mehrere derartige Bildungen am Rande des Opticus. Dann
pflegt nur die eine davon stark entwickelt zu sein, während die
anderen gleichsam nur eine Andeutung derselben darstellen. Ist
die Ausdehnung der markhaltigen Partie eine sehr bedeutende, so
umgibt sie drei Viertheile des Sehnerven-Querschnittes, lässt jedoch
die äussere Contour desselben frei. Es gehört zu den ausserordent-

---

[1] Ophthalmiatische Beobachtungen 1867, pag. 265.
[2] Siehe Tafel VI, Fig. 34—36.

lichsten Ausnahmsfällen, dass der Opticus nach allen Richtungen, also auch gegen den gelben Fleck hin in markhaltige Fasern ausstrahlt. Aber auch dann, wie in einem derartigen von Liebreich [1]) abgebildeten Falle ersichtlich ist, ist ihre Ausdehnung in der Richtung gegen die *Macula lutea* hin die geringste.

Die Form und Grösse der in Rede stehenden Bildung ist verschieden. Die erstere gestaltet sich dadurch mannigfaltig, dass die Durchmesser nach den verschiedenen Richtungen derselben nicht die gleichen sind. In der Regel überschreitet ihr Längsdurchmesser den des Sehnerven-Querschnittes nicht, häufig ist er kleiner. Hält er zwei Papillendurchmesser, so ist dies schon eine Seltenheit. Der vorerwähnte Liebreich'sche Fall, in welchem die markhaltigen Fasern in der diagonalen Richtung nach aussen sich mindestens sechs Papillendiameter weit erstrecken, sowie das auf Tafel VI, Fig. 36 des v. Jäger'schen Atlasses (auf welchen sich dieses Buch bezieht) gegebene Bild gehören zu ganz besonderen Ausnahmen.

Die Farbe des Markbereiches ist glänzendweiss oder grünlichweiss, und hat, wie v. Recklinghausen an der Leiche fand, auch im Lebenden zuweilen einen asbestartigen Schimmer. Bei der Untersuchung im aufrechten Bilde wird auf der opaken Stelle eine radiäre Streifung sichtbar. Schweigger [2]) spricht auch von einem körnigen Aussehen dieser Partie. Ich sah mitunter zahlreiche grüne Flecken, deren anatomische Bedeutung mir nicht klar ist, in derselben. An den Punkten, wo die markhaltigen Fasern besonders dicht über einander liegen, ist sie bisweilen über das Niveau der Netzhaut prominent.

Der Rand der weissen Figur ist ein äusserst characteristischer. In der Regel erscheint er nämlich nicht glatt und abgerundet, sondern allseitig gezackt. Die einzelnen Faserfascikel treten an der Grenze des Fleckes, indem sie aus einander fahren und von der Chorioidea sich scharf abheben, äusserst deutlich hervor. Dieses Verhalten der Nervenbündel, sowie der Umstand, dass sie in verschiedenem Abstande vom Papillenrande ihr Mark verlieren, dadurch also in verschieden langen Strecken sichtbar bleiben, verleiht dem Ganzen ein eminent flammenartiges Aussehen. In einzelnen Fällen ist die Begrenzung des Markfleckes zwar durch eine ziemlich regelmässige, convexe Linie ausgesprochen, aber dann geht von derselben noch allseitig eine radiäre Strahlung aus, welche wie ein

---

[1]) Atlas, Tafel XII, Fig. 1.
[2]) Augenspiegel, pag. 97.

Heiligenschein an die Figur sich anschliesst. In der Nähe des weissen Fleckes finden sich nicht selten noch vereinzelte weisse Nervenbündel.

Nur selten greift die Markbildung weit über den Rand des Opticus hinüber. Gewöhnlich beginnt sie unmittelbar an der Nervengrenze, so dass der Bindegewebsring bereits gedeckt erscheint. Schweigger[1]) führt an, dass die Markbildung in den Fällen, in welchen sie den Opticusrand überschreitet, meistentheils eine ungewöhnlich grosse Ausdehnung in der Retina zeigt. Niemals hat man jedoch, wie ich glaube — wenn sich hie und da auch allgemeine Angaben finden, in denen von einem derartigen Vorkommen gesprochen wird — bis jetzt beobachtet, dass die Fasern beim Durchtritte durch die siebförmige Lamelle ihr Mark nicht verloren hätten, mithin der Kopf des Sehnerven durchaus aus dunkelrandigen Fasern zusammengesetzt gewesen wäre. Es ist immerhin auffallend, dass die Nervenfasern, welche beim Eintritte in den Bulbus ihres Markes beraubt werden, es nach einer Strecke ihres Verlaufes wieder annehmen können, während es nie vorzukommen scheint, dass sie mit der Markscheide umgürtet in das Innere des Auges eintreten.

Zu den äussersten Seltenheiten gehört es, dass, nachdem die markhaltigen Fasern wieder blass geworden, ein Theil derselben noch einmal die Markscheide annimmt. In dem früher angezogenen Liebreich'schen Falle ist ein derartiges Verhalten abgebildet. Auch Mooren[2]) sah es einmal. Ebenso selten ist das Bild, welches in dem von v. Recklinghausen untersuchten Auge am Lebenden hätte beobachtet werden müssen, dass nämlich in der Retina, vom Opticus-Querschnitte getrennt, weisse flammige Figuren sichtbar werden. Schweigger[3]) sagt, dass „sich ausnahmsweise bei der in Rede stehenden Anomalie auch in geringer Entfernung von der Papille einige eben solche weisse Flecke in der Retina und zwar gewöhnlich nach aussen vom Sehnerven in der Nähe der *Macula lutea* finden". Wir sahen manchmal, dass, während die Bildung an einem Theile des Opticusrandes sass, sie an einer anderen Stelle, an welcher der Sehnervenrand intact war, in geringer Entfernung davon erst auftrat. (Tafel VI, Fig. 34.)

Das Verhalten der Gefässe auf der markhaltigen Faserpartie ist sehr hervorstechend. Da dieselbe undurchsichtig ist, so werden

---

[1]) l. c. pag. 98.
[2]) l. c. pag. 266.
[3]) l. c. pag. 98.

nur Gefässe, die auf ihrer Oberfläche erscheinen, deutlich sichtbar sein, ja diese werden sich sogar auf der weissen Unterlage besonders scharf markiren. Gefässe, über welche nur eine dünne Lage verläuft, werden noch mit ihrer röthlichen Farbe durchschimmern, tiefer liegende dagegen ganz verschwunden sein. So sieht man in der That bei unserer Anomalie, wie die Gefässe, deren Ursprung im Centrum der Papille und deren Verlauf auf der Oberfläche derselben sich ganz klar präsentirt, plötzlich am Rande der weissen Stelle vollkommen verschwinden, um dann nach einer Strecke ihres Verlaufes auf der Oberfläche der Markschichte, oder erst im Bereiche der markfreien Netzhaut wieder aufzutauchen. Andere Gefässe kann man eine Strecke weit von der Papille aus auf die weisse Stelle verfolgen, dann tauchen sie in die Tiefe, werden ganz unsichtbar oder schimmern nur mit schwachröthlicher Farbe durch, um später wieder zum Vorschein zu kommen. Einzelne Gefässstämme endlich, und dies sind die in der Regel höherliegenden Arterien, ziehen ganz unbeirrt über das weisse Planum hinweg.

Die Anomalie, von der wir sprechen, ist meiner Ansicht nach zweifelsohne eine angeborene. In Betreff der Frage, ob sie eine ererbte ist, will ich erwähnen, dass ich sie einmal bei zwei Schwestern sah. Wiewohl es nicht unmöglich wäre, dass sich auch während des Lebens Markscheiden um die Fasern des Opticus bilden, so muss man dies doch so lange in Zweifel ziehen, bis nicht das Gegentheil davon erwiesen ist.

Mooren[1]) gibt zwar an, dass er einmal der Entstehung der markigen Hypertrophie der Nervenfasern an beiden Augen eines 22jährigen Individuums zugesehen, allein, wie er nach der von ihm gegebenen Beschreibung des Falles berechtigt war, anzunehmen, dass es sich um den in Rede stehenden Process handle, ist unverständlich. „Ohne dass eine trübe Stellung der Retina vorausgegangen wäre, entwickelten sich gleichzeitig an beiden Augen in der Umgebung des Sehnerven einzelne hellweisse Stellen, die durch ein allmäliges Confluiren ein Bild erzeugten, das eine grosse Aehnlichkeit mit den Formen von *Scleroticochorioiditis posterior* hat, in welchen man noch auf der bloss gelegten Sclera einzelne erhaltene Stellen der Chorioidea beobachten kann. Wäre ich meiner Sache nicht so äusserst sicher gewesen (?), so würde ich gewiss an eine Chorioidealatrophie gedacht haben. Die kleinen inselförmigen Reste der Chorioidea

---

[1]) l. c. pag. 268.

(welche?) wurden in dem vorliegenden Falle immer mehr durch die Dickenzunahme des *Stratum nervosum* der Netzhaut verdrängt und nach Verlauf von drei Monaten konnte der Hypertrophirungsprocess als vollendet angesehen werden". Die Principienfrage, um welche es sich hier handelt, bestimmte mich, die Worte Mooren's anzuführen, aus denen jeder unbefangene Leser den Schluss ziehen muss, dass weder die Lage, noch die Form, noch das Aussehen der betreffenden Netzhautexsudate die gestellte Diagnose rechtfertigt, eine Diagnose, die, da sie einzig in ihrer Art da steht, selbst wenn das unter den Augen des Beobachters sich entwickelnde Bild genau das früher beschriebene, für markige Hypertropie der Opticusfasern geltende gewesen wäre, erst über jeden Zweifel hätte erhaben sein, erst überhaupt hätte verwerthet werden können, falls durch die anatomische Untersuchung der Beweis der Wahrheit angetreten worden wäre.

Dem Umstande, dass v. Gräfe, wie Zehender angibt [1]), versichert, die in Rede stehende Abnormität nur bei Erwachsenen und noch nie bei Kindern gesehen zu haben, muss ich entgegenhalten, dass ich sie auch bei Kindern, den zwei oben erwähnten Geschwistern, beobachtete, und dass sie daselbst seit Jahren in derselben Grösse und Ausdehnung verbleiben. Doch will ich nicht verschweigen, dass Ed. v. Jäger, wie ich aus mündlicher Mittheilung weiss, sie bei Neugeborenen niemals fand. Es hat aber dieser Umstand bei dem ungemein seltenen Vorkommen dieser Anomalie keine besondere Beweiskraft. Wenn H. Müller aus dem oben erwähnten Befunde, welchen die zwei von Beckmann untersuchten Augen darboten, die Vermuthung aufstellt [2]), dass „dieses Nebeneinandervorkommen der zwei ungewöhnlichen Zustände der Nerven an den Augen desselben Individuums den congenitalen Ursprung in beiden zweifelhaft erscheinen lasse", so muss man darauf erwidern, dass ein derartiger Befund ein glücklicher Zufall, aber an und für sich nicht auffallend ist, denn es kann nicht befremden, dass ein Individuum, dessen Fasern in der Netzhaut zum Theile Markscheiden besitzen, an *Morbus Brighti* und dessen Folgezuständen erkrankt.

Eine Sehstörung ist in Augen, die mit der in Rede stehenden Anomalie behaftet sind, in der Regel nicht vorhanden. In dem von v. Jäger abgebildeten, früher erwähnten Falle war, wie aus der Beschreibung deutlich hervorgeht, die Ursache der Schlechtsich-

---

[1]) Augenheilkunde, 1865, pag. 623.
[2]) Gräfe's Archiv IV. 2, pag. 54.

tigkeit höchstgradige Hypermetropie, welche, wie gewöhnlich, als hochgradige Myopie und Amblyopie sich präsentirte. In zwei der von mir gesehenen Fälle, in welchen die Anomalie in beiden Augen sichtbar war, war dasjenige, in welchem sie sich vorwaltend entwickelt zeigte, hochgradig amblyopisch. Jedoch auch hier liess sich als Ursache höhergradige Hypermetropie nachweisen. In dem einen dieser Fälle schielte das Auge nach innen, in beiden war es durch Anopsie hochgradig schlechtsichtig geworden. Mooren will die „Hyperästhesie der Netzhaut"[1], welche sich bei einer Reihe hierher gehöriger Fälle vorfand, mit der Anomalie in directe Verbindung bringen. Schweigger gibt an, dass da, wo sich die Trübung der Opticusfasern auf die Papille erstreckt und dann nach ihm eine ungewöhnlich grosse Ausdehnung hat, auch ein höherer Grad von Schlechtsichtigkeit vorhanden zu sein pflegt. Es wäre jedoch wünschenswerth, die Wesenheit dieser Amblyopie, vorausgesetzt, dass sie von anderen Umständen unabhängig ist, näher zu definiren. Eine eigenthümliche Störung nämlich, welche im peripheren Sehfelde auftritt, kann das centrale Sehen nicht behindern. Da die markigen Fasern undurchsichtig sind, so kann das Licht nicht durch dieselben hindurch zur Stäbchenschichte der Netzhaut dringen. Mit jener Partie der Netzhaut, in welcher sich die getrübten Fasern finden, sieht man deshalb nicht. Da sich diese in der Regel unmittelbar an den Opticusrand anschliesst, so war anzunehmen, dass dadurch der blinde Fleck im Auge vergrössert wird. O. Becker[2] zeigte in der That in einem Falle, dass die Form und Grösse des Opticus und der getrübten Partie genau der Grösse des blinden Fleckes entsprach und Dönitz[3] bestätigte dies für sein eigenes Auge. Diese Lücke im excentrischen Sehfelde wird jedoch durch die Phantasie gedeckt. Bei sehr grosser Ausbreitung des Markbereiches muss allerdings durch den grossen Ausfall im excentrischen Sehfelde eine eigenthümliche Unterbrechung desselben auftreten, doch ist mir kein derartiger Fall noch begegnet. Für die Beirrung des centralen Sehens ist kein Grund vorhanden, da die *Macula lutea* von dieser Anomalie stets frei ist.

---

[1] l. c. pag. 266.
[2] Wiener medicinische Wochenschrift 1861, Nr. 28 und 29.
[3] Archiv für Anatomie und Physiologie 1864, pag. 741.

C. Bifurcation der Opticusfasern.

Einer ungemein seltenen Anomalie, die ich ein einziges Mal bei einem Knaben sah, sei hier in Kurzem erwähnt. In diesem Falle[1]) schien es, als ob die Sehnervenfasern zu zwei Bündeln, welche nach oben und nach unten gingen, vorzugsweise gesammelt wären. Die Gefässe strichen in diesen Bündeln nach oben und unten. Die äussere und innere Partie der Netzhaut erschien gefässlos. Die Fasern waren nicht markhaltig, die Farbe dieser Bündel also nicht glänzendweiss, aber dennoch markirten sie sich äusserst deutlich, indem durch ihre dichte Uebereinanderlagerung die obere und untere Grenze der Papille gänzlich verwischt war und die faserige Structur der, wenn auch nicht wesentlich, getrübten Netzhaut an dieser Stelle deutlich hervortrat. Es handelte sich in diesem Falle nicht etwa um die Erscheinungen des regulären Astigmatismus. In einem astigmatischen Auge kann, wie wir sahen, die Papille bei der Untersuchung im aufrechten Bilde in die Länge gezogen, dabei ihre obere und untere Grenze undeutlich und verwischt erscheinen, ein Bild, welches einige Aehnlichkeit mit dem beschriebenen hat. Aber in dem in Rede stehenden Falle war die Erscheinung genau dieselbe, wenn man das umgekehrte Bild der Papille erzeugte, während die Papille des astigmatischen Auges hierbei, wie bekannt, ihr Aussehen vollständig ändert. Es sei auch erwähnt, dass das Auge von irregulärem Astigmatismus frei war, sowie dass eine ziemlich bedeutende Amblyopie bestand, deren Grad wegen der mangelhaften Intelligenz des Individuums nicht näher bestimmt werden konnte und die, wenn man den Angaben der Eltern Glauben schenken darf, angeboren war.

5. Verfärbung des Sehnerven.

Die feinen Nuancen, welche in der Färbung des Sehnerven in verschiedenen Augen sich finden, sind sehr mannigfaltig. Von diesen soll nicht die Rede sein. Es soll vielmehr jener auffallenden Farbenveränderung Erwähnung geschehen, welche sich darin manifestirt, dass der Sehnerve eine himmelblaue[2]) oder dunkelbraunrothe Farbe darbietet. Man beobachtet diese Formen äusserst selten; sie finden sich bei vollkommen normaler Function des Sehorgans und normaler Beschaffenheit der Netzhautgefässe; bei schwacher Beleuchtung, bei der Untersuchung im aufrechten Bilde treten die Farben besonders eclatant hervor. Ausgezeichnet schön sieht man in diesen Fällen

---

[1]) Siehe Tafel VI. Fig. 33.
[2]) Siehe Tafel VII. Fig. 40.

die Gefässwandungen in Form scharfer, weisser oder bläulichweisser Streifen, welche die Gefässe beiderseits begrenzen. Ausserdem gewahrt man noch weisse Striche, welche mit den Gefässen in keinem Zusammenhange stehend die Nervenmasse durchziehen. Sie machen den Eindruck bindegewebiger Sepimente, welche, jedenfalls abnorm stark entwickelt, im Sehnervenkopfe sich finden. Die *Lamina cribrosa* ist gedeckt. Der Bindegewebsring tritt, da die Farbenerscheinung sich an ihm begrenzt, durch seine weisse Färbung besonders deutlich hervor. Was die histologische Ursache des genannten Bildes ist, davon hat man bis jetzt, da noch kein derartiges Auge anatomisch untersucht wurde, nicht die geringste Vorstellung.

6. Pigment- und Cholestearinbildung in der Papille.

In der Papille des Sehnerven wurde sowohl unter physiologischen als auch pathologischen Verhältnissen Pigment beobachtet. Ob in den letzteren Fällen das Pigment eine physiologische Bildung war und sich die Erkrankung des Sehnerven erst später hinzugesellte, oder ob es sich pathologisch entwickelte, ist nicht immer leicht zu entscheiden. Hier wollen wir von dem Vorkommen von Pigment auf sonst normalen Papillen sprechen.

Vor Allem muss man die Anhäufung des Pigments am Rande der Papille, den sogenannten Chorioidealring, von dem Vorkommen von Pigment im Bereiche der Nervensubstanz selbst unterscheiden. Es ist eine ungemein grosse Seltenheit, wenn das Pigment des Chorioidealringes nicht blos den Bindegewebsring, sondern auch die Nervengrenze des Opticus überschreitet.

Ueber die anatomische Grundlage der physiologischen Pigmentbildung spricht H. Müller[1]). Die Bindegewebszellen der *Lamina cribrosa* sind beim Menschen in der Regel pigmentlos. Ausnahmsweise treten jedoch auch pigmentirte zackige Zellen, welche denen der Chorioidea sehr ähnlich sind, daselbst auf. Bei der Diaphanität des Sehnervenkopfes wird das in der *Lamina cribrosa* liegende Pigment mit dem Augenspiegel sichtbar werden können.

H. Müller fand auch in einem sonst normalen Auge die von der *Lamina cribrosa* einwärts gelegenen Partien des Sehnerven mit solchen Pigmentzellen besäet, in einem anderen Falle traten sie im Beginne der Ausstrahlung des Sehnerven, ziemlich oberflächlich gelagert, auf.

---
[1]) Netzhaut, pag. 81.

Mit dem Ophthalmoscope wurden Pigmentflecke im Sehnerven bereits von van Trigt[1] gesehen. H. Müller nahm sie ebenfalls mit überraschender Deutlichkeit in zwei vollkommen normalen Augen wahr. Pigment auf der Papille, sei es auch nur in Form kleiner isolirter Punkte, fand ich sehr selten. Liebreich[2] bezeichnet es dagegen als etwas Häufiges, dass einzelne kleine isolirte schwarze Punkte auf der Papille sich finden. Eine massenhaftere Pigmentanhäufung aber gehört unbestritten zu den ausserordentlichsten Raritäten. Liebreich bildet einen solchen Fall in seinem Atlasse ab[3]. Er betrifft das linke Auge eines jungen Menschen, bei welchem Iris und Chorioidea ungemein dunkel pigmentirt waren und auch in der Sclerotica rings um die Hornhaut sich Gruppen von dunkelgrauen, in's Violette spielenden Flecken vorfanden. In diesem Auge waren die Centralgefässe an ihrer Austrittsstelle von dichten büschelförmigen schwarzen Streifen, die ungefähr das centrale Drittel der Papille bedeckten, eingehüllt. Auch in der Peripherie des Opticus-Querschnittes zeigte sich ein wenig Pigment. Während dieses letztere seinen Sitz allem Anscheine nach in der *Lamina cribrosa* hatte, lag das im Centrum angehäufte zwischen den Nervenbündeln bis gegen die Oberfläche der Papille hin.

Die Farbe des Pigmentes ist fast ausnahmslos schwarz. Ein einziges Mal sah ich eine Scholle orangegelben Pigmentes auf der Papille.

Die Form der Pigmentanhäufung ist verschiedenartig. Sie erschien als peripherer Streifen, welcher tangentiell über den Rand der Papille trat, in Gestalt kleiner Striche, welche radiär aus der Netzhaut über den Rand des Sehnerven auf denselben liefen, in der Form kleiner scharf begrenzter isolirter Punkte oder Flecken, welche mehr oder minder central, oder in der Peripherie, dann bisweilen das Segment eines Kreises bildend, lagen, in Gestalt grösserer schollenartiger Agglomerate[1] oder endlich, im Liebreich'schen Falle, ausgedehnter büschelförmiger Figuren.

Erwähnt sei hier, dass ich in einem einzigen vollkommen gesunden und normalen Auge, genau an der Grenze zwischen Bindegewebs- und Nervenring, einen diamantglänzenden Punkt, der bei der Untersuchung im aufrechten Bilde die scheinbare Grösse eines Stecknadelkopfes hatte, beobachtete, den ich nicht anders

---

[1] Siehe Schauenburg, der Augenspiegel, pag. 40.
[2] Annales d'oculistique, 52. Band, pag. 31.
[3] Atlas, Tafel XII, Fig. 3.
[4] Siehe Tafel VII, Fig. 37—39.

zu deuten weiss, als dass die Natur es für gut befunden hat, an der genannten Stelle ein Häufchen Cholestearin-Crystalle anzubringen.

III. Senile Metamorphose des Sehnerven.

Wie Alles im menschlichen Körper, wird auch der Sehnerve alt. Vergleichen wir die Bilder mit einander, die der Opticusquerschnitt eines jugendlichen und eines gealterten, aber sonst normalen Auges darbietet, so kann uns die auffallende Differenz in denselben nicht entgehen. Beim Kinde und im Jünglingsalter verläugnet auch der Sehnerve die jugendliche Frische nicht. Die glänzend helle Farbe, mit welcher er uns entgegentritt, die hohe Diaphanität der Opticusfibrillen, welche unserem Blicke gestattet, zur *Lamina cribrosa* vorzudringen, die Klarheit, mit welcher sich die Centralgefässe von dem umgebenden Gewebe abheben, verleihen dem Ganzen ein eigenthümlich frisches, wie ich v. Gräfe sich öfters ausdrücken hörte, ein virginales Aussehen.

Glanz, Diaphanität und scharfes Hervortreten der Details sind im Greisenalter geschwunden. Der Sehnerve stellt da eine grauröthliche Scheibe dar, die Fleckung der *Lamina cribrosa* ist in der Regel nicht mehr wahrnehmbar, die Gefässe zum Theile, besonders am innern Opticusrande etwas undeutlich und verschleiert, vor Allem die geringe Helligkeit, die Abnahme des Glanzes der Nervenscheibe hervortretend. Es hat dies Alles darin seinen Grund, dass die alternden Fasern des Opticus in geringem Grade trübe werden. Welche anatomischen oder chemischen Veränderungen dieser Trübung zu Grunde liegen, ist so ziemlich unbekannt. Wedl[1]) fand in einer alternden Netzhaut „zwischen den Bündeln der Opticusfasern scheibenförmige, matt glänzende, zuweilen rissige Körperchen von verschiedener Grösse in wechselnder Menge eingelagert". Sie erinnerten an die glatten amyloiden Körperchen, erlitten jedoch durch Jod und Schwefelsäure keine Aenderung ihrer Farbe.

Es ist wichtig, sich mit dem normalen Aussehen des senilen Sehnerven vertraut zu machen, um nicht in irrige Diagnosen zu verfallen. So wenig als die in Rede stehende Veränderung als Symptome exsudativer oder atrophischer Processe anzusehen ist, wenn sie sich in einem Greisenauge findet, so stehe ich andererseits nicht an, zu erklären, dass man sie für pathologisch zu halten genöthigt sei, wenn sie in einem jugendlichen Sehnerven zu Tage tritt.

---

[1]) Atlas der pathologischen Histologie des Auges, 1861. Retina-Opticus I, 3.

IV. Pathologische Veränderungen der Papille.

Da die pathologischen Erscheinungen im Bereiche des Gefässsystems auf der Papille ebensowohl, als auch in der Netzhaut auftreten, und manche, wie die Embolie der Centralarterie, eigenthümliche Veränderungen der Retina im Gefolge haben, so wollen wir von denselben bei den Netzhauterkrankungen sprechen.

Vor Allem ziehen hier unsere Aufmerksamkeit auf sich

1. Die pathologischen Excavationen der Papille.

Wir haben dieselben scharf zu sondern in die glaucomatösen und in die atrophischen Excavationen.

A. Die glaucomatöse Excavation des Sehnerven.

Ein neues, ungeahntes Licht verbreitete sich über die bis dahin räthselhafte Krankheit, Glaucom genannt, als es sich nach der Entdeckung des Augenspiegels herausstellte, dass bei diesem unheilvollen Processe im Innern des Auges eine höchst eigenthümliche Veränderung an der Eintrittsstelle des Sehnerven vorkomme, welche, wenn sie auch anfänglich unrichtig gedeutet wurde, doch nach nicht gar zu langer Zeit in ihrer eigentlichen Wesenheit erfasst und richtig gewürdigt ward. Auch die Anatomie hatte an dem grossen Werke, den Schleier von dem seiner Natur nach unbekannten Schreckbilde zu lüften, theilgenommen, um mit der Ophthalmoscopie Hand in Hand zu jener klaren Anschauung der Dinge vorzudringen, welche nothwendig war, um eine der grössten Thaten, die jemals auf dem Gesammtgebiete der Medicin ans Licht traten, zu gebären — die Heilung des Glaucoms mit Hilfe der Iridectomie durch Albrecht v. Gräfe.

Eduard Jäger war der Erste, welcher im Jahre 1853 das Bild, welches die Papille bei Glaucom darbietet, erkannte und eine naturgetreue Abbildung der Sehnervenveränderung lieferte. Es wäre wirklich schwer, heutzutage ein Bild zu entwerfen, das in getreuerer Weise — von der technischen Ausführung sei natürlich ganz abgesehen — die Alterationen des Sehnerven bei entwickeltem Glaucom darstellen würde, als dies auf der achten Tafel der Jäger'schen Arbeit über „Staar und Staaroperationen" geschehen ist. Die Deutung des Gesehenen war jedoch noch unklar, es wird von dem gewölbt „erscheinenden" Sehnerven gesprochen, über dessen eigentliche Form aber Nichts gesagt. 1854 stellt v. Gräfe [1])

---

[1]) Dessen Archiv, I. 1. pag. 373.

die in Rede stehende pathologische Form des Opticus mit aller Entschiedenheit als eine Hervorwölbung desselben dar. „Die Veränderungen im Opticus", heisst es, „bestehen darin, dass der Sehnerveneintritt beinahe in seinem ganzen Umfange einen stark prominenten, rundlichen Hügel bildet." Das Jahr darauf, 1855, schreibt A. Weber [1] einen Aufsatz, betitelt: „Ein Fall von particller Hyperämie der Chorioidea bei einem Kaninchen." Bei der Beschreibung des ophthalmoscopischen Bildes, welches eine später durch die Section nachgewiesene hochgradige Ectasie der Sclerotica im hinteren Pole eines Kaninchenauges darbot, macht er auf die Täuschungen aufmerksam, denen man bei Beurtheilung von Niveaudifferenzen im Augengrunde unterworfen ist. Er führt die Mittel [2] an, um sich vom Sinnentruge frei zu machen, die Mittel, mit deren Hilfe es ihm auch gelang, in dem erwähnten Falle eine Vertiefung zu constatiren, während „selbst competente Ophthalmoscopiker, welche dieses Auge betrachteten, sich nicht überreden konnten, dass der grösste Theil jener Scheibe tief ausgebuchtet sei, sondern im Gegentheile eine geschwulstförmige starke Hervortreibung sahen." Und doch! Die wichtigste Anwendung seiner Theorie versäumte Weber. Er hätte die Niveauverhältnisse des glaucomatösen Sehnerven in ähnlicher Weise und ebenso richtig beurtheilen sollen. Er that es nicht. Im Gegentheile spricht er von einem Symptome, (der plötzlichen Unterbrechung der Gefässe und Verrückung der compirten Enden gegen einander), „worauf schon Herr Dr. v. Gräfe bei der glaucomatösen Hervorwölbung der Sehnervenpapille aufmerksam machte." [3] v. Gräfe selbst ward jedoch durch die Weber'schen Beobachtungen aufmerksam. Eine Anmerkung [4] in einer „Notiz über die Lage der Ciliarfortsätze bei Ausdehnung der Sclera" ist für unseren Gegenstand zu wichtig, als dass sie nicht ihren Platz hier finden sollte: „Was die Formen des Opticus-Eintrittes anbetrifft, so werden genaue Sectionen noch manche optische Täuschung nachzuweisen berufen sein. Man wird in deren Beurtheilung immer vorsichtiger, je länger man untersucht; selbst beim Glaucom liegen die Gefässe in dem mittleren, scheinbar gewölbten Theile des Sehnerven dem beobachtenden Auge nicht näher, sondern entfernter, als die in der Netzhautebene gelegenen Gefässe, wie man es z. B. auch durch die Zunahme der Deutlich-

---

[1] Gräfe's Archiv, II. 1. pag. 133.
[2] l. c. pag. 141.
[3] l. c. pag. 145.
[4] Gräfe's Archiv, II. 1, pag. 248.

keit (im aufrechten Bilde) bei Wahl stärkerer Concavgläser erweisen kann." „Ich nehme gerne diese Gelegenheit zur Correction früherer Beobachtungen wahr und begnüge mich vorläufig damit, gegen die von den anderen Beobachtern, wie von mir angenommene gewölbte Form der Papille bei Glaucom Bedenken auszusprechen." Dieses Bedenken von Seiten v. Gräfe's scheint genügt zu haben, um die Schuppen von den Augen der Ophthalmologen fallen zu lassen. Nun begann es klar zu werden, dass der Sehnerve bei Glaucom nicht erhaben, nicht über das Niveau der Netzhaut prominirend, sondern ausgehöhlt, tief hinter die Ebene der Netzhaut zurückgesunken war.

In diese Zeit fällt eine höchst wichtige anatomische Beobachtung. Am 8. März 1856 spricht Heinrich Müller in der physicalisch-medicinischen Gesellschaft zu Würzburg [1]) über einen Fall von Glaucom, in welchem sich die Grube an der Eintrittsstelle des Sehnerven anatomisch constatiren liess, und macht zugleich die für die Erkenntniss des Wesens unserer Krankheit so hochwichtige Bemerkung, dass sich diese Veränderung der Eintrittsstelle des Sehnerven auf die Steigerung des intraoculären Druckes, wie sie v. Gräfe bei derselben hervorgehoben, zurückführen lasse. Diese Notiz, berufen, Epoche zu machen, berufen, mit einem Schlage alle Zweifel über das Wesen des Glaucoms zu beheben, blieb merkwürdiger Weise gänzlich unbeachtet. 1857 zeigte Förster [2]) zuerst in zusammenhängender und klarer Weise, dass sich alle Erscheinungen, welche der glaucomatöse Sehnerve darbietet, aus einer Vertiefung desselben erklären lassen. Unbekannt mit H. Müller's anatomischer Beobachtung und dessen scharfer Schlussfolgerung, findet er „ein Zurückweichen der *Papilla optici* und der *Lamina cribrosa* beim Glaucom um so wahrscheinlicher, da nach v. Gräfe das mechanische Moment in einem grösseren intraoculären Drucke gegeben ist".

In seiner berühmten Arbeit „über Iridectomie bei Glaucom und über den glaucomatösen Process" erwähnt v. Gräfe [3]) in demselben Jahre mit kurzen Worten, dass die Ueberzeugung, der glaucomatöse Sehnerve sei nicht hervorgewölbt, sondern ausgehöhlt, nunmehr vollkommen Wurzel gefasst habe. Die noch Zweifelnden vertröstet er auf die baldige Bekanntmachung einer anatomischen

---

[1]) Siehe Sitzungsberichte, VII. pag. 26. und Gräfe's Archiv, IV. 2, pag. 1.
[2]) Gräfe's Archiv III. 2, pag. 81.
[3]) Ibidem III. 2, pag. 460.

Beschreibung eines glaucomatösen Sehnerven von Seiten Heinrich Müller's. Wollte man aus dem eben Gesagten einen Schluss ziehen, so müsste man annehmen, es wäre auch ihm nicht bekannt gewesen, dass Müller bereits ein Jahr zuvor eine derartige Beschreibung geliefert hatte. Die versprochenen anatomischen Beobachtungen erschienen im folgenden Jahre 1858 [1]). Durch die dort vorgeführten Sectionsbefunde und Abbildungen musste selbst der Ungläubigste bekehrt werden. Damit war der Hauptsache nach ein Abschluss unserer Kenntnisse über das Wesen des Glaucoms erfolgt. Ed. v. Jäger [2]) lieferte 1861 noch einen werthvollen Beitrag zu unserem Gegenstande, indem er uns eine Reihe glaucomatöser Sehnerven im ophthalmoscopischen und anatomischen Bilde vorführt.

Die anatomische Untersuchung des glaucomatös entarteten Sehnerven ergibt: An der Stelle des normalen Sehnerveneintrittes findet sich eine Grube. In den exquisitesten Fällen erkennt man, dass der ganze Sehnerven-Querschnitt unter das Niveau der Netzhaut eingesunken ist. Die Wände der Vertiefung sind steil, nicht selten ausgehöhlt, so dass die Excavation einen überhängenden Rand darbietet, und auf diese Weise, wie v. Stellwag [3]) sich ausdrückt, eine ampullenförmige Gestalt annimmt. Die Einsenkung reicht über das Niveau der Netzhaut und Chorioidea hinaus und in den Scleroticalcanal des Sehnerven hinein. Damit dieses möglich werde, muss die *Lamina cribrosa* nach rückwärts weichen. Die Wesenheit der glaucomatösen Excavation liegt in der That in der Excavation der *Lamina cribrosa*. Sie unterscheidet sich dadurch von der angeborenen und von der durch einfache Atrophie bedingten Aushöhlung, welche ihre Grenze an der *Lamina cribrosa* finden. Die Excavation bietet nicht immer an allen Stellen eine gleiche Tiefe dar, es kann sowohl deren innere, als äussere Hälfte durch grössere Einsenkung sich auszeichnen. In den ausgesprochensten Fällen kommt es vor, dass, wie Schweigger [4]) einen solchen Sehnervendurchschnitt abbildet, die Excavation in den Gefässcanal vorschreitet, so dass der Boden der Aushöhlung an der betreffenden Stelle sich trichterförmig vertieft. Ist die Eintrittsstelle der Centralgefässe ohnehin etwas gegen die Nasenseite gelegen und

---

[1]) Gräfe's Archiv IV. 2, pag. 18.
[2]) Einstellungen etc. pag. 47.
[3]) Augenheilkunde, 1867, pag. 297.
[4]) Augenspiegel, Tafel II, Fig. 7.

werden sie an die innere Wand des Trichters, und nachdem sie denselben verlassen, an die innere Wand der Excavation angedrückt, so kann es in der That geschehen, dass der ganze Excavationsgrund gefässlos erscheint.

Was die Tiefe der Excavation, von der Oberfläche der Netzhaut an gerechnet, anlangt, so kann dieselbe eine sehr bedeutende werden. H. Müller gibt dieselbe in den von ihm untersuchten Fällen auf $^3/_4$—1 Mm. an [1]), meine Bestimmungen am Lebenden (s. pag. 207) aber zeigten, dass dieselbe selbst den doppelten Werth erreichen könne.

Der Sehnervenstamm erscheint bei der vorgeschrittensten Form des Glaucoms, wie wir sie jetzt beschreiben, atrophisch, an den Wänden der Grube findet sich nur eine äusserst geringe Schichte atrophischer Nervenfasern, in oder auf welcher die Gefässe, an die Grubenwandung angedrückt, verlaufen. Ebenso ist die Netzhaut am Rande der Excavation auf ein Minimum reducirt und die Chorioidea rings um den Excavationsrand in einer grösseren oder geringeren Ausdehnung atrophirt. Schweigger [2]) fand nämlich die Aderhaut an dieser Stelle in ein sehr dünnes, vollkommen durchsichtiges Häutchen verwandelt, welches sich scharf gegen ein vollkommen normales Chorioidealbereich abgrenzt.

In einzelnen Fällen war man so glücklich, Sectionen glaucomatöser Augen vorzunehmen, in welchen sich das Uebel noch nicht bis zum höchsten Grade entwickelt hatte. So fand H. Müller in dem einen vollständig erblindeten Auge eines Individuums alle Zeichen der vorgerücktesten glaucomatösen Excavation, während in dem anderen, welches noch „Schein" gehabt haben soll, die Veränderungen noch nicht weit vorgeschritten waren. Hier war die Grube trichterförmig, nur um 0·2—0·3 Mm. über das Niveau der Chorioidea hinausragend, die vordere Partie der *Lamina cribrosa* im Grunde der Grube ziemlich stark und plötzlich nach hinten ausweichend, während die hintere Partie derselben kaum auffällig verschoben war. [3])

Mit dem anatomischen Verhalten der glaucomatösen Excavation vertraut, kann uns die Erklärung von deren ophthalmoscopischem Bilde [4]) keine Schwierigkeiten bereiten. Wiederum müssen

---

[1]) l. c. pag. 18 und 26.
[2]) Augenspiegel, pag. 131.
[3]) l. c. pag. 28 und 29.
[4]) Siehe Tafel X, Fig. 52; Tafel XI, Fig. 53—56; Tafel XII. Fig. 57—60.

wir hier die Untersuchung im aufrechten Bilde von der im umgekehrten unterscheiden, und wir wollen zunächst annehmen, dass unser Auge für den Rand der Excavation eingestellt sei.

Der Sehnerve, dessen Contour nur selten von der Norm abweicht und unregelmässig wird [1], erscheint in grauer, bläulicher, blaugrüner oder smaragdgrüner Farbe, welche Farbennuancen besonders bei schwacher Beleuchtung hervortreten, während sie bei intensivem Lichte sich mehr dem Weiss nähern (s. pag. 82 und 83). Diese eigenthümliche Färbung des Opticus ist in dessen mittleren Theilen, weil sie am hellsten beleuchtet sind, am schwächsten ausgeprägt, sie rückt daselbst nahe an das Weiss, während sie in der weniger durchleuchteten Peripherie deutlich ausgesprochen, gegen den Rand immer prägnanter hervortritt. Macht man kleine Bewegungen mit dem Spiegel, so tritt ein eigenthümliches Schwanken in der Farbe auf. Es rührt dies daher, dass jene Partie der Grube, welche gerade vom Lichte senkrecht getroffen wird, am meisten Licht reflectirt, daher am hellsten und weissesten erscheint, während von den peripheren Stellen, auf welche das Licht schief einfällt, ein geringeres Lichtquantum zurückgeworfen wird und hier die eigenthümliche Farbe schärfer hervortritt. Dieses Farbenspiel des glaucomatösen Sehnerven gewährt einen ganz besonderen Anblick. Diese Vertheilung von hellerem und matterem Lichte, welche in der Grubenbildung ihre Erklärung findet, ist es vor Allem, welche bei einäugiger Untersuchung die Sinnestäuschung, vermöge welcher uns der Sehnerve blasenförmig vorgewölbt erscheint, bedingt. Jedoch nicht alle Untersucher sehen diese Erscheinung in gleichem Masse, auf viele macht die glaucomatöse Excavation nicht den Eindruck einer Hervorwölbung, überhaupt nicht den einer auffallenden Niveauveränderung.

Mit Hilfe des binoculären Ophthalmoscopes können diejenigen, welche für stereoscopisches Sehen empfänglich sind, direct die Aushöhlung der Papille wahrnehmen, und in jedem Falle hat die Anwendung dieses Instrumentes wenigstens den Vortheil, dass keine Hervorwölbung zu Tage tritt.

Den excavirten Sehnerven umgibt in der Regel eine lichtgelbe ringförmige Zone, welche bereits auf Ed. Jäger's erster Abbildung des Glaucoms markirt ist. v. Jäger [2] macht schon aufmerksam, dass dieser gelbliche Hof sich an derselben Stelle des

---

[1] Siehe Tafel XI, Fig. 56.
[2] Einstellungen etc. pag. 44.

Augengrundes, wie der Conus bei *Staphyloma posticum* entwickle, aber erst Schweigger machte die Deutung dieses Phänomens möglich, indem er, wie oben erwähnt ward, eine ringförmige Atrophie der Chorioidea um den Sehnerven constatirte, demzufolge in der gelblichen Zone die blossliegende, nur durch eine dünne Chorioidealschichte gedeckte Sclerotica zum Vorschein kommt. Im Beginn der glaucomatösen Excavation ist der gelbliche Hof nur stellenweise und nur undeutlich ausgeprägt. Bei grossen ampullenartigen Höhlen sah ich ihn niemals fehlen. Er erscheint da in Form eines vollkommen geschlossenen Ringes, welcher sogar den Durchmesser der Papille darbieten kann.[1]) Seine Breite ist häufig an verschiedenen Stellen des Opticusumfanges eine verschiedene, sein äusserer Begrenzungsrand entweder kreisähnlich, oder unregelmässig zackig, oder polygonal. Bisweilen sieht man in der Nähe des gelblichen Hofes noch einzelne atrophische Inseln der Chorioidea [2]) oder eine stärkere Anhäufung von Pigment an dessen Rande [3]).

Ganz besonders characteristisch sind die Gefässsymptome bei Glaucom ausgeprägt. Betrachtet man die Gefässe in der Nähe des Sehnerven-Querschnittes, so erscheint ihr Caliber geändert. Die Arterien sind dünner, als in der Norm, die Venen dagegen verbreitert und geschlängelt. In einem Falle sah Liebreich [4]) die letzteren rosenkranzförmig angeschwollen. Verfolgt man die Gefässe von der Netzhaut gegen den Sehnerven hin, so beobachtet man, dass sie in ihrem Laufe vollkommen ungestört über den gelblichen Ring treten, dass sie aber, sowie sie am Rande des Sehnerven angelangt sind, plötzlich ihrem bisherigen Laufe Einhalt thun. Mit einem hacken- oder schnabelförmigen, bei den Venen häufig dunkelgefärbten Knie biegen sie in die Tiefe. Es gehört nicht zu den Seltenheiten, dass der Grund einer tiefen, ampullenförmigen Aushöhlung, bei der in Rede stehenden Einstellung des Auges, vollkommen gefässlos erscheint. Ist dies nicht der Fall, so treten wenigstens die schon früher bei der physiologischen Einsenkung aufgeführten Symptome in besonders prägnanter Weise hervor. Die Gefässe sind am Rande der Papille scharf geknickt, die ausserhalb und innerhalb der Excavation gelegenen Gefässstücke sind verschoben, durch ein schräg gestelltes Zwischenstück verbunden oder

---

[1]) Siehe Tafel XII, Fig. 57.
[2]) Siehe Tafel XI, Fig. 53.
[3]) Siehe Tafel XII, Fig. 58.
[4]) Atlas, Tafel XI, Fig. 1.

sie sind gänzlich unterbrochen, einzelne Gefässfortsetzungen in der Papille verschwunden. Innerhalb der Excavation haben die Gefässe ihr characteristisches Aussehen verloren, sie sind mehr bandförmig, gleichmässig rosenroth gefärbt, Arterien und Venen nicht zu unterscheiden, im centralsten Theile nebelhaft zerrinnend.

Wieder ändert sich das Bild, wie bei der physiologischen Excavation, wenn wir den Grund der Aushöhlung zur deutlichen Anschauung bringen. In ähnlicher Weise, wie bei der ersteren, tauchen da die verlorenen Gefässenden im Bilde auf, die undeutlichen und verschwommenen Gefässstücke werden mehr oder minder scharf. Nicht selten gelingt es jetzt, den Zusammenhang der ausserhalb und innerhalb der Excavation gelegenen Partien herzustellen, besonders wenn man mit dem Spiegel und dem Auge eine entsprechende seitliche Wendung vornimmt, um die Seitenwand der Grube zu Gesichte zu bekommen [1]).

Häufig ist aber ein derartiges Bemühen vergeblich. Es hat dies darin seinen Grund, dass bei einer ampullenartigen Excavation die Seitenwandung ausgehöhlt, der Rand überhängend ist, das Gefäss unter dem letzteren verläuft, und mithin nicht zum Vorschein käme, selbst wenn die Oeffnung der Pupille, auch bei deren Maximalerweiterung, dem seitlichen Hineinsehen in das Auge nicht eine Grenze setzte.

Die Austrittsstelle der Centralgefässe wird jedoch in der Regel im Grunde der Excavation sichtbar. Häufig ist dieselbe dem inneren Opticusrande genähert. Ja bei der früher erwähnten trichterförmigen Aushöhlung des Gefässcanals kann es geschehen, dass die Centralgefässe bei ihrem Ursprunge derartig an die innere Wand angedrückt werden, dass wir sie auch bei der richtigsten Einstellung für den Excavationsgrund gar nicht oder nur eine kurze Strecke von ihrem Ursprunge aus wahrnehmen können.

Mitunter zeigen sich einzelne Gefässäste, Venen, in der Tiefe der Aushöhlung auffallend verbreitert und geschlängelt. [2]) Liebreich [3]) spricht von enormen Schlängelungen der feinsten Aeste, welche bisweilen sichtbar werden, und v. Stellwag [4]) von einem Netze oder Convolute kleiner, vielfach unter einander anastomo-

---

[1]) Auf Tafel XI, Fig. 53 und 54 ist derselbe Fall das eine Mal bei der Einstellung für die Netzhautgefässe, das andere Mal bei jener für die Tiefe der Excavation abgebildet.
[2]) Siehe Tafel XI, Fig. 54.
[3]) Atlas, pag. 34.
[4]) Augenheilkunde, pag. 297.

sirender Nebenzweige, welche die centralen Venenstücke umspinnen.

Mit grosser Deutlichkeit tritt die *Lamina cribrosa* hervor, sie ist ja nur von einer dünnen Schichte atrophischer Fasern gedeckt. Das unbestimmte Bild der grünlichen Blase ist gewichen, an seiner Stelle erscheint die weissliche *Lamina cribrosa* mit scharf begrenzten grünlichen Flecken, welche den Durchtrittsstellen der Nervenfaserbündel entsprechen. Je mehr dieselben schwinden, desto undeutlicher wird die Fleckung der siebförmigen Platte, desto mehr nimmt sie ein gleichmässiges, mehr weissliches Ansehen an.

Ist die Excavation nicht vollkommen entwickelt, sondern erst im Beginne, so kann sie auch partiell sein, das heisst, wir sehen die Knickung der Gefässe nicht allseitig, sondern nur an einer bestimmten Stelle. Aber characteristisch muss hierbei sein und bleiben, dass die Gefässveränderungen genau am Rande der Papille stattfinden. Ist dies nicht der Fall, beginnt die Biegung oder Knickung der Gefässe erst, nachdem sie eine Strecke weit über die Papille gelaufen, so sind wir, wenn dieses Symptom auch factisch die Bedeutung einer beginnenden glaucomatösen Excavation hätte, nicht berechtigt, von einer solchen zu sprechen, wenn wir nicht mit Bestimmtheit wissen, dass vorher keine physiologische Einsenkung bestanden, oder wenn wir sie nicht etwa unter unseren Augen entstehen sahen. Bei weiterer Entwicklung des Glaucoms zeigt sich die Abbiegung der Gefässe am Rande in einem immer grösseren Umkreise und endlich in der ganzen Peripherie der Papille. Bei diesen seichteren Excavationen lassen sich auch bei der Einstellung für die Oberfläche der Netzhaut die heller werdenden Gefässe noch sehr gut bis zu ihrer Austrittsstelle verfolgen. Bemerkt muss werden, dass die Biegung und Knickung in der Regel zuerst an den Venen sichtbar wird. Es erklärt sich dies daraus, dass bei der oberflächlichen Lage der Arterien bei einem gewissen Zurücksinken der Papillenebene die Veränderungen in diesen Gefässen noch nicht deutlich hervorspringen, während dies bei den tiefer liegenden Venen bereits der Fall ist.

Der Sehnerve hat im Beginne der glaucomatösen Excavation noch nicht die ominöse Färbung, die auf Atrophie der Nervenfasern deutet, angenommen, er zeigt sich mehr normal gefärbt, röthlich, auch abnorm geröthet, mitunter durch ein Extravasat blutroth tingirt.

Wenn wir den glaucomatös excavirten Sehnerven im umgekehrten Bilde untersuchen, so erscheint zunächst aus oft erwähnten

Gründen die Papille lichter gefärbt, mehr weiss. Wegen der geringen Entfernung der reellen Bilder des Aushöhlungs-Randes und Grundes sind wir gewöhnlich in der Lage, Rand und Grund ziemlich deutlich gleichzeitig zu übersehen und namentlich den Zusammenhang oder wenigstens die Zusammengehörigkeit der Gefässe inner- und ausserhalb der Excavation wahrzunehmen. Nur da, wo aus anatomischen Gründen die Papille gefässlos ist, wird sie uns bei dieser Untersuchungsmethode gefässlos erscheinen. Bei sehr seichten glaucomatösen Vertiefungen erscheint die Knickung am Rande der Papille häufig so unbestimmt ausgesprochen, dass man es kaum wagen kann, die Diagnose mit Bestimmtheit zu stellen. Wenngleich die parallactische Verschiebung des Excavationsrandes gegen deren Grund bei Bewegungen der Convexlinse characteristisch ist, so ist doch dieses Symptom bei geringer Höhlentiefe nur sehr schwach ausgeprägt, und es erfordert dessen Erkenntniss, wenn sie überhaupt möglich ist, eine besondere Uebung. Derartige Fälle sind es wieder, in denen die Prüfung im aufrechten Bilde zu grossen Ehren gelangt. Immer ist man da, wegen der stärkeren Vergrösserung des Bildes, vor Allem wegen der bekannten dioptrischen Verhältnisse, im Stande, mit Bestimmtheit zu erkennen, wie die Gefässe am Rande des Sehnerven-Querschnittes eine Biegung oder Knickung erfahren, und in die Tiefe tauchend, blasser, bandartig, undeutlicher werden.

Wenn Glaucom in einem Auge mit **scharf begrenzter centraler physiologischer** Excavation sich entwickelt, so stellt sich ein ganz besonderes Bild dar. Man kann dann häufig, selbst bei starker Ausprägung der glaucomatösen Erscheinungen, die doppelte Einsenkung und Gefässknickung beobachten, nämlich die eine am Rande, die andere im Bereiche der Papille [1]). Nicht scharf begrenzte angeborene Vertiefungen verwischen sich im Bilde des Glaucoms, wie auch die erst genannte doppelte Grubenbildung bei der auf der Höhe angelangten Ausbildung der in Rede stehenden Krankheit verstrichen ist.

Die glaucomatöse Excavation des Sehnerven ist eine **Druckexcavation** (v. Gräfe). Sie wird durch den intraoculären Druck herbeigeführt, und zwar ist es entweder der **auffallend erhöhte Druck**, welcher die **normal resistente** *Lamina cribrosa* zurückdrängt, oder es ist die **normale oder kaum über das Normale gesteigerte** Spannung der Augenflüssigkeiten, welche ausreicht,

---

[1]) Siehe Tafel XII, Fig. 60.

um eine Aushöhlung der *Lamina cribrosa* herbeizuführen. Unter diesen Umständen sind wir genöthigt, anzunehmen, dass die Widerstandsfähigkeit der siebförmigen Platte eine unter dem Normalen stehende ist. Endlich kommen auch Fälle vor — wenigstens sah ich einige dieser Art — in welchen die exquisiten Erscheinungen glaucomatöser Entzündung auftreten, schwinden und wieder erscheinen, in welchen eine beträchtliche Steigerung des intraoculären Druckes gegeben ist, und in denen die Symptome der glaucomatösen Excavation doch nicht zum Vorschein kommen, sondern schliesslich einfach Atrophie des Sehnerven sich entwickelt. Das sind jene Fälle, in welchen die *Lamina cribrosa* selbst dem erhöhten Drucke gegenüber nicht weicht, indem ihr eine abnorm grosse Widerstandsfähigkeit zukommt.

Die Druckerscheinungen sind ausser in der Excavation noch in den anderen begleitenden Symptomen ausgeprägt. Der erhöhte Druck ist es, welcher besonders auf dem Excavationsrande lastet, daselbst eine Compression der Gefässe herbeiführt, das Zuströmen des Blutes durch die Arterien und den Abfluss desselben aus den Venen behindert, woraus sich die Verdünnung der arteriellen, die Anschwellung der venösen Gefässe erklärt. Der erhöhte Druck ist es, welcher die Chorioidea in der Umgebung der Papille und die Fasern des Sehnerven im Bereiche und am Rande der Aushöhlung nach und nach zur Atrophie bringt, und aus diesem letzteren Momente erklärt sich der deletere Einfluss des Glaucoms auf das Sehvermögen.

In einzelnen Fällen jedoch leisten die Fasern des Opticus ihrem mächtigen Feinde einen merkwürdigen Widerstand. Wahrscheinlich hat hierauf, wie Schweigger [1]) bemerkt, die Raschheit der Entwicklung der glaucomatösen Excavation einen Einfluss. Plötzlich auftretenden, hochgradigen und anhaltenden Insulten vermag der Sehnerve nicht zu widerstehen, wohl aber vermögen dessen Fasern sich den neuen Verhältnissen unter Umständen zu accommodiren, wenn die Drucksteigerung langsam erfolgte, die Excavation sich langsam entwickelte. Man muss wenigstens ein derartiges Verhältniss annehmen, um jene Fälle zu erklären, in welchen man bei glaucomatöser Excavation das Sehvermögen nur wenig beeinträchtigt fand.

A. Gräfe (Professor in Halle) machte einen Fall bekannt [2]),

---

[1]) Augenspiegel, pag. 127.
[2]) Gräfe's Archiv VII, 2, pag. 113.

in welchem ein mit $M\,^1\!/_6$ behaftetes Auge eines 22jährigen jungen Mannes Nr. 1 Jäger ohne alle Anstrengung las, das Sehfeld dieses Auges nicht die geringste Abweichung von der Norm darbot, und in welchem der Augenspiegel eine tiefe, glaucomatöse Excavation zeigte. Dass man es wirklich mit Glaucom zu thun hatte, bewies ein später sich hinzugesellender acuter glaucomatöser Ausbruch. Die Sehschärfe war in diesem Auge ohne Widerrede noch eine bedeutende. Dass sie eine normale gewesen, geht jedoch, wie schon Haffmanns [1]) zu diesem Falle bemerkt, aus Gräfe's Angabe durchaus nicht hervor. Denn ein jugendliches Individuum mit $M\,^1\!/_6$ kann Nr. 1 J. mit $^1\!/_3$ Sehschärfe auf 6″ lesen, da diese Schrift von einem normalsichtigen, jugendlichen Auge, welches für die Entfernung von 18″ accommodiren kann, noch in dieser Distanz erkannt wird. Auch ist nicht angegeben, ob die Schrift Nr. 1 wirklich auf die Entfernung von 6″, oder nur auf eine geringere Distanz gelesen ward. Sei dem übrigens, wie ihm wolle, unter jeder Bedingung hatte man es hierbei mit einem exceptionellen Falle zu thun.

Auch Haffmanns [2]) erwähnt, dass die Excavation der Papille bisweilen einen hohen Grad erreichen kann, ohne dass eine Sehstörung zu bemerken ist. Specielle Fälle werden jedoch nicht angeführt. Ebenso unbestimmt drückt sich Schweigger [3]) in dieser Beziehung aus.

Deshalb erlaube ich mir, einen merkwürdigen Fall hier mitzutheilen, den ich vor Kurzem beobachtete. Am 29. Juli dieses Jahres stellte sich eine 56jährige Frau mit anscheinend unbedeutenden Klagen vor, die sich bei oberflächlichem Examen als Symptome eines Augencatarrhs hätten auffassen lassen. Die Frage, ob sie schlechter wie früher sehe, verneinte Patientin mit Bestimmtheit.

Die Augenspiegel-Untersuchung ergab — ich wurde durch Herrn Dr. Schnabel auf den Fall aufmerksam gemacht — im rechten Auge nichts wesentlich Pathologisches, vor Allem keine Spur einer Excavation, im linken hingegen eine tiefe glaucomatöse Aushöhlung mit breiter gelblicher Zone um den excavirten Nerven.

Die Prüfung der Sehschärfe, des Refractions- und Accommodations-Zustandes zeigte: Am rechten Auge $H\,^1\!/_{18}$, mit $^1\!/_{18}$

---

[1]) Gräfe's Archiv, VIII. 2., pag. 146.
[2]) l. c. pag. 145 und 146.
[3]) Augenspiegel, pag. 127.

Sehschärfe $^{20}/_{20}$ Snellen (nur F und G wurden nicht als solche erkannt). Am linken Auge Emmetropie, die Sehschärfe der des rechten vollkommen gleich. Die Presbyopie war weiter entwickelt, als sie in dem Alter der Patientin in der Regel vorkommt. Patientin las mit Convex 10 Nr. 1 Jäger mit jedem Auge auf 9″.

In Anbetracht des Alters der Patientin, in weiterem Anbetracht, dass die Sehschärfe beider Augen vollkommen die gleiche war, sind wir nicht berechtigt, eine Herabsetzung derselben am linken Auge anzunehmen.

Bei der weiteren Untersuchung fand man: Die Spannung des linken Bulbus etwas erhöht, das excentrische Gesichtsfeld dieses Auges, selbst bei sehr herabgesetzter Beleuchtung, vollkommen normal, (mit dem meinigen übereinstimmend).

Nun wurde den Klagen der Patientin eine grössere Aufmerksamkeit geschenkt. Dieselben bestehen darin, dass ein- bis zweimal des Tages ein Nebel vor den Augen sich zeigt, der mit vorübergehenden Schmerzen im Auge (nicht im Kopfe) verbunden ist, und bald wieder schwindet. Es wurde ferner angegeben, dass die Augen rasch ermüden und dass des Abends um die Kerzenflamme nicht selten farbige Ringe erscheinen. Andere Beschwerden waren durchaus nicht zu eruiren. Ich habe die Patientin seitdem nicht wieder gesehen.

Ich kann diesen Abschnitt nicht endigen, ohne die Bemerkung hinzuzufügen, dass in zwei Fällen von Buphthalmus bei Kindern, welche ich ophthalmoscopisch untersuchen konnte, sich hochgradige glaucomatöse Excavation, das eine Mal mit sehr weit vorgeschrittener Atrophie des Sehnerven und der Gefässe zeigte, ein Befund, der, wenn er nicht etwa schon bekannt ist, eine neue Bestätigung der Wirkung des intraoculären Druckes liefert und ein neues Licht auf die Art und Weise der Erblindung bei Buphthalmus wirft.

B. Die atrophische Excavation.

Es gibt noch eine zweite Art totaler Excavation des Sehnerven, welche ihrer Bedeutung nach von der glaucomatösen wohl zu unterscheiden ist und durch ihre ophthalmoscopische Erscheinung auch leicht von ihr unterschieden werden kann.

1857 machte H. Müller einen Fall von Atrophie des Sehnerven bekannt, in welchem ein vollkommener Schwund der Opticusfasern sich zeigte und hierdurch bedingt an der Eintrittsstelle des Sehnerven eine Grube sich befand, welche die Grösse derselben besass und mit ihrer tiefsten Stelle etwa in das Niveau der Chorioidea reichte. Ein Jahr darauf fügte derselbe Autor [1]) einen zweiten, etwas abweichenden Fall von Grubenbildung bei Atrophie bei. v. Jäger [2]) gab 1861 das ophthalmoscopische und anatomische Bild der atrophischen Aushöhlung, auch Schweigger [3]) (1864) zeichnet die atrophische Sehnervengrube, glaubt jedoch, dass in derartigen Fällen „auch nicht der Anschein einer Excavation" im ophthalmoscopischen Bilde vorhanden sein könne.

In der That sind derartige Aushöhlungen des Sehnerven bei der Untersuchung mit dem Augenspiegel nur schwer zu erfassen, indem es sich hierbei nur um eine seichte, muldenförmige Vertiefung handelt. Die *Lamina cribrosa* ist nicht vom Platze gewichen, nur der Sehnervenkopf ist atrophirt und mit den eingeschlossenen Gefässen gegen die siebförmige Platte zurückgesunken. Diese Einsenkung wird einigermassen deutlich hervortreten, wenn die äusseren Netzhautschichten noch wohl erhalten sind, die Netzhaut selbst also noch eine gewisse Höhe besitzt, dagegen immer mehr verschwommen werden und sich immer weniger gegen die Umgebung abgrenzen, je mehr die *Retina in toto* am Schwunde participirt.

Die Untersuchung im aufrechten Bilde mit dem lichtschwachen Spiegel gibt noch die sichersten Merkmale zur Wahrnehmung der muldenförmigen Excavation. [4]) Der Sehnerve erscheint vollkommen scharf begrenzt, der Bindegewebsring ist in klarer Weise rings um den Sehnerven ausgeprägt. Es hat dies letztere darin seinen Grund, dass der genannte Ring jetzt nicht mehr von der normalen Schichte der Nervenfasern gedeckt wird und andererseits seine weisse Farbe gegen die, wie wir sehen werden, in der Regel blaue oder grüne Färbung der Nervensubstanz in auffallender Weise absticht. Da auch im Nervengrunde nur wenig Fasern sich finden, so liegt die Fleckung der *Lamina cribrosa* besonders deutlich zu Tage. Der geübte Beobachter wird sich nun überzeugen können, dass man verschiedener, wenn auch wenig differenter Correctionsgläser bedürfe, um die Gefässe an der Stelle, wo sie über den Bindegewebsring schreiten, und da wo sie im Centrum

---

[1]) Gräfe's Archiv IV. 2, pag. 16.
[2]) Einstellungen etc., pag. 39.
[3]) Augenspiegel, pag 146.
[4]) Siehe Tafel IX, Fig. 48.

der Papille liegen (und mit letzteren gleichzeitig die Fleckung der Lamina cribrosa) vollkommen deutlich zu sehen. Wir müssen uns an diese dioptrische Probe halten, weil das Verhalten der Gefässe an und für sich kein so prägnantes, wie bei physiologischen und glaucomatösen Excavationen ist. Bei ihrem Uebertritte aus der Netzhaut auf den Sehnerven-Querschnitt zeigen sie nämlich am Opticusrande keine erhebliche Biegung, Knickung oder Unterbrechung ihres Verlaufes, sondern allmälig senken sie sich im flachen Bogen in die Tiefe, um an der Stelle ihres Ursprungs etwas lichter und undeutlicher zu erscheinen, wenn wir genau für die Netzhautebene accommodiren. Nur selten kann man, aber doch, wie v. Jäger angibt [1]), bei genauer Betrachtung eine deutliche Beugungserscheinung am Papillenrande wahrnehmen. Dieses gänzlich verschiedene Verhalten der Gefässe bei glaucomatöser und atrophischer Excavation schützt vor Verwechslung der beiden krankhaften Zustände.

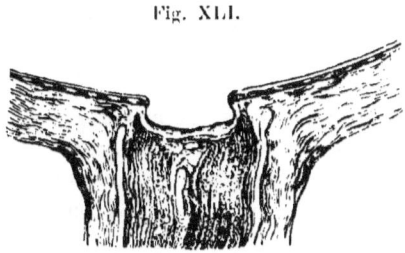

Fig. XLI.

Glaucomatöse Excavation (nach Ed. v. Jäger).

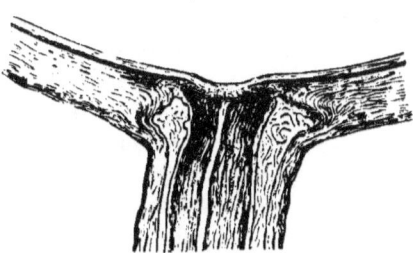

Fig. XLII.

Atrophische Excavation (nach Ed. v. Jäger).

Im umgekehrten Bilde wird es kaum gelingen, eine atrophische Excavation zu diagnosticiren.

In Fig. XLI und XLII treten die anatomischen Differenzen zwischen glaucomatöser und atrophischer Excavation klar hervor.

2. Die Hyperämie des Sehnerven.

Die Hyperämie des Sehnerven ist eine Theilerscheinung der Netzhaut- oder Aderhauthyperämie.

In ersterer Hinsicht characterisirt sie sich durch starke Röthung der Papille und durch die Verwischung ihrer Grenzen [2]). Es ist

---

[1]) Einstellungen etc., pag. 41.
[2]) Siehe Tafel XIII, Fig. 61.

nicht leicht oder gar nicht möglich, den gerötheten Sehnerven-Querschnitt nach innen, oben und unten von dem übrigen Augengrunde scharf zu unterscheiden, während dies nach der Richtung der *Macula lutea* zu in der Regel gelingt. Eine Aenderung im Niveau des Opticus ist nicht vorhanden, eine leichte radiäre Streifung der Fasern eine Strecke weit in die Netzhaut hinein sichtbar, die Wandungen zur Seite der Gefässe in Form lichter Streifen auf der Papille häufig hervortretend, doch gewöhnlich nur bei der Vergrösserung des aufrechten Bildes. Die starke Ueberfüllung der Schichte der Capillaren und kleinen Gefässe, welche *in continuo* aus der Netzhaut in den Sehnervenkopf übergehen, verursacht zum grossen Theile das in Rede stehende Bild.

Da der Sehnerve aber auch aus dem Scleroticalgefässkranz Blut bezieht, und die Schichte der Choriocapillaris der Aderhaut sich unmittelbar in denselben fortsetzt (s. pag. 238), so ist begreiflich, dass sich bei Chorioideal-Entzündungen und Hyperämien auch ein Congestivzustand im Sehnerven kundgeben wird. Auch unter diesen Umständen wird die Papille eine tiefe Röthe zeigen, allein die pathologischen Erscheinungen werden am Bindegewebsring wie abgeschnitten, dieser letztere durch Contrast besonders deutlich hervortretend, die Grenze des Sehnerven allseitig scharf ausgeprägt sein.

Ueber die ursächlichen Grundlagen der Sehnervenhyperämien wird noch im Capitel der Netzhaut- und Aderhauterkrankungen die Rede sein.

3. **Die nicht entzündliche und die entzündliche Schwellung des Sehnerven.**

Oedema et Neuritis optici.

v. Gräfe[1]) machte im Jahre 1860 zuerst eine ausführliche Mittheilung über den Zusammenhang von Sehnerven-Entzündung mit Gehirnkrankheiten, sowie mit Entzündungen und Neubildungen in der Orbitalhöhle. Die Richtigkeit eines derartigen Connexes wurde hierauf im Laufe der Jahre von allen Seiten bestätiget. In nicht zu zahlreichen Fällen gelang es auch, die während des Lebens beobachteten Augen microscopisch untersuchen zu können.

Man kann, wenn auch nicht strenge, zwei Formen der Neuritis unterscheiden, die eine, bei welcher die Entzündungs-Erscheinungen nur auf den Sehnervenkopf beschränkt sind, und an der *Lamina cribrosa* in der Regel ihr Ende erreichen, und die zweite, bei

---

[1]) Dessen Archiv VII. 2, pag. 58.

welcher der entzündliche Process über die *Lamina cribrosa* hinaus durch den Sehnervenstrang hindurch zu verfolgen ist, oder, richtiger gesagt, von dem Centralorgane aus sich bis in die Papille hinein fortgepflanzt hat.

Wenn im Gehirne, sei es an der Hirnbasis oder im Innern der Grosshirnhemisphären eine Geschwulst sich findet, wenn diese allein oder gleichzeitig chronischer Hydrocephalus gegeben ist, wenn Exsudationsprocesse an der *basis cranii* gesetzt sind, wahrscheinlich auch, wenn Periostitis mit starken Wucherungen an den Knochen der Schädelbasis besteht: kommt es zu einer Steigerung des Druckes innerhalb der Schädelhöhle. Die *Vena ophthalmica*, welche das Blut aus dem Innern des Auges durch die *Fissura orbitalis superior* dem *Sinus cavernosus* zuführt, kann dasselbe nicht mit gleicher Leichtigkeit, wie unter normalen Verhältnissen entleeren. Der gesteigerte intracranielle Druck lastet auf dem *Sinus cavernosus* und der in ihm enthaltenen Blutmasse. Es wird demnach der Abfluss des Venenblutes aus der *Vena ophthalmica* und allen ihren Aesten erschwert.

In der Centralvene der Netzhaut gibt sich diese Stauung durch Schlängelung und Verbreiterung der Venenäste kund. An diese mechanische Hyperämie schliesst sich, wenn sie einen bestimmten Grad erreicht hat, eine seröse Durchtränkung des umliegenden Gewebes. Dieselbe tritt vor Allem im Sehnervenkopfe und der ihn zunächst umringenden Netzhautzone auf. Auf diese Weise kommt es zur oedematösen Schwellung der Sehnervenpapille. Durch dieselbe wird ein neues Hinderniss für den Kreislauf gesetzt. Die Gefässe werden nun innerhalb des Sehnervenkopfes selbst comprimirt. Die Folge davon ist, dass nur ein schwacher Blutstrahl in die arteriellen Gefässe dringt, während die Stauungssymptome in den Venen nicht ab-, sondern eher zunehmen. In diesem Stadium bleibt der Process bisweilen stehen.

In der grösseren Anzahl derartiger Erkrankungen kommt es jedoch zu wahrer Entzündung des Sehnervenkopfes. Es geht kaum an, dieselbe aus einer Steigerung der hyperämischen Erscheinungen hervorgehen zu lassen. Wir müssen uns vielmehr mit dem Factum begnügen, dass in derartigen Fällen eine Entzündung im Sehnerven auftritt, welche in der Regel auf den Kopf des Sehnerven und die ihn zunächst umgebende Netzhautschichte begrenzt bleibt, in manchen Fällen ein grösseres Gebiet der Netzhaut ergreift, gewöhnlich über die *Lamina cribrosa* in den Sehnervenstrang nicht vorrückt, jedoch nach dem, was ich sah, in denselben vorrücken kann. Es wäre auch höchst wunderbar, wenn die *Lamina cribrosa* dem Fortschreiten des entzündlichen Wucherungsprocesses einen unüberwindlichen Damm entgegensetzen sollte.

Aehnliche Verhältnisse, wie die genannten, müssen sich entwickeln, wenn in der Orbita eine Druckursache gegeben ist. Bei Tumoren, welche in der Orbita oder im Sehnerven selbst sitzen, bei Periostitis rings um das *foramen opticum*, wobei, wie Horner[1]) derartige Fälle beschreibt, eine Zusammenschnürung des Opticus bei seinem Durchtritte durch das Sehloch stattfindet, bei Entzündungen des retrobulbären Gewebes, welche durch massenhafte Productbildung den Sehnerven erdrücken, sind ähnliche Bedingungen, wie bei Steigerung des intracraniellen Druckes gegeben, daher wir auch in diesen Fällen Oedem und Entzündung der Sehnervenpapille auftreten sehen.

Von der eben besprochenen Form der im Gefolge der Blutstauung auftretenden Neuritis ist die sogenannte *Neuritis descendens* zu unterscheiden, bei welcher der Process entweder im Gehirne oder an einem Punkte des Opticusstammes beginnt, und von da aus gegen das periphere Ende des Sehnerven continuirlich fortschreitend, entweder im Sehnervenkopfe seinen Abschluss findet oder aber, wie dies häufiger geschieht, sich mehr oder weniger weit in die eigentliche Netzhaut ausdehnt. Eine derartige Neuritis kommt bei Meningitis und Encephalitis vor, ebenso kann ein entzündlicher Process in der Orbita, welcher vom Periost derselben oder vom retrobulbären Zellgewebe ausgeht, auf die Scheide des Opticus übergreifen, eine Entzündung derselben erregen, welche sich bis in das Innere des Auges fortpflanzt.

Was den anatomisch-microscopischen Befund anlangt, welcher bis jetzt in derartigen Fällen sich darbot, so gilt darüber Folgendes:

Die abnorme, oft ungleichmässige Hervorwölbung des Sehnervenkopfes über das Niveau der Chorioidea konnte constatirt werden. Das Microscop zeigte, dass bei Papillenschwellungen, welche offenbar als ödematöse anzusehen sind, förmliche Lacunen, die mit seröser Flüssigkeit erfüllt sind, vorkommen können. Wenigstens trat mir dieses Verhalten an einem Iwanoff'schen Präparate in vollkommener Klarheit entgegen.

Bei der Stauungs-Neuritis fand man das Gewebe der *Lamina cribrosa* auseinander gedrängt, ihre Structur undeutlich (Schweig-

---

[1]) Klinische Monatsblätter, 1863, pag. 71.

ger [1]), die Adventitia der Centralgefässe verdickt (Sämisch) [2]), eine Anzahl kleinerer Gefässe neu gebildet (Schiess-Gemuseus) [3]), einzelne Nervenfasern bedeutend verbreitert (Schweigger), vor Allem das Bindegewebsgerüste in der Papille gewuchert. Die unstreitig wichtigste Veränderung bei Neuritis, welche schon Sämisch zum Theile beschreibt, ist folgende:

Von der Papille aus erstreckt sich ringsum eine besondere Wucherung, welche sich zwischen die Faserausbreitung des Opticus und die Chorioidea einschiebt. Nicht an allen Stellen hat dieser Wall, welcher den Opticusstamm nach seinem Durchtritte durch die *Lamina cribrosa*, ehe sich seine Fasern in die Ebene der Netzhaut umlegen, umgibt, die gleiche Höhe und den gleichen Querdurchmesser. Sämisch sah diese Neubildung nach einer Ausdehnung von 1 Mm. vom *Foramen chorioideae* aus in eine feine Spitze auslaufen. Ich selbst sah sie an Präparaten Iwanoff's, ohne dass sie sich überall auffallend verschmälerte, mit convexem Rande scharf abgegrenzt. Dieser ringförmige Wulst besteht hauptsächlich aus Bindegewebe, welches aus der Papille herauswuchert und zahlreiche neugebildete Gefässe enthält. Die Netzhaut selbst kann vollkommen intact sein. Durch die eben beschriebene Wucherung wird vor Allem die steile Erhebung der Papille über das Niveau der nicht verdickten Netzhaut bedingt. Bei der Stauungsneuritis fand man in der Regel den Opticus ausserhalb der *Lamina cribrosa* unverändert, an Iwanoff'schen Präparaten dagegen konnte ich in derartigen Fällen auch Wucherung des Bindegewebes im Opticusstamme selbst sehen. In derartigen Fällen hat man es mit einer wahren, vom Sehnervenkopfe in den Nervenstamm aufsteigenden, mit einer *Neuritis ascendens* zu thun.

Bei *Neuritis descendens* constatirte Virchow [4]), ausser Verbreiterung der Nervenfasern der Papille und Verdickung der Gefässscheiden an dieser Stelle, einen entzündlichen Process im Opticusstamme selbst. Die äussere Scheide des Sehnerven erschien bedeutend verdickt, einmal von dem Opticusstrange abgelöst. Im Innern des Nerven zeigten sich ebenfalls Symptome von Entzündung der bindegewebigen Scheiden, so dass der Process unter der Form einer Peri- und interstitiellen Neuritis auftrat. Die Nervenröhren selbst waren mehr oder weniger als solche unkenntlich.

---

[1]) Augenspiegel, pag. 136.
[2]) Beiträge zur normalen und pathologischen Anatomie des Auges, pag. 24 und 25.
[3]) Klinische Monatsblätter, 1866, pag. 168.
[4]) Gräfe's Archiv XII. 2, pag. 117.

In einem Falle von offenbar descendirender Neuritis konnte ferner Manz [1]) einen enormen Hydrops der Sehnervenscheide, Hutchinson [2]) eine seröse Erweichung des Opticus und Horner [3]) in einem der obenerwähnten Fälle von Periostitis orbitae und Neuritis eine Wucherung der äusseren Scheide des Sehnerven, also auch eine Perineuritis nachweisen.

Die pathologischen Verhältnisse des Sehnervenkopfes bei der in Rede stehenden Erkrankung erklären zum guten Theile die ophthalmoscopischen Erscheinungen [4]). Nur selten gelingt es, den Beginn der Sehnervenschwellung mit dem Ophthalmoscope zu belauschen. Man sieht dann an einer Stelle der Peripherie die Grenze des Sehnerven vollkommen verwischt. Bindegewebsund Chorioidealring sind daselbst nicht sichtbar, eine Marke zwischen Opticus und Netzhaut dort nicht aufzufinden. Der OpticusQuerschnitt erscheint in dieser Partie graulich oder grauröthlich, es macht sich in derselben bei der Vergrösserung des aufrechten Bildes eine feine Streifung, welche eine kurze Strecke weit in die Netzhaut verfolgt werden kann, bemerkbar, eine in eine derartige Stelle etwa eintauchende Vene erscheint verbreitert, geschlängelt, zum Theile gedeckt. Im übrigen Opticus treten noch keine wesentlichen Veränderungen auf. Nur die venösen Hauptstämme sind sämmtlich verbreitert und geschlängelt. Man spiele übrigens nicht mit der Diagnose particller Neuritis und halte sich immer gegenwärtig, dass eine stärkere Röthung der Papille in ihrer inneren Hälfte, ein schwaches Verwaschensein ihrer Grenzen daselbst eine physiologische Erscheinung sein kann. Diese besondere Localisation der physiologischen Trübung und der Mangel der Gefässsymptome können einen Anhaltspunkt in zweifelhaften Fällen geben.

Von einem Zweifel kann jedoch keine Rede sein, wenn die Symptome der nicht entzündlichen oder entzündlichen Schwellung der Papille auf dem Höhepunkte angelangt und dann fast ausnahmslos in beiden Augen ausgesprochen sind. Bei der Untersuchung im aufrechten Bilde wird man gewahr, dass der Brechzustand des Auges, wenn man ihn nach dem deutlichen Hervortreten des mittleren Theiles der Papille bestimmt, ein geringerer

---

[1]) Klinische Monatsblätter, 1865, pag. 283.
[2]) Ophthalmic Hospital Reports, V. I, pag. 108.
[3]) l. c. pag. 75.
[4]) Siehe Tafel X, Fig. 49 und Tafel XIII, Fig. 63.

sei, als am Papillenrande. Durch dieses wird eine Hervorwölbung der Sehnervenscheibe über das Niveau der Netzhaut, deren numerisches Mass man nach der früher (pag. 207) angegebenen Methode bestimmen kann, constatirt. Auch von dem ungleichmässigen Vortreten der einzelnen hügeligen Partien kann man sich in den speciellen Fällen überzeugen. Im umgekehrten Bilde muss dann, wie wir sahen, die parallactische Verschiebung des Papillengipfels vor der Basis deutlich werden.

Die Sehnervenpapille — nun eine wahre Papille — hat ihre Grenzen scheinbar nach allen Richtungen ausgedehnt. Ihre physiologischen Marken sind gänzlich verloren gegangen. Weder vom Sclerotical-, noch vom Chorioidealringe sind Spuren sichtbar. Eine graue, wenn vorwaltend Erscheinungen des Oedems da sind, eine grauröthliche, mitunter lebhaft rothe Masse, wenn flagrante Entzündungserscheinungen bestehen, bietet der Opticus dar. Aus feinen getrübten Streifen, die radiär verlaufend die physiologische Anordnung der Opticusbündel zeigen, eine kurze Strecke über die normalen Grenzen hinüberschreitend die letzteren decken und die scheinbare Ausbreitung der Papille bedingen, zeigt sich bei genügender Vergrösserung dieses trübe Gewebe zusammengesetzt. Es gelingt auch, wie Liebreich[1]) angibt, dass man, wenn auch gerade nicht immer, die röthliche Färbung, welche über das Bild ergossen ist, in ein Convolut feiner neugebildeter Gefässchen auflösen könne. Es ist klar, dass eine derartige Trübung der Papille alle die Zeichnungen, welche der normale Sehnerven-Querschnitt darbietet, decken, dass vor Allem von einem ophthalmoscopischen Erscheinen der *Lamina cribrosa* keine Rede sein werde.

Besonders in die Augen springend sind die Gefässerscheinungen. Die arteriellen Hauptstämme zeigen die geringeren Veränderungen. Nur selten von normalem Caliber, gewöhnlich in geringem Masse, aber auch auffallend verdünnt, sind sie häufig auf der Höhe der Papille, wenn auch verschleiert, sichtbar, der Hauptstamm selbst, der in der Tiefe liegt, jedoch immer gedeckt. In anderen Fällen dagegen liegt auch über den Theilungsästen so viel trübes Gewebe, dass ihre Contouren nicht mehr sicher zu erfassen sind. Die tiefer liegenden Venen zeigen ein anderes Verhalten. Erweitert und geschlängelt, wobei ihre Schlängelungen in verschiedenen Ebenen der Netzhaut liegen, treten sie an den getrübten Opticus heran. In der trüben Partie selbst

---

[1]) Atlas, pag. 33.

sind sie verhüllt. Da ihre Krümmungen in verschiedenen Ebenen liegen, so sieht man nicht selten den Anfangsverlauf eines venösen Stammes, dann aber taucht das Gefäss plötzlich in die Tiefe, um häufig gänzlich zu verschwinden. Nicht selten schwingt es sich dann noch einmal empor, wird wieder sichtbar, so dass die Vene an einer Strecke ihres Verlaufes vollkommen unterbrochen erscheint. Wird die Schwellung des Sehnerven eine besonders mächtige, dann kann die Arterie so comprimirt werden, dass nur ein sehr schmaler Blutstreifen in ihr hervortritt, die Blutcirculation wesentlich behindert ist, und, wie später erwähnt werden wird, ein sonderbares Circulationsphänomen in den Venen zur Beobachtung kommt.

Als Ausdruck der mächtigen Stauung in den venösen Gefässen, sowie auch der entzündlichen Erweichung der Gefässwandungen sind die Extravasate anzusehen, welche nicht selten zu den genannten Symptomen sich hinzugesellen. Dem Zuge der Nervenbündel folgend erscheinen sie als streifige rothe Flecken mit geflammtem Rande. Das Roth tritt, je nachdem das Extravasat oberflächlich oder tiefer gelegen ist, deutlich oder minder ausgeprägt hervor. In einzelnen Fällen sah ich das ganze Bereich der geschwellten Papille durch massenhafte streifige Extravasate gedeckt, so dass von den Gefässen keine Spur zu erblicken war — wahre *Neuritides apoplecticae!*

Mit dem binoculären Ophthalmoscope die Fälle von Neuritis zu untersuchen, ist empfehlenswerth. Einmal sah ich auf diese Weise, wie eine getrübte Partie, welche die Sehnervengrenze deckte, in den mittleren Lagen des Opticus lag, so dass sie gleichsam vor dem Hintergrunde schwebte.

Wir gehen zu der Frage über, ob wir im ophthalmoscopischen Bilde einen Anhaltspunkt besitzen, die ascendirende Neuritis von der descendirenden in allen Fällen mit Bestimmtheit zu unterscheiden. Die Antwort lautet mit Bestimmtheit: nein. Ist ein *Tumor cerebri* gegeben und in dessen Gefolge eine Stauungs-Neuritis aufgetreten, dann beobachten wir allerdings häufig eine starke Prominenz der Papille und eine Begrenzung des Processes in nächster Nähe des Sehnerven-Querschnittes, und ebenso häufig nur wenig vorragende, ja nur partiell geschwellte Optici, aber eine weitere Verbreitung der entzündlichen Phänomene über die Netzhaut, falls diffuse Entzündungs-Processe im Centralorgane sich finden und über die Sehnervenstränge sich ausbreiten. Jedoch ein unumstössliches Criterium zur Unterscheidung der beiden Cardinalformen gibt das Aussehen der Papille nicht. Intraoculäre und descendirende Neuritis können im ophthalmoscopischen Bilde die Rolle vollständig wechseln, und daraus geht hervor, dass wir in speciellen Fällen einen sicheren Schluss auf das zu Grunde liegende Gehirnleiden uns nicht erlauben werden.

Was das Verhalten der Sehschärfe bei flagranter Neuritis anlangt, so begegnen wir hier den mächtigsten Gegensätzen. Wie einerseits Fälle von fulminirender Erblindung vorkommen, finden sich andererseits Augen mit eminenter Neuritis, welche eine überraschende, ja volle Sehschärfe darbieten. Blessig[1] macht bereits hierauf aufmerksam, er führt einen derartigen Fall mit voller Sehschärfe an, und ich kann einen zweiten beifügen[2]. Bei einem 37jährigen Manne zeigte sich in beiden Augen das vollkommen entwickelte Bild der Neuritis. Mit convex 30 war die Sehschärfe des linken Auges $\frac{20}{20}$ Snellen, die des rechten mit demselben Glase nahezu $\frac{20}{20}$, es wurden die Buchstaben C, L und A von Nr. 20 Snellen auf 20' erkannt. Das Interessante dieses Falles ist, dass der Mann sich dieser vollen Sehschärfe bis an sein Lebensende erfreute, denn er starb — plötzlich. Die Section ergab im rechten *Crus cerebelli ad pontem* ein wallnussgrosses Sarcom und eine bedeutende Wasseransammlung in den Hirnhöhlen. Von einem Entzündungsherde im Gehirne war ebenso wenig wie von einer Meningitis eine Spur nachzuweisen. Die Untersuchung der Augen durch Iwanoff ergab im Wesentlichen den ringförmigen, aus Bindegewebe bestehenden Wulst um die Papille, und Neubildung äusserst zahlreicher kleiner Gefässe in derselben. Die Retinalschichten waren gleich am Rande des Opticus vollkommen normal, dagegen zeigten sich in dem Stücke des Opticusstammes, welcher noch am Bulbus hing, Zeichen interstitieller Neuritis, Wucherung des bindegewebigen Gerüstes.

Ich glaube, dass dieser eben angeführte Fall, wo mit Neuritis behaftete, eine volle Sehschärfe darbietende Augen zur Section kamen, bisher ein Unicum ist, daher noch von Iwanoff darüber ausführlich berichtet werden wird.

---

[1] Klinische Monatsblätter, 1866, pag. 274. (Petersburger med. Zeitschrift, 1866, X. Band).

[2] Dr. Becker hat den betreffenden Patienten vor mir durch längere Zeit beobachtet.

4. Geschwülste des Sehnerven.

Da wir hier nur von jenen Fällen handeln wollen, welche mit dem Ophthalmoscope nachgewiesen wurden, so ist die Sache mit wenigen Worten abgethan. In einem Falle einer orbitalen Geschwulstbildung, welche sich als Myxom erwies, sieht v. Gräfe [1] „neben Schlängelung und Verbreiterung der Netzhautvenen und Verschmälerung der Arterien eine eigenthümliche steile Anschwellung der Papille auf deren innere Hälfte scharf begrenzt. Dieselbe mag sich circa 1''' über das Niveau der vollkommen ebenen äusseren Hälfte erheben, hängt sogar über den inneren Sehnervenrand etwas über. Innerhalb derselben ist die Substanz grauröthlich getrübt und die Gefässstämme völlig verdeckt". „Der Befund des Auges durch Dr. Schweigger ergab, dass die Anschwellung der Sehnervenpapille eine noch ziemlich indifferente Zellenwucherung darstellte".

Einen zweiten Fall von Geschwulstbildung im Sehnerven, ophthalmoscopisch nachgewiesen, veröffentlichte Jacobson [2]. Die Papille erschien aus verschieden gefärbten und verschieden stark prominirenden Theilen zusammengesetzt, welche einem Neugebilde angehörten, das bei der microscopischen Untersuchung Aehnlichkeit mit einem Myxosarcom hatte.

Ob ausser in den zwei genannten Fällen strenge hierher gehörige Beobachtungen gemacht wurden, ist mir nicht bekannt.

5. Die Verfärbung des Sehnerven.
Decoloratio nervi optici.

Eine ganz besondere, wenig gewürdigte Krankheit des Sehnerven ist dessen Verfärbung. Eine Reihe krankhafter Processe des Opticus characterisirt sich nämlich ausschliesslich durch eine Aenderung der normalen Farbe, von welcher die nervösen Elemente betroffen werden. Die Farbenänderung verräth sich zunächst dadurch, dass der röthliche Schimmer aus dem Opticus weicht, der Nerven-Querschnitt, wie sich v. Jäger ausdrückt, eine kalte Farbe annimmt. Bald macht sich jedoch eine deutliche Verfärbung bemerkbar [3]. Der Nerve erscheint bläulich oder grünlich, die Intensität der Farbe steigert sich immer mehr und mehr, bis sie sich

---

[1] Dessen Archiv, X. 1, pag. 194.
[2] Gräfe's Archiv, X. 2, pag. 55.
[3] Siehe Tafel IX, Fig. 45 und 46.

einerseits dem Himmelblauen, andererseits dem Smaragdgrünen nähert. Eine genaue Beobachtung zeigt, dass die Farbe auf Rechnung der in den Lücken der *Lamina cribrosa* steckenden Nervenbündel kommt. Weitere pathologische Aenderungen sind nicht sichtbar. Der Sehnerve hat seine normale Rundung, seinen normalen Durchmesser und sein normales Niveau behalten, die Centralgefässe zeigen ein unverändertes Caliber, nur der Bindegewebsring tritt in seiner weissen Farbe besonders deutlich hervor. Diese bläuliche oder grünliche Verfärbung des Sehnerven ist durchaus nicht als Atrophie aufzufassen. Sie ist allerdings ein constanter Vorläufer gewisser Formen des Sehnervenschwundes, wir sind aber nicht berechtigt, von Atrophie zu sprechen, wenn noch kein anderes der später zu besprechenden Symptome hinzugetreten. In anderen Fällen kann die Verfärbung lange Zeit, Jahre lang bestehen, ohne dass Atrophie sich entwickelt, so dass es vorläufig dahin gestellt bleiben muss, ob alle hierher gehörigen Fälle mit dem Schwunde endigen.

Das in Rede stehende Sehnervenleiden findet sich selten idiopathisch, so dass kein veranlassendes Moment aufgefunden werden kann. In der Regel sehen wir es auftreten bei Veränderungen im Centralorgane, wenn wir auch weit davon entfernt sind, dieselben in den einzelnen Fällen präcisiren zu können. Die Verfärbung des Sehnerven findet sich: bei den durch Missbrauch von Spirituosen und des Tabaks auftretenden Amblyopien, jedoch nur in einem Theile derselben, während in einem anderen jeder objective Befund mangelt; bei der *Tabes dorsualis;* bei Cerebralleiden, deren Natur oft schwer bestimmbar ist. So sieht man die bläuliche Entfärbung sich entwickeln bei Individuen, welche ausser habituellen, seit Jahren bestehenden Kopfschmerzen keine krankhaften Symptome darbieten, andererseits aber unter Umständen, welche auf das Vorhandensein einer intracraniellen Geschwulst schliessen lassen. Nach Verletzungen des Kopfes und folgender *Commotio cerebri* sah ich ebenfalls das Leiden auftreten, sowie es auch bei Geisteskrankheiten vorkommt.

Die in Rede stehende Krankheit kommt häufig an beiden Augen, doch auch einseitig vor. Sie kann auch auf dem einen Auge bestehen, während auf dem anderen schon Atrophie ausgesprochen ist. Die Sehschärfe ist mehr oder minder herabgesetzt, das periphere Sehfeld entweder normal oder eingeengt, mitunter blos das centrale Sehen erhalten. Das Sehvermögen kann durch Monate und Jahre dasselbe bleiben, ja es kann sich heben, bisweilen zu wahrhaft erstaunlicher Höhe. Schon aus diesem Grunde wird es klar, dass man Verfärbung und Atrophie des Sehnerven nicht in Eins vermischen darf. So lange nur die Erscheinungen der Verfärbung ausgesprochen sind, so lange ist die Möglichkeit vorhanden, dass das bestehende Sehvermögen noch durch längere Zeit sich erhalte, so lange glimmt der, wenn auch nur schwache Hoffnungsfunke, dass es sich bessere. Jede Hoffnung aber ist geschwunden, sowie zu den Symptomen der Verfärbung die später zu erörternden der Atrophie sich hinzugesellen. Eine merkwürdige Krankengeschichte sei hier angezogen [1]). Ein 20jähriger Maurer erblindete ein halbes Jahr vor seiner Aufnahme auf die Augenabtheilung des allgemeinen Krankenhauses am linken Auge, während das rechte schlechtsichtig wurde. Nach seiner Angabe war das Augenleiden auf eine Verletzung, welche er mittelst einer Holzstange an der linken Schläfe erlitten, gefolgt. Der Augenspiegel zeigte rechterseits bläuliche Verfärbung, während sich links zu den Zeichen derselben schon eine bedeutende Verengerung der Gefässe, das ominöse Zeichen der Atrophie, hinzugesellt hatte. Der Zustand des sehr herabgesetzten Sehvermögens des linken Auges änderte sich nicht, dagegen nahm das des rechten einen unerwarteten Aufschwung. Während der Patient bei seiner Aufnahme mit diesem Auge nur Nr. 200 Snellen auf 5' erkannte, konnte er bei seiner einige Monate darauf erfolgten Entlassung mit demselben einzelne Buchstaben von Nr. 40 Snellen auf 20', und Nr. 1 Jäger in der Entfernung von 7'' lesen. Das Gesichtsfeld war jedoch so eingeengt, dass er in der eben genannten Distanz nur sechs Buchstaben der Schrift Nr. 1 auf einmal zu übersehen vermochte.

Die Diagnose der bläulichen und grünlichen Verfärbung ruht, besonders im Beginne des Leidens, auf der Prüfung im aufrechten Bilde mit Hilfe des Helmholtz'schen Beleuchtungs-Apparates. In der nur so ermöglichten Erkenntniss des Anfanges dieses wichtigen Leidens gipfelt der Triumph, welchen die Helmholtz'sche Beleuchtungs-Methode über die anderen davonträgt.

Ich habe in keinem Falle, in welchem die Decoloration mit Jäger's lichtschwachem Spiegel bereits vollkommen ausgesprochen war, verabsäumt, die Untersuchung im umgekehrten Bilde vorzunehmen, um die Ueberzeugung zu gewinnen, dass die characteristische Farbe bei dieser Art der Beleuchtung constant untergeht und nur eine gewisse Blässe der Papille hervortritt, von welcher

---

[1]) Siehe auch den Bericht des allg. Krankenhauses zu Wien 1865, pag. 233.

es kühn wäre, mit Bestimmtheit zu behaupten, dass sie eine pathologische sei. In den höheren und höchsten Graden des Leidens gelingt es jedoch hinlänglich oft, auch im umgekehrten Bilde die eigenthümliche Farbe, allerdings noch häufiger den intensiv weissen, sogenannten sehnigen Glanz zu statuiren, dessen Erklärung uns nach dem auf pag. 83 Gesagten nicht schwer fallen wird.

Ed. v. Jäger, von welchem die Diagnose der bläulichen Verfärbung herrührt, machte auch die merkwürdige Beobachtung, dass bei diesem Leiden, wenn es aus centraler Ursache hervorgegangen, Hypermetropie auftritt, welche wieder schwinden kann, um gelegentlich, oft in höherem Grade, wieder zum Vorschein zu kommen. Das Sehvermögen des Patienten erlaubt häufig noch, durch Gläserproben den Wechsel in der Refraction zu erhärten, und wo dies nicht möglich ist, liefert uns der Augenspiegel ebenso sichere Anhaltspunkte.

Von der histologischen und histochemischen Grundlage der bläulichen Verfärbung haben wir vorläufig gar keine Vorstellung.

6. Die Atrophie des Sehnerven.

Atrophia nervi optici.

Wenn wir das Wort: Sehnerven-Atrophie aussprechen, so ist damit gesagt, dass die Fasern des Opticus für immer untergegangen sind und an ihre Stelle ein Gewebe getreten ist, welches nicht die Fähigkeit besitzt, die Erregungen des Lichtes zum Gehirne zu leiten, auch wenn die das Licht percipirenden Elemente, die Zapfen und Stäbe der Netzhaut, ihre Integrität bewahrt haben.

Der Stamm des Sehnerven ist in einen aus dichtem Bindegewebe bestehenden Strang umgewandelt, in welchem sich kaum noch Spuren der zumeist durch Fettmetamorphose zu Grunde gegangenen Nervenfasern und bei dem höchsten Grade des Uebels kaum noch Andeutungen der Gefässe auffinden lassen. Der Nervenstrang ist häufig so geschrumpft, dass die äussere Scheide rings um denselben schlottert. In diesen Fällen zeigt sich auch, wie v. Jäger beschreibt, das oberste Ende des Scheidenzwischenraumes „zu einem breiten, ringförmigen Sinus um den Sehnerven herum, innerhalb der Sclerotica, erweitert". Siehe Fig. XLII.

So häufig auch das extraoculäre Ende des atrophischen Sehnerven der anatomischen Untersuchung unterzogen wurde, so lässt sich doch andererseits, wenn man aufrichtig sein will, nicht läugnen, dass eine genaue anatomische Durchforschung der verschiedenen, mit dem Augenspiegel diagnosticirbaren Formen der Atrophie des intraoculären Sehnervenendes noch zu den *piis desideriis* gehört.

Die folgenden ophthalmoscopischen Bilder[1]) kann die Sehnerven-Atrophie, wenn wir von der bei Glaucom auftretenden, schon früher beschriebenen absehen, darbieten:

1. In Fällen, in welchen sie in Folge eines centralen oder spinalen Leidens oder als essentielle Krankheit genuin aufgetreten, zeichnet sich der Sehnerve durch seine blaue oder grünliche Farbe aus. Die Merkmale, durch welche sich die Atrophie unter diesen Verhältnissen von der einfachen bläulichen Verfärbung unterscheidet, sind: Verdünnung der Gefässe, Verringerung des Durchmessers der Papille, Verlust der normalen Rundung, eckige Begrenzung des Sehnerven-Querschnittes. Das wichtigste und zunächst sich entwickelnde Symptom ist das der Gefässverdünnung. Wir können uns sehr wohl vorstellen, dass die Atrophie der Sehnervenfasern schon zu einem bedeutenden Grade vorgeschritten sei, ohne dass das Caliber der Gefässe abgenommen, aber wir sind nicht berechtigt, eine Atrophie des Sehnerven mit dem Augenspiegel zu diagnosticiren, so lange nichts Anderes als eine Farbenänderung vorliegt. Die Beurtheilung der Abnahme des Gefässdurchmessers ist nicht leicht. Immer muss man hierbei im Beginne der bezüglichen Veränderung das gegenseitige Verhältniss der Arterien und Venen in Betracht ziehen, achten, ob die Arterien im Vergleiche zu den Venen an Mächtigkeit abgenommen. Die Vergrösserung, unter der wir die Gefässe in den verschiedenen Fällen sehen, ist zu wechselnd, als dass wir uns aus dem Durchmesser als solchem, beim Beginne der Atrophie, einen Schluss erlauben dürften. Mit fortschreitendem Schwunde des Sehnerven und der Gefässe wird die Verdünnung der Arterien und an diese anschliessend auch die der Venen so hochgradig, dass über deren Bestand allerdings kein Zweifel mehr obwalten kann. Bis zu welchem Grade dieser Schwund in einzelnen Fällen sich entwickelt, werden wir an einer späteren Stelle sehen.

Ebenso ist es nicht leicht, eine Abnahme des Durchmessers und eine eckige Umgrenzung der Papille als pathologische Symptome aufzufassen. Es stellen sich diese erst ein, wenn die Gefässveränderungen deutlich ausgesprochen sind. Ein Vergleich mit der Grösse der Papille in normalen Augen von gleicher Refraction

---

[1]) Siehe Tafel IX, Fig. 48; Tafel X, Fig. 49—51; Tafel XVI, Fig. 73.

dient hier als Anhaltspunkt, häufig auch der Vergleich mit dem zweiten Auge desselben Individuums. Wir sehen nämlich oft die in Rede stehenden Symptome der Atrophie in dem einen Auge schon ausgesprochen, während sie in dem anderen noch fehlen. In den höchsten Graden des Uebels endlich können wir uns auch hierin jedes Vergleiches entschlagen, die Verkleinerung des Sehnerven-Querschnittes und seine unregelmässige Begrenzung sind zu markirt, als dass sie für physiologisch gehalten werden könnten.

Die Niveauverhältnisse des Sehnerven bei der Atrophie, von der wir handeln, können verschiedenartig sein. Das Niveau ist nämlich entweder nichtgeändert, dann erscheint die Faserschichte des Opticus getrübt, die *Lamina cribrosa* undeutlich oder gar nicht ausgesprochen, oder es zeigen sich die Symptome der atrophischen Excavation (s. pag. 283) mit deutlich ausgeprägter Fleckung der siebförmigen Lamelle. In beiden Fällen prägt sich der weisse Bindegewebsring sehr deutlich aus.

Ein blauer oder grüner, von dem glänzenden Scleralringe umsäumter Sehnerve, entweder getrübt und dann sein normales Niveau darbietend, oder excavirt und dann mit besonderer Schönheit bis zur *Lamina cribrosa* blossliegend, mit verdünnten Gefässen auf seiner Oberfläche, verringertem Durchmesser und unregelmässiger Begrenzung, das ist das Bild, welches sich bei der ersten, von uns behandelten Form der Atrophie in dem vorgerücktesten Stadium präsentirt.

2. Wir sehen nicht gar selten Amaurosen unter den verschiedensten Verhältnissen auftreten, ohne dass der Augengrund im Allgemeinen und der Sehnerve im Besonderen irgend welche Abnormität aufweisen würden. Ich selbst sah derartige Amaurosen auftreten: nach bedeutendem Blutverluste *post partum* (an beiden Augen, wie dies in allen derartigen Fällen, wo plötzlicher Blutverlust die Ursache der Erblindung war, beobachtet wurde); nach erysipelatöser Anschwellung einer Gesichtshälfte und gleichzeitiger Protrusion des Auges (zur Zeit der Vorstellung der Patientin war nicht zu entscheiden, ob der Process von einer Entzündung der Highmorshöhle ausgegangen, das Auge war vollkommen in das normale Niveau zurückgesunken); bei Zerrungen des Sehnerven in Folge von Neubildungen in der Orbitalhöhle, und Entzündungen des retrobulbären Bindegewebes, welche in einem Falle nach einer dem Thränensacke zugedachten, aber in die Orbita gegangenen Wasser-Injection auftrat, und eine sehr rasch auftretende vollständige Erblindung zur Folge hatte. In diesen, sowie in anderen Fällen

plötzlicher Erblindung, welche man auch noch heutzutage oft aus den sonderbarsten Ursachen entspringen lässt, zeigt der Sehnerve, wie schon erwähnt, Anfangs keine pathologische Veränderung. Nach kürzerer oder längerer Zeit, oft erst nach Monaten beginnen sich aber doch die Zeichen der Atrophie auszubilden.

Unter diesen Verhältnissen vermissen wir das Auftreten der blaugrünen Farbe. Der Sehnerve wird blass und trübe, die *Lamina cribrosa* gedeckt, die Gefässe dünner, und endlich, wenn auch sehr spät, nimmt auch der Durchmesser der Papille ab. Besonders bei monoculärer Erblindung lassen sich die genannten Symptome durch Vergleich mit dem gesunden Auge erfassen.

3. Nach Chorioiditis und Retinitis, sowie bei der sogenannten *Retinitis pigmentosa* tritt die Atrophie des Sehnerven häufig wieder in anderer Gestalt auf. Die Nervensubstanz ist getrübt, von wachsgelber, auch leicht grünlicher Farbe, die Trübung scheint sich eine geringe Strecke weit in die Netzhaut fortzusetzen, denn der Bindegewebsring ist nicht sichtbar, ist von undurchsichtiger Masse gedeckt. Die Papille erscheint länglich oval, ihr seitlicher Begrenzungsrand nicht regelmässig, sondern ein- und ausgebogen, der Sehnerven-Querschnitt hat ein ganz gleichmässiges Aussehen, eine radiäre den Nervenfasern entsprechende Streifung ist nicht ausgeprägt, eine auffallende Niveauanomalie nicht vorhanden. Die Gefässe, besonders die Arterien, sind stark verdünnt, die gewöhnlich seitlich abgehenden kleineren Aeste oft gar nicht mehr wahrnehmbar, so dass nur nach oben und unten Gefässstämme über die Papille hinziehen.

4. Die vierte Form der Atrophie endlich tritt nach abgelaufener Neuritis auf. Das Centrum der getrübten Papille ragt hervor, der Durchmesser derselben ist scheinbar vergrössert, indem die getrübte Zone über den Scleroticalring hinübergreift, letzterer nicht wahrnehmbar, in der Papille deutlich eine radiäre Streifung, besonders in der Peripherie hervortretend, ausgesprochen, die Farbe des Sehnerven blass, alles Roth daraus geschwunden, grau, im Centrum häufig bläulich. Die Arterien sind sehr dünn, die Venen breit, geschlängelt, zum Theile gedeckt. Das letztere Symptom ist besonders characteristisch. Schiess-Gemuseus[1]) fand eine derartige Papille bei der anatomischen Untersuchung 1 Mm. das übrige Netzhautniveau überragen, sah jedoch, dass die Vorwölbung zum Theile nur eine scheinbare war, indem die angrenzenden Retina-

---

[1]) Klinische Monatsblätter, 1866, pag. 168.

partien einen hohen Grad von Atrophie zeigten. Die Papille bestand im Wesentlichen aus dichtem Bindegewebe und zeigte am Rande ziemlich zahlreiche, neugebildete Gefässe kleineren Calibers.

Die Beschreibung der verschiedenen Formen der Atrophie wurde soeben in der Weise gegeben, wie sie sich bei der Untersuchung im aufrechten Bilde und schwächster Beleuchtung darstellen. Die starke Beleuchtung, welche dem umgekehrten Bilde zukommt, bringt manche Aenderungen in das gegebene Gemälde, vor Allem in die Farbe des Sehnerven. Demjenigen, der nur im aufrechten Bilde mit dem lichtschwachen Spiegel untersuchen würde, könnte es leicht geschehen, dass er den weissschnigen Glanz, welchen die atrophische Papille nach der gewöhnlichen Angabe darbieten soll, zu erblicken, vergeblich trachtet. In der That möchte ich es als eine grosse Seltenheit bezeichnen, dass der atrophische Sehnerve unter besagten Verhältnissen die letztgenannte Farbe aufweist[1]). Warum er sie bei starker Beleuchtung zeigt, wurde schon zu wiederholten Malen hervorgehoben.

Wenn auch die aufgeführten Formen der Atrophie manche Uebergänge zeigen und die gegebene Scheidung nicht vollkommen stricte genommen werden kann, so muss man doch gestehen, dass die ausgesprochensten Bilder der verschiedenen Arten sich nicht confundiren und als solche fast characteristisch sind. Auch die nach Neuritis auftretende Atrophie ist noch nach jahrelangem Bestande als solche erkennbar. Wenn sie auch schliesslich, wie v. Gräfe fand[2]), ihre specifischen Merkmale verliert, so wird sie doch, wie ich glaube, schon durch den Mangel einer, auch bei schwacher Beleuchtung nicht hervortretenden blauen Farbe von dem gewöhnlichen Bilde der Cerebral- und Spinalamaurosen sich unterscheiden.

7. Pigment- und Cholestearinbildung in der Papille.

In atrophischen Sehnerven wurde einige Mal mehr oder minder reichliche Pigmentbildung beobachtet. Schon Ed. Jäger bildet in seiner Schrift über Staar und Staaroperationen zwei Fälle atrophischer Papillen ab[3]), in deren Bereiche Pigment abgelagert war. In neuerer Zeit hat Liebreich[4]) einen exquisiten Fall dieser Art veröffentlicht. Die Pigmentirung betraf die beiden atropnischen Sehnervenscheiben, war jedoch im linken Auge in viel höherem

---

[1]) Siehe Tafel IX, Fig. 47.
[2]) Dessen Archiv. XII. 2, pag. 123.
[3]) Fig. 29 und 31.
[4]) Annales d'oculistique 52. Band, pag. 31.

Grade als im rechten ausgesprochen. In ersterem war nur ein Theil der äusseren Partie und das Centrum der Papille frei. Das Pigment war von schwarzer Farbe. Liebreich hält es nicht für eine physiologische, sondern eine pathologische Bildung.

Manchmal sieht man in krankhaft veränderten Papillen — ich beobachte es eben in einem Falle von Neuritis — bei der Vergrösserung des aufrechten Bildes stecknadelkopfgrosse, scharf begrenzte, ungemein hellglänzende, bald ganz oberflächlich, bald tiefer gelagerte Stellen, welche ganz das Aussehen von Cholestearincrystallen haben.

Literatur.

Nur wichtigere anatomisch-ophthalmoscopische Befunde sind hier erwähnt.

Normaler Sehnerve.

1851. Helmholtz, Beschreibung eines Augenspiegels, pag. 34.
1855. Ed. Jäger, Ergebnisse der Untersuchung des menschlichen Auges mit dem Augenspiegel. Wien, pag. 8—10.
1855. Idem, Beiträge zur Pathologie des Auges. Wien, pag. 7, Tafel I.
1855. Donders, Ueber die sichtbaren Erscheinungen der Blutbewegung im Auge, pag. 82—90. Gräfe's Archiv I. 2.
1855. Liebreich, Ueber die Farbe des Augengrundes, pag. 340—343. Gräfe's Archiv I. 2.
1856. H. Müller, Anatomisch-physiologische Untersuchungen über die Retina. Leipzig, pag. 80—82.
1856. Idem, Ueber Niveauveränderungen an der Eintrittsstelle des Sehnerven, pag. 3 und 4. Gräfe's Archiv IV. 2.
1858. Liebreich, Histologisch-ophthalmoscopische Notizen, pag. 295 und 296. Gräfe's Archiv IV. 2.
1861. Ed. v. Jäger, Ueber die Einstellungen des dioptrischen Apparates. Wien. pag. 48—51, sowie pag. 52—56. Anmerkungen.
1864. Schweigger, Vorlesungen über den Gebrauch des Augenspiegels. Berlin, pag. 70—75.
1865. Leber, Untersuchungen über den Verlauf und Zusammenhang der Gefässe im menschlichen Auge, pag. 4—7. Gräfe's Archiv XI. 1.
1867. Stellwag v. Carion, Lehrbuch der praktischen Augenheilkunde. Wien, pag. 157.

Venenpuls.

1853. van Trigt, Venenpuls, Nederlansch Lancet, pag. 456.
1853. Coccius, Ueber die Anwendung des Augenspiegels. Leipzig, pag. 3—23.
1854. Ed. Jäger, Ueber die sichtbare Blutbewegung im menschlichen Auge. Wiener medicinische Wochenschrift. Nr. 3—5.
1854. v. Gräfe, Notiz über die Pulsphänomene auf der Netzhaut. Gräfe's Archiv I. 1, pag. 382.

1855. Donders, Ueber die sichtbaren Erscheinungen der Blutbewegung im Auge. Gräfe's Archiv pag. 75.
1865. Memorsky, Ueber den Einfluss des intraoculären Druckes auf die Blutbewegung im Auge. Gräfe's Archiv XI. 2, pag. 84.
1867. Stellwag v. Carion, Lehrbuch der praktischen Augenheilkunde, pag. 163—166.

Anomalien der Centralgefässe.

1855. Ed. Jäger, Ergebnisse der Untersuchung des menschlichen Auges mit dem Augenspiegel, pag. 11.
1855. Idem, Beiträge zur Pathologie des Auges. Tafel 1.
1858. H. Müller, Ueber Niveauveränderungen an der Eintrittsstelle des Sehnerven, pag. 11. Gräfe's Archiv IV. 2.
1864. Newman, Congenital blindness in two sisters. Absence of optic disc and retinal vessels. Ophthalmic Hospital Reports IV. 2. pag. 202—204.

Persistirende Arteria hyaloidea.

1856. H. Müller, Ueber die Arteria hyaloidea als ophthalmoscopisches Object. Gräfe's Archiv II. 2, pag. 65.
1857. Meissner, in Henle und Pfeuffer, Zeitschrift für rationelle Medicin III. 1. pag. 562.
1858. H. Müller, Eigenthümliche Form von hinterem Polarstaar. Verhandlungen der Würzburger med. phys. Gesellschaft. 12. Feber 1858, pag. 159.
1863. Sämisch und Zehender, Notiz über die Arteria hyaloidea. Zehender's klinische Monatsblätter, Juniheft, pag. 259 und 260.
1863. Zehender, Persistirende Arteria hyaloidea. Ibidem, Augustheft, pag. 350.
1865. Stör, Persistirende obliterirte Arteria hyaloidea. Ibidem, Januarheft, pag. 24.
1865. Wecker, Artère hyaloide persistante avec cataracte luxée. Annales d'oculistique 53. Band, pag. 65.
1865. Laurence, Case of persistent hyaloid artery. Ophthalmic Review, July, pag. 173.
1867. Mooren, Ophthalmiatrische Beobachtungen, pag. 203 und 204.

Physiologische Excavation.

1857. Förster, Bemerkungen über die Excavationen der Papilla optica, pag. 86. Gräfe's Archiv III. 2.
1858. H. Müller, Ueber Niveauveränderungen an der Eintrittsstelle des Sehnerven, pag. 4—10. Gräfe's Archiv IV. 2.
1861. Ed. v. Jäger, Ueber die Einstellungen des dioptrischen Apparates, pag. 31—38. Anmerkungen.
1863. Liebreich, Atlas der Ophthalmoscopie, pag. 3 und 4, Tafel II.
1864. Schweigger, Vorlesungen über den Gebrauch des Augenspiegels, pag. 75—80.

Anomalien der Opticusfasern.

A. Abnorme Diaphanität derselben.

1861. Ed. v. Jäger, Ueber die Einstellungen des dioptrischen Apparates, pag. 38 und 39.

B. Markhaltige Fasern

1855. Ed. Jäger, Beiträge zur Pathologie des Auges, pag. 36, Tafel XIII.
1856. Virchow, Zur pathologischen Anatomie der Netzhaut und des Sehnerven, pag. 190 und 191. Dessen Archiv. 10. Band.
1858. Beckmann, Ein Fall von amyloider Degeneration, pag. 97. Virchow's Archiv, 13. Band.
1861. Becker, Ueber Opticusausbreitung in der Retina. Wiener medicinische Wochenschrift, Nr. 28 und 29.
1863. Liebreich, Atlas der Ophthalmoscopie, pag. 37 und 38. Tafel XII, Fig. 1 und 2.
1864. Dönitz, Mariotte'scher Fleck bei markhaltigen Fasern der Retina. Reichert und Dubois-Reymond, Archiv für Anatomie und Physiologie, pag. 741.
1864. Schweigger, Vorlesungen über den Gebrauch des Augenspiegels, pag. 97 u. 98.
1864. v. Recklinghausen, Markige Hypertrophie der Nervenfasern der Netzhaut. Virchow's Archiv, 30. Band, pag. 375.
1867. Mooren, Ophthalmiatrische Beobachtungen, pag. 265—269.

Pigmentbildung.

1853. van Trigt, De speculo oculi, pag. 40.
1854. Ed. Jäger, Ueber Staar und Staaroperationen, pag. 102 und 103. Fig. 29 und 31.
1856. H. Müller, Anatomisch-physiologische Untersuchungen über die Retina. pag. 81.
1863. Liebreich, Atlas der Ophthalmoscopie. pag. 38, Tafel XII, Fig. 3.
1864. Idem, Pigment dans la papille du nerf optique. Annales d'oculistique. 52. Band, pag. 31.

Pathologische Excavationen.

A. Glaucomatöse Excavation.

1854. Ed. Jäger, Ueber Staar und Staaroperationen, pag. 103 und Fig. 34.
1854. v. Gräfe, Vorläufige Notiz über das Wesen des Glaucoma. Dessen Archiv I. 1. pag. 373.
1855. Idem, Notiz über die Lage der Ciliarfortsätze bei Ausdehnung der Sclera. pag. 248. Ibidem II. 1.
1856. Ed. Jäger, Beiträge zur Pathologie des Auges, pag. 50—54. Tafel 19 u. 20.
1856. H. Müller, Anatomischer Befund bei Glaucom. Sitzungsberichte der Würzburger phys.-med. Gesellschaft vom 8. März. 7. Band. pag. 26.
1857. Förster, Bemerkungen über die Excavationen der Papilla optica. Gräfe's Archiv III. 2, pag. 82.
1857. v. Gräfe, Ueber Iridectomie bei Glaucom und über den glaucomatösen Process, pag. 460 und 461. Ibidem III. 2.
1858. H. Müller, Beschreibung einiger von Prof. v. Gräfe exstirpirter Augäpfel, pag. 377. Ibidem IV. 1.
1858. Idem, Ueber Niveauveränderungen an der Eintrittsstelle des Sehnerven, pag. 18—29. Ibidem, IV. 2.
1861. Ed. v. Jäger, Ueber die Einstellungen des dioptrischen Apparates, pag. 42—48 Anmerkungen.

1861. Wedl, Atlas der pathologischen Histologie des Auges Leipzig Excavatio glaucomatosa. Retina-Opticus. Tafel IV 30. VI 56, 57 und 60.
1862. v. Gräfe, Weitere Zusätze über Glaucom und die Heilwirkung der Iridectomie, pag. 280—284. Dessen Archiv VIII. 2.
1863. Liebreich, Atlas der Ophthalmoscopie, pag. 31—33. Tafel XI. Figur 1—5.
1864. Schweigger, Vorlesungen über den Gebrauch des Augenspiegels, pag. 124—131 und Tafel II.
1866. Blessig, Präparat eines in Folge eines degenerirten Glaucoms enucleirten Bulbus. Petersburger med. Zeitschrift, X. 2, pag. 102.
1867. Stellwag v. Carion, Lehrbuch der praktischen Augenheilkunde, pag. 297 und 298.

B. Atrophische Excavation.

1857. H. Müller, Anatomischer Befund bei einem Falle von Amaurose mit Atrophie des Sehnerven. Gräfe's Archiv III. 1. pag. 92.
1858. Idem, Ueber Niveauveränderungen an der Eintrittsstelle des Sehnerven, pag. 16—18. Ibidem, IV. 2.
1861. Ed. v. Jäger, Ueber die Einstellungen des dioptrischen Apparates, pag. 39—42. Anmerkungen.
1864. Schweigger, Vorlesungen über den Gebrauch des Augenspiegels, pag. 135 und Tafel III, Fig. 8.
1867. Stellwag v. Carion, Lehrbuch der praktischen Augenheilkunde, pag. 211.

Oedem und Entzündung des Sehnerven.

1860. v. Gräfe, Ueber Complication von Sehnervenentzündung mit Gehirnkrankheiten. Dessen Archiv VII. 2, pag. 58.
1862. Sämisch, Beiträge zur normalen und pathologischen Anatomie des Auges. Leipzig, pag. 24.
1863. Horner, Periostitis orbitae und Perineuritis nervi optici. Zehender's klinische Monatsblätter. Februarheft pag. 71.
1863. Liebreich, Atlas der Ophthalmoscopie, pag. 33 und Tafel XI, Fig. 6.
1864. Heymann, Oedema nervorum opticorum. Zehender's klinische Monatsblätter. Augustheft pag. 273.
1864. Schweigger, Vorlesungen über den Gebrauch des Augenspiegels, pag. 134—138 und Tafel III, Fig. 9.
1865. Manz, Hydrops vaginae nervi optici. Zehender's klinische Monatsblätter, Augustheft, pag. 281.
1866. Fischer, Neuroretinitis descendens mit Tumor in der hinteren Schädelgrube. Zehender's klinische Monatsblätter, Juni- und Juliheft, pag. 281.
1866. Hutchinson. Clinical lectures on cases of inflammation of the optic nerves. Ophthalmic Hospital Reports V. 1, pag. 94, und V. 2, pag. 164.
1866. v. Gräfe, Ueber Neuroretinitis und gewisse Fälle fulminirender Erblindung. Dessen Archiv XII. 2, pag. 114.
1866. Hutchinson, On a group of cases of optic neuritis in children. Ophthalmic Hospital Reports V. 4, pag. 307.
1867. Stellwag v. Carion, Lehrbuch der praktischen Augenheilkunde, pag. 166—168.

Tumoren im Sehnerven.

1864. v. Gräfe, Geschwülste des Sehnerven, pag. 194. Dessen Archiv X. 1.
1864. Jacobson, Tumorenbildung im Nervus opticus und im Fettzellgewebe der Orbita, pag. 56—59. Ibidem X. 2.

Sehnervenatrophie.

1861. Wedl, Atlas der pathologischen Histologie des Auges. Retina-Opticus. Tafel III 22. 23. — IV 31. 41. — VI 53, 54, 58, 59, 61, 65.
1863. Liebreich, Atlas der Ophthalmoscopie. Tafel V 2. — VI 1 und 2. — VIII 1. 5. — XI 1. 3. 4. 7. 9. 10. 11.
1867. Stellwag v. Carion, Lehrbuch der praktischen Augenheilkunde, pag. 213 und 214.
1867. Mooren, Ophthalmiatrische Beobachtungen, pag. 309—314.

Achtes Capitel.

Von der Netzhaut.

I. Die normale Netzhaut.

Wir haben vom histologischen Baue der Retina zunächst zu handeln. Es kann hier nicht unsere Aufgabe sein, in die Details der feineren Structur der Netzhaut einzugehen, umsoweniger, als eine klare Einsicht in den Zusammenhang und die Bedeutung aller Elemente derselben trotz der unermüdlichen Arbeiten einer Reihe von Männern, an deren leuchtender Spitze Heinrich Müller stand, bis zum gegenwärtigen Augenblicke noch nicht gegeben ist. Nur die gröberen Züge des Retinalgefüges wollen wir hier entwerfen, vor Allem dasjenige vorbringen, was zum Verständnisse des ophthalmoscopischen Bildes der gesunden und kranken Retina nothwendig ist, oder wenigstens zu diesem Ende beigezogen wurde.

Die Netzhaut besitzt rings um den Sehnervenquerschnitt die grösste Dicke. Gegen den *Aequator bulbi* streichend nimmt sie an Mächtigkeit ab, um an ihrem vorderen, ein- und ausgebogenen Rande, der sogenannten *Ora serrata retinae*, beiläufig nur noch den vierten Theil ihres ursprünglichen Durchmessers darzubieten. Nur an Einer, nicht peripheren Stelle zeigt sich noch eine auffallende Verdünnung, und diese Stelle liegt nahezu im Centrum der Retina, sie ist von der hervorragendsten physiologischen Wichtigkeit, sie ist jene, durch welche das directe Sehen vermittelt wird. Die *Macula lutea*, der gelbe Fleck, von dem wir sprechen, ist eine ovale, gelb gefärbte Partie, die nach aussen und in der grössten Mehrzahl der Fälle etwas nach unten von der Papille gelegen und deren Rand ungefähr um $1\frac{1}{2}$ Papillendurchmesser vom Rande des Sehnervenquerschnittes entfernt ist. In der Mitte des gelben Fleckes findet sich ein kleines Grübchen, die *Fovea centralis*, hervorgebracht durch die besondere Verdünnung, welche einzelne Netzhautschichten an dieser Stelle, auf welcher die schärfsten Bilder entworfen werden, erfahren. Die sogenannte *Plica centralis* in der Gegend der *Macula lutea* ist eine Leichenerscheinung.

Die Retina besteht, von der Chorioidea gegen den Glaskörper hin gerechnet, aus folgenden Schichten: der Schichte der Stäbe und Zapfen, der *Membrana limitans externa*, der äusseren Körnerschichte, der Zwischenkörnerschichte, der inneren Körnerschichte, aus H. Müller's granulöser, molecularer oder C. Ritter's äusserer Faser-Schichte, aus der Schichte der Nervenzellen, aus jener der Nervenfasern und endlich aus der die Netzhaut nach innen begrenzenden *Membrana limitans interna*.

Theils nervöse, theils bindegewebige Elemente gehen in die Zusammensetzung der eben aufgeführten Schichten ein. Die einzelnen Lagen sind entweder reines Nerven- oder reines Bindegewebe, oder aber es ist Nerven- und Bindesubstanz gleichzeitig, welche zu ihrer Constituirung beitragen.

Eine rein nervöse Schichte ist die äusserste, die der Stäbe und Zapfen. Die Stäbe sind glashelle, palisadenartig an einander gereihte Cylinder, während die Zapfen an ihrem inneren Ende noch eine kolbenförmige Anschwellung zeigen. Was die nervöse Dignität dieser beiden Gebilde anlangt, so kann kein Zweifel darüber bestehen, dass die Zapfen den Rang vor den Stäben einnehmen, denn an der Stelle der *Macula lutea*, der für das Sehen wichtigsten Netzhautpartie, finden sich ausschliesslich Zapfen vor und behaupten auch noch in der nächsten Umgebung des gelben Fleckes ihr Uebergewicht über die zwischen sie sich eindrängenden Stäbchen, bis sie endlich in den mehr peripheren Partien den Platz beinahe vollständig den Stäben räumen und nur sehr vereinzelt zwischen ihnen sich bergen. Eine bindegewebige Membran, die äussere Grenzhaut, trennt die Stabschichte von der äusseren Körnerschichte, welche die als Körner bezeichneten, kernartigen Gebilde enthält. Es folgt die Zwischenkörnerschichte, zusammengesetzt aus einem dichten Fasernetze theils bindegewebiger, theils nervöser Natur und hierauf die innere Körnerschichte, welche zwei Lagen zeigt, eine äussere, der Zwischenkörnerschichte zugekehrte, welche dieselben Körner, wie die äussere Körnerschichte enthält, und eine innere, an die äussere Faserschichte anstossende, welche aus einer einfachen oder doppelten Reihe runder, einen grossen Kern mit Kernkörperchen einschliessender Zellen, den Körnerzellen Carl Ritter's, zusammengesetzt ist. Das früher sogenannte *Stratum moleculare* oder *granulosum*, nach Carl Ritter richtiger mit dem Namen des *Stratum fibrillosum externum*, der äusseren Faserschichte, belegt, schliesst sich an. Es enthält ausschliesslich faseriges Gewebe, wie die Zwischenkörnerschichte. Nun kommt die Lage der Nervenzellen, vielstrahliger Ganglienkörper, ähnlich denen, wie sie im Gehirn und Rückenmarke vorkommen. Die dichteste Schichtung derselben liegt im gelben Fleck. In den peripheren Theilen findet sich nicht mehr als eine doppelte, weiterhin nur noch eine einfache Zellenlage, welche gegen die *Ora serrata* zu sogar lückenhaft wird. An der Innenseite des Zellenlagers breiten sich die Fasern des Opticus aus, sie bilden die dichteste Lage rings um die Eintrittsstelle des Sehnerven, eine dünnere in der Peripherie. Die nach aussen laufenden Fasern umkreisen die *Macula lutea* und schliessen auf diese Weise das Oval des gelben Fleckes ein. An die Nervenfaserschichte schliesst sich nach innen die innere Grenzhaut an.

Es ist unsere Aufgabe, den Zusammenhang und die Ausbreitung der nervösen und bindegewebigen Elemente in den genannten Schichten aufzuklären. Was zunächst das Bindegewebe anlangt, so ist zu bemerken, dass dasselbe von der *Membrana limitans externa* bis zur *Membrana limitans interna* zu finden ist. An der inneren Grenze der Stabschichte zeigt sich nämlich zunächst eine bindegewebige Membran, welche Max Schultze als *Limitans externa* bezeichnet hat, die aber nach Carl Ritter nur an der *Ora serrata* als eine eigentliche zusammenhängende Haut besteht, während sie sonst vielfach durchbrochen ist. Von der Innenfläche derselben gehen zarte Fasern in die äussere Körnerschichte. In diesem Stratum finden wir nur wenige Bindegewebs-Elemente, dagegen ist die sich anschliessende Zwischenkörnerschichte ihrer Hauptmasse nach von den in den verschiedensten Richtungen mit einander sich vereinigenden Bindegewebsfibrillen zusammengesetzt. In der inneren Körnerschichte treten die genannten Elemente sehr in den Hintergrund, machen sich aber in der äusseren Faserschichte wieder sehr bemerkbar, sie setzen dieselben zum grossen Theile zusammen. Von da aus schlagen sie sich durch die Nervenzellen- und Nervenfaserschichte durch und endigen, kegelig auseinanderfahrend, an der äusseren Fläche der *Membrana limitans externa*, welche dadurch eine Reihe hügeliger Erhebungen aufweist, während die innere dem Glaskörper zugekehrte Seite vollkommen glatt ist. Auf diese Weise besteht zwischen äusserer und innerer Grenzhaut ein radiäres, aus Bindegewebe zusammengesetztes Fasersystem, dessen Zwischenräume von nervösen Elementen erfüllt werden.

Die Stäbe und Zapfen geben nämlich durch die äussere Grenzhaut nach innen gehende Fäden ab, in deren Verlaufe durch die äussere Körnerschichte die Körner liegen, die hierauf durch die Zwischenkörnerschichte in die innere Körnerschichte eintauchen, und nachdem sie noch ein oder das andere Korn in ihrem Gange aufgenommen, in die Fortsätze der Ritter'schen Körnerzellen übergehen. Von diesen strahlen wieder Ausläufer aus, die durch die äussere Faserschichte hindurchtretend, dieselbe bilden helfen, um sich mit den Fortsätzen der Ganglienzellen in Verbindung zu setzen. Aus den Nervenzellen endlich treten wieder andere Fortsätze hervor, welche nichts anderes sind, als die in der Nervenfaserschichte liegenden Fasern des Opticus. So ist der Zusammenhang zwischen der Stäbchen- und Zapfenschichte, dem das Licht empfindenden Stratum, und den Fasern des Opticus, welche die Erregung zum Centralorgane leiten, hergestellt.

Aus dem Gesagten geht hervor, dass die Stäbchen- und Zapfen-, die äussere und innere Körner-, die Zellen- und Nervenfaserschichte dem Nervengewebe zuzurechnen sind, während die *Membranae limitantes externa* und *interna* gänzlich dem Bindegewebe angehören. In die Zusammensetzung der Zwischenkörner- und äusseren Faserschichte gehen nervöse und bindegewebige Fasern, deren gegenseitiges Massenverhältniss nicht an allen Netzhautstellen das gleiche ist, ein. So wird nach Ritter die äussere Faserschichte in den mittleren Theilen der Netzhaut zum grossen Theile aus nervösen Fasern gebildet, welche jedoch gegen die Peripherie hin einen immer kleiner werdenden Antheil ausmachen, wobei die Bindegewebsformation immer mehr in den Vordergrund tritt.

Der Bau der *Macula lutea*, wiewohl schon einiges darüber ausgesagt wurde, erfordert noch einige Worte. Es gelingt nur sehr selten, vollkommen befriedigende Querschnitte dieser Gegend, besonders der *Fovea centralis* zu erhalten, und selbst an solchen treten, wie man sich, wenn man aufrichtig sein will, gestehen muss, die sämmtlichen, in Betracht kommenden Verhältnisse nicht klar genug hervor. So viel ist gewiss, dass an die *Membrana limitans interna* sich die Schichte der Nervenzellen anschliesst, so dass eine eigentliche Nervenfaserschichte gar nicht hervortritt, dieselbe vielmehr wahrscheinlich nur auf eine einfache Lage dieser Fasern, die Fortsätze der in der *Macula lutea* selbst gelegenen Nervenzellen, reducirt ist. Die letzteren liegen dagegen in mehrfachen Reihen über einander und sind auch in der *Fovea centralis* noch in einigen Lagen vorhanden. Die äussere Faserschichte ist auf einem grossen

Theil der *Macula*, in der *Fovea* selbst jedoch nicht mehr wahrzunehmen. Die beiden Körnerschichten, sowie die Zwischenkörnerlage sind ebenfalls da, doch erleiden sie in der *Fovea* eine bedeutende Verdünnung. Die äusserste Schichte der Netzhaut endlich wird in dieser Partie durch eine Lage dichtgedrängter, verschmächtigter Zapfen gebildet. Erwähnenswerth ist noch, dass nach Bergmann und Schultze die radiären Fasern des gelben Fleckes einen eigenthümlichen Verlauf nehmen. Sie strahlen von der *Fovea centralis* nach allen Richtungen hin in der Art aus, dass ihr Anfangsverlauf beinahe horizontal, parallel der Netzhautebene gelegen ist. Erst gegen den Rand des gelben Fleckes zu erheben sie sich, verlaufen in schiefer Linie nach aussen, bis sie am Rande der *Macula lutea* jene Richtung, welche ihnen in der übrigen Netzhaut zukommt, die auf die Fläche der Netzhaut senkrechte, annehmen und so durch die Körnerschichten vordringend zum inneren Zapfenende gelangen.

Noch muss der Gefässvertheilung in der Netzhaut gedacht werden. Die stärkeren Aeste der *Arteria* und *Vena centralis* liegen auf der inneren Fläche oder innerhalb der Nervenfaserschichte, die feineren Aeste sind auch in der Nervenzellenlage sichtbar, das Capillargefässsystem erstreckt sich bis in die äussere Faser- und durch die innere Körnerschichte. Die äusseren Theile der Zwischenkörnerschichte, die äussere Körner- und die Stabschichte sind gefässlos. Im gelben Fleck finden sich zahlreiche Capillaren, auch hat es den Anschein, als ob daselbst noch feine Gefässe, die nicht die Bedeutung von Capillaren haben, vorkämen. Die *Fovea centralis* jedoch dürfte gefässlos sein.

Das ophthalmoscopische Bild der Netzhaut gestaltet sich folgendermassen: Die normale Retina ist im Leben eine im hohen Grade durchsichtige Membran, so dass, wenn wir den Augengrund mit starkem Lichte beleuchten, der geringe von der Netzhaut gelieferte Reflex in dem von der Chorioidea zurückgeworfenen Lichte untergeht. Wenn wir jedoch mit einem Helmholtz'schen Beleuchtungsapparate untersuchen, sind wir immer in der Lage, die Retina als solche an jener Stelle, wo sie am dicksten ist, zu erkennen, und dies ist rings um die Eintrittsstelle des Sehnerven der Fall. Sie erscheint daselbst als eine leichtgrauliche Membran, welche den gelbrothen Farbenton der Aderhaut in dem besagten Bereiche in bedeutendem Grade dämpft, und hebt sich in der ihr eigenthümlichen Farbe um so mehr von ihrer Unterlage ab, je dunkler gefärbt die letztere ist, tritt also bei dunkel pigmentirter Chorioidea besonders deutlich hervor. Unter physiologischen Verhältnissen ist in dieser sichtbaren Partie der Netzhaut eine Streifung, entsprechend den einzelnen Nervenfaserbündeln, selten bemerkbar und dann nur angedeutet.

In der Retina treten ausserdem noch eigenthümliche Reflexe hervor. Man sieht nämlich, besonders bei starker Beleuchtung dunkel pigmentirter Aderhaut und bei jugendlichen Individuen schlangenartige Lichtstreifen auftreten, welche sich an der Seite der Gefässe hinschlängeln, bei kleinen Bewegungen mit dem Spiegel von einer Seite des Gefässes zur anderen springen, nach Schirmer[1]) sich auch auf beiden Seiten der Adern gleichzeitig präsentiren können, wobei „das so vom Glanz eingeschlossene Gefäss streckenweise verdeckt und einer varicösen Vene ähnlich" erscheint. Schirmer gibt auch an, dass man „manchmal, besonders in der Nähe der *Macula lutea*, Partien zu Gesicht bekommt, deren Aussehen an kleine, feinverästelte, hellglänzende Eisblumen der Fensterscheiben erinnert". In der Gestaltung der feinsten Gefässausbreitungen soll diese Figur bedingt sein.

Von der Netzhaut ist, wie aus dem Gesagten hervorgeht, nicht viel sichtbar, durch ihre Gefässe verräth sich vor Allem ihre Gegenwart. Dieselben theilen sich, nachdem sie die Papille verlassen, dichotomisch, (doch treten von den Stämmen auch häufig seitlich feinere Aeste ab), werden immer dünner und können weit gegen die Peripherie verfolgt werden, bis endlich ihre feinen Zweigchen auf dem gelbrothen Augengrunde, wie spitzig, endigen. Der centrale Streifen der Arterien und Venen ist bei genügender Vergrösserung in den ersten Theilungsästen noch sichtbar, verliert sich dann zuerst in den Venen, hierauf in den Arterien.

Das ophthalmoscopische Bild der Netzhaut ist nach allem dem leicht zu erfassen. Die *Macula lutea* jedoch ist eine Partie, welche jedem gewissenhaften Ophthalmoscopiker viele Mühe und Sorge bereitet. An jener Stelle der Netzhaut, mit welcher wir **Nichts sehen**, der Eintrittsstelle des Sehnerven, sind die auffallendsten physiologischen Verhältnisse und pathologischen Veränderungen wahrnehmbar, ihr hat sich vom Anfange an die ganze Aufmerksamkeit der Augenspiegel-Untersucher zugewendet, während an jener Partie, mit welcher wir die **deutlichsten und schärfsten Perceptionen** haben, an der *Macula lutea*, häufig **Nichts zu sehen** ist und deren Krankheiten am wenigsten studirt sind.

---

[1]) Gräfe's Archiv X. 1, pag. 149.

Zweierlei Phänomene sind an der *Macula lutea* beschrieben worden, einerseits reine Reflexerscheinungen, ähnlich den in der übrigen Netzhaut beobachteten und eben beschriebenen, andererseits aber mehr haltbare Bilder, nicht bei Spiegelschwankungen entweichend, sondern mehr in der anatomischen Structur dieser Stelle, wenn wir auch nicht wissen wie? begründet.

Coccius [1]) beschreibt den Reflex der *Fovea centralis*. Er stellt sich als ein Halbmond, nicht in allen Augen in gleicher Weise, dar. Bei manchen soll nur der Rand, bei anderen auch der Boden der Fovea reflectiren, in letzteren Fällen der ganze Reflex einem kleinen Sterne gleichen. In einzelnen Augen stellte sich auch das Bild einer kleinen rüsselförmigen Erhebung dar. Liebreich [2]) bespricht ebenfalls die Rückstrahlung an der Stelle des centralen Sehens. Sie präsentirt sich nach ihm nicht blos als ein helles Pünktchen, oder als ein Kreis, oder als ein Häckchen, das in der Bahn eines Kreises rings herum läuft, sondern zeichnet sich bei jugendlichen blonden Individuen durch besondere Helligkeit aus, so dass ein förmlicher Lichtbüschel zum Vorschein tritt.

Mit diesen Reflexen, deren Beobachtung sehr schwierig sein muss, denn es kann sich nicht jeder, sie gesehen zu haben, rühmen, nicht zu verwechseln ist ein ganz anderes Bild, das nur zum Theile Reflexerscheinung, zum Theile jedoch auf anatomischem Baue fussend ist. Bei den verschiedenen Autoren finden wir die verschiedenartigsten Beschreibungen des in Rede stehenden Bildes, kaum zwei derselben stimmen vollkommen überein.

Liebreich lenkte zuerst in Wort und Bild die Aufmerksamkeit auf die betreffende Partie. 1858 hebt Liebreich [3]) bereits hervor, dass „man nicht nur die Netzhautgrube, sondern auch in ihrer Umgebung die gelbe Färbung der Netzhaut und denjenigen Theil der *Macula lutea*, der sich histologisch durch das Fehlen einer continuirlichen Schichte von Nervenfasern auszeichnet, ophthalmoscopisch erkennen und scharf begrenzen könne".

Es umkreist nach ihm ein graulicher Schimmer einen rundlichen oder ovalen oder auch etwas eckigen Fleck, gegen den sich ersterer scharf absetzt. Dieser Fleck, dessen Durchmesser namentlich in horizontaler Richtung etwas grösser, als der der Papille ist, ist glanzlos und hinter ihm die Chorioidea etwas dunkler pigmen-

---

[1]) Augenspiegel, pag. 65.
[2]) Gräfe's Archiv, I. 2, pag. 340.
[3]) Gräfe's Archiv IV. 2, pag. 301.

tirt, als im übrigen Augengrunde. In seinem Centrum bemerkt man unter günstigen Umständen ein kleines helles Pünktchen, umgeben von einem rostfarbenen Hofe, der nach der Peripherie zu schnell an Deutlichkeit abnimmt. Bei einem hellrothen Augengrunde erscheint die Umgebung der *Fovea centralis* so roth, dass man sie mit dem Reste eines Extravasates verwechseln könnte. In seinem Atlasse gibt Liebreich entsprechende Abbildungen der Stelle des centralen Sehens.

Jene Beschreibung, welche den von uns gemachten Beobachtungen am nächsten sich anschliesst, ist die, welche Schirmer [1]) im Jahre 1864 gab.

Wir müssen hier besonders strenge die Untersuchung im aufrechten Bilde von der im umgekehrten unterscheiden. Nehmen wir zunächst die Erscheinungen des letzteren vor. Ungefähr 1½ Papillendurchmesser vom Rande der Papille entfernt nach innen und nach oben (weil *de facto* nach aussen und etwas nach unten) stösst man auf den sich eigenthümlich kennzeichnenden Rand einer Partie, welche dem gelben Flecke entspricht. Derselbe erscheint nicht rund, sondern als ein Queroval, dessen verticaler Durchmesser ungefähr dem Papillendurchmesser gleicht, der horizontale ihn dagegen überwiegt. Die Existenz dieses Querovals gibt sich durch dessen Begrenzung kund. Dieselbe besteht in einer silberglänzenden Linie, welche nach innen zu einen vollkommen scharfen Rand besitzt, nach aussen auch gut contourirt sein kann [2]), häufig aber von ausstrahlenden Lichtbüscheln gekrönt wird. Die Begrenzungslinie ist jedoch nicht immer regelmässig, sondern häufig an einzelnen Stellen ein- und ausgebogen. Es kann gelingen, den glänzenden Streifen gleichzeitig *in toto* wahrzunehmen. Jedoch die Regel ist dies nicht. Die Regel ist vielmehr, dass er nur streckenweise sichtbar ist, dass er an den Stellen, wo er eben nicht hervortrat, bei gewissen Schwankungen mit dem Spiegel auftaucht, um an dem Orte, wo er früher sichtbar war, zu verschwinden. Dieser glänzende Reflex schliesst eine auffallend dunkle Partie ein, welche sich in der Regel dadurch charakterisirt, dass man nichts Bestimmtes weiter in ihr zu erkennen vermag. Manchmal tritt jedoch im Centrum der Figur, oder etwas deren unterem Rande genähert, eine noch dunklere, runde, sehr selten dreieckige Stelle auf, in deren Mitte man bisweilen ein

---

[1]) Gräfe's Archiv X. 1, pag. 148.
[2]) Siehe Tafel V, Fig. 30.

weisses Pünktchen wahrnimmt. Diese Stelle kann auch eine dunkelrothbraune Farbe annehmen. Doch darf man nicht glauben, dass sich das Bild dieser centralen Partie etwa so präcise darstellt, wie andere ausserhalb der *Macula* gelegenen Theile des Augengrundes. Schirmer sah über die dunkle Partie gegen das weissliche Centrum hin feine Gefässe ziehen.

Aber durchaus nicht in allen Fällen bietet sich ein derartiges Bild der *Macula lutea* dar. Oftmals sieht man nämlich Nichts, als den Mangel der Gefässe und eine etwas dunklere Pigmentirung — und auch diese letztere kann fehlen — an jener Stelle, die dem gelben Flecke entspricht.

Untersuchen wir einen Fall, in welchem das gegebene Bild der *Macula lutea* in schärfster Ausprägung sich findet, im aufrechten Bilde, so sind wir nicht wenig erstaunt, dass es durchaus nicht gelingen will, bei welcher Beleuchtung immer, den glänzenden Streifen, welcher die *Macula lutea* umkreist, wahrzunehmen. Dieses Factum ist höchst merkwürdig, ich möchte es aber, da es in allen von mir gesehenen Fällen hervortrat, als etwas Allgemeines hinstellen. Auch die innerhalb des glänzenden Kreises gelegene, dunkle, querovale Partie lässt sich nicht als etwas Abgegrenztes erfassen. Nur die *Fovea centralis* mit ihrer nächsten Umgebung tritt deutlich hervor. Man sieht ungefähr 2½ Papillendurchmesser vom Centrum der Papille entfernt, und in der Regel etwas tiefer stehend, einen hellen, weisslichen, punktförmigen Fleck, umgeben von einer runden oder dreieckigen dunkel pigmentirten Partie [1]). Eine röthliche Farbe dieser Stelle habe ich im aufrechten Bilde nicht wahrnehmen können. Da, wo man im umgekehrten Bilde nicht das beschriebene Bild der *Macula lutea* bekommt, sieht man im aufrechten Bilde häufig auch nichts Genaueres, häufig aber gelingt es da noch, die Stelle der *Fovea centralis* als weissen Punkt zu entdecken. Dieser letztere unterscheidet sich aber wesentlich von dem von Coccius und Liebreich beschriebenen Reflexe. Er ist nämlich durchaus keine Reflexerscheinung, sondern bei jeder Haltung und Stellung des Spiegels an dem gleichen Orte sichtbar.

Die genannten Erscheinungen der *Macula lutea* aus dem anatomischen Verhalten, so weit wir dasselbe bis jetzt kennen, erklären zu wollen, geht, wenn es auch wiederholt versucht wurde, unseres Ermessens durchaus nicht an. Dass nämlich der **gelbe**

---

[1]) **Siehe Tafel V, Fig. 29.**

Fleck gar verschiedenartig im Lebenden aussieht, nie aber gelb erscheint, können wir wahrlich nicht aus dessen gelber Farbe ableiten.

Die Dunkelheit, welche in seinem Bereiche so häufig herrscht, lässt sich wahrscheinlich daraus erklären, dass das Chorioidealpigment dort dichter als an anderen Stellen sich angehäuft findet. Die Erklärung für den glänzenden Streifen, der die *Macula* umkreist, sowie für das Aussehen der *Fovea centralis* und deren nächster Umgebung ist, wenn man sich nicht auf Hypothesen, die nur auf schwankenden Füssen ruhen, einlassen will, nicht zu geben.

Liebreich betrachtet den graulichen Reflex als von der Schichte der Nervenfasern herrührend, die den gelben Fleck umkreist, und erklärt die Glanzlosigkeit der *Macula lutea* daraus, dass eben in derselben eine zusammenhängende Faserschichte fehlt. Schweigger glaubt noch einen anderen Grund für das in Rede stehende Phänomen vorbringen zu können. Es fehlt nämlich an der *Macula lutea* ein inniger Zusammenhang der inneren Enden der Radiärfasern mit der *Membrana limitans*, d. h. es fehlen die verbreiterten, mit der *limitans* verschmelzenden Enden dieser Fasern, ein Umstand, der dazu beitragen muss, den Spiegelglanz der inneren Netzhautfläche in der Gegend der *Macula lutea* zu verringern.

Das Gesagte mag uns den Mangel des Glanzes der *Macula lutea* erklären, aber es erklärt uns nicht das Phänomen der leuchtenden Ellipse mit den häufig von ihr ausstrahlenden Lichtbüscheln.

Die rostbraune, beziehungsweise blutrothe Färbung der nächsten Umgebung der *Fovea centralis*, welche Liebreich beschreibt, will derselbe aus der gelben Farbe der *Macula* ableiten. Das geht jedoch, wie schon von anderer Seite bemerkt wurde, eben wegen der Farbendifferenz, und auch aus dem Grunde nicht an, weil sonst das ganze Bereich des gelben Fleckes in dieser Farbennuance erscheinen müsste. Schweigger[1] meint, dass die „dunkler-rothe" Färbung der in Rede stehenden Partie daher rührt, weil die Netzhaut in der Gegend der *Fovea centralis* sehr dünn ist, daher daselbst die grösste Diaphanität besitzt, und deshalb der Farbenton der Chorioidea dort am deutlichsten hervortritt. Doch ist die Netzhaut in der ganzen Ausdehnung des gelben Fleckes dünn genug, um die Farbe der Chorioidea nicht abzuschwächen und dann wird die un-

---

[1] Augenspiegel, pag. 69.

schriebene rothe Färbung der betreffenden Stelle dadurch dennoch nicht erläutert.

Das Erscheinen der *Forea centralis* in Form eines weissen oder weissgelblichen Fleckchens, welches sicher keine Reflex-Erscheinung ist, ist ebenfalls nicht aufgehellt. Vollends unerklärlich aber ist die Differenz zwischen dem aufrechten und verkehrten Bilde des gelben Fleckes. Sollte nicht das Ophthalmoscop berufen sein, ein Wort bei der Entscheidung der Frage mitzureden, ob es denn so über jeden Zweifel erhaben sei, dass der gelbe Fleck während des Lebens wirklich gelb ist?

Um zur Anschauung der *Macula lutea* zu gelangen, können wir auf zweierlei Weise verfahren. Entweder wir lassen den Patienten, wenn er überhaupt sieht, gerade in die Mitte unseres Spiegels blicken, oder aber wir lassen ihn, wie zur Untersuchung der Papille, nach innen sehen. Ersteres ist anzurathen, wenn die Pupille *ad maximum* erweitert ist, sonst aber ist es besser, wenn wir durch Bewegungen unseres Auges und des Spiegels, resp. durch Verschiebungen der Convexlinse uns zur Ansicht der *Macula*, die wir, wenn wir den Sehnerven vor uns haben, unschwer auffinden können, verhelfen. Die Pupille verengert sich im letzteren Falle nicht so stark, wie im ersteren, die schwierige Wahrnehmung der fraglichen Partie wird dadurch eher möglich.

II. Senile Metamorphosen der Netzhaut.

Wedl[1]) beschreibt folgende Veränderungen, welche er in der alternden Netzhaut findet: In einem Falle zeigt sich eine Trübung derselben in der Form von mattgrauen Punkten. Bei geringer Vergrösserung bietet sie ein marmorirtes Aussehen dar. Die dunkeln Flecken lösen sich bei starker Vergrösserung in eine Gruppe von spindelförmigen Zellen mit hellglänzenden Kernen auf. An manchen Stellen sind diese Gruppen scharf abgegrenzt, während dies an anderen weniger der Fall ist. Die Müller'schen Fasern sind in eine feine moleculare Masse eingebettet. In der Zwischenkörnerschichte zeigt sich eine feine körnige Trübung und grössere Dichtigkeit der zu verschieden dicken Bündeln an einander gedrängten Fasern, wobei die Bündel ellipsoidische oder ovale, mit einer serösen Flüssigkeit ausgefüllte Hohlräume zwischen sich lassen.

Bei senilen Processen in der Netzhaut kann ferner die *Mem-*

---

[1]) l. c. Retina-Opticus I. 3. — III. 18—20. — IV. 33 und 34.

brana limitans interna eine rauchige Trübung zeigen. Das Häutchen ist nicht structurlos, sondern besitzt zarte mosaikartige Zeichnungen.

In der senescirenden Retina wurde weiters auch das Vorkommen von schon bei Loupenvergrösserung deutlichen hellen Pünktchen an deren innerer Fläche beobachtet. Bei starker Vergrösserung erscheinen sie mit abgerundeter Begrenzung, von unregelmässiger Gestalt und verschiedener Grösse, brechen das Licht stark, haben den Glanz des matten Glases. Sie bestehen aus einer organischen Grundlage, ihr genaueres Wesen ist nicht zu erfassen. Sie liegen unmittelbar unter der *Membrana limitans*, lagern auf den Nervenfaserbündeln und haften an den Gefässwandungen. Ausser diesen hyalinen Bildungen kommen noch scheibenförmige, mattglänzende Körper zwischen den Opticusbündeln vor, welche an die amyloiden Körper erinnern, aber die Jod-Schwefelsäure-Reaction nicht geben.

v. Stellwag [1]) spricht von den letztgenannten Bildungen als solchen, welche auch in dem Bindegewebsgerüste des Opticus sich finden und sieht sie als sclerosirte Bindegewebskörperchen an. Theilweise sind sie aber auch nach ihm vielleicht als sclerotische Nervenelemente zu betrachten.

Ophthalmoscopisch charakterisiren sich die Altersmetamorphosen der Netzhaut durch eine Abnahme ihrer Diaphanität. Die Netzhautgefässe heben sich nicht mit jener Klarheit wie im jugendlichen Auge vom Augengrunde ab, die Netzhaut erscheint *in toto* im leichten Grade schleierartig getrübt, besonders in nächster Umgebung des Opticus, wo sie am dicksten ist. Bisweilen sind die oben beschriebenen punktförmigen Veränderungen der Netzhaut so mächtig, dass die Membran, wie v. Stellwag angibt, auch bei der Untersuchung mit dem Augenspiegel weiss getüpfelt erscheint.

III. Pathologische Veränderungen der Netzhaut.

1. Krankheiten des Gefässsystems.

Die im Gefässsysteme der Netzhaut auftretenden krankhaften Erscheinungen müssen in zwei Reihen geschieden werden. In die erste Reihe gehören die Erkrankungen der Gefässwände, in die zweite hingegen die in den Gefässen zum Vorschein kommenden Circulationsstörungen.

---

[1]) Augenheilkunde 1867, pag. 172.

A. Krankheiten der Gefässwandungen.

Hierher sind zu rechnen die Varicositäten der Netzhautvenen, das Aneurysma der Centralarterie, die krankhafte Wucherung der Adventitia, die Neubildung und die Atrophie der Gefässe.

a. Varicositäten der Netzhautvenen.

Schirmer [1] beobachtete bei einem Individuum mit ausgebreiteten Teleangiectasien an den verschiedensten Körpertheilen und mit hochgradiger Entwicklung dieser Anomalie an den Lidern des linken Auges bei der Untersuchung mit dem Augenspiegel starke Varicositäten der Netzhautvenen, so dass die Schlängelungen der Gefässe nicht blos seitliche, sondern auch von vorne nach rückwärts gehende waren. Die Arterien verhielten sich sowohl was ihr Caliber, als auch ihre Krümmung anlangt, vollkommen normal. Es war in diesem Falle eine hochgradige Entwicklung eines Zustandes, den man in seiner Andeutung unter physiologischen Verhältnissen findet und dessen wir früher (pag. 250) gedachten, gegeben.

Martin [2] beschreibt und gibt die Abbildung von isolirt stehenden varicösen Knoten an den Netzhautvenen, welche er mehrmals beobachtet zu haben erklärt.

Liebreich [3] zeichnet rosenkranzförmige Anschwellungen der venösen Gefässe in einem Falle von Glaucom. Wir müssen dies letztere Bild hier anreihen, indem es unerklärlich wäre, in welcher Weise die Stauung des Blutes, wie sie bei Glaucom in den Netzhautvenen stattfindet, allein zu einer derartigen Gefässveränderung Veranlassung geben könnte.

b. Aneurysma der Arteria centralis.

Es wurde bis jetzt in zwei Fällen während des Lebens diagnosticirt. Sous [4] gibt an, dass die Literatur nur drei Fälle kenne, in welchen das Aneurysma der Centralarterie anatomisch nachgewiesen ward. Diese drei Fälle gehören Schmidler [5], v. Gräfe (Vater) und Scultet.

Sous selbst war so glücklich, es während des Lebens mit

---

[1] Gräfe's Archiv VII. 1, pag. 119.
[2] Atlas d'ophthalmoscopie 1866, pag. 21 und Planche VII, Fig. 6.
[3] Atlas, Tafel XI, Fig. 1.
[4] Annales d'oculistique, 1865, 53. Band, pag. 241.
[5] Nicht Schmilder, wie es bei Sous heisst. Siehe Mackenzie, Practical treatise on the diseases of the eye. London 1835, pag. 947.

dem Augenspiegel zu beobachten (1865). Auf der Papille des linken Auges einer 64jährigen Feldarbeiterin, welche mit diesem Auge Nr. 20 Jäger nicht mehr erkennen konnte, sondern nur einen dichten Nebel sah, zeigte sich auf den zwei unteren Dritttheilen derselben (im umgekehrten Bilde) ein rother, citrongier Tumor, welcher die Papillengrenze überschritt. Die Geschwulst wurde nach abwärts plötzlich schmal und setzte sich in eine Arterie der Netzhaut fort. Sie bot eine deutliche Pulsation, abwechselnd eine Zusammenziehung und eine Ausdehnung dar, die Ausdehnung fiel mit der Systole des Herzens zusammen. Die übrigen Netzhautarterien waren fadenförmig, die Venen ein wenig breiter, als gewöhnlich, aber nicht varicös.

Von einem ganz ähnlichen Falle gibt Martin [1]) 1866 die Abbildung und Beschreibung. Es handelte sich da ebenfalls um das linke Auge und zwar eines 60jährigen Mannes. Auch dieses Auge sah nur, wie durch einen dichten Nebel. Das Aneurysma sass an derselben Stelle, seine Form, sein Uebergang in die Arterie, die Erscheinung der übrigen Arterien und Venen war genau dieselbe, wie im Falle von Sous [2]).

c. Krankhafte Veränderungen der Gefäss-Adventitia.

Eine hervorragende Bedeutung haben die krankhaften Veränderungen, welche die Netzhautgefässe bei mannigfachen pathologischen Processen (von den *sub a* und *b* angeführten abgesehen) erleiden. Wiewohl die in Rede stehenden Erscheinungen im Bereiche des Gefässsystems im Allgemeinen nur Symptome von entzündlichen Erkrankungen der Netzhaut sind, so ist es doch angemessen, über dieselben an diesem Orte im Zusammenhange zu handeln, weil es, wenn auch derartige Processe bis jetzt nur äusserst selten beobachtet wurden, Fälle gibt, in welchen die pathologischen Veränderungen fast ausschliesslich die Gefässe betreffen, oder doch wenigstens der Schwerpunkt der Krankheit in einer Erkrankung der Gefässwände zu suchen ist.

Die pathologischen Erscheinungen, von welchen wir sprechen, charakterisiren sich im Allgemeinen im ophthalmoscopischen Bilde

---

[1]) l. c. pag. 21 und Pl. VII, Fig. 7.
[2]) Ich will keine Zweifel in die Glaubwürdigkeit Martin's setzen, wiewohl ein Mann, der es für gut findet, ein so unter jeder Kritik stehendes Machwerk, wie es der eben citirte Atlas in Betreff der Ausführung der Tafeln ist, im Jahre des Heils 1866 zu Paris erscheinen zu lassen, den Zweifel in jeder Richtung rege machen könnte.

dadurch, dass die Gefässwände an Dicke zunehmen und mehr
oder minder undurchsichtig werden. Im physiologischen Zustande
geben sich dieselben, wie wir pag. 245 sahen, dadurch zu erkennen, dass mitunter die Hauptstämme auf der Papille, manchmal
auch in nächster Nähe derselben beiderseits von weisslichen Streifen eingesäumt sind und dass in der Mitte der grösseren Gefässe
ein weisslicher Reflexstreifen auftritt. Zeigt die Papille eine physiologische Farbenänderung (pag. 268) oder tritt unter pathologischen
Verhältnissen starke Röthung derselben (pag. 286) oder eine bläuliche oder grünliche Entfärbung auf, so treten die weissen Streifen
zur Seite der Gefässe auf derselben deutlicher hervor, ohne dass
man genöthigt wäre, dieses Phänomen aus einer Dickenzunahme
der Gefässwände abzuleiten. In der Netzhaut jedoch vermisst man
unter physiologischen Verhältnissen, ausser in der nächsten Nähe
der Papille, diesen Ausdruck der Dicke der Gefässwandungen.

Nehmen jedoch die letzteren an irgend einer Stelle des Gefässsystems an Masse zu, so markirt sich daselbst die weissliche
Einsäumung der rothen Blutsäule. Der centrale weisse Reflexstreifen tritt dabei ebenfalls deutlicher hervor und wird noch an Gefässen sichtbar, an denen er im physiologischen Zustande nicht
mehr zu bemerken ist. Die Verdickung der Gefässwandungen kann
einen so hohen Grad erreichen, dass man nur mit Mühe noch die
rothe Blutsäule in Form eines feinen röthlichen Fadens durchschimmern sieht, und endlich kommt es so weit, dass das betreffende
Gefäss als ein durchaus weisser Strang erscheint. In diesen Fällen
gelingt es nach Nagel und Liebreich [1]) bisweilen durch eine
eigenthümliche Beleuchtungsart zur Anschauung des Blutgehaltes
zu gelangen. Man beleuchte nämlich ein derartiges Gefäss nicht
direct von vorne, sondern entwerfe ein intensives Flammenbild
dicht neben der zu beobachtenden Stelle. Von diesem Flammenbilde aus werden die hinter dem weissen Gefässe gelegenen Partien erhellt. Wir haben jetzt gleichsam eine Lichtquelle hinter
dem Objecte angebracht, wir betrachten dasselbe im durchfallenden Lichte und sind, wenn die Gefässwände nur nicht vollkommen undurchsichtig sind, jetzt im Stande, die Farbe ihres
Inhaltes zu erkennen, während bei der gewöhnlichen Beleuchtungsart, bei der Untersuchung im auffallenden Lichte, von der vorderen Wand des weissen Gefässes so viel Licht reflectirt wird,

---

[1]) Klinische Monatsblätter 1866, pag. 396 und 398.

dass der geringe röthliche Schimmer, der aus dem Gefässrohre hervordringt, darin untergeht.

Den ausgezeichnetsten Fall der Umwandlung der Netzhautgefässe in weisse Stränge hat bisher Nagel [1]) bekannt gemacht. In den beiden Augen eines jungen Mannes erschienen sämmtliche Arterien der Netzhaut mit ihren Verzweigungen in weisse Stränge umgewandelt. Die grösseren Gefässstämme zeigten noch in ihrer Mitte einen feinen rothen Streifen, einzelne feine Arterienzweige hatten ihre rothe Farbe beibehalten. Die pathologischen Veränderungen setzten sich in den Beginn des Venensystems fort, so dass einzelne der feineren Venenäste mit ihren Verzweigungen ein ähnliches Bild, wie die Arterien darboten. Die grösseren Venenstämme dagegen waren durchaus von der Erkrankung verschont geblieben. Das Netzhautgewebe war in einzelnen Partien getrübt, die Eintrittsstelle der Gefässe auf der Papille durch eine weiss glänzende prominirende Masse gedeckt.

Einen ähnlichen Fall, vielleicht noch ausgezeichneterer Art, hatten auch wir zu beobachten Gelegenheit. Er ist auf Tafel XVI, Fig. 75 mit vollendeter Naturtreue abgebildet.

Ein 28jähriges Mädchen stellte sich im Januar 1865 wegen einer Geschwulst am Oberlide des rechten Auges vor, welche nach Angabe der Patientin seit frühester Kindheit bestanden, und nur in letzter Zeit an Grösse zugenommen hatte. Die Existenz eines *Tumor cavernosus* wurde vermuthet. Das Sehvermögen dieses, sowie des anderen Auges, war normal, die Patientin wurde zu dieser Zeit mit dem Augenspiegel leider nicht untersucht. Eines Tages kam sie mit einer über Nacht entstandenen so mächtigen Anschwellung des Oberlides, dass das Auge durchaus nicht geöffnet werden konnte. Sie wurde auf die Augenabtheilung aufgenommen. Es erstreckte sich vom Oberlide aus eine Geschwulst in die Orbita hinein, der Bulbus war hervorgetrieben, das Sehvermögen vollständig erloschen. Die Patientin liess sich nicht abhalten, nach 14 Tagen in einem nahezu unveränderten Zustande die Krankenanstalt zu verlassen. Eine Augenspiegeluntersuchung konnte nicht vorgenommen werden.

Im Juli desselben Jahres stellte sich Patientin wieder vor. Die Geschwulst war bedeutend kleiner geworden, die Lidspalte konnte gehörig geöffnet werden, das rechte Auge war etwas nach aussen und unten gedrängt, nach allen Richtungen

---

[1]) Klinische Monatsblätter, 1864, pag. 394.

ausser nach innen frei beweglich, Pupille weit und starr, Sehvermögen vollständig aufgehoben.

Der Augenspiegel zeigt ein überraschendes Bild: brechende Medien rein, die Papille graulich weiss, ihre Grenzen scharf, Netzhaut ungetrübt. Sofort ist in die Augen springend, dass die Netzhaut statt von rothen, von weissen Gefässen durchzogen ist. Die genauere Untersuchung im aufrechten Bilde zeigt: Auf der Papille zieht je ein arterieller Hauptstamm nach oben und unten, er erscheint als ein zarter hellrother Streifen, zu dessen Seiten man, besonders deutlich bei gewissen Wendungen des Spiegels, die breite weisse Gefässwand wahrzunehmen vermag. In einzelnen arteriellen Aesten ist noch ein zarter Blutstreifen sichtbar, in vielen, wie z. B. schon in einem auf der Papille abgehenden Zweige, ist dies jedoch nicht der Fall, so dass der Arterienbaum, der bis in seine feinen Ramificationen sichtbar ist, nach allen Seiten hin seine weissen Arme ausstreckt. In den venösen Hauptstämmen tritt der Blutgehalt viel deutlicher hervor, doch auch die Venen sind von weissen Streifen eingesäumt.

Besonders merkwürdig ist das Auftreten einzelner, netzartig mit einander verbundener weisser Striche an verschiedenen Stellen der Netzhaut, welche nicht immer einen Zusammenhang mit den Gefässen zeigen. Auch in der Gegend der *Macula lutea* findet sich ein derartiges Netzwerk. Es ist diese Erscheinung sicherlich nicht anders zu deuten, als dass durch die mächtige Wucherung der Adventitia streckenweise Gefässramificationen von so geringem Caliber zum Vorschein kommen, wie sie unter normalen Verhältnissen nicht mehr sichtbar sind.

Ausserdem sieht man noch auf und neben den Gefässen kleine rundliche weisse Flecken, und besonders in den äusseren Theilen der Netzhaut isolirte Pigmentformationen, welche jenen, die bei *Retinitis pigmentosa* vorkommen, ähnlich sind.

Bei der gewöhnlichen Untersuchung im umgekehrten Bilde tritt das eigenthümliche Schauspiel der weissen Gefässverzweigung noch deutlicher hervor, indem wegen der geringen Vergrösserung der centrale rothe Streifen aus vielen Gefässen verschwindet.

Auch Wecker[1] hat einen hierhergehörigen Fall gesehen. Nach Ablauf einer Retinitis zeigten sich die Arterien in ihren Hauptveräslungen in weissgelbliche Streifen verwandelt.

Eine particelle Wucherung der Gefässwände beobachtet man

---

[1] Études ophthalmologiques, II. 1, pag. 324 und 325.

nicht selten bei Retinitis, besonders bei *Retinitis ex Morbo Brighti*. Da sieht man Gefässe stellenweise von weissen Streifen begrenzt. Auch gelingt es mitunter, stärkere Gefässäste mit ihren Verzweigungen ganz in weisse Stränge verwandelt oder doch nur eine schwache Blutsäule in ihnen durchschimmern zu sehen.

Jacobson[1]) sah, wie in einem schon früher (pag. 294) citirten Falle einer Neubildung im Sehnerven die meisten Gefässe innerhalb der normalen Netzhautpartien streckenweise gelbweisse Wandungen bekamen, durch welche mitunter ein feiner Blutfaden hindurchschimmerte.

Die pathologische Anatomie hat mannigfache Ursachen für die Verdickung der Gefässwände aufgefunden. Am Interessantesten sind Wedl's und Iwanoff's hierhergehörige Beobachtungen.

Wedl[2]) gibt die Flächenansicht einer Netzhaut, in welcher die Hauptstämme der *Arteria centralis* bei auffallendem Lichte kreideweiss erscheinen, während die weiteren Gefässverzweigungen ein normales Verhalten zeigen. Die Durchgängigkeit der Gefässe hat keinen Abbruch erlitten, denn in den nicht entarteten Aesten ist die Blutsäule deutlich erkennbar. Die Venen sind von der Anomalie vollkommen frei. Diese weisse Masse, welche die Gefässwandungen trübte, konnte nicht in sehr innigem Contacte mit denselben stehen, denn beim Abziehen der Netzhaut von der Chorioidea blieb dieselbe theilweise an der Netzhaut, grösstentheils aber an der entsprechenden Aderhautpartie haften, und die Flüssigkeit, welche die Gefässe zunächst umspülte, erfuhr hierbei eine milchige Trübung. „Die Masse bestand aus sehr feinen fettglänzenden Körnern mit Agglomeraten von ovalen Kernen und Theilen, welche einer herausgequollenen Nervenmasse glichen". Wedl bezeichnet den Process als eine atheromatöse Entartung der *Arteria centralis*. Die Netzhaut war in diesem Falle ziemlich normal, nur an einer Stelle ihrer Peripherie war der Opticus getrübt und in der Nähe desselben fand sich eine schmutzig weisse Prominenz.

Iwanoff[3]) erhielt in einem Auge, in welchem sich die Netzhautgefässe alle in Form weisser, vom Grunde der leicht getrübten Netzhaut scharf abhebender Stränge präsentirten, folgenden Befund: Das Lumen der Gefässe war durchaus unverändert, dieselben erschienen sehr dicht mit gut erhaltenen Blutkörperchen

---

[1]) Gräfe's Archiv, X. 2, pag. 58.
[2]) Atlas der Histologie, Retina-Opticus, I. 5.
[3]) Klinische Monatsblätter, 1865, pag. 328.

gefüllt. Das Epithel an der inneren Fläche der Gefässe nicht ganz
normal, aber auch nicht wesentlich verändert, die *Tunica media*
nicht alterirt. Der pathologische Process trat vorzugsweise in der äusseren Begrenzungshaut, der Adventitia, auf. An der Stelle des Bindegewebes findet sich eine dichte Masse von Kernen, welche das Gefäss
von allen Seiten umgeben, und in mehrfachen, selbst bis zu 12
Schichten hinter einander liegen. Ein derartiger pathologischer
Process, welchen Iwanoff als *Perivasculitis* bezeichnet, erklärt vollständig das von Nagel, Wecker und mir gesehene ophthalmoscopische Bild. Bemerkt sei, dass schon Wedl ähnliche Veränderungen,
wie Iwanoff, an den Capillaren und kleinen Gefässen der Netzhaut
eines atrophischen Bulbus beobachtete. Die Wandungen der Capillargefässe wiesen da Kettenreihen von Kernen auf, die mit der
entsprechenden Verdickung der Wandungen im Zusammenhange
standen. Gleichartige Kernwucherungen beobachtete man in der
bindegewebigen Schichte von kleinen Arterien und Venen [1]).

An den Netzhautgefässen wurden ausserdem folgende Veränderungen erforscht:

Virchow [2]) fand bei Bright'scher Retinitis die Capillaren
stellenweise deutlich verdickt, die Wandungen derselben doppelt
contourirt, glänzend und homogen aussehend (sclerotisch), ihr Lumen
deutlich verengt. H. Müller sah bei derselben Form von Netzhautentzündung eine Verdickung der Gefässwandungen in der Umgebung
der veränderten Stellen, eine Verdickung, welche bis in die Capillaren
reichte. Doch war als Ursache derselben nicht immer die Einlagerung
einer glänzenden Substanz, also nicht Sclerose nachzuweisen, vielmehr sahen die Gefässwände einmal so aus, „als ob sie nur mit heller
Flüssigkeit theils gleichmässig, theils in einzelnen blasigen Fächern
infiltrirt wären" [3]). Wedl fand bei Retinitis in Folge Bright'scher
Erkrankung Hypertrophie der Gefässwandungen und auf den letzteren aufsitzende colloide Körperchen [4]). Schweigger constatirte,
ebenfalls bei Netzhautdegeneration in Folge von Nierenentzündung,
ausser der Sclerose der feineren Retinalgefässe die auffallende Entwicklung der Adventitialschichte der grösseren Gefässe [5]), sowie,
dass „einzelne feinere Gefässe mit Fetttröpfchen spärlich bestreut

---

[1]) l. c. Retina-Opticus III. 25.
[2]) Dessen Archiv, X, pag. 178.
[3]) Gräfe's Archiv IV. 2, pag. 50.
[4]) l. c. Retina-Opticus V. 44.
[5]) Gräfe's Archiv, VI. 2, pag. 259.

waren"[1]. Schweigger stellt an einem anderen Orte fest, dass fettige Degeneration der Capillaren und auch der etwas grösseren Gefässe bei *Retinitis ex Morbo Brighti* und anderen Retinitisformen beobachtet werde [2]).

Wedl fand ferner in atrophischen Netzhäuten knollen- und papillenartige Auswüchse der Capillaren, ausserdem scheibenförmige Körper, welche auf den Gefässen theils flach aufsassen, theils an einem abstehenden Faden hingen, sowie Verkalkung der Capillaren [3]). In einem Falle von bulbärem Krebse war die Bindegewebsschichte der Retinalgefässe aufgequollen, mit inselförmig gruppirten, schmutzig orangefarbenen Krystallnadeln, colloiden Klümpchen oder Kalkkörnern besetzt [4]). Endlich ergab die Untersuchung im Falle Jacobson's durch v. Recklinghausen Sclerose der Gefässwandungen.

Diese eben beschriebenen Erkrankungen der Gefässwandungen führen zu deren Undurchsichtigkeit. Ein anderer Process ist jener, bei welchem es zu einer hyalinen Verdickung der Gefässwände kommt, wobei die letzteren durchsichtig bleiben, aber nun eine dünnere Blutsäule führen. Solches geschieht bei der sogenannten *Retinitis pigmentosa*.

d. Gefässneubildung.

Die ophthalmoscopische Beobachtung neugebildeter Gefässe, welche aus den Netzhautgefässen entspringen, gehört zu den ausserordentlichsten Seltenheiten. Wir sprechen hierbei nicht von jenen Fällen, in welchen bei pathologischen Veränderungen im *Corpus vitreum* sowohl mit dem Augenspiegel, als auch unter dem Microscope neue Gefässe, die mit den Netzhautgefässen in Verbindung standen, nachgewiesen wurden, wir werden darüber an einem anderen Orte handeln.

Auch jene Fälle ziehen nur im untergeordneten Masse unsere Aufmerksamkeit auf sich, in welchen bei Retinalhyperämien, bei Neuritis und Retinitis sowohl ophthalmoscopisch als microscopisch die Neubildung kleiner, beziehungsweise capillarer Gefässe constatirt werden konnte. In dieser Hinsicht sahen wir bereits (pag. 291), dass man mitunter bei genügender Vergrösserung die neugebildeten Gefässchen auf der geschwellten Papille mit dem Ophthalmoscope

---

[1]) Ibidem pag. 292.
[2]) Klinische Monatsblätter, 1864, pag. 401 und Augenspiegel, pag. 104.
[3]) l. c. Retina-Opticus IV. 36—38. — V. 43.
[4]) l. c. V. 51.

erblicken könne, und dass ihr zuweilen massenhaftes Vorkommen auch microscopisch nachgewiesen wurde.

Nagel gibt an, dass in dem oben citirten Falle von Perivasculitis auf dem mittleren Theile der Papille eines jeden Auges eine weissglänzende prominirende Masse sich fand, in welcher ein hellrother Fleck beobachtet werden konnte, der sich bei näherer Untersuchung als „aus dicht gedrängten Pünktchen und Streifen" zusammengesetzt erwies, die offenbar als Gefässneubildungen anzusehen waren. In der linken Papille, wo die Gefässneubildung in geringerer Entwicklung sich zeigte, traten die einzelnen Schlingen deutlicher hervor. Beim mässigen Drucke auf den rechten Bulbus erblasste die rothe Stelle und nahm beim Nachlassen desselben wieder die rothe Farbe an. Das Wachsthum dieser Gefässe konnte wochenlang verfolgt werden.

Ein Befund ganz anderer, viel merkwürdigerer Art ist jener, wobei aus den Netzhautgefässen mächtige Neubildungen hervorgehen, die in den relativ gesunden Glaskörper hineinspriessen. Bisher kennt die Literatur nur einen einzigen hierher gehörigen Fall, jenen nämlich, welchen Coccius[1]) im Jahre 1859 veröffentlichte. Man konnte da mit dem Augenspiegel in dem hinteren Theile des Glaskörpers eine Anzahl von Gefässen nachweisen, die sich bei den verschiedenen Wendungen des Auges langsam hin und her bewegten. Dieselben waren vorzugsweise im rechten Auge entwickelt und das längste Gefäss ragte bis in die Mitte des Glaskörpers vor. Dieses, sowie auch einige der kürzeren Gefässe sah Coccius in weisse Fäden auslaufen, die sich als Capillarendschlingen erwiesen haben sollen. Die Venen der Netzhaut waren stark gefüllt und an manchen Stellen von getrübtem Gewebe vollständig gedeckt. Der Glaskörper war durchaus mit kleinen punktförmigen Trübungen durchsetzt und zum grossen Theile verflüssigt. Die Trübungen hellten sich nach einigen Wochen auf und nun konnte man den Zusammenhang der neuen Gefässe theils mit venösen, theils mit arteriellen Zweigen der Retinalgefässe erkennen. Sie entsprangen sämmtlich aus der Nachbarschaft des Sehnerven, dessen Grenze ganz verwischt war, und liefen in der unteren Hälfte des Augengrundes des rechten Auges senkrecht in den Glaskörper hinein.

Die Gefässneubildung ist in dem eben citirten Falle das hervorstechende Symptom. Die Veränderungen der Netzhaut und des Glaskörpers sind im Verhältnisse gering.

---

[1]) Ueber Glaucom, Entzündung etc. pag. 47.

328   Achtes Capitel. Von der Netzhaut.

Ein überaus merkwürdiger hierher gehöriger Fall befindet sich gegenwärtig auf der Augenabtheilung des allgemeinen Krankenhauses in Behandlung.

Es sei hier nur erwähnt, dass es sich um eine eigenthümliche Form von Retinitis handelt. Im linken Auge des Patienten tritt dem Beobachter ein höchst sonderbares Bild entgegen. Solange die Gewebstrübung der Netzhaut eine bedeutende war, war der eigentliche Sachverhalt schwierig zu erfassen, stellte sich aber nach Aufhellung der Retina in folgender Weise heraus. Aus den Gefässen der Papille entspringen Gefässe, welche unter einem spitzen Winkel in den vollkommen durchsichtigen Glaskörper eindringen. Da sieht man ein Gefäss mit glatter Schlinge umbiegen, ein anderes eine doppelte Schlinge bilden, und wieder zu einem Papillengefässe zurücklaufen. Wunderbar aber sind die Knäuel, welche andere der neugebildeten Gefässe an ihrem freien Glaskörperende darbieten. Das Bild dieser Convolute ähnelt sehr demjenigen, welches die injicirten Malpighi'schen Körperchen der Niere unter dem Microscope darbieten. An einem derselben entwickelte sich während der Beobachtung eine deutliche Lappung, es streckt den Fingern der Hand vergleichbar seine einzelnen Theile nach vorne. Das zu- und rückführende Gefäss ist bei einzelnen der Knäuel bis zu seinem Ursprung auf der Papille zu verfolgen, bei anderen gelingt dies jedoch nicht in vollkommen befriedigender Weise. Besser als die Beschreibung es vermag, gibt das auf Taf. XV, Fig. 72 entworfene Porträt des Falles eine richtige Vorstellung von demselben, nur die Vorragung der Gefässe in den Glaskörper konnte begreiflicher Weise nicht dargestellt werden.

c. Leere und Atrophie der Gefässe.

Nicht von den Ursachen, welche zur Blutleere der Gefässe führen, kann hier die Rede sein, sondern nur von der Art und Weise, in welcher sich blutleere Gefässe bei der Untersuchung mit dem Augenspiegel präsentiren. Die Hauptstämme erscheinen als weisse Stränge, welche der Ausdruck der Gefässschläuche sind, die ersten Theilungen als feine weisse Streifen, die weiteren Verästlungen jedoch sind nur noch allenfalls bei der Vergrösserung des aufrechten Bildes angedeutet, sonst aber auf dem gelbrothen Augengrunde gänzlich unsichtbar. Nur ihr Blutgehalt liess sie noch als stattliche Gefässe erscheinen. Der Gefässschlauch selbst aber ist so zart, dass er sich als solcher nicht bemerkbar machen kann.

Circulirt in den Gefässen noch eine sehr dünne Blutsäule, so wird dieselbe in den grossen Stämmen noch sichtbar sein, eingesäumt von weissen Streifen, dem Bilde der zusammengezogenen Gefässwände, in den kleineren Aesten dagegen wird Blutsäule und Wandung unsichtbar werden.

Es kann von einer Verwechslung zwischen pathologischer Verdickung der Gefässwandungen und Blutleere der Gefässe (abgesehen von dem Transparenzversuche) kaum eine Rede sein, denn wenn auch in beiden Fällen statt der rothen weisse Streifen in der Netzhaut zum Vorschein kommen, so darf man doch nicht vergessen, dass unter ersteren Verhältnissen auch die kleinsten *de norma* wahrnehmbaren Gefässe noch sichtbar bleiben, resp. deutlicher hervortreten, ja dass, wie in dem von uns beobachteten Falle, im normalen Augengrunde nicht mehr sichtbare Gefässchen nun durch die Verdickung ihrer Wandungen sich als weisse Streifen darstellen werden, während bei Blutleere nur die grösseren Stämme weisse, (ungleich dünnere) Stränge bilden, deren Verzweigungen aber bald verschwinden.

Liebreich sagt [1]), man möge, um die zwei in Rede stehenden Zustände zu unterscheiden, wenn ein Gefäss nicht in seiner ganzen Ausdehnung verändert ist, von einer Strecke desselben ausgehen, die noch roth erscheint und von da aus die Contouren verfolgen. Ist das Gefäss leer, so gehen die Contouren weiter fort, dagegen wird das Gefäss dicker, wenn Bindegewebswucherung der Adventitia auftritt.

Sind die Gefässe atrophisch, so betrifft die Reduction sowohl die Blutmasse als die Gefässwandungen. Die Gefässe zeigen Anfangs dasselbe Verhalten wie bei Blutleere, doch werden die Aeste immer undeutlicher, verschwinden immer mehr, je mehr die Atrophie der Gefässwandungen vorschreitet, und so kann es geschehen, dass bei hochgradiger Atrophie der Netzhaut und des Sehnerven und daran sich anschliessender Atrophie der Gefässe die Netzhaut und der Sehnerve vollkommen gefässlos erscheinen oder nur Rudimente der Netzhautgefässe sich noch finden. Hierher gehört wahrscheinlich auch ein von v. Gräfe [2]) und ein analoger von Mooren [3]) beschriebener und als eine angeborene Anomalie angesehener Fall vom gänzlichen Fehlen der Netzhautgefässe.

---

[1]) Klinische Monatsblätter 1864, pag. 397 und 398.
[2]) Dessen Archiv I. 1, pag. 403.
[3]) Ophthalmiatrische Beobachtungen, pag. 260.

B. Circulationsstörungen der Netzhaut.

Hierher gehören: der Arterienpuls, die discontinuirliche Blutbewegung in den Gefässen, die sogenannte Ischämie und Epilepsie der Retina, die Embolie der Centralarterie und die verschiedenen Formen der Netzhauthyperämie und Hämorrhagie.

a. Der Arterienpuls.

Unter normalen Verhältnissen sind die Schwankungen im Blutgehalte der arteriellen Gefässe der Retina mit dem Augenspiegel nicht wahrzunehmen. Das vermehrte Einströmen des Blutes während der Herzsystole gibt sich vielmehr durch den Venenpuls kund. In dem Masse, als arterielles Blut während der Herzsystole in das Auge einströmt und der Blutdruck im Auge deshalb zunehmen müsste, fliesst gleichzeitig ein äquivalentes Quantum Blutes aus den Venen ab und die Spannung im Augeninnern wird auf derselben Höhe erhalten (Memorsky)[1]. Der Venenpuls ist daher der sichtbare Ausdruck für die unter normalen Zuständen unsichtbaren Schwankungen im Caliber der Arterien (v. Stellwag)[2].

Mannigfache Verhältnisse werden jedoch das Auftreten des sichtbaren Arterienpulses, welchen Ed. Jäger[3] zuerst gesehen und beschrieben hat, herbeiführen können.

1. Kommt hier die Steigerung des intraoculären Druckes in Betracht, welche so bedeutend werden kann, dass die auf den Gefässwandungen ruhende Last nur während der Systole des Herzens überwunden zu werden vermag, während der Herzdiastole dagegen eine Compression der arteriellen Gefässe herbeigeführt wird.

Ist das Einströmen des arteriellen Blutes aus dem genannten Grunde erschwert, so werden weitere erschwerende Momente abgegeben werden, wenn gleichzeitig die Gefässwände unnachgiebig, rigide sind oder die Bulbuskapsel ihre normale Dehnbarkeit eingebüsst hat, mehr die Rolle eines Gehäuses mit starrer Wandung spielt. Dies letztere Moment wird in gewissem Grade durch die Steigerung des intraoculären Druckes selbst herbeigeführt, indem die hierbei gedehnte Augapfelwandung ihre Elasticität mehr oder weniger einbüsst (v. Stellwag)[4].

---

[1] Gräfe's Archiv, XI. 2., pag. 107.
[2] Augenheilkunde, pag. 164.
[3] Wiener med. Wochenschrift, 1854, Nr. 3—5.
[4] l. c. pag. 165.

2. Wird spontaner Arterienpuls auftreten können, wenn die Centralarterie der Netzhaut, noch ehe sie den Wirkungen des intraoculären Druckes preisgegeben ist, eine Compression erfährt, nicht mächtig genug, um die Circulation des Blutes in ihr gänzlich aufzuheben, aber hinlänglich stark, um nur der systolischen Kraftanstrengung des Herzens eine Ueberwindung des Hindernisses zu gestatten. Die Stelle der Compression kann ausserhalb des Bulbus in der Orbita, oder sie kann innerhalb des Bulbus auf jener Wegstrecke liegen, welche die Arterie durchlaufen muss, um sich schliesslich an der Innenfläche der Netzhaut zu verzweigen. Der intraoculäre Druck kann hierbei normal, oder da er ja zum Theile wenigstens von der einströmenden Blutmenge abhängig ist, wie leicht begreiflich, auch unter das Normale herabgesetzt sein.

3. Wird man die Pulsation der Centralarterie wahrnehmen können, wenn die Herzaction gesunken ist, wenn bei seltenen oder schwachen Contractionen des Herzens ein continuirlicher Blutstrom wenigstens in jenen Partien des arteriellen Gefässsystems, auf welchen ein gewisser äusserer Druck lastet, nicht mehr erhalten werden kann.

4. Endlich wäre es möglich, dass eine spastische Contraction der Arterie dem Andringen der Blutwelle ein nur während der Herzcontraction zu überwindendes Hinderniss entgegensetzte, ein Verhalten, welches gleichfalls zum Hervortreten des spontanen Arterienpulses Anlass geben könnte.

Was das erste Moment anlangt, so hat v. Gräfe[1] zuerst darauf aufmerksam gemacht, dass bei Glaucom, bei welcher Krankheit in der Regel eine Steigerung des intraoculären Druckes nachgewiesen werden kann, spontaner Arterienpuls vorkommt. Die erhöhte Spannung bei Glaucom ist einerseits bedingt durch eine Vermehrung des Glaskörpervolumens. Andererseits kann sie durch eine Schrumpfung des Bulbusgehäuses hervorgerufen werden. So fand Coccius[2] einmal bei Glaucom eine fettige Degeneration der Sclerotica, welche durch die genannte Ernährungsstörung eine Schrumpfung einging und hierdurch den von ihr umfassten Bulbusinhalt unter einen erhöhten Druck versetzte, und Donders[3] beobachtete eine Ablagerung von phosphorsaurer Kalkerde vorzugsweise im hinteren Theile der Sclerotica als constantes seniles Phänomen.

---

[1] Gräfe's Archiv I. 1, pag. 375.
[2] Gräfe's Archiv IX. 1, pag. 21.
[3] Gräfe's Archiv IX. 2, pag. 217.

Der spontane Arterienpuls wird unter letztgenannten Verhältnissen um so leichter auftreten, als die degenerirte Bulbuskapsel ihre Dehnbarkeit verloren hat. Auch das andere den Puls begünstigende Moment, die Umwandlung der Arterien in starre Röhren, wurde bei Glaucom anatomisch festgestellt. v. Gräfe [1]) sah z. B. in einem solchen Auge die Arterien der Retina in höchstem Grade atheromatös entartet.

Wir können in einem normalen Auge den Arterienpuls hervorrufen, wenn wir durch starkes Andrücken des Fingers an die Aussenfläche des Bulbus den intraoculären Druck zur nöthigen Höhe steigern.

Ist derselbe pathologisch erhöht, aber dies nicht hinlänglich, um Arterienpuls zu erzeugen, so genügt dessen geringe Verstärkung, hervorgebracht durch sanften Fingerdruck auf den Bulbus, um das in Rede stehende Phänomen hervorzurufen — daher das Hervortreten des Pulses bei Glaucom durch das letztgenannte Moment, falls er sich nicht spontan zeigt, daher die Wichtigkeit des beim Anlegen des Fingers auftretenden Pulsphänomens für die Erkenntniss des Prodromalstadiums bei Glaucom, bei welchem noch keine Veränderungen an der Sehnervenpapille vorhanden sind.

Hinsichtlich der zweiten Ursache des Arterienpulses ist zu verwundern, dass dieselbe factisch so selten zum Hervortreten des Pulsphänomens führt. Nur zweimal beobachtete es v. Gräfe bei orbitalen Tumoren und ein einziges Mal bei descendirender Neuritis [2]). In letzterem Falle war es das geschwellte Gewebe des Sehnervenkopfes, welches das Gefäss comprimirte. Auch Secondi sah den Puls in einem offenbar mit Neuritis behafteten Auge, wiewohl er selbst die Sache anders auffasste.

In dritter Beziehung ist zu bemerken, dass auch in dieser Richtung einschlägige Beobachtungen nicht fehlen. So bemerkte Wordsworth [3]) bei einem jungen Manne, den er ophthalmoscopirte, plötzlich Arterienpuls auftreten, und gleich darauf war der Untersuchte einer Ohnmacht nahe. Als er sich wieder erholt hatte, war der Puls verschwunden, kehrte aber nach einigen Minuten, als Patient sich neuerdings unwohl fühlte, wieder, um nach kurzer Zeit nochmals aufzuhören.

Es ist mir nicht bekannt, dass unter Verhältnissen, welche

---

[1]) Dessen Archiv I. 1, pag. 381.
[2]) Dessen Archiv X. 1, pag. 201 und XII. 2, pag. 131 und 132.
[3]) Ophthalmic Hospital Reports, IV. 1, pag. 111.

eine spastische Contraction der arteriellen Gefässwände möglich erscheinen lassen — das vierte ursächliche Moment, das wir für das Auftreten des Arterienpulses in Anspruch nahmen — der letztere wirklich beobachtet worden wäre, doch kann auch hierin die Theorie durch das Factum gelegenheitlich gestützt werden.

Der spontane Arterienpuls überschreitet niemals die Grenzen der Papille. Er betrifft am häufigsten nur einen Ast der *Arteria centralis*, kann jedoch auch in mehreren sich zeigen, bisweilen in der ganzen sternförmigen Verästhung der Arterie auf der Papille bei Glaucom auftreten (v. Gräfe)[1].

Der Puls spricht sich aus als eine plötzlich, stossweise erfolgende gleichmässige Ausdehnung des papillaren Gefässstückes, an welche die Zusammenziehung, welche langsamer vor sich geht, sich anschliesst. Dieser folgt die neue Ausdehnung unmittelbar, so dass nur im Moment der grössten Erweiterung eine Pause zu bestehen scheint (Ed. Jäger). Dieses Einschiessen des rothen Blutes in das Gefäss und das folgende Erblassen desselben, wobei es gänzlich auf der Papille zu verschwinden scheinen kann, ist ein höchst auffallendes Phänomen. Der Puls schleppt hinter dem Carotidenpulse etwas nach und ist mit dem der *Arteria radialis* synchronisch (v. Gräfe).

Die Erscheinungen bei dem durch Fingerdruck hervorgerufenen Arterienpulse hat besonders Donders[2] studirt. Derselbe kann nicht immer hervorgerufen werden. Ist unter krankhaften Verhältnissen die arterielle Blutzufuhr eine sehr geringe, so kann es geschehen, dass beim Drucke auf das Auge nicht Arterienpuls auftritt, sondern die Gefässe sofort leer gedrückt werden (v. Gräfe).

Steigt der Druck in einem Normalauge eben zu jener Höhe, bei welcher der Puls sichtbar wird, so sieht man, wie während der Herzdiastole die Arterien blutleer werden, und wie während der Herzsystole das Blut mit grosser Schnelligkeit wieder einströmt. Bei diesem Grade des Druckes nimmt die Blutleere $1/3$, die Füllung $2/3$ des ganzen Rythmus ein. Die Venen sind auf der Papille blutarm. Selten zeigen sich deutliche Pulsationen derselben. Treten sie auf, so bemerkt man, dass die Ausdehnung der Venen mit dem Zusammenfallen der Arterien isochronisch ist. Der äussere Druck wird auch auf die Venen übertragen, die Hauptstämme derselben werden

---

[1] Dessen Archiv I. 1, pag. 375.
[2] Gräfe's Archiv I. 2, pag. 98—100.

zusammengedrückt, das Blut in ihnen wird unter einen hohen Druck gesetzt. Zur Zeit, wo das bei der Herzsystole in das Auge geworfene Blut in die Venen übergegangen ist, wird das äussere Hinderniss durchbrochen, das Blut fliesst aus der Gefässpforte ab — zu dieser Zeit sind die Arterien abgeplattet. Es fällt demnach hierbei die Erweiterung der Venen mit der Systole der Arterien zusammen.

Wird der Druck auf den Bulbus noch mehr erhöht, so nimmt die Füllung der Arterien einen immer kürzeren, die Blutleere einen immer grösseren Bruchtheil des ganzen Rythmus ein. Dabei zeigt sich gleichzeitig mit der Ausdehnung der Arterien die Ausdehnung der Venen. Es hat dies darin seinen Grund, dass bei so hoch gestiegenem Drucke die Wände der Gefässe, wie sich v. Stellwag ausdrückt, die Rolle starrer Röhren spielen, so dass die in die Arterien geworfene Blutwoge mit rapider Schnelligkeit in die Venen rollt, das in diesen enthaltene Blut vor sich hertreibend, wodurch dasselbe fast zu gleicher Zeit in die Arterien ein- und durch die Venen abfliesst.

Bei stärkster Drucksteigerung sistirt die Bewegung des Blutes im Auge gänzlich. Die Herzcontraction ist nicht mehr im Stande, den intraoculären Druck zu überwinden.

Das Auftreten des Arterienpulses, die Umwandlung des continuirlichen Blutstromes in den discontinuirlichen, ist mit Verdüsterung des Sehfeldes verbunden. Einige Secunden nach dem Eintritte des Arterienpulses beginnt dieselbe und wird bei stärkerem Drucke zur vollständigen Verdunklung. Beim Aufhören des Druckes schwindet die Sehstörung fast unmittelbar, nach einigen Secunden (Donders).

b. Sichtbare Blutbewegung.

Ed. Jäger[1]) beschrieb 1853 ein sonderbares Circulations-Phänomen in der Netzhaut des über Nacht erblindeten rechten Auges eines 72jährigen Mannes. In den Arterien und Venen zeigte sich der gestörte Blutumlauf. Das Phänomen erschien „als ein langsameres oder schnelleres, gleichförmiges oder unterbrochenes nicht rythmisches Fortrücken eines ungleich roth gefärbten Blutstromes". In den feinsten auf dem Sehnerven sichtbaren Gefässen zeigte sich der Blutlauf am raschesten, aber auch am meisten gestört. Der Blutstrom erschien plötzlich unterbrochen, der dunkel-

---

[1]) Ueber Staar und Staaroperationen, pag. 104—109.

rothe Theil des Blutes verlief sich, das Gefässchen war nur mehr mit grösster Anstrengung zu erkennen. Dann drängte sich eine kürzere oder längere rothe Blutsäule durch die Gefässe hindurch, dieser folgte in kurzen Zwischenräumen eine ausgedehntere oder geringere Masse von Blutkügelchen, plötzlich war das Gefäss in seinem ganzen Verlaufe mit dunkelrothem Blute gefüllt. Durch 14 Tage konnte dieses Phänomen mit manchen Abwechslungen beobachtet werden. Eine weitere Verfolgung des Falles wurde durch zunehmende Linsentrübung unmöglich gemacht.

Ein zweiter Fall, in welchem die Blutbewegung in den Arterien sichtbar wurde, ist durch Liebreich [1] bekannt geworden. Auf einer abgelösten Netzhautpartie sah man in zwei Gefässen, von denen das eine durch die Richtung der Blutströmung als Arterie, das andere als Vene sich manifestirte, das „Vorwärtsschieben der kleinen Blutcylinderchen", in welche der Gefässinhalt getheilt war. In Arterien der menschlichen Netzhaut wurde seitdem, so viel ich weiss, die Blutcirculation nicht mehr wahrgenommen. Dagegen hat man noch zu wiederholten Malen die gestörte Venencirculation zu beobachten Gelegenheit gehabt.

Bei der sogenannten Embolie der Centralarterie wurde sie von v. Gräfe, Liebreich und Steffan gesehen. v. Gräfe sah eine arythmische Bewegung der Blutcylinder in den Venen, welche bald stossweise nach dem Opticus vorrückten, bald wieder vollständig stillstanden. Liebreich fand in drei derartigen Fällen von Embolie die Circulation in den Venen in hohem Grade verlangsamt, ungleichmässig, so dass man das Vorbeirollen des Blutes sah und dabei zugleich beinahe wurmförmige Bewegungen in den Wandungen der Gefässe erkannte. Die Blutsäule kann dabei auch unterbrochen sein, man sieht Blutcylinder durch hellere Zwischenräume von einander getrennt, welche bald rascher, bald langsamer vorbeigeschoben werden, mitunter auch rythmisch vorwärts rücken und anhalten. Liebreich konnte sich auch überzeugen, dass diese Blutabschnitte nicht blos hin und her geschoben werden, sondern auch durch die Gefässpforte entweichen. Steffan entdeckte ebenfalls in einem Falle von Embolie nach zwei Monaten die Blutbewegung in den Venen.

Dasselbe Circulationsphänomen, wie bei Embolie, beobachtete v. Gräfe einmal bei Neuritis [2]), wobei in der Arterie nur ein

---

[1]) Gräfe's Archiv, V. 2, pag. 261.
[2]) Dessen Archiv XII. 2, pag. 141—143.

dünner Blutstrahl floss, und einige Male bei Cholera [1]). Auch hier konnte „das stossweise oder wellenförmige Vorrücken der im Venenrohre ungleichmässig vertheilten Blutsäule" constatirt werden.

Das Phänomen erklärt v. Gräfe aus einer abgeschwächten *Vis a tergo*, wie sie in allen den genannten Fällen angenommen werden konnte. Doch meint Schweigger, der Umstand, dass er bei der Section eines mit Embolie behafteten Auges die Arterie vollständig obturirt gefunden, beweise, dass die Ursache der in Rede stehenden Blutbewegung nicht in einer *Vis a tergo* zu suchen sei. Er wirft die Frage auf, ob es sich nicht hierbei um ein inspiratorisches Phänomen handle, in der Weise, dass das Venenblut bei der Inspiration aspirirt würde [2]). Die letztere Ansicht hat Manches für sich, wenn auch die vollständige Obturation der Centralarterie die *Vis a tergo* für die Dauer nicht aufheben kann, da es zur Entwicklung eines Collateralkreislaufes kommt.

c. Embolie der Centralarterie.

Das von Ed. Jäger beschriebene, oben citirte Circulations-Phänomen macht den Anfang jener Beobachtungen, die in dieses Capitel gehören. 1859 diagnosticirte v. Gräfe [3]) zuerst die Embolie der Centralarterie. 1861 machten Blessig [4]) und Schneller [5]) je einen hierher zu rechnenden Fall bekannt. In demselben Jahre war Liebreich [6]) bereits so glücklich, in einem in der Berliner medicinischen Gesellschaft gehaltenen Vortrage von sechs von ihm gesehenen Embolien (Gräfe's Fall ist in diesen aller Wahrscheinlichkeit mitbegriffen) zu sprechen. 1863 hatte sich die Zahl der von Liebreich [7]) beobachteten Fälle um zwei vermehrt, denn in seinem ophthalmoscopischen Atlasse ist von acht solchen die Rede. In demselben Jahre lieferte Just [8]) einen weiteren Beitrag zu unserem Gegenstande. 1864 wurde von Fano [9]), 1866 von Martin [10]) und Steffan [11]) je ein Fall, von Quaglino [12]) und

---

[1]) Archiv XII. 2, pag. 210.
[2]) Augenspiegel, pag. 139—140.
[3]) Dessen Archiv V. 1, pag. 136.
[4]) Gräfe's Archiv VIII. 1, pag. 216.
[5]) Ibidem pag. 271.
[6]) Allg. med. Centralzeitung, 14. Dec. 1861.
[7]) Atlas, pag. 23.
[8]) Klinische Monatsblätter, pag. 265.
[9]) Annales d'oculistique. 52. Band, pag. 239.
[10]) Atlas d'ophthalmoscopie. pag. 20.
[11]) Gräfe's Archiv XII. 1, pag. 34.
[12]) Ophthalmic Review Nr. 9, pag. 1.

Knapp[1]) je zwei Fälle hinzugefügt, und von Dr. Hock in Wien ebenfalls das der Embolie entsprechende Bild gesehen. Vor einigen Monaten hatte ich dasselbe zu beobachten Gelegenheit und auch auf Prof. Arlt's Klinik kamen heuer, wie ich weiss, zwei Embolien der Centralarterie zur Wahrnehmung. In allen den eben angeführten Fällen — es sind deren zweiundzwanzig — wurde die Untersuchung kurze Zeit, einige Stunden oder höchstens einige Tage nach eingetretener Erblindung vorgenommen.

Es fehlt andererseits nicht an Beschreibungen, in welchen eine vorausgegangene Embolie der Centralarterie als Grund einer schon längere Zeit bestehenden, nach Angabe des Patienten plötzlich aufgetretenen Amaurose angenommen ward. Pagenstecher[2]), Hutchinson[3]), Jackson[4]) berichten derartige Krankengeschichten.

Endlich wurde auch von Sämisch[5]), von Hirschmann[6]) und von Knapp[7]) je ein Fall bekannt gemacht, in welchen von Propfbildung in einem Aste der Centralarterie die Rede ist.

Wenn eine Herzkrankheit vorhanden oder wenn an einer Stelle des Gefässsystems eine örtliche Erkrankung der Arterienwandung z. B. ein Aneurysma gegeben ist, so kann es geschehen, dass Partikelchen des krankhaften Gewebes vom Blutstrome fortgerissen und von demselben so lange fortgetragen werden, bis sie in eine Arterie so kleinen Calibers eindringen, dass sie dieselbe nicht mehr zu passiren vermögen. In das Lumen des Gefässes eingekeilt, verstopfen sie dasselbe entweder vollständig oder nur zum Theile. Im ersteren Falle hat die Circulation durch die betreffende Arterie vorläufig gänzlich ihr Ende erreicht, im letzteren dagegen ist sie nur mehr oder minder beeinträchtigt. Es steht nach dem Gesagten vom Standpunkte der Theorie der Möglichkeit Nichts im Wege, dass ein derartiger Embolus in die *Arteria centralis retinae* gelegenheitlich einwandert und auf diese Weise Schuld daran trägt, dass die Circulation in der Netzhaut in brusquer Weise unterbrochen wird.

Wenn anderseits die pathologischen Erscheinungen, welche

---

[1]) Siehe Münch, Ueber Embolie der Arteria centralis retinae. (Giessen 1866.
[2]) Klinische Beobachtungen aus der Augenheilanstalt zu Wisbaden. 2. Heft, pag. 27.
[3]) Ophthalmic Hospital Reports IV. 3, pag. 238 und 240.
[4]) Ibidem IV. 4, pag. 392.
[5]) Klinische Monatsblätter 1866, pag. 32.
[6]) Ibidem pag. 37.
[7]) Münch, pag. 13.

die Embolie der Centralarterie hervorbringt, so präcise ausgesprochen und von so eigenthümlicher Natur wären, dass von einer Verwechslung der in Rede stehenden Krankheit mit einem anderen krankhaften Processe nicht die Rede sein könnte, dann würde die Bedeutsamkeit einer derartigen Diagnose noch um Vieles steigen, denn dann würden wir durch den Augenspiegelbefund mit Bestimmtheit auf ein schwereres, auf ein Allgemeinleiden hingeleitet. Wir würden in der Lage sein, die dem Augenleiden zu Grunde liegende Herzaffection zu constatiren, und wo sich eine solche nicht vorfände, wie schon Liebreich aufmerksam macht, das Recht haben, ohne Zaudern zu erklären, dass, da das Herz frei sei, an irgend einer Stelle des arteriellen Gefässsystems ein krankhafter Process, auf dessen Boden sich der Embolus entwickelte, einherschleichen müsse.

Es darf nicht Wunder nehmen, dass in allen als Embolie der Centralarterie aufgeführten Fällen es sich um plötzliche Erblindung eines Auges handelte. Wunderbar ist dagegen, dass in einzelnen Fällen (Schneller, Knapp, ich) der bleibenden Erblindung eine vorübergehende voranging. Mit der Unterbrechung des Kreislaufes in der Netzhaut ist auch ihre Functionsfähigkeit aufgehoben.

Die bei ganz frischen Embolien beobachteten ophthalmoscopischen Erscheinungen sind folgende:

Die arteriellen Hauptstämme sämmtlich vollkommen blutleer (v. Gräfe) oder fast blutleer (Martin), zu äusserst schmalen Gefässstreifen verdünnt, auch ausserhalb des Bereiches des Sehnervenquerschnittes in Form schmaler Linien erscheinend, in jenen Theilungsästen, die unter normalen Verhältnissen noch ein ansehnliches Caliber darbieten, vollkommen verschwindend (v. Gräfe) oder überhaupt nur auf der Oberfläche der Papille oder in deren nächster Nähe sichtbar (Schneller, Knapp). Oder es erscheint nur ein Theil der Arterien gänzlich blutleer (Fano), die anderen in hohem Grade verdünnt, unter der Form schmaler weisser Streifen, welche einen centralen, dünnen, hellrothen Faden einschliessen. Oder es sind die Arterien auf der Papille zwar äusserst dünn, blutleer, nehmen aber in einiger Entfernung vom Sehnerven wieder Füllung an, welche gegen den *Aequator bulbi* hin sich merklich steigert (Blessig), oder es zeigt sich auf der Papille nur eine beträchtliche Abnahme der Füllung (Just, Steffan, Quaglino), die gegen die Peripherie hin wieder zunehmen kann (Just).

Die Netzhautvenen sind im Allgemeinen dünner, als *de norma*. Sie erscheinen auf der Papille auf ein Minimum reducirt (v. Gräfe) oder nur beträchtlich verengert (Just, Steffan) und nehmen entweder gegen den *Aequator bulbi* merklich an Füllung zu (v. Gräfe, Just, Knapp) oder sie zeigen das umgekehrte Verhalten, sie werden nach ihrer Vereinigungsstelle nicht dünner, sondern eher breiter (Schneller). Die Füllung der Venen kann eine ungleichmässige sein, stark gefüllte Strecken wechseln dann mit solchen, in denen nur eine äusserst schwache Blutsäule sichtbar ist (Liebreich, Blessig) oder es kann auch den Anschein haben, als ob vollkommen blutleere Partien mit blutgefüllten abwechselten (v. Gräfe, Martin).

Die Schnervenpapille ist blass (v. Gräfe, Knapp), oder roth (Quaglino), oder normal, wie die des anderen Auges (Blessig, Fano, Steffan, Martin), sie ist anfangs scharf begrenzt, später zeigt sich die Grenze derselben häufig von einem leichten Schleier (Schneller) oder durch eine streifige Trübung (Liebreich, Steffan) gedeckt.

Die Veränderungen der Netzhaut sind besonders in der Gegend der *Macula lutea* sehr auffallend. Schon einige Stunden (Blessig), oder am folgenden Tage (Liebreich) nach Beginn der Erkrankung, bisweilen nach verhältnissmässig langer Zeit, nach zwei Wochen (v. Gräfe) tritt in der Gegend der *Macula lutea* eine rauchige Trübung auf, die an Intensität zunimmt, bis daselbst eine ziemlich gleichmässig dichte graulich-weisse oder bläulich-weisse Infiltration zu Stande kommt, in deren Mitte, an der Stelle der *Forea centralis* und in deren nächster Umgebung, ein blutrother Fleck von verschiedener Grösse sich zeigt (v. Gräfe, Liebreich, Blessig, Steffan, Quaglino, Knapp) oder auch fehlt (Just, Knapp)[1]). Die weissliche Partie kann sich bei starker Vergrösserung aus einer Unzahl weisslicher Pünktchen zusammengesetzt zeigen (v. Gräfe).

Auf der milchig getrübten *Macula* treten zarte Gefässe auf, die gegen die *Forea* zuspitzend, unter normalen Verhältnissen nicht sichtbar sind. Blessig konnte einen feinen Venenzweig bis zum centralen rothen Flecke verfolgen.

Es kann übrigens jede Veränderung an der *Macula lutea*

---

[1]) Es beruht auf einem Irrthum, wenn Steffan glaubt, dass in Just's Falle im Centrum der Macula ein rother Fleck zu sehen war. Aus Just's Beschreibung geht gerade das Gegentheil hervor. Der Blutfleck, von dem da die Rede ist, lag in der Papille.

fehlen (Schneller, Quaglino) oder blos der rothe Fleck daselbst auftreten (Fano).

In der übrigen Netzhaut entwickelt sich entweder die schon oben erwähnte Trübung an der Papillengrenze oder es tritt von der Papille getrennt in deren Nähe (v. Gräfe, Blessig) oder mehr peripherisch (Just) eine Verschleierung derselben auf.

Ausser dem an der Stelle der *Fovea centralis* vorkommenden blutrothen Flecke wurden noch anderweitige Blutaustritte beobachtet. Ihre Ausdehnung ist eine geringe. Die Extravasate liegen entweder innerhalb der Papille (Just) oder an deren Grenze (Steffan), oder zeigen sich in Form kleiner rother Pünktchen oder Streifen, besonders zwischen *Macula lutea* und dem Sehnerven (Liebreich, Knapp), aber auch an anderen Stellen der Netzhaut (Blessig, Fano). Sie machen sich bisweilen in einer sehr späten Periode, erst nach Monaten bemerkbar (Fano).

Ueber das eigenthümliche in den Venen zu beobachtende Circulationsphänomen wurde früher gehandelt. In kürzeren oder längeren Gefässabschnitten können Blutgerinnsel auftreten, welche besonders häufig in den feinen gegen den gelben Fleck hinstrebenden Aesten sich zeigen (Liebreich).

Die Veränderungen, welche das Bild, nachdem es sich zur Höhe entwickelt hat, im weiteren Verlaufe der Krankheit erleidet, sind folgende:

Die Circulation kann (schon in der zweiten Woche) zum Theile wieder hergestellt werden, die Venen füllen sich besser, auch die Arterien werden stärker, gefüllt, oder sie bleiben haardünn, sie bekommen deutlich ausgesprochene Wandungen, in Folge der Wucherung der Adventitia (Liebreich) erscheinen zur Seite derselben helle Streifen. Nur in Einem Falle (Fano) waren 16 Tage nach Beginn der Erkrankung die Gefässe der Netzhaut mit Blut erfüllt.

Die Trübung in der Gegend der *Macula lutea* schwindet, bisweilen binnen weniger Tage (v. Gräfe), wobei der hochrothe Fleck in deren Mitte sein grelles Roth verliert, und sich nicht mehr in hervorstechender Weise von der Umgebung unterscheidet (v. Gräfe, Liebreich) oder aber nach der Resorption des milchweissen Infiltrates noch durch längere Zeit fortbesteht (Steffan), um schliesslich in diesem Falle und auch wenn er allein beobachtet wurde, unsichtbar zu werden (Steffan, Fano). Die milchweisse Trübung kann aber auch in eine andere, aus feinsten, glänzenden, farbenschillernden Pünktchen zusammengesetzte übergehen (Liebreich), welche ebenfalls später vollständig zurücktreten oder in ihrer eigenthümlichen Anordnung (ähnlich der, wie sie bei *Retinitis* in der Gegend der *Macula lutea* sich findet), fortbestehen kann (Liebreich). Die Trübungen in der Umgebung der Papille und die Extravasate werden ebenfalls resorbirt, die Papille tritt mit scharfen Grenzen wieder hervor, aber es entwickelt sich nun in ihr Atrophie, sie wird auffallend blass, im umgekehrten Bilde sehnig weiss.

Aus einer bestehenden Atrophie der Papille und excessiver Verdünnung der Gefässe sowie aus der Angabe des Patienten, dass er an dem betreffenden Auge plötzlich erblindet sei, glaubte man in einzelnen Fällen auf eine vorausgegangene Embolie schliessen zu sollen (Pagenstecher, Hutchinson, Jackson).

Das Sehvermögen wurde beim Eintritt der Erkrankung sofort vollständig aufgehoben, oder blieb noch zum Theile erhalten (Steffan, Quaglino). Es stellte sich nach einiger Zeit in geringerem oder grösserem Grade wieder her, um schliesslich wieder mit der Ausbildung der Sehnerven-Atrophie gänzlich zu verschwinden. Nur in zwei Fällen wurde das eine Mal (Schneller) nach einem halben Jahre mit einer centralen Partie Nr. 2 (Jäger), das andere Mal (Steffan) nach fünf Monaten Buchstaben von Nr. 14 (Jäger) gelesen.

In den meisten der bekannt gewordenen frischen Fälle wurde ein Herzleiden oder doch wenigstens ein abnormes Herzgeräusch, einmal ein Aneurysma (Knapp) nachgewiesen, in einzelnen jedoch Nichts gefunden (Liebreich, Fano, Steffan, Knapp).

Embolie eines Astes der *Arteria centralis* wurde von Sämisch, Hirschmann und Knapp beschrieben. Sämisch's Fall war frisch entstanden. Die obere Hälfte der Netzhaut milchigweiss getrübt, der nach oben verlaufende Arterienast auf der Papille normal, an deren Grenze jedoch eine Anschwellung zeigend, und weiterhin einen dünnen weissen, fast blutleeren Strang darstellend. Vom Gesichtsfelde des rechten Auges fehlt die untere Hälfte. In Hirschmann's Falle, sechs Monate nach der Entstehung der Krankheit beobachtet, zeigte sich derselbe Gesichtsfelddefect. Der in der Anfangsstrecke normale nach oben gehende Arterienast wurde plötzlich beinahe ganz unsichtbar, trat jedoch in der Gegend des *Aequator bulbi* in seinen Zweigen wieder hervor. Retina und Papille normal, nach oben gehende Venen fast normal. Knapp sah acht Tage nach plötzlicher Erblindung des rechten Auges seiner Patientin die Arterien viel dünner, als am anderen Auge.

Der nach oben gehende Hauptast zeigte am Rande der Papille eine eigenthümliche Anschwellung, von welcher aus die Aeste als fadenförmige Streifen verliefen. Die Netzhaut normal. Das Sehvermögen hatte sich zur Zeit der Untersuchung bereits gebessert. Allmälig füllten sich die Gefässe wieder, wobei das Sehvermögen immer mehr und mehr stieg.

Ehe wir zur Deutung des Wesens der in Rede stehenden Krankheit übergehen, möge eine kurze Beschreibung des von uns gesehenen Falles — Dr. Schnabel untersuchte ihn zuerst — folgen.

Ein 32jähriger Zimmermann bemerkte während der Arbeit, dass es ihm plötzlich schwarz vor den Augen werde. Er überzeugte sich, dass sein linkes Auge in diesem Momente vollkommen erblindet war. Bis dahin war es vollkommen functionstüchtig gewesen — darüber konnte nach den erhobenen Angaben des Patienten kein Zweifel sein. Nur vier Wochen vor der gegenwärtigen Erkrankung war er für einige Minuten an demselben Auge vollständig erblindet.

Die Netzhaut zeigt offenbar frisch eingetretene Alterationen, als man 30 Stunden nach eingetretener Erblindung die Untersuchung vornahm. Das Sehvermögen des Auges vollkommen erloschen. Patient gibt an, vor vier Jahren durch einige Monate an Rheumatismus und Anschwellung der Füsse gelitten zu haben. Seither fühlt er sich gesund. Herzklopfen und Athembeschwerden belästigten ihn niemals. Die Untersuchung des Herzens ergibt jedoch: Insufficienz der *Valvula bicuspidalis* und leichte Stenose des *Ostium venosum sinistrum*.

Die Spannung des Bulbus herabgesetzt, äusserlich am Auge nichts Abnormes. Die brechenden Medien rein, Refraction emmetropisch. Die Papille in einem Theile ihrer äusseren Hälfte normal gefärbt und scharf begrenzt, sonst durch Infiltration der Nervenfasern weisslich getrübt, ihre Grenzen vollkommen verwischt. Die Ursprungsstelle der Centralgefässe zum Theile gedeckt, die Arterien auf der Papille bedeutend dünner als die Venen. Die Netzhaut fast rings um den Sehnerven getrübt, gegen den *Aequator bulbi* sich aufhellend. Die Arterienäste bedeutend verdünnt. Nach unten und innen zeigt sich die geringste, an der Stelle der *Macula lutea* und in deren Umgebung die stärkste Trübung. Der *Fovea centralis* entsprechend findet sich ein scharf begrenzter, blutrother, runder Fleck, vor welchem eine leichte schleierartige Trübung schwebt. Auf dem milchig weissen Grunde der Macula

Achtes Capitel. Von der Netzhaut. 343

sieht man Gefässe, deren Ursprung aus den Netzhautgefässen man deutlich erkennt. Dieselben verlaufen gegen die Fovea hin, diese selbst liegt in der gabelförmigen Spaltung eines von der Papille nach aussen und unten ziehenden feinen Zweiges, dessen Ursprung aus einer Arterie nachgewiesen werden kann. Jedoch zeigt die feinste Einstellung, dass der blutrothe Fleck hinter dem Netzhautgefässe lagere. Am äusseren, unteren Rande der Papille, wo die Grenze des Sehnerven am schärfsten ist, sieht man zwei flammenartige, dunkelrothe, dreieckige, mit ihrer Basis aneinander stossende Blutextravasate, umsäumt von einem graulichen, glänzenden Streifen. 24 Stunden später war die Spannung des Bulbus mehr herabgesetzt, das Aussehen der Arterien unverändert, die Venen dagegen bedeutend breiter, wie am Vortage. Der ungetrübte nach aussen gelegene Theil der Papille nunmehr ebenfalls von der Trübung ergriffen, die beiden dreieckigen Blutextravasate gedeckt, nur bei starker Beleuchtung noch schwach durchscheinend. Die Infiltration der *Macula lutea* etwas geringer, der rothe Fleck unverändert.

Nach $2\frac{1}{2}$ Monaten stellte sich Patient wieder vor. Er klagt jetzt, dass er vor einigen Tagen auch am gesunden rechten Auge durch einige Minuten vollständig erblindet sei. Der Sehnerve des linken Auges ist auffallend blass — im umgekehrten Bilde sehnig weiss — seine Contouren vollkommen scharf, die Arterien ungemein enge, auf der Papille und theilweise in deren nächster Umgebung von weissen Streifen eingesäumt. Ein Theil der dünnen Aeste entzieht sich bald dem Blicke, in anderen Zweigen tritt gegen die Peripherie eine stärkere Füllung hervor. Die Venen haben $\frac{2}{3}$ von jener Breite, welche sie im zweiten Auge darbieten. Sämmtliche Netzhautveränderungen geschwunden, nur zur Seite einiger Gefässe in der Nähe der Papille geringe Ueberbleibsel des graulichen Exsudates und an der *Macula lutea* ein besonderes Bild, ähnlich dem wie es Liebreich beschreibt. Im Centrum ein dunkelbraunrother unregelmässiger Fleck und ringsum eine grössere Anzahl feiner weisser Pünktchen, von welchen einzelne ein strahlendes Licht aussenden.

Der Augengrund des rechten Auges ist normal.

Ueberblicken wir die als complete Embolie der Centralarterie beschriebenen Fälle, so ist ihnen gemeinschaftlich: Plötzliche Erblindung, Verdünnung der Arterien, eine eigenthümliche Veränderung der *Macula lutea* und Netzhauttrübung, die sich in der Regel anschliesst; der Process mit Atrophie des Sehnerven und der Netzhaut endigend.

Was die Deutung der grob anatomischen Veränderungen anlangt, so ist zu bemerken, dass durch Trübung der Nervenfasern die Papillengrenze gedeckt wird, und dass das Infiltrat in der Gegend der *Macula lutea* häufig den centralsten Theil derselben frei zu lassen scheint. Allerdings konnte in unserem Falle eine leichte Trübung auch dieser Partie constatirt werden. Die Gefässe, welche auf der *Macula lutea* so kurze Zeit nach der Erkrankung zum Vorschein kommen, sind zweifelsohne normale Netzhautgefässe, welche auf dem weissen Hintergrunde nun deutlich hervortreten, besonders da man deren Zusammenhang mit den Netzhautgefässen mitunter, wie bei unserem Kranken, deutlich erkennen kann.

Bezüglich der Deutung des centralen rothen Fleckes besteht eine Differenz in der Auffassung. Liebreich und v. Gräfe glauben, dass der centrale Theil der *Macula lutea* hierbei normal geblieben sei und nur durch Contrast gegen die umgebende weisse Trübung blutroth erscheine. Es wurde nämlich die Beobachtung gemacht, dass in dem Masse, als die milchige Trübung ringsum den rothen Fleck abnahm, der letztere an Intensität verlor und schliesslich eine Farbennuance annahm, die sich von der der umgebenden Partien nicht mehr erheblich unterschied.

Dagegen muss bemerkt werden, dass Steffan den rothen Fleck auch nach dem Schwinden der umgebenden Trübung fortbestehen sah, und Fano das Auftreten desselben allein ohne weisse Infiltration der Macula beobachtete. Auch in unserem Falle ist ein Residuum der offenbar als Blutextravasat zu deutenden Veränderung an der *Macula lutea* übrig geblieben. Das Blutextravasat ist aller Wahrscheinlichkeit nach hinter der Netzhaut gelegen, der rothe Fleck stellt einen chorioidealen Blutaustritt (Steffan) dar, zu welcher Annahme vor Allem unsere Beobachtung führt, dass sich vor demselben eine schleierartige Trübung befand und ein Netzhautgefäss vor ihm lag.

Was den Aufschluss anlangt, den die microscopische Untersuchung derartiger Fälle bisher gegeben, muss, da wir von den microscopisch nachgewiesenen Capillarembolien der Netzhaut bei metastatischen Processen (Virchow [1]), Cohn) [2] gänzlich absehen müssen, hervorgehoben werden, dass bis jetzt nur Ein derartiges

---

[1]) Dessen Archiv X, pag. 183.
[2]) Klinik der embolischen Gefässkrankheiten 1860, pag. 411.

Auge zur Untersuchung kam. In diesem wurde der Embolus, 1½ Jahre nach der plötzlichen Erblindung, durch Schweigger [1]) nachgewiesen. Man sieht an dem Schweigger'schen Präparate in der Gegend der *Lamina cribrosa* die *Arteria centralis* durch einen Embolus vollständig verstopft und hinter demselben das Gefäss durch metamorphosirte Blutgerinnsel obturirt. Welcher Art die Veränderungen in der Netzhaut sind, ist unbekannt, doch haben die Residuen, welche noch nach Monaten, wie in unserem Falle, an der Stelle der *Macula lutea* vorkommen können, das Ansehen, wie die fettig metamorphosirten Netzhautelemente. Die glitzernden Punkte könnten nur als Cholestearinbildungen aufgefasst werden.

Die Diagnose der Embolie der Centralarterie hat viel Bestechendes für sich. Bei einem mit einem Herzfehler behafteten Individuum tritt urplötzlich Erblindung auf, der Augenspiegel zeigt auffallende Verdünnung oder gänzliche Blutleere der Arterien. Nichts einfacher, als an eine embolische Verstopfung der Centralschlagader zu denken. Zudem wird die Diagnose durch den Schweigger'schen Befund wesentlich gestützt.

Jedoch ist zu bemerken:

1. Zeigt sich in einer Anzahl von Fällen noch eine immerhin erhebliche Füllung der Arterien und, wie man annehmen muss, das Fortbestehen eines continuirlichen Blutstromes, Momente, welche sich mit der absoluten Blindheit nicht gut vertragen. Wenn Knapp in einem Falle beim Druck auf ein mit Embolie behaftetes Auge in dem Verhalten der Gefässe, sowohl der Arterien als der Venen nicht die geringste Aenderung wahrnehmen konnte, so ist aus dieser unverständlichen Thatsache auf die Art der Circulation gar kein Schluss zu ziehen.

2. Ist zu verwundern, dass sich nicht ein ausgiebiger Collateralkreislauf entwickelt, da doch durch Vermittlung des Scleralkranzes eine arterielle Verbindung zwischen den Ciliar- und Netzhautgefässen besteht und dass da, wo wir nach noch nicht zu langer Zeit eine gute Füllung der Arterien wahrnehmen, nicht ein nennenswerthes Sehvermögen wiederkehrt. Die Ansicht Leber's [2]), dass ein derartiger Kreislauf zwar zu Stande komme, die Netzhaut jedoch inzwischen wegen der vorübergehenden Ischämie functionsuntüchtig geworden sei, ist höchst unwahrscheinlich, da wir auch unter anderen Verhältnissen, von denen wir später sprechen wer-

---

[1]) Augenspiegel, pag. 140.
[2]) Gräfe's Archiv XI. 1, pag. 8.

den, totale Blindheit bei äusserst geringem Caliber der Arterien durch längere Zeit bestehen sehen und schliesslich das Sehvermögen doch wieder hergestellt werden kann.

3. Sind die oft rasch nach dem Insulte auftretenden Netzhautveränderungen mit der ursächlichen Erkrankung in keinen rechten Zusammenhang zu bringen. Wenn wir uns auch die Hämorrhagien in der Nähe des Sehnerven durch collaterale Fluxion zu den Gefässen des Scleralkranzes zu erklären vermögen (Steffan), so ist doch das Blutextravasat hinter der *Fovea centralis*, ist doch das sonderbare Infiltrat an der Stelle des gelben Fleckes und die rasch auftretende Trübung an anderen Netzhautstellen vorläufig nicht gut verständlich.

Man hat aus diesen und anderen Gründen versucht, dem in Rede stehenden Krankheitsbilde eine andere Deutung zu geben. Als verunglückt ist die Annahme Fano's und Steffan's zu betrachten, dass es sich hierbei nicht um Embolie der Centralarterie, sondern um die der *Arteria ophthalmica* handle, so dass ein grösserer oder geringerer Theil der kurzen hinteren Ciliararterien mit verstopft und es von der Ausdehnung der Pfropfbildung abhängig ist, ob sich ein irgendwie genügender Collateralkreislauf entwickeln und das Sehvermögen zum Theile wiederkehren kann. Es ist diese Hypothese schon aus dem Grunde nicht haltbar, weil in einzelnen der von Steffan hierhergerechneten Fälle, ausdrücklich über das Fortbestehen der Chorioidealcirculation deutliche Angaben gemacht sind. v. Gräfe [1] erhebt Bedenken anderer Art. Er glaubt, dass es sich in manchen der Fälle um eine Entzündung des Sehnerven hinter dem Bulbus, um eine retrobulbäre Neuritis handeln könne, welche dann in den Sehnervenkopf vorschreite, durch die Schwellung des Gewebes zur Compression der Arterie, hierdurch zu (secundärer) Thrombose führe und durch eigenthümliche Localisation die abführende Vene weniger bedränge. v. Stellwag [2] geht weiter. Ihm sind alle bisherigen Beobachtungen über Embolie der Centralarterie sammt dem Schweigger'schen Befunde apocryph. Er ist der Ansicht, dass es sich in allen diesen Fällen um retrobulbäre Neuritis handeln dürfte. Dass hierbei die Compression Arterien und Venen in ungleichem Masse betreffe, ist daraus erklärt worden, dass die Centralvene frühzeitig aus dem Opticus hervortritt, ihn häufig unmittelbar hinter der Sclerotica verlässt.

---

[1] Dessen Archiv XII, 2, pag. 143.
[2] l. c. pag. 791 und 792.

Doch auch dieser Erklärungsmodus hat seine besonderen Schwierigkeiten. Die fulminante Erblindung, der Umstand, dass immer nur Ein Auge ergriffen ist, das so häufige Zusammentreffen der Erkrankung mit einer Herzaffection, vor Allem aber die Beobachtung, dass in keinem einzigen Falle die Verengerung der Arterien mit hochgradiger Stauung in den Venen combinirt war, der Mangel aller Erscheinungen, welche auf ein Gehirnleiden oder eine massenhafte Exsudatansammlung hinter dem Auge hindeuten würden, alles Das spricht, glaube ich, mit lauter Stimme dafür, dass es sich hierbei nicht um eine Neuritis handeln könne.

Nach dem bisher Beobachteten muss ausgesprochen werden, dass der deletere Process im Auge, der zu den beschriebenen Veränderungen führt, gar manches Räthselhafte darbietet, dass man aber vorläufig nicht in der Lage ist, sich von der Annahme einer Embolie der Centralarterie in den exquisiten Fällen loszusagen.

Von den drei als Embolie eines Arterienastes beschriebenen Fällen muss der eine (Sämisch), nach Steffan's Vorgange, als Perivasculitis mit nachfolgender Thrombose angesehen werden, denn ein blutleeres Gefäss kann, namentlich in seinen schon dünneren Aesten, nicht als weisser Strang erscheinen (siehe pag. 328).

d. Die Ischämie der Netzhaut.

Es wurden einzelne Fälle bekannt gemacht, in welchen man totale Erblindung beider Augen auftreten sah, und wobei der Augenspiegel kaum etwas Anderes, als eine extreme Verdünnung der Arterien und eine stärkere Füllung der Venen zeigte. Alfred Gräfe [1], Heddäus [2] und Rothmund [3] machten derartige Beobachtungen; ein von Secondi [4] unter demselben Namen beschriebener Fall kann jedoch nicht hierher gerechnet werden.

Alfred Gräfe fand bei einem 5½jährigen Kinde, welches über Nacht vollständig erblindet war, die Hauptstämme und weiteren Ramificationen der *Arteria centralis* capillardünn, die Netzhautvenen ungewöhnlich stark geschlängelt, verhältnissmässig sehr bedeutend, doch ungleichmässig mit Blut gefüllt. Die Papillen an ihren Grenzen leicht verwischt, Färbung, Durchsichtigkeit und Niveauverhältnisse derselben nichts Abnormes darbietend. Der

---
[1] Gräfe's Archiv VIII. 1, pag. 143.
[2] Klinische Monatsblätter 1865, pag. 255.
[3] Ibidem, 1866, pag. 106.
[4] Caso di Amaurosi per Ischemia della Retina etc. Turin 1866.

Puls der Patientin war sehr klein und zeigte 160 Schläge in der Minute. Gräfe glaubt bei dieser sehr geringen Triebkraft des Herzens an ein Missverhältniss zwischen dem intraoculären Drucke und dem Seitendrucke in den Arterien, glaubt, dass hierdurch ein geringeres Blutquantum, als zur Aufrechterhaltung der Function der Netzhaut nothwendig ist, in die Gefässe derselben geworfen werde und erklärt hieraus einerseits die Amaurose, andererseits den glänzenden Erfolg, welchen die Herabsetzung des intraoculären Druckes durch die beiderseits vollführte Iridectomie hatte — die vollständige Wiederherstellung des Sehvermögens nämlich.

Heddäus sah ein ähnliches Bild bei einem äusserst anämischen Patienten, welcher eben von einer schweren Krankheit convalescirte. Auch hier war keine Spur einer Lichtempfindung. Die Papille blass, die Netzhaut ungetrübt, die arteriellen Hauptstämme haardünn, die Venen stark gefüllt. Ueber die Spannung der Bulbi findet sich keine Erwähnung. Nach drei Wochen vollständiger Amaurose stellte sich wieder auf beiden Augen Lichtempfindung ein, welche, als Patient nach einiger Zeit vollkommen wiederhergestellt mit normal fungirendem Herzen sich vorstellte, auf $2/40$ Sehschärfe gestiegen war. Die Arterien hatten an Lumen gewonnen, die Venen waren noch stark gefüllt, an der Papille zeigten sich Zeichen der Atrophie.

Rothmund berichtet über zwei Fälle von Ischämie. Das eine Mal zeigte sich bei einem vollen Pulse und normalen Herztönen vollständige Erblindung bei einem 18jährigen Mädchen, welche sich binnen 48 Stunden entwickelt hatte. Die *Arteria centralis* ungewöhnlich verengt, die Venen sehr dunkel, ebenfalls verengt, Netzhaut normal. Ueber den intraoculären Druck wird Nichts ausgesagt. Nach Paracenthese beider Augen zeigte sich das Sehvermögen einige Monate später vollkommen normal.

In dem anderen Falle bot sich bei einem hochgradig anämischen 13jährigen Mädchen mit schwachem, aber normalem Pulse ein ähnliches Bild dar. Die Spannung der Bulbi normal; mit dem rechten Auge wurden Finger auf 4″ gezählt, linkerseits war nur quantitative Lichtempfindung vorhanden. Ueber Nacht hatte sich diese Amblyopie entwickelt. Wiederholte Paracenthesen führten zur schliesslich eintretenden Heilung.

Secondi sah in seinem Falle eine eigenthümliche Erkrankung, welche zuerst als einseitige und partielle Erblindung, verbunden mit nachweisbarer Netzhauttrübung und ungemein hochgradiger Blutleere der Arterien und Venen der Netzhaut auftrat.

Seine Annahme, es handle sich hierbei um Ischämie in Folge gesunkener Herzaction, ist schon aus dem Grunde unhaltbar, weil das Herz, welches die Kraft hatte, das Blut in das gesunde Auge zu treiben, wahrscheinlich auch vermocht haben würde, es in das erkrankte in genügender Menge zu werfen, — falls nicht ein anderes Hinderniss obgewaltet hätte.

In dem genannten Falle handelte es sicherlich um einen entzündlichen Process, welcher zum Theile in der Netzhaut, zum Theile aller Wahrscheinlichkeit nach als retrobulbäre Neuritis verlief (v. Stellwag). Aber auch gegen die anderen Fälle von reiner Ischämie lassen sich gewichtige Bedenken erheben. Zuerst befremdet die Continuirlichkeit des Blutstromes, besonders dann, wenn der Puls klein ist und dabei eine geringe Frequenz (Heddäus) hat. Ich glaube, dass hierbei spontaner Arterienpuls sichtbar werden sollte, wie wir ihn bei beginnender Syncope auftreten (siehe pag. 332) sehen. Gänzlich unerklärlich aber ist das Auftreten einfacher Ischämie, wenn (wie in einem Falle Rothmund's) der Puls voll ist und die Herztöne normal sind.

Gesetzt aber, es liesse sich das Zustandekommen der primären Ischämie immer physikalisch erklären, so bliebe doch, wie v. Gräfe hervorhebt, die vollständige Functions-Aufhebung unerklärlich, da die höchsten Grade der Ischämie, wie sie sich im asphyetischen Stadium der Cholera in der Retina aussprechen, die Sehschärfe kaum beeinträchtigen. v. Gräfe [1]) glaubt, dass man es in diesen Fällen mit einer beiderseitigen retrobulbären Neuritis zu thun haben könne, bei welcher es in Folge der Compression der Gefässe durch wuchernde Entzündungsmassen zur Ischämie käme; v. Stellwag [2]) vertieft dieselbe Ansicht. Jedoch befinden wir uns hierbei, wie sich v. Gräfe selbst ausdrückt, einstweilen auf einer hypothetischen Basis, jedenfalls muss man zugeben, dass die beiderseitige Erkrankung in allen typischen Fällen etwas Befremdendes hat, und dass die so überaus günstige Wirkung der Iridectomie und der Paracenthese, der so überaus günstige Verlauf der Krankheit nach diesen Operationsverfahren ein keineswegs ohnmächtiges Argument gegen die Annahme einer Neuritis ist.

Ist schon in der Lehre von der Embolie der Centralarterie Vieles unklar, so ist dies bei der als (primäre) Ischämie der Retina

---

[1]) Dessen Archiv XII. 2, pag. 145.
[2]) Augenheilkunde, pag. 793.

bezeichneten, mit doppelseitiger Erblindung auftretenden Erkrankung in noch bedeutend höherem Grade der Fall.

Eine allgemeine Erkrankung gibt es, bei welcher wir, ohne dass eine locale Druckursache zur Ischämie führte, den höchsten Grad derselben beobachten können, und dies ist die Cholera (v. Gräfe[1]), Oser)[2]. Im *Stadium asphycticum* dieser Krankheit ist die *Arteria centralis* mit ihren Aesten ungemein verdünnt, selbst die feineren unter normalen Verhältnissen noch sichtbaren Zweige völlig verschwunden, die Venen zeigen eine tiefdunkle Farbe, erscheinen selbst bläulich roth, von den verhältnissmässig blassen Arterien sich prägnant unterscheidend. Bis in ihre feinsten Verzweigungen sind sie zu verfolgen. Eine abnorme Schlängelung und Verbreiterung der venösen Gefässe konnte aber nicht gefunden werden, so dass das scharfe Hervortreten derselben nur der dunklen Farbe des Blutes, nicht aber einer vermehrten Blutmenge zuzuschreiben ist (v. Gräfe). Die Papille erscheint blassviolett, besonders in den peripheren Partien. Das Sehvermögen zeigt sich nicht alterirt.

Von der Behinderung des Kreislaufes im Auge bei Glaucom, Neuritis, orbitalen Geschwülsten und Embolie der Centralarterie haben wir bereits gehandelt; wir müssen noch von jener Form der Ischämie sprechen, welche durch

c. Krampf der Netzhautgefässe

bedingt sein kann. Es kommen sonderbare Fälle vor, gewiss häufiger beobachtet als veröffentlicht, in welchen das Sehvermögen plötzlich für kurze Zeit, für einige Minuten schwindet, und dann wieder zur Norm zurückkehrt.

Jackson[3] berichtet von einer Frau, welche sich an ihn eines Morgens mit der Klage wandte, dass sie plötzlich erblindet, durch volle fünf Minuten blind geblieben sei, und dass die Erblindung hierauf ebenso schnell geschwunden, als sie eingetreten. Zehender[4] erinnert sich eines Kranken, welcher sich darüber beschwerte, dass er an von Zeit zu Zeit auftretender, vollständiger Erblindung, welche etwa sieben Minuten andauere, leide. Dr. Homberger in New-York machte (wie Zehender anführt)

---

[1] Dessen Archiv XII. 2, pag. 209.
[2] Choleraberichte 1866, pag. 26.
[3] Ophthalmic Hospital Reports IV. 1, pag. 15 und 16.
[4] Augenheilkunde, pag. 620.

eine Beobachtung ganz analoger Art an sich selbst. Auch hier handelt es sich um eine zeitweilig auftretende, durch kurze Zeit andauernde Erblindung.

Hierher müssen auch die merkwürdigen zeitweiligen Erblindungen, welche in einzelnen Fällen von Embolie der Centralarterie diesem furchtbaren Uebel auf dem betreffenden Auge vorangingen, erwähnt werden. Bei unserem mit Embolie des linken Auges behafteten Patienten ging eine solche vorübergehende Erblindung des in Rede stehenden Auges ebenfalls vorher und es zeigte sich in letzterer Zeit dasselbe Phänomen auch auf dem bisher gesunden rechten Auge.

Mit dem Ophthalmoscope wurde noch niemals die Untersuchung während eines derartigen Anfalles vorgenommen. In der übrigen Zeit bot der Augengrund nichts Abnormes dar.

Jackson glaubt, dass es sich in seinem Falle um eine vorübergehende Contraction der Netzhautgefässe (wohl nur der arteriellen) handle, und bezeichnet diesen Zustand aus später zu erwähnendem Grunde mit dem Namen der *Epilepsia retinae*. Zehender schliesst sich dieser Ansicht an, und man mag, ehe nicht das Ophthalmoscop das Gegentheil erwiesen hat, bei dieser Anschauung bleiben.

Nur sind die der Embolie vorangehenden zeitweiligen Erblindungen unerklärlich, weil wir hier keinen vernünftigen Zusammenhang zwischen Gefässkrampf und folgender Pfropfbildung auffinden können, und weil die Annahme einer vorübergehenden embolischen Verstopfung der Centralarterie, ebenso wie die einer zu jener Zeit schon bestehenden retrobulbären Neuritis unhaltbar ist. Noch unanhaltbarer ist die Annahme von Moos, dass es sich unter solchen Umständen um eine „beschränkte Hirnembolie an der Ursprungsstelle des *Nervus opticus*" handle [1]). Eine solche müsste denn doch noch anderweitige Hirnsymptome im Gefolge haben. An dem rechten Auge unseres Patienten, über welchem vielleicht das Damoclesschwert der Erblindung schwebt, ist keine Veränderung im Sehnerven, der Netzhaut oder dem Gefässcaliber nachweisbar.

Einen Krampf der Netzhautgefässe hält Jackson auch für die mögliche Ursache der Erblindung während der epileptischen Anfälle. „Wie die Bewusstlosigkeit bei Epilepsie nach Brown-

---

[1]) Beitrag zur Casuistik der embolischen Gefässkrankheiten, pag. 69. (Virchow's Archiv, 41. Band, 1. u. 2. Heft, 18. November 1867).

Séquard mit Contraction der Blutgefässe des Gehirns verbunden ist, so kann man auch annehmen, dass es während des epileptischen Anfalles zur Contraction der Netzhautgefässe komme, ein Zustand, der als Epilepsie der Retina zu bezeichnen wäre." Jackson war nun zwar niemals in der Lage, während eines typischen epileptischen Anfalles die ophthalmoscopische Untersuchung vorzunehmen, in einem Falle von „epileptiformen Convulsionen" [1]) jedoch sah er während der Bewusstlosigkeit des Patienten die Sehnerven ausserordentlich blass, die Netzhautgefässe plötzlich allesammt verschwindend. Nach einer Weile wurden sie wieder sichtbar, und nun konnte man betrachten, wie das Bild mit den Athembewegungen wechselte. Während der Inspiration wurden die Gefässe unsichtbar, um während der Exspiration als rothe Linien wieder aufzutauchen. Jackson legt seiner Beobachtung selbst wegen deren Ungenauigkeit nur einen geringen Werth bei, jedoch ist das darin ausgesprochene Princip immerhin beachtenswerth. Dass derselbe Forscher [2]) kurz nach epileptischen Anfällen den Sehnerven geröthet und die Retinalgefässe breit fand, spricht nicht gegen die Epilepsie der Retina während des Anfalles.

f. Hyperämie der Netzhaut.

Die Netzhauthyperämie ist entweder eine idiopathische, oder durch Druck auf die Netzhautvenen hervorgebracht — eine mechanische.

In ersterer Beziehung hat man es für gut befunden, eine arterielle und venöse Hyperämie zu unterscheiden. Doch dürfte die Hyperämie sich stets nur unter Einer Form, unter folgendem Bilde darstellen. Hyperämie der Netzhaut ist häufig mit jener des Sehnerven verbunden. Der letztere ist dann geröthet, seine Grenzen allseitig oder zum Theile verwaschen, eine feine radiäre Streifung in ihm und der umgebenden Netzhautpartie ausgesprochen. Ausser diesem letzteren Symptome bietet die Retina nichts Abnormes dar, als eine **Blutüberfüllung der Venen**, während die Arterien von der Norm kaum abweichen. Die Folge des vermehrten Blutgehaltes zeigen die venösen Gefässe eine **abnorme Breite und Schlängelung**. Die einzelnen Abschnitte der venösen Gefässe liegen häufig nicht in derselben Ebene. Untersuchen wir im aufrechten Bilde und stellen wir unser Auge genau für eine

---

[1]) l. c. pag. 14.
[2]) Medical Times and Gazette, 3. October 1863.

Gefässbiegung ein, so erscheint uns ein daneben (tiefer) gelegenes Gefässstück undeutlich, verschwommen, seine Farbe verändert. Wir können uns aber überzeugen, dass nicht eine **vorliegende Netzhauttrübung** Ursache dieser Erscheinung sei, indem, wenn wir uns eines passenden Correctionsglases bedienen, das früher umschleierte Gefässstück in vollkommener Klarheit hervortritt. Bei einfacher Netzhaut**hyperämie** besteht keine pathologische Trübung, doch soll sich das Auftreten zarter, dichter, gitterartiger Gefässnetze bemerkbar machen (v. Stellwag) [1].

In vielen Fällen wird man in Zweifel sein, ob die Gefässsymptome noch im Bereiche des Normalen liegen oder schon in das Gebiet des Pathologischen streifen, in manchen wird der Vergleich mit dem zweiten, nicht afficirten Auge einen Anhaltspunkt bieten können.

Die Netzhauthyperämie kommt auf einem oder beiden Augen ohne nachweisbare Ursache, anderseits als Vorläuferin der Retinitis vor. Sie findet sich ausserdem bei heftigen Entzündungen der Conjunctiva (sicherlich auch der Cornea und Iris, doch sind wir in den letzteren Fällen gewöhnlich nicht in der Lage, den Augengrund deutlich zu sehen), ferner nach Ueberanstrengung der Augen, besonders bei gleichzeitig bestehender accommodativer oder musculärer Asthenopie; sie zeigt sich bei Individuen, welche an Congestionen zum Kopfe, habituellen Kopfschmerzen leiden.

Von der genannten Form der Hyperämie ist die **mechanische** zu unterscheiden, wie sie bei jenen Leiden vorkommt, bei welchen der Abfluss des Blutes aus dem Auge behindert ist. Hierher gehören Herzkrankheiten, bei welchen es zu Stauungen im venösen Systeme überhaupt kommt. Einen ausgezeichneten Fall venvöser Stauung in der Netzhaut hat Liebreich [1]) unter dem Namen: *Cyanosis retinae* veröffentlicht. Bei angeborener Stenose der Pulmonalis mit bedeutender Hypertrophie des rechten Ventrikels waren die Venen, ohne in ihrem Verlaufe Abweichungen, stärkere Schlängelung oder ungleichmässige Füllung zu zeigen, in allen ihren Aesten fast um das Doppelte verdickt.

Ein hoher Grad mechanischer Hyperämie mit sehr bedeutender Verbreiterung und Schlängelung der Venen zeigt sich bei Glaucom, sowie bei allen jenen Krankheitsursachen, welche zur Entstehung der Stauungs-Neuritis führen, als das dieselben einleitende Symptom.

[1]) Augenheilkunde, pag. 181.
[1]) Atlas, Tafel IX, pag. 26. Fig. 3.

g. Hämorrhagien der Netzhaut.

Die Hämorrhagien in der Netzhaut sind häufig nur eine Theilerscheinung der Retinitis, doch kommen auch Fälle vor, in welchen ausser den Extravaten keine anderen Veränderungen in der Netzhaut nachzuweisen sind, so dass manche mit dem Namen: *Retinitis apoplectica* bezeichneten Erkrankungen als einfache Netzhauthämorrhagien aufzufassen wären.

Zahl, Grösse und Form der Blutextravasate ist sehr verschieden. Von dem kleinen isolirten Blutaustritte an der Seite eines Gefässes, den wir nur mit Mühe bei genügender Vergrösserung zu erkennen vermögen bis zu den massenhaften nahezu den ganzen Augengrund deckenden Blutergüssen gibt es eine Reihe von zahlreichen Uebergängen. Bald ist es die *Macula lutea*, bald die Umgebung des Sehnerven, bald mehr die peripheren Theile der Netzhaut, in welchen sich die Blutungen finden.

Was ihre Form anlangt, so ist dieselbe je nach der Netzhautschichte, in welcher sie lagern, wechselnd. Die Blutungen, welche in der Nervenfaserschichte auftreten, verbreiten sich, vorzüglich da, wo die genannte Schichte eine besondere Mächtigkeit hat, in der Umgebung der Papille nämlich, in radiärer Richtung, der Streifung der Nervenbündel folgend. Sie erscheinen als strich- oder bandförmige rothe Streifen, mit ziemlich scharfer, seitlicher Begrenzung, an ihren Enden in einzelne Spitzen flammenartig ausfahrend. Die Extravasate können auch in der Ganglienzellenschichte liegen, welche häufig sogar, wie in einem Falle Heymann's [1]), der Ausgangspunkt für die Blutung zu sein scheint. In derselben stellen sie sich als rundliche Flecke von verschiedener Grösse dar. Sie können zahlreich und punktförmig, oder auch grösser (bis zu $1/4$ Papillendurchmesser haltend) sein und mehr oder weniger isolirt stehen. Nicht das dunkle Blutroth, sondern eine mehr blassrothe Färbung tritt in ihnen hervor. Ist eine ausgedehnte Gefässzerreissung geschehen, so durchwühlt das Blut von der Zellenschichte aus die dahinter liegenden Lagen und breitet sich in denselben in Form eines grossen, intensiv gefärbten Blutflecks aus oder es durchbricht auch die Stäbchenschichte der Netzhaut und nimmt seinen Sitz zwischen Retina und Chorioidea (Schweigger) [2]). Die *Membrana limitans interna* setzt den andrängenden Blutmassen einen viel

---

[1]) Gräfe's Archiv, VIII. 1. pag. 183.
[2]) Augenspiegel, pag. 111.

Achtes Capitel. Von der Netzhaut. 355

grösseren Widerstand entgegen, als es die *Limitans externa* thut. In einzelnen Fällen wird aber auch sie durchbrochen, aber noch kann die Hyaloidea den Durchbruch des Extravasates in den Glaskörper verhindern. So kommt es zu schalenförmigen (Schweigger) Blutansammlungen zwischen *Limitans interna* und *Hyaloidea*. Leistet die Hyaloidea, wie dies der häufigere Fall ist, nicht genügenden Widerstand, so entleert sich das Blut in den Glaskörper.

Ueber die Extravasate in der Zellenschichte, natürlicherweise auch über die tiefer liegenden, ziehen die Hauptgefässäste, welche sich ja in der Nervenfaserschichte verzweigen, hinweg. Die streifigen Ecchymosen der Faserschichte liegen mit den Blutgefässen in der Regel in Einer Ebene, treten häufig an der Theilungsstelle derselben auf, können sie aber auch zum Theile decken. Die schaligen Extravasate zwischen Netzhaut und Glaskörper decken die Gefässe und die entsprechende Netzhautpartie vollständig. Solche Blutaustritte sind es, welche dem seltenen Bilde zu Grunde liegen, bei dem ein grösserer oder kleinerer Theil der Papille und ein angrenzender Netzhautbezirk vom Blute gänzlich gedeckt sind.

Die in Rede stehenden Hämorrhagien können durch lange Zeit unverändert fortbestehen. Sie werden häufig aber auch resorbirt und verschwinden gänzlich, nachdem sie zunächst in kleine Partien zerfielen, oder von der Peripherie her immer mehr und mehr schwanden. Manchmal findet man an jener Stelle, an welcher sich ursprünglich eine Ecchymose befand, nach einiger Zeit eine Gruppe fettglänzender weisser Stippchen und Punkte, deren Deutung einiger Schwierigkeit unterliegt. Entweder hat man es mit einer Metamorphose der extravasirten Blutkörperchen oder mit fettiger Degeneration der durch den Blutaustritt zerstörten Elemente der Netzhaut zu thun (Schweigger). Aeusserst selten ist es, wie Schweigger anderen Angaben gegenüber sehr richtig bemerkt, dass sich aus den Ecchymosen schwarze Pigmentflecke entwickeln, die dann als ständige Residuen der Blutung in der Netzhaut zurückbleiben würden.

Die Ursachen der Retinalhämorrhagien sind vorzugsweise einerseits in traumatischen Einflüssen, andererseits in der durch Erkrankung ihrer Wandungen herbeigeführten Zerreisslichkeit der Gefässe begründet. Sie werden in letzterem Falle um so leichter auftreten, wenn ein den Druck in den Gefässen steigerndes Herzleiden gleichzeitig vorhanden ist, oder falls der intravasculäre Druck durch die Aufhebung des intraoculären, besonders wenn dieser letztere durch längere Zeit erhöht war, plötzlich steigt — ein Moment, welches das Entstehen von Netzhaut-Hämorrhagien während oder nach der Iridectomie bei Glaucom unter Umständen herbeiführt.

Das Sehvermögen kann bei peripherer Lagerung der Blutextravasate nahezu normal sein. Bei Hämorrhagie an der Stelle der *Macula lutea*, wenn dieselbe nicht hinter derselben zwischen Chorioidea und Retina, sondern in derselben erfolgte, sehen wir das Sehvermögen häufig auf das Minimum herabgesetzt oder erloschen.

Die Prognose ist bei herabgesetztem Sehvermögen zweifelhaft, indem wir nicht wissen können, ob edle Organe der Netzhaut zerstört sind. Ist letzteres der Fall, dann wird auch die Resorption des Blutes keine Besserung herbeiführen.

2. Die Entzündung der Netzhaut.

Die Retinitis ist eine sehr vielgestaltige Erkrankung, um so mehr, als einerseits Processe, welche sicherlich nicht in diese Categorie gehören (*Retinitis pigmentosa*) in dieselbe einbezogen wurden, und es andererseits von anderen Vorgängen in der Netzhaut (so dem fettigen Zerfalle der Netzhautelemente) zweifelhaft bleibt, ob sie nicht auch aus der Reihe der eigentlichen Entzündungen auszuscheiden wären.

Man kann bei der Eintheilung der Netzhautentzündung nach zwei Principien vorgehen. Man kann entweder die Retinitis nach ätiologischen oder nach anatomischen Momenten sondern. Es geht aber, glaube ich, nicht an, dass, wie dies beinahe durchgehends geschehen ist, in der Differenzirung der einzelnen Formen theils die ätiologische, theils die anatomische Grundlage aufgestellt wurde, dass man eine *Retinitis apoplectica* einer syphilitischen Netzhautentzündung, dass man eine diffuse Retinitis einer albuminurischen entgegenstellt.

Man stelle sich entweder auf den rein ätiologischen Standpunkt, beschreibe einfach, wie eine idiopathische, eine syphilitische, leucämische, Bright'sche Retinitis aussieht, welches die Symptome der Netzhautentzündung sind, die bei *Diabetes mellitus* und bei Lebererkrankungen vorkommen soll, man thue dies und gebe an, ob wirklich essentielle Verschiedenheiten des Krankheitsbildes in allen oder doch wenigstens in den meisten dieser Fälle hervortreten; oder man lasse das ätiologische Moment gänzlich fallen, gebe das ophthalmoscopisch-anatomische Bild der einzelnen

Formen und füge bei, unter welchen Verhältnissen die letzteren auftreten.

Wir werden zur leichteren Uebersicht uns an das ätiologische Moment halten. In dieser Hinsicht müssen wir zunächst die idiopathische Retinitis jener entgegenstellen, welche auf einem Allgemeinleiden oder einer extraoculären Ursache beruht.

Dass unter letzteren Verhältnissen das Auftreten von Netzhautentzündung ungleich häufiger zu beobachten ist, darüber kann kein Zweifel bestehen.

A. Ophthalmoscopische Befunde.
a. Die idiopathische Retinitis.

Es kommen Entzündungen der Netzhaut vor, bei welchen man eine Allgemeinerkrankung mit Bestimmtheit auszuschliessen und in der Regel überhaupt kein ätiologisches Moment aufzufinden vermag. Manchmal scheint es, als ob eine sogenannte rheumatische Erkrankung Schuld an dem Entzündungsprocesse trüge. Ob übermässige Erleuchtungs-Intensitäten, ungleichmässige Erhellung des Gesichtsfeldes, ob übermässige und langandauernde Anstrengungen der Augen nicht blos zur Netzhauthyperämie, sondern zu wirklicher Entzündung der Membran führen können, ist, glaube ich, noch keine ausgemachte Sache.

Das vorstehendste Symptom der Erkrankung ist eine in der Regel weitverbreitete, ziemlich gleichmässige, grauliche Trübung des Netzhautgewebes.

Im Beginne des Leidens leistet der lichtschwache Spiegel treffliche Dienste. Während bei der Anwendung starker Beleuchtung der von der schleierartig verhüllten Retina zurückgeworfene geringe Reflex in dem von der Aderhaut zurückkehrenden Lichte untergeht, macht er sich bei schwacher Beleuchtung sehr wesentlich bemerkbar. Wir sahen, dass in Betreff des normalen Netzhautreflexes dasselbe Verhältniss statthat. Uebung erfordert es jedoch, die Netzhauttrübung, die unter physiologischen Verhältnissen namentlich rings um die Papille sich findet, von der pathologischen zu unterscheiden. Von Netzhautentzündung sind wir aber nur dann berechtigt zu sprechen, wenn wir die pathologische Gewebsverschleierung nachweisen. Im Beginne der Erkrankung ist daher nach dem Gesagten die Untersuchung im umgekehrten Bilde nicht massgebend, hierbei kann die pathologische Trübung unsichtbar bleiben, die Untersuchung im aufrechten Bilde mit schwachem Lichte ist es, welche zuerst das tiefe Retinalleiden verräth.

Nimmt die grauliche Infiltration der Netzhaut zu, so bleibt sie auch bei Anwendung starken Lichtes nicht mehr verborgen. Ja, zur genauen Erforschung der Details fordert dieselbe jetzt sogar ihre Rechte, indem wegen der Intensität der Trübung eine ausreichende Beleuchtung des Augengrundes mit dem lichtschwachen Spiegel gar nicht oder nur sehr schwierig erzielt werden kann.

Die anfangs schleierartige, kaum wahrnehmbare, später deutlich grauliche Trübung der Netzhaut kann immer mehr zunehmen, bis die Membran schliesslich in eine nahezu undurchsichtige graugelbliche Schale, welche zwischen Glaskörper und Aderhaut lagert, und häufig nicht an allen Stellen dieselbe Dichtigkeit hat, umgewandelt ist.

Die Veränderungen im Netzhautgewebe sind in der Regel mit gewissen Alterationen der Gefässe vergesellschaftet. Die Arterien erscheinen in ihrem Caliber nicht wesentlich geändert. Eine Erweiterung und Schlängelung derselben wird vielleicht nie beobachtet. Im Gegentheile zeigen sie gewöhnlich einen etwas geringeren Durchmesser und einen mehr gestreckten Verlauf, als unter normalen Verhältnissen. Die Venen hingegen bieten jenes Verhalten, wie bei Netzhauthyperämie dar. Einerseits verbreitert, andererseits geschlängelt liegen sie mit ihren einzelnen Biegungen und Windungen nicht in derselben Ebene der Netzhaut. So hochgradige Schlängelungen und Erweiterungen, wie bei der typischen Neuroretinitis (s. später), kommen in ihnen nicht zum Vorschein, ebenso wenig als die Arterien eine solche Verdünnung, wie bei letzterer Krankheit, erreichen.

Diese zwei Hauptmomente, die Trübung des Netzhautgewebes und die Gefässalterationen erzeugen folgendes Bild der in Rede stehenden Retinitisform, wenn sie auf ihrer Höhe angelangt ist. Der gewöhnliche, von der Chorioidea herrührende gelbrothe Farbenton des Augengrundes ist verschwunden, an seiner Stelle tritt uns der *Fundus oculi* mit grauer oder graugelblicher Farbenuance entgegen. Vergeblich suchen wir nach jener Stelle, welche sich im Normalauge in so marcanter Weise von dem übrigen Augengrunde abhebt — nach dem gewohnten Bilde der Eintrittsstelle des Sehnerven nämlich. Die Fasern des Opticus, die sich in die Ebene der Netzhaut umlegen, participiren an der Trübung, durch ihre Infiltration werden die Zeichnungen des Opticuseintrittes, sowie dessen Grenzen gedeckt und nur die Austrittsstelle der Centralgefässe macht häufig den Ort des Sehnervenquerschnittes bemerkbar. Diese Stelle ist aber nicht über das Niveau der angrenzenden Netzhaut erhaben, auch zeigt sich daselbst nicht eine vorwaltende Entwicklung des entzündlichen Processes. Die grauliche Infiltration des Sehnervenkopfes setzt sich vielmehr in ziemlich gleichmässiger Weise auf die angrenzende Netzhaut fort. Von der Austrittsstelle der Centralgefässe aus macht sich in der Opticusausbreitung nach allen Richtungen hin eine deutliche Streifung auf eine kürzere oder längere Strecke bemerkbar. Die arteriellen Gefässe ziehen häufig unbehindert über das trübe Gewebe hin, nicht so die Venen. Dieselben erscheinen nur stellenweise vollkommen deutlich. Jene ihrer Windungen, welche in den tieferen Netzhautlagen verlaufen, werden von trübem Gewebe gedeckt. Selbst durch die feinste Einstellung unseres Auges für die Ebene dieser Krümmungen sind wir nicht in der Lage, zur deutlichen Anschauung derselben zu gelangen. Sie werden vom getrübten Gewebe nur verhüllt oder sind vollständig unter demselben begraben. In ersterem Falle wechseln in den Venen Stellen, in welchen die Farbe des Blutes vollkommen deutlich hervortritt, mit solchen, in welchen sie nur durch einen mehr oder minder dichten Schleier hindurch schlägt; in letzterem Falle hingegen erscheinen die venösen Gefässe in der Netzhaut wie zerstückelt, mit ihren einzelnen Theilen ohne Bindeglieder daliegend. Es kann die Trübung der Retina jedoch so überhand nehmen, dass zunächst die tiefliegenden Venen vollständig unsichtbar gemacht werden und auf der grauen Schale des Augengrundes nur noch Arterien sich streckenweise abzeichnen, es können endlich die Entzündungsproducte die Netzhaut bis zu ihrer vorderen Grenze durchsetzen und auch den angrenzenden Glaskörper ergreifen in der Art, dass nahezu sämmtliche Gefässe des Augengrundes verschwinden und nur hie und da ein Bruchstück eines solchen auftaucht.

In dem beschriebenen Bilde können einige Variationen auftreten. Dasselbe kann zunächst durch Hämorrhagien wesentlich geändert werden. In der Regel sind es die länglichen streifenförmigen Extravasate mit ihren gezackten Endbegrenzungen, die sich an der Seite der Gefässe zeigen. Treten sie in grösserer Anzahl auf, so wird die Erkrankung mit dem schön klingenden Namen: *Retinitis apoplectica* [1]) bezeichnet. Diese Benennung sollte jedoch aus dem ohnehin nur allzu reichen ophthalmoscopischen Namenregister gestrichen werden, indem damit gar nichts Bestimmtes ausgesagt

---

[1]) Einen ausgezeichneten Fall sogenannter *Retinitis apoplectica* siehe Tafel XIV, Fig. 65.

ist, denn Blutextravasate können bei allen möglichen Retinitisformen vorkommen, und es wird daher ein solcher Name nur zur Ver- und nicht zur Entwirrung der so sehr durcheinander geworfenen Bezeichnungen für die verschiedenen Arten der Netzhautentzündung beizutragen vermögen.

Seltener ist es, dass rundliche, mehr rosenrothe, tiefer gelegene Stellen sich aussprechen. Vielleicht haben dieselben nicht immer die Bedeutung von Ecchymosen, vielleicht sind sie in manchen Fällen als Convolute feiner neugebildeter Gefässe, wie v. Gräfe[1]) sie in der Umgebung von abgelösten Netzhautpartien fand, anzusehen.

Selten treten bei dieser Form von Retinitis weissgelbliche Plaques auf, und geschieht dies, so ist ihre Anzahl nur eine geringe. Selten zeigt sich auch die eigenthümliche sternförmige Figur an der Stelle der *Macula lutea*, von der wir später handeln werden, und zeigt sie sich, so ist sie immer nur in geringem Grade entwickelt und strenge auf das Gebiet der *Macula lutea* begrenzt. Auch die streckenweise Einsäumung der Gefässe mit weissen Rändern kommt hierbei nur ausnahmsweise vor. Einmal sahen wir bei einer derartigen Retinitis das wunderbare Bild von Gefässneubildungen, die in den Glaskörper hineinragten (pag. 327).

Die idiopathische Retinitis kommt häufig nur an Einem Auge, aber auch an beiden vor. Die Sehstörungen, die sie hervorruft, können aus dem ophthalmoscopischen Bilde nicht erschlossen werden. Bei scheinbar gleichen Verhältnissen in der Retina sehen wir das eine Mal das Sehvermögen sehr wenig, ein anderes Mal dagegen im höchsten Grade beeinträchtigt. Auch für Schwankungen des Sehvermögens gibt das Ophthalmoscop, mit dem wir die feineren Veränderungen in den Texturelementen nicht zu erkennen vermögen, oft keinen Anhaltspunkt.

Das Bild der Retinitis kann als solches durch lange Zeit unverändert fortbestehen, oder es gehen die Trübungen und die Gefässveränderungen allmälig zurück, können schliesslich ganz verschwinden. Andererseits kann es zur Atrophie des Sehnerven und der Netzhaut kommen. In einzelnen Fällen sieht man rasch auftretende Schwankungen des Bildes, die Retinal-Trübungen nehmen auffallend rasch ab, um eben so schnell wieder zu erscheinen.

Man beobachtete einzelne sonderbare Formen von Netzhaut-

---

[1]) Dessen Archiv I. 1, pag. 367.

entzündung, für welche kein in einem Allgemeinleiden begründetes Moment aufgefunden werden konnte. Ausser den Fällen von Perivasculitis (pag. 322), die vielleicht hierher zu rechnen sind, muss noch eine ausserordentlich seltene Art von Retinitis, so wie die *Retinitis nyctalopica*, hier beschrieben werden.

1. Retinitis mit grünlichen Streifen. Sie wurde nur zweimal beobachtet, bei einem zehnjährigen und bei einem zwanzigjährigen Mädchen. In beiden Fällen waren beide Augen ergriffen. Die Papille erschien stark geröthet, die Grenzen derselben nicht ganz scharf ausgeprägt, die Netzhaut *in toto* in auffallender Weise grünlich getrübt. Bei scharfer Einstellung erkennt man die Ursache dieser Färbung darin, dass eine radiäre Streifung in der Lage der Opticusfasern, von der Papille ausgehend, äusserst deutlich hervortritt, dass diese Fasern den grünlichen Schimmer darbieten und sie selbst wieder durch Aneinanderreihung ganz kurzer, nahezu punktförmiger grünlicher Striche zu Stande kommen. Alle diese Verhältnisse sind jedoch nur bei der Anwendung schwacher Beleuchtung (des lichtschwachen Spiegels) und stärkerer Vergrösserung (bei Untersuchung im aufrechten Bilde) erkennbar. Bei der gewöhnlichen Art der Untersuchung im umgekehrten Bilde geht nicht blos die grünliche Färbung der Netzhaut in der grellen Beleuchtung des Augenhintergrundes unter, sondern es sind auch wegen unzureichender Vergrösserung die Verhältnisse der Streifung und der Zusammensetzung der Streifen nicht wahrzunehmen. Die Netzhautgefässe erscheinen nirgends wesentlich gedeckt, zeigen auch in Bezug auf Caliber und Schlängelung keine Abweichungen. An der *Macula lutea* trat das derselben unter physiologischen Verhältnissen zukommende Bild auf.

In dem einen Falle war das Sehvermögen beiderseits soweit herabgesetzt, dass nur Nr. 20 Jäger auf 6" vom Auge gelesen werden konnte und verharrte, so lange die Patientin unter der Beobachtung war, auf derselben niederen Stufe, während die Erscheinungen in der Netzhaut unverändert blieben. Das andere Mal konnte man das vollkommene Verschwinden des krankhaften Bildes constatiren, wobei die Sehschärfe von $20/70$ auf $20/30$ beiderseits stieg [1]).

2. *Retinitis nyctalopica* (Arlt). Sie charakterisirt sich mehr durch subjective als durch objective Symptome. Die letz-

---

[1]) Siehe den Bericht des Wiener allgemeinen Krankenhauses 1866, pag. 316 und 317, und Tafel XV, Fig. 71.

teren bestehen in „leichter Verschleierung, gleichmässiger oder etwas streifiger Trübung der Netzhaut, blos in der Nähe der Papille oder bis gegen den Aequator hin". Papillengrenzen mehr oder weniger verwischt, Papille geröthet oder normal oder blasser, als *de norma*. Die entzündlichen Erscheinungen pflegen bis zur Unkenntlichkeit abzunehmen, während die Functionsstörung fortbesteht. Das Eigenthümliche dieser letzteren besteht darin, dass die Patienten über Blendung durch volles Tageslicht klagen und bei herabgesetzter Beleuchtung (an trüben Tagen, nach Sonnenuntergang, bei Mondschein) besser sehen [1]).

b. Retinitis bei Nierenerkrankungen. [2])

Dass bei Nierenerkrankungen Alterationen des Sehvermögens vorkommen, ist eine seit langer Zeit bekannte Thatsache. Sie haben eine doppelte Ursache, eine cerebrale, oder locale, retinale. Die oft rasch auftretenden und ebenso rasch verschwindenden Erblindungen bei Nephritis sind urämische Erscheinungen, hervorgerufen durch die Ueberladung des Blutes mit in demselben zurückgehaltenen Excretionsstoffen, durch deren Einwirkung die Function der Centren des Sehorgans vorübergehend aufgehoben wird. Ausserdem kommen aber Sehstörungen bei Nierenerkrankungen vor, welche durch materielle Veränderungen in der Netzhaut, die sich als Retinitis manifestiren, erzeugt werden. Es versteht sich von selbst, dass cerebrale und locale Ursachen zeitweise zusammenwirken können, und so gemeinschaftlich das Sehvermögen bedrohen. Auch hat man beobachtet, dass sich häufig an einen urämischen Anfall die Entwicklung der Retinitis anschliesst (v. Gräfe).

Urämische Erblindungen zeigen sich sowohl bei croupöser, als auch bei parenchymatöser Nephritis (bei acuter und chronischer Bright'scher Krankheit). Ja, die ersten Beobachtungen über derartige Amaurosen, herrührend von Wood und Wells (1812), wurden bei Hydrops nach Scarlatina, also bei der croupösen Form der Nephritis gemacht. Dagegen hat man bisher nicht mit genügender Aufmerksamkeit die Nierenaffectionen gesondert, bei welchen das Netzhautleiden vorkommt. Es findet sich sowohl bei chronischen, als bei acuten Formen. In ersterer Hinsicht wurde es am häufigsten bei parenchymatöser Nephritis (dem chronischen *Morbus Brighti*), es wurde aber auch bei der amyloiden Degene-

---

[1]) Bericht über die Augenklinik, pag. 123.
[2]) Siehe Tafel XIV, Fig. 66—68.

ration beobachtet (Traube, Beckmann). In zweiter Hinsicht kommt die Retinitis sowohl bei croupöser Nephritis, wie sie nach Scarlatina auftritt, als auch bei der Stauungshyperämie der Nieren, wie sie in den letzten Monaten der Schwangerschaft durch den Druck des Uterus hervorgerufen wird, vor. Die Retinitis findet sich daher bei den verschiedensten Nierenerkrankungen, bei welchen Eiweiss im Urin sich zeigt, und nicht blos bei wirklicher Nephritis, ihr richtigster Beiname ist daher: *albuminurica*.

Da sich im Verlaufe des chronischen *Morbus Brighti* so häufig eine Hypertrophie des linken Herzventrikels entwickelt, so fehlt bei der in Rede stehenden Retinitis auch die Herzaffection in der Regel nicht. Sie kann aber fehlen. Sie fehlt in den Fällen, in welchen die Netzhautentzündung bei acuter Bright'scher Krankheit und Stauungshyperämie der Nieren auftritt, kann aber auch mangeln, wenn chronisches Bright'sches Leiden zu Grunde liegt (Nagel, Wagner, Horner, Secondi). Ja, in Einer Beobachtungsreihe (Pagenstecher) [1] konnte unter 13 Fällen nur zweimal Hypertrophie des linken Ventrikels mit Sicherheit nachgewiesen werden.

Die Retinitis bei *Morbus Brighti* ist eine nicht immer vorkommende Localisation des durch die Nierenerkrankung erzeugten Allgemeinleidens und daher, wie ich glaube, der syphilitischen Retinitis vergleichbar, sie ist aber nicht bedingt durch die Steigerung des Druckes im arteriellen Systeme in Folge der Herzhypertrophie, wodurch es zu Apoplexien und daran anschliessender Entzündung der Netzhaut kommen sollte (Traube) [2]. Es scheint also durch Herzhypertrophie noch nicht, wie Schweigger [3] meint, ein „wirksames Mittelglied zwischen der Nieren- und Augenaffection" eingeführt, auf welches „gerade in ätiologischer Beziehung das Hauptgewicht zu legen wäre", schon aus dem Grunde nicht, weil die Herzhypertrophie in einer Anzahl von Fällen fehlt.

Die Retinitis *albuminurica* bietet ein so exquisites Bild dar, dass, selbst wenn das Vorhandensein eines Allgemeinleidens, z. B. der Syphilis, bei einem Individuum, dessen Netzhäute die in Rede stehende Entzündungsform darbieten, nachgewiesen ist, wir an die gleichzeitige Existenz eines Nierenleidens (der amyloiden Degeneration) zu glauben berechtigt sind (Alexander) [4].

---

[1] Wiesbadener Beobachtungen 1866, pag. 80.
[2] Deutsche Klinik 1859, pag. 314.
[3] Gräfe's Archiv VI. 2, pag. 294.
[4] Klinische Monatsblätter 1867, pag. 221.

Die typische Form der *Retinitis ex Morbo Brighti*, wie sie im Allgemeinen beschrieben wird, entwickelt sich auf beiden Augen, wenn auch nicht immer gleichzeitig und zwar in dieser Weise:

Es zeigt sich rings um den Sehnerven, denselben nicht nach allen Richtungen hin gleichmässig umgebend, eine grauliche streifige Trübung, der Nerven-Querschnitt erscheint geröthet, die *Lamina cribrosa* sowie die Nervengrenzen gedeckt. Die Venen im ganzen Bereiche der Netzhaut verbreitert und geschlängelt, die Arterien von normalem Caliber oder etwas verengert. In der getrübten Netzhautzone finden sich mehr oder minder zahlreiche, oft massenhafte Extravasate, meistens streifig, seltener von runder Form. Die Arterien sind vom Netzhautexsudate und auch von den Extravasaten theilweise bedeckt, die Venen stellenweise verhüllt, in ihren der Netzhautoberfläche näher gelegenen Partien deutlicher hervortretend.

Hierauf entwickeln sich in dieser getrübten Partie in einiger Entfernung vom *Opticus* discrete mattweisse Pünktchen, welche an Grösse zunehmen und zusammenfliessen, und so entstehen grössere rundliche oder ovale oder nierenförmige, auch eckige Plaques, zwischen und neben sich die kleineren Stippchen zeigend; bei der Untersuchung im umgekehrten Bilde (bei schwacher Vergrösserung) scheint es, als ob stellenweise eine gleichmässige grauweisse Infiltration der Netzhaut da wäre, jedoch ist man bei Anwendung stärkerer Vergrösserung im Stande, deren Zusammensetzung aus einzelnen weissen Flecken nachzuweisen.

In diesem Stadium hat sich bereits an der Stelle der *Macula lutea* ein eigenthümliches Bild entwickelt. Der centrale Theil der Macula bleibt zunächst unverändert, er erscheint in einer gleichmässigen braungelben Farbe, höchstens ist man bei der Untersuchung im aufrechten Bilde in der Lage, innerhalb des in Rede stehenden Bereiches eine Gruppe äusserst feiner, weisser Pünktchen wahrzunehmen. Um diese centrale Partie reiht sich jedoch eine Anzahl peripherisch ausfahrender Streifen, welche aus kleinen weissen Stippchen, die zwischen sich deutliche Zwischenräume zeigen, zusammengesetzt sind. Die Streifen bilden bei genauer Untersuchung keinen gleichförmigen Strahlenkranz um die centrale Maculapartie, sie erscheinen fast durchgehends von ungleicher Länge und häufig aus ungleich grossen Flecken zusammengesetzt. Es ist ferner Regel, dass sie sich nicht auf das Bereich der Macula beschränken, häufig sind sie sogar eine weite Strecke über den gelben Fleck hinaus zu verfolgen.

Diese grauliche, streifige Trübung rings um den geröteten Sehnerven mit den zahlreichen Blutextravasaten und weisslichen Plaques in derselben, die eigenthümliche Figur in der Gegend des gelben Fleckes verleihen dem Bilde sicherlich etwas Charakteristisches. Doch damit ist der Process nicht auf seinem Höhepunkte angelangt. Die weisslichen Flecken in der Umgebung der Papille nehmen immer mehr an Masse zu, werden grösser und fliessen schliesslich in eine den Sehnerveneintritt ringförmig umgebende, aber etwas von ihm abstehende Bildung zusammen. Der Sehnerve ist dabei durch seine röthliche Farbe noch deutlich erkennbar, oder er ist nahezu in der Trübung untergegangen, manchmal erscheint er in ausgesprochener Weise vorgewölbt. Nicht immer zeigt sich der erwähnte Ring, wenn er überhaupt zur Entwicklung gelangt, nach allen Richtungen geschlossen, und nur selten ist seine Textur an allen Stellen eine gleichmässige. Gegen die *Macula lutea* hin kann er geöffnet bleiben, oder erst sehr spät sich schliessen (Liebreich). Sein Durchmesser ist nicht an allen Punkten gleich. Er wechselt zwischen dem zwei- und vierfachen des Papillendiameters (Liebreich). In einzelnen Partien erscheint er als eine gleichmässige, weisse, fettglänzende Einlagerung, an anderen Stellen erkennen wir seine Zusammensetzung aus kleineren Flecken, wieder an anderen herrscht noch eine Längsstreifung, ungemein deutlich ausgesprochen, vor.

Auch die Grenze der metamorphosirten Netzhautpartie ist an verschiedenen Stellen eine verschiedene. Bald ist sie scharf, concav, Bogen bildend, die in Spitzen zusammenstossen, welche in der Regel in der Richtung der Gefässe, jedoch nur wenig sich hinausziehen, bald ist sie mehr verschwommen, und in ihrer Nähe findet sich eine Gruppe weisser Stippchen, bald endlich, da, wo noch faserige Structur in ihr ausgesprochen ist, ist sie gezackt (v. Stellwag). Die Gefässe sind noch, wie im ersten Stadium, auch mehr gedeckt, können aber auch sich jetzt deutlicher von der weissen Unterlage abheben.

Inzwischen hat das Bild an der *Macula lutea* ebenfalls eine Aenderung eingegangen. Die centralste Partie, die früher frei war und in welcher sich höchstens äusserst zarte, mehlstaubartige Pünktchen zeigten, kann nun ebenfalls ergriffen sein. Auch sie ist mit einer Zahl grösserer weisser Fleckchen bedeckt. Die die radiären Streifen constituirenden Flecke sind gewachsen, an einander gerückt, ihre Zwischenräume oft nur schwer zu unterscheiden. Die Veränderungen in der Umgebung der Papille können sich, wenn der Ring eine vollständige Ausbildung hat, an jene des gelben Fleckes direct anschliessen, doch ist der Glanz und die weisse Farbe in den krankhaft veränderten Stellen der Macula fast durchgehends schärfer ausgesprochen, als rings um die Papille.

Ausserhalb des den Sehnerven umgebenden weisslichen Walles erscheint die Netzhaut normal, nur die Venen sind verbreitert und geschlängelt; oder es finden sich noch in der Nähe desselben einzelne grössere Exsudatplaques, welche die Gefässe decken oder von den letzteren überzogen werden. Weiter gegen die Peripherie erscheint die Netzhaut frei.

Das entworfene Bild der Retinitis ist für Nierenkrankheiten absolut charakteristisch. Wo wir es in der beschriebenen Entwicklung sehen, ist das Vorhandensein der Nierenkrankheit ebenso gut, ja noch besser erwiesen, als nach der Untersuchung des Urins. Allein man würde sich einem gewaltigen Irrthume hingeben, wenn man der Ansicht wäre, dass in den Fällen, in welchen eine Alteration der Netzhaut bei Nierenkrankheiten vorkommt, dieselbe stets in der genannten Form auftritt.

In dieser Hinsicht muss bemerkt werden, dass, während fast alle Autoren das entworfene Bild als das gewöhnlich bei Nierenleiden vorkommende bezeichnen, wir dasselbe in seiner vollen Entwicklung nur in den äussersten Ausnahmsfällen sahen. Häufig ist die Trübung um den Sehnerven nur äusserst gering, ja sie kann gänzlich fehlen, der Sehnerve mit seiner Umgebung normal sein und auch in den Gefässen können nur geringe Abweichungen im Verlaufe und im Caliber sich zeigen. Die Alteration der Netzhaut besteht dann in einzelnen weissen Plaques, die in geringerer oder grösserer Entfernung vom Opticus, manchmal in der Form weissgrauer Wolken an den Gefässen lagern, in streifigen Blutextravasaten und in dem Bilde in der Gegend der *Macula lutea*, welches dadurch charakteristisch ist, dass die Streifen, welche es zusammensetzen, das eigentliche Bereich des gelben Fleckes überschreiten. In solchen Fällen kann es zu einer merkwürdigen Entwicklung dieser Streifen kommen. Die sie constituirenden Fleckchen können sich von der *Macula lutea* aus bis weit in die Peripherie verfolgen lassen (Taf. XIV, Fig. 66). Wenn man die Fleckengruppe am gelben Flecke zusammen mit den weissen Plaques und den Blutextravasaten wahrnimmt, so kann man getrost die Diagnose: *Retinitis albuminurica* stellen; man wird sich kaum je irren.

Mitunter ist das Bild bei der in Rede stehenden Entzündungsform der Netzhaut durch Glaskörpertrübungen verschleiert und durch Chorioidealveränderungen (s. später) complicirt.

Was die einmal gesetzten Veränderungen in der Retina, welche bald langsam, bald rasch zur Entwicklung gelangten, betrifft, so ist es durch zahlreiche Beobachtungen erwiesen, dass dieselben rückgängig werden und vollständig verschwinden können. Dabei macht man nicht selten die Beobachtung, dass die weisslichen Plaques sich zunächst scheinbar in die hinteren Netzhautschichten zurückziehen, so dass ursprünglich gedeckte Gefässe nun auf denselben mit besonderer Deutlichkeit hervortreten. Dann können sie zerklüften und endlich schwinden. In der Umgebung der Papille bleibt mitunter eine streifige Trübung zurück. Die Extravasate resorbiren sich. An den nun deutlich hervortretenden Gefässen gewahrt man nicht selten seitliche weisse Streifen; einzelne derselben sind mit ihren Verästlungen in weisse Stränge umgewandelt. Diese regressive Metamorphose der Retinalveränderungen steht übrigens mit dem Gange des Nierenleidens in keinem näheren Zusammenhange.

Das Sehvermögen ist mehr oder weniger herabgesetzt. In der grössten Anzahl der von mir gesehenen Fälle wurde erst durch das Augenleiden, durch die Verminderung des Sehvermögens, welche den Patienten zum Augenarzte führte, das Allgemeinleiden entdeckt. Die Sehschärfe kann sich wieder heben und auch zur Norm zurückkehren, besonders ist dies begreiflicher Weise bei der *Retinitis gravidarum* und *post scarlatinam* der Fall. Hier kommt es zu vollkommener Herstellung des Gesammtorganismus, und kann auch zu bleibender Restitution des Sehvermögens kommen. Dabei aber ist es durchaus nicht nothwendig, dass die Veränderungen in der Netzhaut verschwinden, dieselben können im Gegentheile nahezu in ihrer charakteristischen Form unverändert fortbestehen.

Auch bei chronischer Bright'scher Krankheit, bei welcher häufig der Tod der genauen Verfolgung der Netzhautveränderungen hindernd in den Weg tritt, ist man in der Lage, eine Besserung des Sehvermögens, ja eine *Restitutio ad integrum*, letztere jedoch nur vorübergehend, zu beobachten, während die Netzhautveränderungen bei diesen Schwankungen in der Sehschärfe unverändert bleiben können.

Häufig nimmt aber die letztere immer mehr und mehr ab,

zur vollständigen Amaurose kommt es jedoch, wenn nicht Urämie dazutritt, sehr selten. Die Veränderungen in der Netzhaut sind ständig geworden, und man spricht nun von Atrophie des Sehnerven und der Netzhaut, wenn man auch häufig davon Nichts sieht. Doch kann sich die letztere in der That durch die blasse Farbe des Opticus und die auffallende Verdünnung der Gefässe manifestiren, wenn verhältnissmässig geringe Veränderungen in der Netzhaut eine derartige Beobachtung gestatten.

c. Die syphilitische Retinitis.

Die secundäre Syphilis kann sich im Auge auch in der Form einer Retinitis niederlassen. Das procentarische Verhältniss zwischen secundärer Syphilis und Retinitis ist nicht bekannt, doch kann man sagen, dass die letztere Krankheit selten eine Localisation der ersteren ist, ungleich seltener als die Iritis. Die Retinitis tritt in der Reihe der Symptome der constitutionellen Lues als eines der späteren auf, entweder zu gleicher Zeit mit anderen Merkzeichen der Allgemeinerkrankung, oder an solche sich bald anschliessend, oder endlich isolirt, nachdem die anderweitigen Erscheinungen, häufig nach Quecksilberkuren schon lange geschwunden. Interessant ist die Bemerkung Mooren's, dass er niemals gleichzeitig mit der Netzhautentzündung die Anwesenheit anderer secundärer Erscheinungen constatiren konnte [1]).

Die syphilitische Netzhautentzündung zeigt keine so ausgesprochenen Eigenthümlichkeiten, wie die albuminurische. Sie nähert sich in ihrer Erscheinung der als idiopathisch beschriebenen Form, doch ist es beinahe die Regel, dass weder in dem Gefässsysteme, noch im Parenchyme der Netzhaut die Veränderungen solche Ex- und Intensität erreichen, wie dies bei der idiopathischen Retinitis häufig der Fall ist.

Ueber der Papille schwebt eine leichtgrauliche Trübung der Netzhaut, welche sich rings um den Sehnerveneintritt, dessen Grenzen mehr oder minder verdeckend, nach allen Richtungen ausdehnt. Die Trübung ist nicht blos im Beginne, sondern auch auf der Höhe der Krankheit eine zarte; unverkennbar ist aus diesem Grunde der Vortheil, welchen die schwache Beleuchtung bei der Diagnose dieses Krankheitsphänomens bietet. Die Alteration des Gewebes erstreckt sich nicht immer von der Papille aus nach allen Richtungen in gleicher Weise; bald nach der einen, bald nach der

---

[1]) Ophthalmiatrische Beobachtungen pag. 287.

anderen Seite ist sie vielmehr häufig vorwaltend entwickelt. Manchmal ist der Rand der Trübung scharf abgesetzt, so dass erst beim Anblick der normalen Netzhautpartie die Sicherheit erwächst, dass der centrale Theil pathologisch verändert sei. In anderen Fällen erfolgt dagegen die Aufhellung der Retina in ihrer Peripherie allmälig und namentlich sieht man dann die Trübung noch streckenweit den Gefässen, dieselben einschliessend, folgen.

Die Gefässsymptome sind in der Regel nur schwach markirt. Selten sind die Venen stark geschlängelt und verbreitert und die Arterien wesentlich verdünnt. Häufig erkennt man dagegen die geringe Abweichung der Gefässe von der Norm durch die Vergleichung mit dem anderen Auge — falls dieses nicht ebenfalls krank ist. Die Gefässe erscheinen in der getrübten Partie wie durch ein mattes Glas, nur bei stärkeren Schlängelungen der Venen sind die tiefer liegenden Bogen beträchtlich verschleiert.

Blutextravasate gehören zu den selteneren Erscheinungen. Wenn in einer Beobachtungsreihe (Pagenstecher)[1] unter neun Fällen viermal Apoplexien zur Wahrnehmung kamen, so ist die Gesammtzahl der hierbei gesehenen Bilder viel zu gering, um daraus einen allgemeinen Schluss zu ziehen. Die weissen Plaques, wie sie bei *Retinitis albuminurica* vorkommen, finden sich bei der Entzündungsform, von der wir sprechen, nur selten, auch sehen wir, wenn sie, meistens peripherisch, auftreten, den eigenthümlichen Fettglanz in ihnen fehlen. Ebensowenig wird das für Albuminurie charakteristische Bild der *Macula lutea* in dem Sinne, wie wir es auffassen, mit seinen über die Grenzen der Macula hinausreichenden Marken, beobachtet, doch kann sich an der Stelle des gelben Fleckes ein Häufchen kleiner, nicht weisser, fettglänzender, sondern mehr graulicher Pünktchen finden (Liebreich).

Die Veränderungen in der Netzhaut sind nach dem Gesagten in der Regel so gering, dass man sich das Aussehen derselben sehr wohl durch eine vor ihr ausgespannte zarte Glaskörpermembran erklären könnte, doch war ich in der Lage, in Einem derartigen Falle, den ich während des Lebens diagnosticirte, mich zu überzeugen, dass der Glaskörper, *in specie* die an die Retina anliegende Partie desselben, unter dem Microscope keine Alterationen darbot.

Die syphilitische Retinitis kommt häufig in beiden Augen vor. Doch werden diese nicht immer zu gleicher Zeit ergriffen. Glück-

---

[1] l. c. pag. 81.

licher Weise nimmt aber die Syphilis in einer Reihe von Fällen mit Einem Auge vorlieb.

Die gesetzten Veränderungen können durch sehr lange Zeit in derselben Weise unverändert fortbestehen, oder sie werden rückgängig, können gänzlich verschwinden, worauf das alterirte Sehvermögen zur Norm zurückkehrt. Doch kann auch, während die Netzhauttrübung nicht weicht, das Caliber der Gefässe in bedenklicher Weise abnehmen, Netzhautatrophie sich entwickeln und dieselbe schreitet fort, während die Trübungen endlich retiriren. Andererseits kann die geheilte Entzündung recidiviren. Die *Retinitis syphilitica* ist häufig mit Glaskörpertrübungen und Chorioideal-Veränderungen combinirt.

Ich will gerne zugeben, dass die syphilitische Retinitis auch in der gewöhnlichen Form der idiopathischen, also mit starker und ausgebreiteter Gewebstrübung, sehr ausgeprägten Gefässsymptomen und auch mit Blutextravasaten gepaart vorkommt, und dass umgekehrt die idiopathische Netzhautentzündung unter dem Bilde der syphilitischen auftreten kann: allein das ändert an der Wichtigkeit des Augenspiegelbildes wenig. Wir werden in jedem Falle, wenn wir das als idiopathische Retinitis beschriebene Bild erblicken, wie bei jeder Iritis, zunächst an Syphilis denken, aber den Gedanken aufgeben, wenn wir keinen sicheren Anhaltspunkt für die Allgemeinerkrankung finden. Wir werden aber, wie bei Iritis mit gelblichen Knoten in der Iris, mit Zähigkeit an diesem Gedanken festhalten und unermüdlich nach Beweisen für Lues forschen, wenn sich die Retinitis unter der Form der als *syphilitica* aufgeführten uns präsentirt, — und unsere Bemühungen werden in der Regel am Ende vom Erfolge gekrönt sein. Ja, wenn wir selbst schliesslich die Segel streichen müssen, so kann sich unsere Diagnose doch noch eines Tages in unverhoffter Weise bewahrheiten.

Ich fand bei einer Person, die im siebenten Monate der Schwangerschaft stand und wegen Schlechtsehens sich vorstellte, die Zeichen der *Retinitis syphilitica* in beiden Augen. Dass man es nicht mit *Retinitis albuminurica*, die sehr wohl in diesem Stadium der Gravidität hätte auftreten können, zu thun hatte, war bei mir eben nach dem ophthalmoscopischen Befunde eine ausgemachte Sache. In der That zeigte der Urin keine Alterationen.

Ich stellte die Diagnose: syphilitische Retinitis. Allein weder konnte bei der genauesten Untersuchung ein Anhaltspunkt für die gestellte Diagnose gefunden werden, noch war von der Patientin irgend welches Geständniss zu erlangen. Bald darauf starb die

Kranke, man wusste nicht, warum? Die Section ergab Nichts — als syphilitische Gummata im Gehirne. So feierte der Augenspiegel doch noch einen glänzenden Triumph!

Schweigger [1]) und v. Gräfe [2]) haben noch besondere Formen der syphilitischen Retinitis aufgeführt. Der Erstere fand „einigemal, besonders bei syphilitischer Retinitis, hart an der Papille eine diese wallförmig umgebende Schwellung der Retina, ohne Schwellung der Papille; die Dickenzunahme der Retina musste also in einer Veränderung ihrer äusseren Schichten begründet sein". Eine ähnliche Beobachtung machte Classen [3]) in einem Falle von syphilitischer Netzhautentzündung. v. Gräfe beschreibt unter dem Namen der centralen recidivirenden Retinitis eine wahrscheinlich ebenfalls von Syphilis abhängige, aber erst unter den spätesten Erscheinungen derselben auftretende Form, welche sich dadurch auszeichnet, dass die durch sie gesetzten Veränderungen plötzlich eintreten, nach einigen Tagen wieder verschwinden, um in kurzer Zeit (nach 2—12 Wochen) in derselben Weise wieder aufzutreten und wieder zu schwinden, und so einige Dutzendmal, gelegentlich ein halbes Hundertmal und noch viel öfter sich einzustellen.

Das Hauptsymptom dieser Krankheit ist eine „feine Trübung im Bereiche der *Macula lutea*, während die Umgebung des Sehnerven frei ist oder höchstens an der äusseren Seite noch ganz schwache Ausläufer darbietet". Die Trübung nimmt gegen die *Macula lutea* an Intensität zu, und manchmal zeigen sich in der getrübten Partie zarte weissliche Pünktchen von mattem Glanze. In den Zwischenräumen zwischen den einzelnen Anfällen erscheint der Augengrund anfangs frei, nach häufigen Recidiven bleibt in der Gegend der *Forea centralis* ein leichter, grauer Schleier zurück.

Wie es scheint, ist es diese Retinitisform, welche Schweigger [4]) schon früher unter dem Namen der „Retinitis in der Gegend der *Macula lutea*" beschrieb. Er sah manchmal Hämorrhagien an den Grenzen der Trübung. Von einem Zusammenhange dieser Erkrankung mit Syphilis spricht er nicht.

d. Die typische Neuroretinitis.

Wenn wir von Neuroretinitis handeln, so meinen wir darunter nicht Entzündung des Sehnerven und der Netzhaut, denn beinahe

---

[1]) Augenspiegel, pag. 110.
[2]) Dessen Archiv XII. 2, pag. 211.
[3]) Gräfe's Archiv X. 2, pag. 157.
[4]) Augenspiegel, pag. 110.

bei jeder Retinitisform ist die Papille mitergriffen. Wir verstehen auch nicht darunter etwa alle jene Entzündungsprocesse, bei welchen die Erscheinungen im Bereiche des Sehnervenkopfes besonders mächtig hervortreten, bei welchen es zu bedeutender Schwellung desselben kommt — denn solches kann sich auch z. B. gelegentlich als Theilerscheinung einer *Retinitis albuminurica* vorfinden. Wir wollen diese Bezeichnung nur für jene typische Form der Netzhautentzündung gewahrt wissen, zu welcher die in der Aetiologie der Neuritis früher aufgeführten extraoculären Ursachen führen können. Dort behandelten wir das Bild der Neuritis, hier haben wir nur vorzubringen, welche Aenderungen in dasselbe durch eine umfangreichere Theilnahme der Netzhaut an dem krankhaften Processe gebracht werden. Dort sahen wir, dass in der That der Process auf den Sehnervenkopf beschränkt vorkommen und dass die Netzhautschichten gleich am Rande des Opticus vollkommen intact sein können. Hier haben wir von den Veränderungen, welche die Netzhaut hierbei erleiden kann, und zunächst von dem hierdurch bedingten ophthalmoscopischen Bilde zu sprechen. Der Erste, welcher die in Rede stehenden Veränderungen der Netzhaut vollkommen richtig erkannte, und auch den Causalnexus zwischen ihnen und „krankhaften Producten (Geschwülsten) an der Basis des Schädels" vollkommen richtig erfasste, Coccius[1]) nämlich, sowie nach ihm Schneller[2]) handeln nicht von der Form der Neuritis, sondern der *Neuroretinitis*.

Die Neuroretinitis tritt sowie die Neuritis in der Regel doppelseitig auf, einseitig natürlich nur dann, wenn in einer Orbita die Druckursache gelegen ist, doch auch unter anderen Verhältnissen. Allein dann folgt die Entzündung des zweiten Auges häufig nach. Wenn man auch bisweilen Neuritides und Neuroretinides scheinbar idiopathisch auftauchen sieht, so ist doch immer zu erwägen, ob nicht nachträglich die Symptome eines Leidens, das erwiesenermassen zu derartigen Erkrankungen führt, zur Entwicklung kommen. Dass aber „eine unterdrückte Hautthätigkeit oder ein zurückgetretener Ohrenfluss, plötzliche Cassation der Lochien oder eine Unterdrückung der Menstruation" und dergleichen mehr zur Neuroretinitis führt, wie uns Mooren[3]) anno 1867 lehrt, daran zu zweifeln wird uns vorläufig gestattet sein.

---

[1]) Augenspiegel, 1853, pag. 124.
[2]) Gräfe's Archiv VII. 1, pag. 70.
[3]) Ophthalmiatrische Beobachtungen, pag. 294—297.

Die Prominenz der Papille ist bei Neuroretinitis allerdings das Hauptsymptom. Die Trübung ist in derselben am intensivsten. Die anschliessende Netzhaut ist in der Regel ringsum ergriffen, sie ist grau, während häufig auf der Papille grauweisse oder graublaue Striemen erscheinen. Die deutliche Streifung, welche sich in der Papille ausspricht, lässt sich oft auf grosse Strecken in die Netzhaut verfolgen. Die Gefässsymptome sind sehr hervorstechend. Dünne gestreckte Arterien, in der Netzhaut zum Theile verhüllt, stark geschlängelte, erweiterte Venen, auf- und niedertauchend, in ihren tieferliegenden Biegungen theilweise oder gänzlich gedeckt. Hämorrhagien fehlen oder sind vorhanden, mitunter in mächtiger Anzahl. Die Trübung erstreckt sich mehr oder weniger weit von der Papille aus, nicht aber in solcher Ausdehnung, wie bei der idiopathischen Retinitis. Ein bis drei Papillendurchmesser von der Papille entfernt hört die graue Farbe der Retina nicht mit scharfem Rande auf. Weissgelbliche Plaques finden sich selten in der getrübten Partie, und an der Stelle der *Macula lutea* tritt nur in seltenen Fällen ein schwacher Abklatsch der für *Retinitis albuminurica* charakteristischen Figur auf — unter der Form weisslicher Stippchen.

Viel seltener als die wirkliche Neuroretinitis sind die Fälle, in welchen eminente Stauungs-Neuritis vorhanden ist und in der Netzhaut sich nur die Zeichen des Oedems vorfinden. Die Membran kann durch die seröse Durchfeuchtung eine enorme Verdickung erfahren, b l e i b t d a b e i a b e r v o l l k o m m e n d u r c h s i c h t i g. Nur durch letzteren Umstand ist die Differenz zwischen Entzündung und Oedem der Netzhaut o p h t h a l m o s c o p i s c h festzustellen. Die enorme Schwellung der Retina manifestirt sich vorzugsweise durch die enorme Höhe der Bogen, welche die Venen bilden. Bei dem ersten Blicke auf diese Gefässkrümmungen wird, auch ohne Anwendung des binoculären Ophthalmoscopes, der wahre Sachverhalt klar.

Die Neuroretinitis kann sich lange in dem ihr eigenthümlichen Bilde nahezu unverändert erhalten, oder wir sehen allmälig die Trübungen in der Netzhaut schwinden und an der Papille die Zeichen der Atrophie (pag. 300) auftreten, oder endlich es werden, bei besonderer Gunst der Verhältnisse, die Veränderungen in der Netzhaut und dem Sehnerven rückgängig und der Augengrund kehrt zur Norm zurück. Wenn auch der Arzt oft im Irrthum sich befindet, falls er sich dem Glauben hingibt, seine Medication habe einen derartigen günstigen Verlauf herbeigeführt, so kann er doch in anderen Fällen sich allein das Verdienst beimessen, falls es ihm gelingt, die Druckursachen zu entfernen und dadurch die Möglichkeit der Rückkehr zur Norm anzubahnen. So habe ich in letzter Zeit bei einem 14jährigen Knaben, welcher am linken Auge in Folge einer orbitalen Geschwulst hochgradigen Exophthalmus, eminente Stauungsneuritis und enormes Netzhautoedem darbot, durch Exstirpation der Geschwulst (die sich als eine Cyste erwies) mit Schonung des Bulbus, nicht blos einen bedeutenden cosmetischen Effect erzielt, indem das Auge vollkommen in das normale Niveau zurücksank, sondern gesehen, wie die Zeichen des Netzhautoedems fast vollständig und die der Neuritis bedeutend zurückgingen und das Sehvermögen des betreffenden Auges, das tief (Patient konnte nur noch Finger auf 1' zählen) gesunken war, sich so weit hob, dass, als der Kranke nach einem Monat seine Entlassung urgirte, bereits $1/_3$ Sehschärfe vorhanden war. Einer weiteren Besserung kann man in diesem Falle mit Sicherheit entgegensehen.

Orbitale Druckursachen erzeugen bisweilen ein von der typischen Neuroretinitis abweichendes Bild. So sah Knapp [1]) bei einem nach einer Verletzung aufgetretenen Exophthalmus pathologische Veränderungen der Netzhaut, welche den bei der Embolie der Centralarterie beobachteten glichen, mit dem Unterschiede jedoch, dass die Venen geschwellt, viel stärker als am gesunden Auge und auf der Papille breiter als an der Peripherie sich zeigten. In anderen Fällen von Exophthalmus, bei welchen es sich mehr um Zerrung, als um Compression des Sehnerven handelt, kann es, wie wir sahen, zur Erblindung mit nachfolgender Atrophie des Sehnerven kommen (pag. 299). Hierher gehört auch ein von Schneller [2]) beschriebener Fall.

c. Retinitis bei Leucämie, Diabetes mellitus, Leberkrankheiten.

Liebreich [3]) beobachtete einen unzweifelhaften Zusammenhang zwischen Leucämie und Retinitis. Besonders charakteristisch ist hierbei die blasse Färbung sämmtlicher Netzhautgefässe, vorzüglich der Venen, welche trotz ihrer bedeutenden Füllung und Schlängelung, sowie die kleinen Extravasate, „hell rosa" erscheinen. Papille blass, die Netzhaut in ihrer Umgebung streifig getrübt, in der

---

[1]) l. c. pag. 26.
[2]) Gräfe's Archiv, VII. 1, pag. 90.
[3]) Allg. med. Centralzeitung, 14. Dec. 1861 und Atlas pag. 29, sowie Tafel X, Fig. 3.

Gegend der *Macula lutea* unregelmässige Fleckchen, in der Peripherie des Augengrundes eine Anzahl glänzend weisser, rundlicher Flecken, den bei *Morbus Brighti* vorkommenden ganz ähnlich.

Ed. Jäger[1]) fand Retinitis bei einem an *Diabetes mellitus* leidenden Individuum. Seitdem wurde von einigen Seiten ein Zusammenhang zwischen Diabetes und Retinitis theils für möglich erklärt (Virchow, Freytag, Nagel), theils für sicher angenommen (Galezowski, Martin). Wiewohl man sich auch bemühte, für diese Retinitis besondere charakteristische Merkmale aufzufinden, so müssen doch erst weitere Untersuchungen über diesen Gegenstand abgewartet werden.

Auch auf den möglichen Zusammenhang zwischen Leberkrankheiten und Netzhautleiden, wenn auch nicht gerade direct der Netzhautentzündung, wurde (von Seiten Althof's und H. Müller's)[2]) die Aufmerksamkeit gelenkt. In der That finden wir hie und da von Einzelnen (Pagenstecher)[3]) angeführt, dass ein Leberleiden der Retinitis voranging.

Doch unser Hauptaugenmerk muss auf die *Retinitis albuminurica, syphilitica* und die typische Neuroretinitis gerichtet bleiben. Durch den Augenspiegel können wir in den meisten Fällen das Nierenleiden erkennen und werden andererseits auf extraoculäre, die Neuroretinitis bedingende Ursachen hingeleitet. Wenn wir durch den ophthalmoscopischen Befund diese beiden Krankheitsmomente auszuschliessen in der Lage sind, so werden wir auf die Möglichkeit der Existenz von Syphilis aufmerksam gemacht. Die Möglichkeit wird zur Wahrscheinlichkeit werden, wenn das Bild der syphilitischen Retinitis vorliegt. Erst wenn wir auch die Syphilis läugnen zu müssen glauben, mögen wir uns nach anderen Grundmomenten umsehen, aber lieber sollen wir die Retinitis als idiopathisch betrachten, als dass wir sie aus einer Ursache hervorgehen lassen, deren Annahme dem gesunden Menschenverstande oder dem heutigen Standpunkte der Wissenschaft widerspricht.

Von der eitrigen Netzhautentzündung haben wir hier nicht zu handeln, denn wenn sich auch sehr schön angeben liesse, wie ein derartiger Krankheitsprocess bei der Untersuchung mit dem Augenspiegel sich ausnimmt, so wollen wir doch unter-

---

[1]) Beiträge zur Pathologie des Auges, pag. 33 und Tafel XII.
[2]) Würzburger med. Zeitschrift 2. Band pag. 349.
[3]) Wiesbadner Beobachtungen, 1. Heft, pag. 52.

lassen, dies zu thun, da die Panophthalmitis, als deren Theilerscheinung die *Retinitis suppurativa* auftritt, jede Augenspiegel-Untersuchung unmöglich macht.

B. Microscopische Befunde.

Man hat hinlänglich Gelegenheit, entartete Netzhäute unter dem Microscope zu untersuchen. Beinahe alle durch Ophthalmitis degenerirte Bulbi, die so häufig enucleirt werden, liefern das geeignete Materiale dazu. Durch diese vielseitigen Prüfungen ist auch bereits eine mächtige Last histologischer Details zu Tage gefördert, von welchen jedoch nur ein geringer Theil uns hier interessiren kann. Nur insofern als wir die unter dem Microscope wahrgenommenen Processe auch ophthalmoscopisch beleuchten können, vorzüglich insofern als mit dem Augenspiegel während des Lebens studirte Veränderungen nachträglich zur microscopischen Schau kamen, ziehen wir die histologischen Befunde in unser Bereich. Am besten durchforscht sind die Veränderungen bei *Retinitis albuminurica* (Türck[1]), Heymann und Zenker[2]), Virchow[3]), Wagner[4]), Coccius[5]), Lichtenstein und v. Wittich[6]), H. Müller[7]), Lecorché[8]), Domme[9]), Nagel[10]), Schweigger[11]). Doch auch die anderen Formen der Retinitis kamen gelegentlich zur Untersuchung.

Da bei der *Retinitis albuminurica* beinahe alle möglichen Veränderungen, wie sie auch bei den anderen Entzündungsformen beobachtet werden, vorkommen, so sind die diesbezüglichen Untersuchungen als die Basis aller übrigen anzusehen. Unsere Aufgabe muss es hier sein, die histologischen Gründe für die Einzelnheiten des ophthalmoscopischen Bildes vorzubringen.

---

[1]) Zeitschrift der Gesellschaft der Aerzte 1850, Nr. 4.
[2]) Gräfe's Archiv II. 2, pag. 137.
[3]) Dessen Archiv X, pag. 170 und Würzburger Verhandlungen X, 2. und 3. Heft.
[4]) Ibidem, XII, pag. 218.
[5]) Siehe Freytag, de amblyopia in nephritide albuminosa observata. Leipzig 1857.
[6]) Lichtenstein. De amblyopia ex morbo Brightii orta. Königsberg 1857.
[7]) Gräfe's Archiv IV. 2, pag. 41.
[8]) De l'altération de la vision dans la néphrite albumineuse. Paris 1858.
[9]) Beiträge zur pathologischen Anatomie des Tetanus etc. Leipzig und Heidelberg. 1859.
[10]) Gräfe's Archiv VI. 1, pag. 191.
[11]) Ibidem VI. 2, pag. 287 und 294 und Augenspiegel pag. 101.

1. Die grauliche Trübung des Netzhautgewebes und die Streifung in der Richtung der Nervenfasern ist vorzugsweise bedingt durch die **Hypertrophie des bindegewebigen Gerüstes**. In neuerer Zeit hat besonders Iwanoff[1]) auf die wichtige Rolle, welche das Bindegewebe bei Retinitis spielt, aufmerksam gemacht. Die zwischen den einzelnen Nervenfaserbündeln an die Limitans sich ansetzenden Enden der Radiärfasern sind verdickt, so wie das ganze die Retina durchsetzende Bindegewebsnetz mächtiger. Durch die Verdickung der Enden der Radialfasern wird die Reihe von deren Ansatzpunkten in Form graulicher Streifen, die die einzelnen Faserbündel trennen, sichtbar. Das würde aber nicht die glänzend weisse Streifung erklären, die man in manchen Fällen von Retinitis, besonders bei *Retinitis albuminurica*, beobachtet. Aber auch für deren Deutung hat die pathologische Anatomie gesorgt. Virchow fand in einer solchen Netzhaut **fettige Degeneration** der inneren Enden der Radialfasern, Schweigger sah die letzteren verdickt und gleichzeitig mit einer das Licht stark brechenden Substanz infiltrirt, ein Process, den man, da man dessen Wesenheit nicht kennt, nach Virchow's Vorgange vorläufig als **Sclerose** bezeichnet. Fettig degenerirte und sclerotische Netzhautpartien erscheinen aber im reflectirten Lichte, also auch bei der Untersuchung mit dem Augenspiegel, weiss. Die **grünliche Streifung**, welche in den zwei von uns gesehenen Fällen als alleiniges Symptom der Entzündung in der Netzhaut auftrat, war gleichfalls offenbar durch eine Veränderung der Radialfasern bedingt, denn man konnte ja sogar die Zusammensetzung der Streifen aus einzelnen kleinen Strichen, den Ansatzstellen der kegelig ausfahrenden Radialfasern beobachten. Welcher Art aber die Veränderungen der Radialfasern waren, ist unbekannt.

An der Trübung der Netzhaut ist ausser der Bindegewebs-Hypertrophie sicherlich noch der Umstand Schuld, dass sich gerinnbare Flüssigkeiten in ihr finden. Die seröse Durchfeuchtung allein führt nicht zur Gewebstrübung.

2. Die **weissen Plaques** sind einerseits durch **Fettmetamorphose** der bindegewebigen Elemente und der Körner, vielleicht auch der Nervenzellen, andererseits durch **sclerotische Verdickung der Nervenfasern** erzeugt.

Die Fettmetamorphose hat vorzugsweise in der äusseren Körnerschichte ihren Sitz. Den einzelnen Plaques entsprechend findet

---

[1]) Gräfe's Archiv XI. 1, pag. 136.

man stellenweise eine dichte Anhäufung von Fettkörnchenzellen. Doch kommen auch in der äusseren Körnerschichte eigenthümliche schollenartige Gebilde von mehr gleichmässiger Structur vor, von denen ich nicht weiss, ob sie als eine weitere Metamorphose der Fettkörnchenzellenagglomerate anzusehen sind. Uebrigens können die zelligen Elemente der Radiärfasern an jeder Stelle ihres Verlaufes verfetten. An der Stelle der *Macula lutea* fand Wedl verfettete Nervenzellen.

Die Sclerose der Nervenfasern, (welche von Virchow ursprünglich für Sclerose der Nervenzellen gehalten wurde, bis H. Müller den Sitz des krankhaften Processes in der Nervenfaserschichte richtig erkannte, und den Process selbst als eine Hypertrophie der Nervenfasern bezeichnete), besteht darin, dass dieselben stellenweise einen besonderen Glanz annehmen, wie mit einer glänzenden opalescirenden Masse durchsetzt erscheinen, welche sich übrigens, wie ich sah, in carminsaurem Ammoniak roth färbt, daher sicherlich mit dem in dieser Flüssigkeit ungefärbt bleibenden Nervenmarke Nichts gemein hat. Die Nervenfasern zeigen in den sclerotischen Partien entweder eine Reihe von Varicositäten, (daher die Verwechslung derselben mit degenerirten Nervenzellen), welche mitunter eine sehr bedeutende Grösse erreichen, oder sie weisen eine mehr gleichmässige, aber doch noch immer an den einzelnen Stellen verschiedene Anschwellung auf. Die sclerotischen Fasern liegen gewöhnlich, wie man sich ausdrückt, in Nestern beisammen, welche bisweilen nach innen über die Oberfläche der Netzhaut prominiren und die äusseren Netzhautschichten beeinträchtigen.

Auch Fettkörnchen finden sich in sclerosirten Flecken, entweder aus dem fettigen Zerfalle des bindegewebigen Zwischengewebes oder der degenerirten Nervenelemente selbst hervorgegangen (Schweigger). Ausser den genannten Veränderungen können die Nervenfasern nach Schweigger noch eine andere erleiden, nämlich eine einfache hydropische Aufblähung, welche immer ein grösseres Stück der Fasern befällt. In diesen serös geschwellten Theilen fehlt eben der der Sclerose eigene Glanz. Ob die Nervenzellen sclerosiren, ist zweifelhaft. Dagegen scheint es zu einem sclerotischen Processe in der Stäbchenschichte der Netzhaut in seltenen Fällen zu kommen (Schweigger).

Es fragt sich, ob wir im Stande sind, die Fettmetamorphose und die Sclerose der Elemente mit dem Augenspiegel zu unterscheiden. Weisse Flecke, welche hinter den Gefässen liegen, auf welchen die letzteren sich scharf markiren, können nicht der Ner-

venfaserschichte angehören, sind vielmehr mit Sicherheit als fettig
metamorphosirte Elemente der äusseren Netzhautschichten anzusehen,
da eine Sclerose der Stäbchenschichte, wenn sie überhaupt vorkommt, in jedem Falle zu den ausserordentlichen Seltenheiten gehört.
Ebenso sicher ist es, dass weisse Flecke, welche die stärkeren Gefässe decken, in den innersten Netzhautpartien ihren Sitz haben.
Jedoch geht es nicht an, dieselben in allen Fällen als Nester
sclerotischer Nervenfasern zu betrachten, weil wir manchmal sehen,
wie ursprünglich gedeckte Gefässe deutlich sichtbar werden und die
weisse Fläche dann hinter ihnen liegt. Unter diesen Umständen handelt es sich, wie ich glaube, um eine durchgreifende Verfettung
der bindegewebigen Elemente, wobei in dem Masse, als das Fett
aus den innersten Schichten resorbirt wird, die Gefässe immer
deutlicher auf weisser Grundlage hervortreten. Mit einer Sclerose
der Nervenfasern kann man es hierbei deshalb nicht zu thun haben,
weil derartige Verbildungen der Elemente nicht schwinden können.
Weisse Flecke vor den Gefässen können also ausser durch sclerotische Fasernester auch noch durch Fettplaques bedingt sein. Ich
glaube, dass die Untersuchung im aufrechten Bilde mit dem lichtschwachen Spiegel Differenzen in der Farbe der verschiedenen
weissen Stellen zeigt. Die fettigen Plaques erscheinen in einem
eigenthümlichen, matten Fettglanze, während den sclerotischen
Partien dieser Fettglanz fehlt, sie viel mehr Licht reflectiren,
mehr leuchten. Auch finden sich an ihnen feine Hämorrhagien
(Virchow, Schweigger). Das binoculäre Ophthalmoscop kann
zur Entscheidung der vorliegenden Fragen wenig beitragen. Ueber
die Lage der degenerirten Partien können wir ja schon durch
das Verhalten der Gefässe zu denselben kaum in Zweifel sein.

Die sternartige Figur an der Stelle der *Macula lutea* ist durch
Fettmetamorphose der Elemente bedingt. Schweigger gibt an,
dass die eigenthümliche Anordnung der Radialfasern im gelben
Flecke die Ursache dieser in Rede stehenden Figur sei. Wir sahen
früher (pag. 311), dass im gelben Flecke die Radialfasern (sowohl
nervöser als bindegewebiger Natur) von der *Fovea centralis* aus
radienartig ausfahren. Wenn nun in diesem Faserserne in dissemi-
nirten Heerden fettige Degeneration auftritt, so ist das Aussehen
der weissgesprenkelten Figur an der Stelle der *Macula lutea* erklärt
(Schweigger). Doch ist zu bedenken, dass diese Figur gerade
bei *Morbus Brighti* fast immer über das eigentliche Bereich des
gelben Fleckes sich ausdehnt. Man nehme nur das aufrechte Bild
zu Hilfe, wenn man eine richtige Anschauung über diese Verhält-

nisse erlangen will. Durch das Fortschreiten der fettigen Degeneration werden die einzelnen Flecke grösser und fliessen zu bandartigen Streifen zusammen. Wahrscheinlich werden die nervösen Elemente in diesem Stadium vom Verfettungsprocesse mitergriffen, wenigstens scheint es, wie schon erwähnt, ausgemacht, dass nicht blos die Bindegewebs-, sondern auch die Nervenzellen an der Stelle des gelben Fleckes verfetten können (Wedl) [1].

3. Die grauliche Trübung und Schwellung der Netzhaut in der Umgebung der Papille kann noch durch eine eigenthümliche Wucherung der Körnerschichten bedingt sein. Die Radialfasern derselben wachsen heerdweise gegen die Chorioidea hin aus. So entsteht an der äusseren Netzhautfläche eine Reihe von Hügeln. Auf der Höhe derselben ist die Wucherung der Radialfasern am mächtigsten, sie nimmt an ihrem Abhange ab, um an der Basis ganz zu verschwinden. Gleich daneben aber beginnt die Hügelbildung von Neuem (Schweigger). Doch können auch die Höhen mit ihren Spitzen zu einander neigen und mit einander verschmelzen, und auf diese Weise Höhlungen einschliessen, in welchen man Reste der Stäbchenschichte fand (Sämisch) [2].

4. Die Erscheinungen im Bereiche des Gefässsystems haben folgende Gründe. Dass die Venen bei idiopathischer Hyperämie geschlängelt und verbreitert erscheinen, müssen wir als Factum hinnehmen, dass sie es bei Stauungshyperämie (bei Neuroretinitis) sind, ist begreiflich. Die bei Entzündung sich hinzugesellende Verengerung der Arterien hat bei Neuroretinitis ihren Grund in der mächtigen serösen Schwellung der Papille, sowie in der Wucherung des Bindegewebes derselben (pag. 289), aber auch bei anderen Retinitisformen müssen wir daran denken, dass die bindegewebige Hypertrophie von der Netzhaut durch den Kopf des Sehnerven bis zur *Lamina cribrosa* fortschreiten und das wuchernde Bindegewebe die Gefässe bei ihrem Eintritte in das Innere des Auges comprimiren kann, daher Verengerung der Arterien, Ueberfüllung der Venen (Schweigger). Die Deckungserscheinungen an den Gefässen sind durch die Trübung der Netzhaut bedingt. Die an ihren Rändern auftretenden weissen Streifen finden in der Degeneration der Gefässwände ihre Begründung. Die Hämorrhagien entstehen durch Zerreissung der (verfetteten oder sclerosirten und deshalb brüchigen oder entzündlich erweichten) Gefässwände, oder

---

[1] l. c. Retina-Opticus I. 2.
[2] Beiträge zur normalen und pathologischen Anatomie des Auges, pag. 20 u. f.

aber sie kommen dadurch zu Stande, dass keine Zerreissung der Gefässe stattfindet, sondern dass das Blut — namentlich dürfte dies bei Neuroretinitis in Folge der hochgradigen Stauung im Venensystem vorkommen — *per diapedesin* aus den Gefässen austritt, wie es ja durch Stricker und Prussak unter verschiedenen Verhältnissen und in allerjüngster Zeit durch Cohnheim[1]) für Stauungshyperämien erwiesen ist, dass die rothen Blutkörperchen durch die unverletzte Gefässwand hindurch treten können. Cohnheim erwähnt ausdrücklich, dass die Ecchymosen, welche er in der Schwimmhaut des Frosches 12 Stunden nach Unterbindung der Femoralvene *per diapedesin* entstanden fand, z. B. den bei *Retinitis albuminurica* vorkommenden an Grösse in Nichts nachstehen [2]).

Wir haben im Allgemeinen die wesentlichsten microscopischen Veränderungen bei Retinitis geschildert und wollen nun sehen, in welcher Weise sie die verschiedenen Formen der Netzhautentzündung der Hauptsache nach constituiren.

Bei der idiopathischen Retinitis zeigt sich vorzüglich Bindegewebshypertrophie in den inneren Retinalschichten, Durchtränkung der Retina mit serösem und gerinnbarem Exsudate.

Bei der *Retinitis albuminurica* ergibt sich Verfettung der äusseren Körnerschichte, Sclerose der Nervenfasern, Hypertrophie der inneren Enden der Radialfasern, auch Verfettung und Sclerose derselben, endlich bisweilen auch bedeutende Schwellung der Papille und Wucherung der Körnerschichten (Schweigger); Verfettung, Sclerose der Gefässwandungen. Im Glaskörper wurde zuerst von Virchow und hierauf von H. Müller und Schweigger eine besondere Alteration, bestehend in dem Vorkommen massenhafter, feiner, unter einander verschlungener Fäden beschrieben, eine Veränderung, welche als Leichenerscheinung anzusehen ist.

Bei der *Retinitis syphilitica* ist Bindegewebshypertrophie vorhanden, doch kommt auch bei ihr (Schelske), sowie bei der *Retinitis leucaemica* (Recklinghausen) Sclerose der Nervenfasern vor. Für die von Schweigger und Classen bei Syphilis beschriebene wallförmige Schwellung der Netzhaut rings um den Sehnerven sah ich an Präparaten Iwanoff's, dessen schöne Forschungen berufen sind, den Schleier vor noch gar manchen, bisher nicht gekannten patho-

---

[1]) Ueber venöse Stauung. (Virchow's Archiv, 41. Band, 1. und 2. Heft, 18. November 1867, pag. 220).
[2]) l. c. pag. 237.

logischen Processen zu lüften, die vollständige Erklärung. Es zeigte sich da bei normaler Papille Wucherung der Körnerschichten rings um dieselbe.

Bei der Neuroretinitis wurde Hypertrophie des Bindegewebes in den inneren Schichten und Wucherung der äusseren Körnerschichten (Sämisch) nachgewiesen.

Bei allen Retinitiden kann ausserdem Wucherung der Adventitia der Gefässe, können Hämorrhagien vorkommen.

In der Diagnose des Netzhautoedems fühle ich mich auch erst sicher, seit Iwanoff mir Durchschnitte zeigte, in welchen die Lacunen, die während des Lebens offenbar mit seröser Flüssigkeit gefüllt waren, in den geschwellten Netzhautschichten in überraschender Klarheit hervortraten.

Die Chorioidea ist bei Retinitis häufig in geringerem oder höherem Grade verändert. Ueber diese Alterationen werden wir in der Lehre von den Chorioidealerkrankungen sprechen. Dort werden auch jene Processe ihre Erledigung finden, die, wie es scheint, ihren Schwerpunkt in der Affection der Chorioidea haben und bei denen die Netzhaut nur in secundärer Weise participirt.

An der *Macula lutea* beobachten wir (ausser der schon beschriebenen sternförmigen Figur als Theilerscheinung der Retinitis, ausser deren Alteration bei Embolie der Centralarterie und der sogenannten centralen recidivirenden Retinitis v. Gräfe's) eine Reihe krankhafter Veränderungen, welche theils in ihr, theils hinter ihr und von da in dieselbe vordringend, ihren Sitz haben. Ueber dieselben wollen wir an einem späteren Orte im Zusammenhange handeln.

3. Pigmentbildung in der Netzhaut.

Bei der Untersuchung mit dem Augenspiegel sieht man im Augengrunde gar häufig kohlschwarze Flecke, von neugebildetem Pigmente herrührend. Gewöhnlich nach dem blossen Gutdünken verlegt man das Pigment einmal in die Ader- und ein anderesmal in die Netzhaut. Mit Sicherheit können wir dessen Sitz in letzterer Membran nur dann suchen, wenn Netzhautgefässe vom Pigmente gedeckt werden.

Durch die verschiedenartigsten Processe, an welchen die äusseren Netzhaut- und die inneren Chorioidealschichten participiren, kann schwarzes Pigment in die Netzhaut eingesprengt werden; von diesen Vorgängen wird in der Lehre von der Chorioiditis die Rede sein. Hier sollen nur jene Formen berücksichtigt werden, in welchem es wahrscheinlich von allem Anfange an zur Pigment-Entwicklung in der Netzhaut selbst kommt, und die Aderhaut gar nicht, oder nur in secundärer Weise theilnimmt. Wir haben hierbei der typischen Pigmententartung, der unter dem Namen der *Retinitis pigmentosa* so allgemein bekannten Netzhauterkrankung, einen isolirt dastehenden Fall von atypischer Pigmententwicklung in der Netzhaut anzureihen.

a. Die typische Pigmententartung.

Schon bald nach der Einführung des Ophthalmoscopes in die augenärztliche Praxis wurde man des eigenthümlichen Bildes gewahr, welches die in Rede stehende Krankheit darbietet. Es ist ein ziemlich müssiger Prioritätsstreit, wer diese Netzhauterkrankung zuerst gesehen. Sicher ist, dass van Trigt und v. Gräfe zu den Ersten gehörten, aber andererseits habe ich z. B. auch Abbildungen exquisiter *Retinitis pigmentosa* aus Ed. v. Jäger's Hand vor mir liegen, welche das Datum vom Jahre 1853 tragen.

Im Beginne der Erkrankung [1]) sieht man in den peripheren Zonen des Augengrundes einzelne, zerstreut stehende, schwarze Pigmentbildungen, welche die Form kleiner rundlicher oder eckiger Körner haben, und hie und da kurze Fortsätze aussenden. An einzelnen der eckigen Körper ist die Zahl der letzteren eine grössere, wodurch sie ein Bild, wie die Knochenkörperchen bei starker Vergrösserung zeigen. Der Sehnerve erscheint hierbei normal, die arteriellen Gefässe schwächer entwickelt, als *de norma*, an der Chorioidea keine pathologische Veränderung. Bei nicht sehr eingehender Untersuchung können die peripheren Pigmentformationen und damit kann überhaupt der objective Befund dem Untersucher entgehen.

Nicht so bei mehr entwickelten Fällen. Die periphere, mit dem Augenspiegel zugängliche Zone des Augengrundes ist mit einer grossen Anzahl der schwarzen Körperchen besäet, die verschiedene Grösse, Form und Anordnung zeigen. Theils erscheinen sie als rundliche Körner, theils als eckige Körperchen, häufig mit Fortsätzen versehen, das Aussehen der Knochenkörperchen täuschend copirend und mit einander anastomosirend, theils als mehr längliche, schwarze Streifen. Die letztere Form ist gar häufig, zum Theile wenigstens, eine scheinbare. Bei der so beliebten Untersuchung im umgekehrten Bilde werden die durch die Randtheile

---

[1]) Siehe Tafel XVII, Fig. 77.

der Linse entworfenen Bilder in nicht unbedeutendem Grade verzerrt und so erscheinen hierbei namentlich die zumeist peripher gelegenen Pigmentbildungen in bizarren Gestaltungen, die, wie die Untersuchung im aufrechten Bilde lehrt, der Wirklichkeit nicht entsprechen. Namentlich gilt dies von den stark in die Länge gezogenen Pigmentstreifen, die *de facto* eine viel geringere Ausdehnung für sich in Anspruch nehmen. Die Pigmentirung zeigt sich in einigem Abstande vom Sehnerven ringsum ziemlich gleichmässig entwickelt, oder aber sie occupirt die eine, gewöhnlich die innere Netzhauthälfte, vorwaltend. Das Pigment ist in der Regel vollkommen gleichmässig in der betreffenden Netzhautpartie vertheilt [1]), oder aber es ist an den Lauf der Gefässe gebunden, so dass die Pigmentformationen zu beiden Seiten der Gefässe stehen, dieselben auch stellenweise einhüllen und mitunter an den Theilungspunkten besonders entwickelte Formen zeigen. Auch sah ich ausgezeichnet schöne, den Knochenkörperchen vollkommen ähnliche Formationen, zahlreiche Anastomosen bildend, in getrennten Nestern liegen. In einem und demselben Auge können wir übrigens stellenweise eine gleichmässige, stellenweise eine den Gefässen folgende Anordnung der Pigmenthaufen beobachten.

Bei einer derartigen Entwicklung des Pigmentes zeigen sich gewöhnlich am Sehnerven die früher (pag. 300) beschriebenen Zeichen der Atrophie, die Gefässe, besonders die Arterien sind sehr dünn, peripherisch noch als rothe Streifen wahrnehmbar, oder verschwindend, oder in weisse Stränge umgewandelt. Die in Pigment begrabenen Gefässstücke können noch sehr wohl eine Blutsäule führen, aber auch verödet sein. Die Chorioidea erscheint hierbei selten vollkommen normal. Entweder es zeigen sich dicht neben den Netzhaut-Pigmentirungen „kleine Veränderungen" ihrer Pigmentepithelialschichte (Schweigger) [2]), oder aber — und dies ist der gewöhnliche Fall — es erscheint die Aderhaut durchgehends ihres Epithels beraubt und die Gefässe des Chorioidealstromas treten allseitig vollkommen deutlich hervor, oder es ist bisweilen das Epithelium stellenweise verloren gegangen, an den Rändern der entblössten Partien schwarzes Pigment angehäuft, die Chorioidea innerhalb der Pigmentringe atrophirend, so dass die Sclerotica an einzelnen Punkten durchscheint (Mooren) [3]).

---

[1]) Siehe Tafel XVII, Fig. 78.
[2]) Augenspiegel, pag. 116.
[3]) Klinische Monatsblätter 1863, pag. 97.

Bei der höchsten Entwicklung der Krankheit zieht das Pigment immer engere und engere Kreise um den Sehnerven und die *Macula lutea*, zerstört die letztere und schlägt endlich auch auf der Papille seinen Sitz auf (Mooren) [1]). Dabei ist der Sehnerve vollends atrophisch und die Netzhautgefässe sind zum guten Theile, mitunter nur bis auf den Beginn ihrer Hauptäste geschwunden.

Eine Complication der „getigerten Netzhaut" ist eine sehr gewöhnliche — die hintere Polarcataract nämlich, die aber, wie ich mich überzeugte, gewöhnlich im Glaskörper ihren Sitz hat. Mooren [2]) fand sie unter 82 Fällen 20 Mal und nur zweimal einseitig. Wo man beiderseitige hintere Polarcataracta sieht, muss man an *Retinitis pigmentosa* denken. Ich weiss mich an Fälle zu erinnern, wo mich diese Anomalie aufmerksam machte, die Peripherie des Augengrundes besonders genau abzusuchen und es mir in der That gelang, die charakteristische Pigmentirung aufzufinden.

Die typische Pigmentenartung der Netzhaut kommt bei voller Entwicklung des Leidens fast immer auf beiden Augen, auf dem einen häufig weiter vorgeschritten vor. Nur zwei Fälle werden aufgeführt, in welchen die Krankheit einseitig auftrat. In dem einen Falle von Pedraglia [3]) soll das eine Auge des Patienten typische Pigmententartung (?) dargeboten haben, das andere war vollkommen gesund. In dem anderen, Mooren's [4]) Falle mangelte zwar die Pigmententwicklung auf einem Auge vollständig, aber es waren daselbst die der *Retinitis pigmentosa* zukommenden Störungen, von denen sofort die Rede sein soll, vorhanden. Es muss ferner bemerkt werden, dass Fälle vorkommen, in welchen in einem Auge ganz das Bild der *Retinitis pigmentosa,* in dem anderen hingegen das einer exquisiten Chorioiditis sich findet; diese Fälle sind in die Categorie der letzteren Erkrankungsart zu rechnen.

Die subjectiven Symptome sind für die Krankheit äusserst charakteristisch. Sie bestehen in Hemeralopie, sowie in concentrischer Einengung des Gesichtsfeldes, während die centrale Sehschärfe durch längere Zeit vollkommen erhalten bleibt. Manchmal sind die hemeralopischen Erscheinungen von untergeordneter Bedeutung, einmal wurde statt Hemeralopie Nyctalopie (mit starken Blendungserscheinungen am Tage, besserem Sehen in der Nacht

---

[1]) l. c, pag. 96.
[2]) Ophthalmiatrische Beobachtungen, pag. 261.
[3]) Klinische Monatsblätter 1865, pag. 144.
[4]) Ophthalmiatrische Beobachtungen, pag. 261.

und Erweiterung des Sehfeldes im Dunkeln) beobachtet (Haase) [1]). Statt der concentrischen Einengung wurde auch gürtelförmige Unterbrechung des Sehfeldes mit erhaltener centraler und peripherer Sehschärfe nachgewiesen (v. Gräfe); auch ergibt die genaue Untersuchung in manchen Fällen von concentrischer Einengung, dass das Gesichtsfeld sich weiter nach innen, als nach aussen erstreckt.

Die Anlage zur *Retinitis pigmentosa* ist in der Regel angeboren. Die Einengung des Gesichtsfeldes, sowie die Hemeralopie gehen dem Auftreten des Pigmentes gewöhnlich voraus. Manchmal kann man auch in Kindesaugen constatiren, dass der Pigmententwicklung „sehr feine, helle Punktirungen" in der Chorioidea Jahre lang vorangehen (Schweigger) [2]).

Das Pigment zeigt sich durchschnittlich zwischen dem 6. und 8. Lebensjahre (Mooren), doch tritt es auch erst im 12.—15. Jahre und auch noch später auf. Manchmal werden die Patienten blind geboren (Mooren), gewöhnlich erfolgt die Erblindung bei dem langsamen Fortschreiten der Krankheit um das 50. Lebensjahr, doch wurden noch bei alten Leuten, die das 60. und selbst bei solchen, die das achtzigste Jahr überschritten, Reste des Sehvermögens vorgefunden (Mooren, Secondi).

Die Krankheit befällt nicht selten mehrere Geschwister, deren relatives Alter aus dem ophthalmoscopischen Befunde erkannt zu werden vermag, indem die Pigmentformationen bei den älteren Individuen auch weiter vorgeschritten sind. Die Eltern eines derartigen mit pigmentirter Netzhaut behafteten Kinderhaufens sind häufig von der Anomalie verschont. Doch wird Erblichkeit des Uebels angenommen. Die Kinder blutsverwandter Eltern stellen ein beträchtliches Contingent (Liebreich) [3]). Die mit pigmentirter Netzhaut Behafteten sind nicht selten taubstumm oder Cretins, auch erfreuen sie sich mitunter überzähliger Gliedmassen (6 Finger und 6 Zehen) (Höring, Stör, Wecker) oder es kommen andere seltene Verbildungen vor. So fand ich einmal bei *Retinitis pigmentosa* den rechten Vorderarm und die rechte Hand des betreffenden Individuums in sehr verkümmertem Zustande.

Von der Regel, dass die *Retinitis pigmentosa* auf angeborener Anlage beruht, kommen äusserst seltene Ausnahmen vor. Es gehört

---

[1]) Klinische Monatsblätter 1867, pag. 116.
[2]) Augenspiegel, pag. 116.
[3]) Deutsche Klinik, 1861, Nr. 6.

zu den grössten Seltenheiten, dass die typische Pigmententartung sich im reifen Mannesalter, unabhängig von den gewöhnlichen Bedingungen, entwickelt. So sah ich *Retinitis pigmentosa* mit den charakteristischen subjectiven Symptomen bei einem Soldaten, welcher unter der glühenden Sonne Mexicos zwei Jahre zugebracht hatte, und früher vollständig gesund gewesen war. Diese Beobachtung hat deshalb einiges Interesse, als der Patient angab, dass nicht er allein, sondern eine nicht zu geringe Anzahl seiner Gefährten, sowie er, zunächst am Nachtnebel erkrankt seien und hierauf eine Verschlechterung des Sehvermögens auch bei Tage empfunden hätten.

Was den anatomischen Befund bei der typischen Pigmententartung anlangt, so wurde sonderbarer Weise bisher noch nie das Ergebniss der microscopischen Untersuchung eines Auges bekannt gemacht, bei welchem man während des Lebens die objectiven und subjectiven Symptome unserer Krankheit nachgewiesen hätte. Trotzdem fehlt es nicht an Sectionsbefunden von *Retinitis pigmentosa*. Ein einziger derartiger Befund ist vielleicht ein solcher, wie er typischen Fällen entspricht. Schweigger[1]) fand nämlich einmal (in einem sonst tief erkrankten Auge) das *Chorioidealepithel* vollkommen normal, zwischen Retina und Chorioidea keine Verklebung, die kohlschwarzen Pigmentbildungen in einen zwischen dem Aequator und der *Ora serrata* gelegenen Netzhautgürtel eingelagert und ausschliesslich an die Gefässe gebunden. Die letzteren wiesen eine hyaline Verdickung ihrer Wandungen auf, die feineren Zweige waren obliterirt.

Ueber das, was sonst bei Sectionen von Augen, in deren Netzhaut sich Pigment vorfand, gesehen wurde, werden wir später sprechen. Vorläufig kann man von der in Rede stehenden Krankheit sagen, dass sie wahrscheinlich kein entzündliches Leiden der Netzhaut ist, sondern dass es sich hierbei um eine typische progressive Atrophie des Sehnerven und der Netzhaut handelt, bei welcher es gewöhnlich zur Entwicklung von Pigment in der Retina kommt. Diese Pigmententwicklung ist jedoch für das typische Leiden nicht unumgänglich nothwendig, denn es gibt Fälle von Hemeralopie mit concentrischer Einengung des Gesichtsfeldes und dem Verlaufe, wie bei pigmentirter Netzhaut, in welchen die Zeichen der Sehnerven- und Netzhautatrophie sich in derselben Weise entwickeln, wie bei *Retinitis pigmentosa*, in welchen aber das Pigment in der Netzhaut fehlt. Es handelt sich da um eine

---

[1]) Gräfe's Archiv, IX. 1, pag. 205 und Augenspiegel, pag. 113.

388   Achtes Capitel. Von der Netzhaut.

Retinitis pigmentosa sine pigmento, oder richtiger um keine Retinitis, was die Regel, und um kein Pigment, was die Ausnahme ist.

b. Die atypische Pigmententwicklung.

Unter dieser besonderen Aufschrift haben wir nur von einem einzigen Falle zu handeln, den wir zu beobachten Gelegenheit hatten. In der Netzhaut des linken Auges eines jungen Mannes zeigte sich eine höchst merkwürdige Pigmentbildung, die man für angeboren hätte halten können, wenn man nicht deren Fortschreiten mit eigenen Augen zu sehen in der Lage gewesen wäre. Bei vollkommen wohl erhaltenem Chorioidealepithel zeigten sich im oberen inneren Quadranten der Netzhaut eine grosse Menge kleiner, zumeist rundlicher, doch auch länglicher schwarzer Flecke, welche in Gruppen von 2—12 zusammenstanden. Zwischen den einzelnen Flecken einer Gruppe war das Gewebe der Netzhaut normal oder es zeigte sich grauschwarz, so dass die schwarzen Flecke auf einem grauschwarzen Grunde eingetragen schienen. Da wo das Pigment mit Gefässen in Berührung kam, konnte man nachweisen, dass es die letzteren deckte. Die Pigmentbildung begann in einer Entfernung von Einem Papillendiameter von der Papille.

Ein ähnliches Bild, wie nach oben und innen von der Eintrittsstelle des Sehnerven, zeigte sich nach unten und innen von derselben. Eine Gruppenbildung war in diesen Pigmentformationen nur gegen die Peripherie hin sichtbar, näher an der Papille standen sie einzeln. Die jüngsten Bildungen lagen dem Sehnerven zunächst, sie erschienen nicht schwarz, sondern als blassgraue Punkte. Diese letzteren entwickelten sich erst, während das Auge unter der Beobachtung stand. Das in Rede stehende Auge zeigte Emmetropie, normale Sehschärfe, nicht die geringste Einengung oder Unterbrechung des Gesichtsfeldes, weder bei voller, noch auch bei herabgesetzter Beleuchtung. Im zweiten, rechten Auge fand sich keine Spur dieser Pigmentbildung. Die Sehschärfe dieses letzteren war etwas geringer, als die des linken.

Auf Taf. XVI, Fig. 76 findet sich die naturgetreue Abbildung dieses seltenen Falles.

4. Ablösung der Netzhaut.

Ist der innige Contact der Augenhäute aufgehoben, so besteht Netzhautablösung, *Amotio retinae.* Dabei ist die Netzhaut in der Regel von der Chorioidea abgetrennt worden und zwar entweder durch einen Flüssigkeitserguss zwischen die beiden Membranen, oder durch das Vordringen einer Neubildung gegen die Netzhaut, durch die Einlagerung eines Cysticercus zwischen sie und die Aderhaut, oder aber — und das geschieht äusserst selten — es hat sich die Netzhaut mitsammt der Chorioidea von der Sclerotica losgesagt, dann ist Chorioidealablösung da, die Netzhaut verliess in Folge dieses Momentes ihren Ort.

Die Netzhautablösung κατ' ἐξοχήν ist jene, welche in dem Austritte eines Fluidums zwischen Netz- und Aderhaut ihren Grund hat. Verschieden ist der Ort, wo, die Grösse und Farbe, in welcher sie sich zeigt. Als minimale Abhebungen sieht Knapp[1]) jene sonderbaren bläulich weissen oder gelblich weissen Streifen an, welche mitunter im Augengrund sichtbar werden und eine ziemlich grosse Ausdehnung erlangen können. Diese Streifen, deren Existenz auch mir wohl bekannt ist, sind von den später (pag. 398) zu erwähnenden bindegewebigen Strängen in atrophischen Netzhäuten wohl zu unterscheiden.

Umschriebene Netzhautablösungen können sich an allen Stellen des Augengrundes finden; besonders erwähnenswerth sind jene, welche peripherisch, am *Aequator bulbi* gelegen sind; sie entgehen in der Regel der Beobachtung.

Beleuchtet man ein Auge, welches eine partielle Abhebung der Netzhaut beherbergt, aus der Entfernung, aus welcher man die Durchgängigkeit der brechenden Medien untersucht, so gewahrt man bei genauerer Prüfung, dass an einer Stelle der gelbrothe Schein in einen solchen von grauer oder grünlicher Farbe sich verwandelt und dass unter solchen Verhältnissen häufig auf dieser grünlichen Partie ein Stück eines Gefässes zum Vorschein kommt. Am Rande des abnorm erscheinenden Fleckes geht dessen Farbe entweder unmittelbar in die des normalen Augengrundes über oder aber es wirft sich eine dunkle Grenzlinie zwischen beide, welche je nach der Haltung des Spiegels von der einen Seite zur anderen springt, der Ausdruck für den Schatten, welchen die eben nicht beleuchtete Hügelpartie wirft. Gehen wir nahe an das Auge heran, so sind die Erscheinungen verschieden, je nach der Refraction des untersuchenden und des untersuchten Auges. Die des ersteren wollen wir als emmetropisch betrachten, die des letzteren hängt von unserem Belieben nicht ab, das Auge kann myopisch, em- oder hypermetropisch sein. Häufig besteht Myopie und noch dazu eine solche hohen Grades. In diesem Falle nimmt man wahr, dass

---

[1]) Zehender's klinische Monatsblätter 1864, pag. 307.

das etwa auf der abgelösten Partie vorhandene Gefäss gegen den Rand derselben verschwindet. Bei Zuhilfenahme von Concavgläsern, welche der Myopie entsprechen, werden die Gefässe des Augengrundes sichtbar; nun wird man sich von der Fortsetzung des früher wahrgenommenen Gefässes in ein solches der Netzhaut überzeugen können, wobei an der Grenzstelle eine auffallendere Biegung desselben vorhanden ist oder auch fehlt. Nun wird man auch, wenn das hinter der Netzhautblase angesammelte Fluidum möglichst durchscheinend ist, gelegentlich Chorioidealgefässe hinter derselben erblicken. Ist keine Myopie da, so wird man zu allem dem keiner Correctionsgläser bedürfen.

Durch die Möglichkeit, die Refraction an der Basis und auf der Höhe der Ablösung, falls ein Gefäss über dieselbe zieht, zu bestimmen, ist natürlicher Weise nicht blos die Existenz der Ablösung erwiesen, sondern es kann auch ihr numerisches Mass berechnet werden (siehe pag. 206). Das aufrechte Bild ist deshalb in derartigen Fällen von besonderem Werthe, das umgekehrte, für dessen Vorzüge gerade hierbei von vielen Seiten eingestanden wird, ist von mehr untergeordneter Bedeutung. Wenig prominente Ablösungen können dabei der Beobachtung entgehen, denn die reellen umgekehrten Bilder so wenig (nach der Tiefe) distanter Objecte stehen sehr nahe hinter einander (siehe pag. 280). Wenn jedoch die Chorioidealgefässe sichtbar sind, wird sich bei Bewegungen der Convexlinse durch die parallactische Verschiebung der auf dem Gipfel der abgelösten Partie etwa dahinstreichenden Gefässäste vor den dahinter gelegenen Chorioideaadern die Retinalamotion verrathen, und etwas Aehnliches wird geschehen, wenn die abgelöste Partie hart am Opticus gelegen ist. Da wird dieselbe bei einer gewissen Bewegung der Convexlinse sich über den Rand des Opticus hinüberzulegen scheinen, um bei der entgegengesetzten wieder von demselben zu weichen. Eine derartige kleine, scharfumschriebene Ablösung stellt in der Regel eine prall gefüllte Blase dar, wenigstens sind wir in der Regel nicht in der Lage, Krümmungen der Gefässe, Faltungen der abgelösten Partie, oder Schwankungen in derselben wahrzunehmen.

Das Bild der weiter entwickelten Netzhautabhebung ist ein anderes [1]). Diese findet sich sehr gewöhnlich nach unten. Wohl ist sie nicht immer da entstanden, sondern in manchen Fällen zu-

---

[1]) Siehe Tafel XVIII, Fig. 81 und 82.

vörderst in der oberen Hälfte der Netzhaut auftretend wanderte sie bald nach abwärts, indem das ergossene Fluidum sich senkte, dabei die Netzhaut von der Chorioidea an einer tief gelegenen Stelle trennte, während an der höheren die beiden Membranen wieder in Contact geriethen. Die abgelöste Netzhaut erscheint da in Form eines oder mehrerer Hügel, die mit ihren Bases aneinander stossen. Ist das Bild nicht durch Glaskörperopacitäten getrübt, dann ist es eines der schönsten, welches der Augenspiegel bietet. Ich kann mich des Vergleiches mit Gletschern nicht erwehren, denn solchen ähneln die abgelösten Netzhauthöhen. Meist von der eigenthümlichen weissblauen Farbe des Eises bieten sie mächtige Furchen dar, den Faltungen der Netzhaut entsprechend; in den Rinnen ist die Farbe intensiver, glänzender; weniger Licht reflectirend, mehr durchscheinend sind die Wellenberge. Die Netzhautgefässe fallen mit ihren Verästlungen über diese Höhen und Tiefen ab; wie leicht begreiflich, in alle Vertiefungen sich schmiegend und über alle vorgewölbten Theile weg sich krümmend, entziehen sie sich stellenweise dem Blicke. Sie erscheinen ungemein verdünnt, von sehr dunkler, mitunter von nahezu schwarzer Farbe, und falls sie stellenweise blutleer sind, als weisse Stränge. Aeste, die sonst noch sichtbar sind, werden verschwindend zart. Bei Bewegungen des Auges kommt Leben in das Bild, die Hügel erzittern, oder es geht ein Schwanken durch dieselben, die Faltungen der Netzhaut mit den darüber streichenden Gefässen gerathen ins Wogen, schwanken auf und nieder oder es läuft auch eine Welle von einer Seite zur anderen über dieselben ab. An den Grenzen der Ablösung hört dieses Schwanken auf. Diese Grenze, welche am unteren Rande des Opticus, gewöhnlich aber unterhalb desselben beginnt, an welcher wieder der normale Farbenton des Augengrundes sich geltend macht, ist häufig unregelmässig, ein- und ausgebogen. Stellt die abgelöste Netzhaut eine Reihe von Hügeln dar, z. B. einen gerade nach unten und jederseits von diesem einen, der seitlich ansteigt, dann zieht sich der normale Augengrund zungenförmig, in eine feine Spitze auslaufend, zwischen je zwei Hügel nach abwärts. Ist das untersuchte Auge myopisch, dann erscheinen die Gefässe auf dem Gipfel der Ablösung wie abgeschnitten, dagegen lassen sie sich weiter in die Netzhaut verfolgen, wenn der Refractionszustand des untersuchten Auges dies gestattet, oder wenn man die Myopie corrigirt.

So erscheint die abgelöste Netzhaut im aufrechten Bilde. Sie ist sehr nahe an den Knotenpunkt des Auges gerückt, ja sie liegt

auch mitunter an der hinteren Linsenfläche an. Daher erscheint
sie uns in allen ihren Theilen in ungemein geringer Vergrösserung, daher präsentiren sich die Netzhautgefässe als äusserst
schmale Streifen, indem wir sie beinahe in ihrer natürlichen
Grösse sehen. Von einer Atrophie dieser Gefässe, von einer Sistirung des Blutumlaufes in denselben ist in der Regel keine Rede.
Davon überzeugen wir uns am besten durch Zuhilfenahme des
umgekehrten Bildes. Je geringer die Vergrösserung bei ersterer
Methode war, desto stärker ist sie jetzt. Die Netzhautgefässe erscheinen als ungemein breite Streifen und wir sind in der Lage zu
erkennen, ob ein gleichmässiger Blutgehalt in ihnen sich findet, ob
körnige Klumpen metamorphosirten Blutes darin ihren Sitz haben,
ob die in Form weisser Streifen auftretenden Adern wirklich vollkommen blutleer sind.

Die Netzhautablösung, einmal in der beschriebenen Grösse
vorhanden, schreitet an den Seiten immer mehr in die Höhe,
ergreift so die obere Netzhauthälfte. Am längsten bleibt der obere
innere Quadrant verschont (v. Gräfe) [1]. Doch endlich folgt auch
hier die Trennung zwischen Netzhaut und Chorioidea, die Netzhaut
ist *in toto* abgelöst. Sie haftet einerseits an der Eintrittsstelle des
Sehnerven, andererseits an der *Ora serrata*, hat die Form einer
Convolvulusblüte (Arlt) [2]. Bei der Beleuchtung mit dem Augenspiegel vermag man da an keiner Stelle rothes Licht aus dem
Augengrunde zurückkehren zu sehen. Grauliche, grünliche Membranen wogen durcheinander, an einzelnen Stellen oder an zahlreichen Partien sind noch einzelne Gefässe sichtbar.

Die Aenderungen, welche in das beschriebene Bild kommen
können, beziehen sich vorzugsweise auf die Farbe der abgelösten
Netzhaut, denn diese ist einerseits von der Beschaffenheit des subretinalen Fluidums, andererseits von der Texturveränderung der
Membran abhängig. Diese letztere (die Texturveränderung) ist es,
welche der abgelösten Netzhaut das weissblaue oder grünliche
Ansehen verleiht, während die dahintergelegene Flüssigkeit mehr
oder weniger wasserklar ist. Daher kann es kommen, dass einerseits bei ganz frischen Ablösungen die betreffende Partie ungemein
durchsichtig und beinahe nur durch das Schwanken der Gefässe
erkennbar ist, aber auch, dass bei weit gediehenen Veränderungen
in der abgelösten Zone dieselbe besonders undurchsichtig wird

---

[1] Dessen Archiv l. 1, pag. 362.
[2] Die Krankheiten des Auges, 2. Band, pag. 160.

und dann eine schmutzig gelbweisse oder fahl graugelbe Farbe (v. Stellwag) annimmt. Daher kann es aber auch andererseits kommen, dass, wenn eine blutige Flüssigkeit hinter die Netzhaut sich ergossen, bei genügender Durchsichtigkeit der Membran eine blutrothe Farbe an die Stelle der blaugrünlichen tritt. Bisweilen finden sich äusserst glänzende, glitzernde Punkte und kleine Scheiben in der abgelösten Netzhaut, Cholestearincrystallnester, welche sowohl an der inneren, als auch an der äusseren Netzhautfläche haften können (v. Gräfe)[1]. Auch undurchsichtige weisse Körper finden sich an der schwankenden Retina vor, welche v. Gräfe für Kalkconglomerate hält[2]. Das Bild der Netzhautablösung wird durch Glaskörpertrübungen häufig undeutlich, in einer grösseren Anzahl von Fällen wird wegen vorhandener Trübungen eine Netzhautablösung mit dem Augenspiegel nicht wahrgenommen.

Die microscopische Untersuchung abgelöster Netzhäute neueren Datums ergibt Veränderungen, welche Klebs als Induration bezeichnet: das bindegewebige Gerüste ist mächtig hypertrophirt, aber auch die Elemente der Stäbchen- und Zapfenschichte sind stark vergrössert und die vorhandenen Nervenzellen haben gleichfalls ungewöhnliche Dimensionen. An einzelnen Stellen ist die Stäbchenschichte zu Grunde gegangen[3]. Bei langem Bestande der Amotion gehen die nervösen Elemente überhaupt zu Grunde. Der subretinale Erguss enthält viel Eiweiss, ausserdem kann er noch allerhand Dinge (Blutkörperchen, Pigment, Fett, Cholestearin, gelöste Salze) bergen (v. Stellwag).

Die anliegende Netzhaut in Augen mit Netzhautablösung kann gleich von der Grenze der letzteren angefangen vollkommen normal scheinen, oder aber es ist die zunächst gelegene Partie einigermassen getrübt. Sehr selten sind in der übrigen Netzhaut auffallende Entzündungserscheinungen, ausser es gesellt sich einmal die Retinalamotion zu einer *Retinitis ex morbo Brighti* hinzu. Die Papille erscheint normal oder geröthet oder atrophisch, Entzündungs-Erscheinungen dagegen bleiben fast durchgehends von ihr ferne.

Die Netzhautablösung tritt häufig auf, ohne dass wir einen Grund aufzufinden vermöchten. In vielen Fällen finden wir sie in hochgradig myopischen Augen, besonders bei entzündlichen Vorgängen im hinteren Augapfelabschnitte (der sog. *Scleroticochorioiditis*

---

[1] Dessen Archiv II. 2, pag. 319.
[2] Dessen Archiv XI. 2, pag. 244.
[3] Ibidem, II. 1, pag. 222.

posterior). Sie kann sich weiters zur *Retinitis ex morbo Brighti* hinzugesellen und kommt bei Chorioiditis häufig vor.

Man sieht dieselbe ferner nach Traumen entstehen, wobei es nur zu einer Contusion oder zur Continuitätstrennung des Augapfels kam. Eine äusserst seltene Ursache sind Entzündungen des retrobulbären Zellgewebes, wobei der Bulbus vorgetrieben ist (v. Gräfe [1]), Berlin) [2]. Die Netzhaut kann auch durch schrumpfende Narben, welche sich in der Sclerotica nach Perforation derselben (v. Gräfe) [3]) oder in der gerissenen Chorioidea (Sämisch) [4]) bilden, angezogen und abgelöst werden. H. Müller [5]) fand in degenerirten Bulbis mit Netzhautablösung „statt des Glaskörpers ein Netz fester Stränge und Bälkchen", welche an die Retina befestigt waren, die an den Insertionsstellen derselben starke Einziehungen zeigte. Schweigger [6]) sah einen analogen Fall. Bei den ophthalmoscopisch wahrnehmbaren *Amotionibus retinae* kommt das letztere ursächliche Moment kaum in Betracht.

Aderhauttumoren können nicht blos die Netzhaut nach vorwärts drängen, sondern es tritt gewöhnlich durch subretinalen Erguss Netzhautablösung ein. Dasselbe findet auch statt, wenn Geschwülste in der Retina sitzen.

Die Erklärung der Entstehung einer Netzhautabhebung bietet unter Umständen keine, unter anderen sehr bedeutende, ja vielleicht derzeit unüberwindliche Schwierigkeiten dar. Leicht erklärlich ist deren Entstehen, wenn narbige Stränge die Netzhaut nach sich ziehen, oder wenn eine Gewalt auf den Bulbus wirkte, welche eine perforirende Wunde setzte. In letzterem Falle ist es verständlich, wenn beim Ausfliessen eines Theiles der Augenmedien ein subretinaler Erguss eintritt.

Allein bei unverletztem Augapfel ist die Sachlage ungemein schwierig. Bei hochgradiger Myopie kann es in Folge der Dehnung der Augenhäute dahin kommen, dass die Netzhaut sich der Chorioidea nicht mehr anzuschmiegen vermag. Dazu wird ein entzündlicher Process in der Chorioidea eine Transsudation begünstigen. Allein dies erklärt uns dennoch, wenn wir von dem der Ablösung unmittelbar vorhergehenden Momente ausgehen, das Eintreten

---

[1]) Zehender's klinische Monatsblätter, 1863, pag. 53.
[2]) Ibidem, 1866, pag. 77.
[3]) Dessen Archiv IV. 2, pag. 391.
[4]) Zehender's klinische Monatsblätter, 1866, pag. 111.
[5]) Gräfe's Archiv IV. 1, pag. 370.
[6]) Ibidem IX. 1, pag. 199.

derselben nicht. So plötzlich tritt nicht eine derartige Axenverlängerung des Bulbus ein, dass eine so massenhafte Flüssigkeitsmenge, wie dies häufig geschieht, aus den Chorioidealgefässen nachstürzen müsste, um den leeren Raum zu füllen. Nebenbei sei auch bemerkt, dass ich unlängst einen Fall beobachtete, wobei auf Einem Auge weitgediehene Netzhautablösung sich zeigte. Die Refraction dieses Auges war, wie der Augenspiegel lehrte, Emmetropie, dagegen fand sich an dem anderen Auge, an welchem von Netzhautablösung keine Spur zu erblicken war, höchstgradige Myopie.

Das Auftreten der Ablösung in anderen Fällen, in welchen wir entzündliche Erscheinungen in der Netzhaut entweder wirklich sehen oder zu unserem Zwecke sehen wollen, ist noch sonderbarer, denn was nützen die besten Verhältnisse für eine Transsudation, wenn kein Platz für dieselbe ist, wenn eine incompressible Flüssigkeit, der verflüssigte Glaskörper, den hinteren Augenraum erfüllt. In derartigen Fällen müssen wir jedenfalls annehmen, dass ein Theil des Glaskörpers auf eine allerdings nicht ganz verständliche Weise resorbirt wurde und nun — *natura horret vacuum* — ein subretinaler Erguss sich einstellte. Eine Verflüssigung des Glaskörpers wenigstens in seinem hinteren Theile müssen wir zugeben, sonst wäre die Faltenbildung und das Schwanken der Membran nicht erklärlich.

Für die Netzhautabhebung, wie sie bei Orbitalabscessen gesehen ward, wurde als Ursache angenommen, dass die Chorioidealvenen bei ihrem Austritte aus dem Auge strangulirt werden und es so zu mechanischer Ueberfüllung derselben und zu serösem Ergusse kommt, und in dem einen der beiden Fälle (Berlin) trat „die directe Abhängigkeit der Netzhautablösung von dem Orbital-Abscess" noch dadurch besonders deutlich hervor, dass sich der Erguss (nach innen und unten) „auf das Gebiet derjenigen Chorioidealvenen beschränkte, deren Circulation durch die acut entstandene entzündliche Geschwulst gehemmt war". Dagegen ist zu bemerken: dass die zuführenden Arterien ebenso comprimirt werden müssten, wie die abführenden Venen; ferner, dass derartige abführende Venen gar nicht existiren, indem alle Venen der Chorioidea in der Gegend des *Aequator bulbi* austreten (Leber)[1]) und dann in Muskelvenen sich ergiessen oder sofort, die nach innen gelegenen nämlich, in die *Vena oph-*

---

[1]) **Gräfe's Archiv**, XI. 1, pag. 23.

thalmica münden; dass, die Möglichkeit einer Venen-Strangulation zugegeben, das Entstehen eines serösen Ergusses in einem normalen, noch dazu durch einen Orbitalabscess, wenn möglich, comprimirten Auge unerklärlich ist; dass vollends eine „starke Fluctuation" der abgelösten Membran (Berlin) tiefgehende Glaskörperveränderungen voraussetzt; dass endlich, bei Berücksichtigung der factischen Verhältnisse, ein circumscripter Orbitalabscess eher eine Compression eines Theiles der Ciliararterien und daher nur partielle Anämie der Chorioidea herbeiführen könnte.

Das Zustandekommen ausgedehnter Blutergüsse hinter der Netzhaut als Ursache der Netzhautablösung bietet bei unverletztem Bulbus ganz besondere Schwierigkeiten und dann lehrt die Erfahrung, dass, ausser bei perforirenden Wunden des Auges, hämorrhagische Netzhautablösungen zu den ausserordentlichsten Raritäten gehören.

Noch complicirtere Verhältnisse müssen wir bei prall gespannten, umschriebenen Netzhautblasen annehmen. In der Peripherie derselben müssen feste Adhäsionen zwischen Netzhaut und Aderhaut bestehen, welche eine weitere Ausbreitung der Ablösung verhindern (Schweigger).

Die Functionsstörung bei Netzhautablösung besteht, wenn die übrige Retina noch fungirt, darin, dass das Gesichtsfeld, entsprechend der abgehobenen Partie, unterbrochen ist. Gewöhnlich ist der Sehfelddefect etwas grösser, als es der abgelösten Partie entsprechen würde. Doch kommen auch Fälle vor, in welchen die abgelöste Partie functionirt (Pagenstecher)[1].

In den Fällen von Orbitalabscess und in einigen Fällen von traumatischer Ablösung sah man Heilung auftreten. Auch sonst sieht man Netzhautablösungen, wenigstens zeitweilig, zurückgehen, wenn ein spontaner oder durch operative Eingriffe gesetzter Riss in der Netzhaut auftritt. An den Rändern des Risses, welche unregelmässig, gezackt sind, erscheint die getrübte Netzhaut wie aufgerollt und zwischen denselben sieht man die normale Farbe der Chorioidea oder gewöhnlich, da das oberflächliche Pigment fehlt, die Chorioidealgefässe. In Fällen von traumatischer Chorioidealruptur mag die gleichzeitig auftretende Zerreissung der Netzhaut (Sämisch) das Entstehen der Retinalamotion verhüten.

Im Anhange sei erwähnt, dass in seltenen Fällen Geschwülste der Retina im Beginne ihrer Entwicklung mit dem Augen-

---

[1] Wiesbadener Beobachtungen 1861, pag. 50 und 1862, pag. 23.

spiegel beobachtet werden. Durch ihre starke Prominenz und glänzende Farbe geben sie sich kund. Netzhautgefässe ziehen über dieselben oder gehen in ihnen unter. Doch wird auch hier das Bild durch hinzutretende Netzhautablösung in der Regel bald gedeckt. Hat der Tumor einen grösseren Theil des hinteren Augapfelabschnittes inne, oder ist er schon bis zur Linse vorgedrungen, dann sieht man dessen Oberfläche ohne Ophthalmoscop, das Auge leuchtet, bietet das Bild des amaurotischen Katzenauges dar.

5. Atrophie der Netzhaut.

Ist die Netzhaut atrophisch, so sind die einzelnen Schichten derselben entweder noch unter dem Microscop als solche erkennbar, aber in ihren Texturelementen wesentlich verändert, oder aber es ist ein Theil oder es sind sämmtliche Schichten der Netzhaut in ihrer Wesenheit untergegangen. Bald sind es die inneren Netzhautlagen, die der Nervenfasern und der Nervenzellen, welche vollständig geschwunden sind, so dass an ihrer Stelle sich nur ein streifig körniges Gewebe findet, wobei die äusseren Schichten, die Körnerschichten, sowie die der Stäbe und Zapfen ein von der Norm nicht nachweisbar abweichendes Verhalten zeigen können (H. Müller)[1]; bald sind es wieder die äusseren Netzhautpartien, deren Existenz nicht mehr nachgewiesen werden kann, oder endlich es ist die ganze Netzhaut in ein bindegewebiges oder fibröses Häutchen oder in eine mehr gleichmässige, nahezu structurlose Membran umgewandelt, in welcher sich bisweilen und dann nur mit Mühe Trümmer der der Sehfunction vorstehenden Elemente auffinden lassen. Die Gefässe sind obliterirt und mehr oder minder geschwunden. Unter Umständen findet sich Pigment in der atrophischen Netzhaut, das entweder in dieser Membran selbst zur Entwicklung kam oder von der Chorioidea aus bezogen wurde. Auch Cholestearincrystalle kommen in ihr vor.

Die Atrophie der Netzhaut ist bald eine genuine, wobei sie der Sehnervenatrophie folgt, oder aber (wie bei der typischen Pigmentartung) derselben voranzugehen scheint, bald ist sie die Folge von reinen Retinitiden, bald von Entzündungsprocessen, welche die Aderhaut ergriffen und auf die äusseren Netzhautschichten sich fortpflanzten.

Ophthalmoscopisch ist die Netzhautatrophie vor Allem durch die Verdünnung und den Schwund der Gefässe erkennbar (pag. 328).

---

[1] Gräfe's Archiv, III. 1, pag. 92.

Die Membran selbst ist bei den höchsten Graden des Schwundes wohl immer vollkommen durchsichtig, so dass beim Mangel der Gefässe selbst deren Existenz in Frage gezogen worden ist. Sogar bei der Untersuchung mit schwacher Beleuchtung vermisst man jene graulichen Reflexe, welche die Netzhaut an jener Stelle, wo sie am dicksten ist, rings um den Sehnerven nämlich, *de norma* immer darbietet. Endet eine Entzündung der Retina, bei welcher dichte Trübung des Gewebes vorhanden ist, mit Atrophie, so ist begreiflich, dass während eine auffallende Verdünnung der Gefässe sich bemerkbar macht, das Gewebe Trübungen darbietet, aber gerade, je mehr die Atrophie sich entwickelt, desto mehr gehen die Trübungen zurück, je mehr die Gefässe schwinden, desto durchsichtiger wird die Membran. Die Anwesenheit von Pigment und Cholestearin in der Netzhaut ist für Atrophie *per se* nicht beweisend.

Nur die sichtbare Atrophie der Gefässe berechtigt uns, von Atrophie der Netzhaut und auch, wie wir sahen, von der des Sehnerven zu sprechen. Denn wenn wir auch bei deutlich ausgesprochenem Schwunde der Gefässe bisweilen noch ein überraschendes Sehvermögen, ja sogar eine Besserung desselben wahrnehmen, so steht doch in solchen Fällen wenigstens das Recht auf unserer Seite, von Atrophie zu sprechen, da wir mit dem Ophthalmoscop die feineren Veränderungen nicht zu erschauen vermögen; aber wo, frage ich, liegt die Berechtigung, wenn, wie es vorkommt, von Atrophie des Sehnerven mit normalem Gefässcaliber gesprochen und in einem Athem hinzugefügt wird, dass das betreffende Auge noch Nr. 1 Jäger in ansehnlicher Entfernung las?

In atrophischen Netzhäuten wurde von v. Jäger einige Male das Vorkommen weissgelblicher Stränge beobachtet, welche mit Gefässen Nichts gemein haben [1]). Sie erscheinen über grosse Strecken des Augengrundes ausgebreitet, zeigen Theilungen und Anastomosen, haben einen mehr gradlinigen oder mehr gewundenen Verlauf, und können mit einzelnen Aesten an Pigmenthaufen endigen. Die Netzhautgefässe gehen über dieselben, das Chorioidealepithelpigment kann vollkommen erhalten sein. Nach dem Gesagten wäre der Sitz dieser höchst merkwürdigen bindegewebigen Stränge — denn als solche möchte ich sie auffassen — in die äusseren Netzhautschichten zu verlegen.

---

[1]) Siehe Tafel XVI, Fig. 73 und 74.

Literatur.

Auch hier erwarte man nur Wesentliches und zwar vorwaltend Ophthalmoscopisch-Anatomisches. Die Histologie der normalen Retina findet keine Berücksichtigung, ebenso wie die Sectionsbefunde der Netzhäute degenerirter Bulbi, insofern sie nicht Licht über mit dem Ophthalmoscop wahrnehmbare Veränderungen der Retina verbreiten, unerwähnt bleiben.

Normale Netzhaut und senile Metamorphose derselben.

1853. Coccius, Ueber die Anwendung des Augenspiegels, pag. 45 und 60.
1855. Liebreich, Ueber die Farbe des Augengrundes, pag. 339, in Gräfe's Archiv I. 2.
1858. Idem, Histologisch-ophthalmoscopische Notizen, pag. 299, ibidem IV. 2.
1861. Wedl, Atlas der pathologischen Histologie, Retina-Opticus I. 3. — III. 18 — 20. — IV. 33 und 34.
1863. Liebreich, Atlas der Ophthalmoscopie, Tafel II, Fig. 1 und 2.
1864. Schirmer, Ueber das ophthalmoscopische Bild der Macula lutea, pag. 148, in Gräfe's Archiv X. 1.
1864. Schweigger, Vorlesungen über den Gebrauch des Augenspiegels, pag. 67.
1865. Zehender, Handbuch der gesammten Augenheilkunde, pag. 527.
1867. Stellwag v. Carion, Lehrbuch der praktischen Augenheilkunde, pag. 172.

Krankheiten des Gefässsystems.

A. Anomalien der Gefässwandungen.

1854. v. Gräfe, Gänzliches Fehlen der Netzhautgefässe, in dessen Archiv I. 1, pag. 403.
1856. Virchow, Zur pathologischen Anatomie der Netzhaut und des Sehnerven, pag. 178, in dessen Archiv X. Band.
1858. H. Müller, Ueber Hypertrophie der Nervenprimitivfasern, pag. 50, in Gräfe's Archiv IV. 2.
1859. Coccius, Ueber Glaucom, Entzündung und die Autopsie mit dem Augenspiegel, (Neugebildete Glaskörpergefässe), pag. 47.
1860. Schweigger, Netzhautdegeneration in Folge von Nephritis, pag. 289 und 292 und über Amblyopie bei Nierenleiden mit Herzhypertrophie, pag. 297 und 300, in Gräfe's Archiv VI. 2.
1860. Schirmer, Ein Fall von Teleangiectasie, in Gräfe's Archiv VII. 1. pag. 119.
1861. Wedl, Atlas der pathologischen Histologie, I. 5 — III. 25 — IV. 36 — 38 — V. 43, 44, 51.
1863. Liebreich, Atlas der Ophthalmoscopie, (Varicositäten der Venen) pag. 32, Tafel XI, Fig. 1.
1864. Nagel, Ueber eine eigenthümliche Erkrankung der Retina (Perivasculitis), in Zehender's klinische Monatsblätter, pag. 391.
1864. Liebreich und Schweigger, (Krankheiten der Gefässwandungen), ibidem pag. 397.

1864. Jacobson, Tumorenbildung im Nervus opticus und im Fettzellgewebe der Orbita, (Sclerose der Gefässwandungen) pag. 58 und 67, in Gräfe's Archiv X. 2.
1864. Schweigger, Vorlesungen über den Gebrauch des Augenspiegels, pag. 104.
1865. Iwanoff, Perivasculitis retinae, in Zehender's klinische Monatsblätter, pag. 328.
1865. Sous, De l'anévrysme de l'artère centrale de la rétine, in Annales d'oculistique, 53. Band, pag. 241.
1866. Martin, Atlas d'ophthalmoscopie, l'anévrysme de l'artère centrale, pag. 21 und Pl. VII, Fig. 1.
1866. Idem, ibidem, Varicosités des vaisseaux retiniens, pag. 21 und Pl. VII, Fig. 6.
1866. Wecker, Études ophthalmologiques, Rétinite perivasculaire, II. 1, pag. 323.
1867. Mooren, Ophthalmiatrische Beobachtungen, Mangel der Netzhautgefässe, pag. 260.

B. Circulationsstörungen.

a. Arterienpuls.

1854. Ed. Jäger, Ueber die sichtbare Blutbewegung im menschlichen Auge, in Wiener medicinische Wochenschrift, Nr. 3—5.
1854. v. Gräfe, Vorläufige Notiz über das Wesen des Glaucoma, pag. 375, in dessen Archiv I. 1.
1855. Donders, Ueber die sichtbaren Erscheinungen der Blutbewegung im Auge, pag. 98—100, in Gräfe's Archiv I. 2.
1863. Wordsworth, Note of a case in which pulsation was observed in the central retinal artery of a healthy eye, during a temporary faintness, in Ophthalmic Hospital Reports IV. 1, pag. 111.
1864. v. Gräfe, Sarcoma myxomatodes des Sehnerven, pag. 202, in dessen Archiv X. 1.
1866. Idem, Ueber Neuroretinitis und gewisse Fälle fulminirender Erblindung, pag. 131 und 132, sowie 142 und 143; und Ophthalmologische Beobachtungen bei Cholera, pag. 208 und 209, ibidem XII. 2.
1867. Stellwag v. Carion, Lehrbuch der praktischen Augenheilkunde, pag. 164 und 165.

b. Sichtbare Blutbewegung.

1854. Ed. Jäger, Ueber Staar und Staaroperationen, pag. 104.
1859. Liebreich, Chorioidealablösung pag. 261, in Gräfe's Archiv V. 2.
1866. v. Gräfe, l. c. pag. 140—143 und pag. 210 in dessen Archiv XII. 2. Ausserdem v. Gräfe, Liebreich und Steffan in der folgenden Literatur der Embolie.

c. Embolie der Centralarterie.

1856. Virchow, Zur pathologischen Anatomie der Netzhaut und des Sehnerven, pag. 183, in dessen Archiv X. Band.
1859. v. Gräfe, Ueber Embolie der Arteria centralis retinae als Ursache plötzlicher Erblindung, in dessen Archiv V. 1, pag. 136.
1860. Cohn, Klinik der embolischen Gefässkrankheiten mit besonderer Rücksicht auf die ärztliche Praxis. Berlin. pag. 411.

1861. Blessig, Ein Fall von Embolie der Arteria centralis retinae, in Gräfe's Archiv VIII. 1, pag. 216.
1861. Schneller, Fall von Embolie der Centralarterie der Netzhaut mit Ausgang in Besserung, ibidem pag. 271.
1861. Liebreich, Ueber Retinitis leucaemica und über Embolie der Arteria centralis retinae, in Allgemeine med. Centralzeitung, 14. December.
1862. Pagenstecher, Klinische Beobachtungen aus der Augenheilanstalt zu Wiesbaden, 2. Heft. Embolie der Centralgefässe, pag. 27.
1863. Liebreich, Atlas der Ophthalmoscopie, pag. 23 und Tafel VIII, Fig. 4 und 5.
1863. Just, Embolie der Arteria centralis retinae, in Zehender's klinische Monatsblätter, pag. 265.
1864. Fano, De l'amaurose par embolie de l'artère centrale de la rétine, in Gazette des hôpitaux, pag. 482 und Annales d'oculistique, 52. Band, pag. 239.
1864. Schweigger, Vorlesungen über den Gebrauch des Augenspiegels, pag. 140 und Tafel III, Fig. 10.
1864. Hutchinson, Report on cases of amaurosis from intra-cranial causes, in which one eye only was affected, pag. 238 und 240, in Ophthalmic Hospital Reports IV. 3.
1865. Jackson, Observations on defects of sight in diseases of the nervous system, pag. 392, ibidem IV. 4.
1865. Leber, Untersuchungen über den Verlauf und Zusammenhang der Gefässe im menschlichen Auge, pag. 8, in Gräfe's Archiv XI. 1.
1866. Martin, Atlas d'ophthalmoscopie, pag. 20.
1866. Sterfan, Ueber embolische Retinalveränderungen, in Gräfe's Archiv XII. 1, pag. 34.
1866. Quaglino, Two cases of sudden amaurosis from embolia of the ophthalmic artery, one of which improved temporarily from iridectomy, in Ophthalmic Review, April, Nr. 9, pag. 1.
1866. Münch, Ueber Embolie der Arteria centralis retinae. Inaugural-Dissertation. Giessen.
1866. Sämisch, Embolie eines Astes der Arteria centralis retinae, in Zehender's klinische, Monatsblätter, pag. 32.
1866. Hirschmann, Embolie des nach oben verlaufenden Zweiges der Arteria centralis retinae, ibidem pag. 37.
1866. v. Gräfe, Ueber Neuroretinitis und gewisse Fälle fulminirender Erblindung, pag. 143. Anmerkung in dessen Archiv XII. 2.
1867. Stellwag v. Carion, Lehrbuch der praktischen Augenheilkunde, pag. 791 und 792.
1867. Moos, Beitrag zur Casuistik der embolischen Gefässkrankheiten, pag. 69, in Virchow's Archiv 41. Band, 1. und 2. Heft.

d. Ischaemie der Retina.

1861. Alfred Gräfe, Ischaemia retinae, in Gräfe's Archiv VIII. 1, pag. 43.
1863. Jackson, Observations on defects of sight in brain disease. Epilepsia retinae, pag. 14—16, in Ophthalmic Hospital Reports IV. 1.
1864. Secondi, Caso di amaurosi per ischemia della retina da atrofia de cuore, guarito colla paracentesi della camera anteriore. Turin.

1865. Heddäus, Ischaemia retinae mit secundärer Atrophie des Opticus, in Zehender's klinische Monatsblätter, pag. 285.
1866. Rothmund, Ischaemie der Retina, ibidem, pag. 106.
1866. v. Gräfe, Ueber Neuroretinitis und gewisse Fälle fulminirender Erblindung, pag. 114, in dessen Archiv XII. 2.
1866. Idem, Ophthalmologische Beobachtungen bei Cholera, ibidem, pag. 207.
1867. Stellwag v. Carion, Lehrbuch der praktischen Augenheilkunde, pag. 793.
1867. Oser, Bericht über die Choleraabtheilung im k. k. allgemeinen Krankenhause während der Epidemie im Jahre 1866. Wien. Separatabdruck, pag. 26.

c. Hyperämie und Hämorrhagie der Netzhaut.

1855. Stellwag v. Carion, Die Ophthalmologie vom naturwissenschaftlichen Standpunkte aus bearbeitet Erlangen II. 1, pag. 557.
1860. Schweigger, Glaucoma absolutum, pag. 259, in Gräfe's Archiv VI. 2, pag. 259.
1860. Schneller, Beiträge zur Kenntniss der ophthalmoscopischen Befunde bei extraoculären Amblyopien und Amaurosen, pag. 76, in Gräfe's Archiv, VII. 1.
1864. Heymann, Frische Netzhauthämorrhagien, in Gräfe's Archiv VIII. 1, pag. 173.
1864. Schweigger, Vorlesungen über den Gebrauch des Augenspiegels, pag. 111.
1867. Cohnheim, Ueber venöse Stauung pag. 236 und 237, in Virchow's Archiv, 41. Band, 1. und 2. Heft.

Retinitis albuminurica.

1856. Türck, Zeitschrift der Wiener Gesellschaft der Aerzte, Nr. 4.
1856. Virchow, Zur pathologischen Anatomie der Netzhaut und des Sehnerven, in dessen Archiv, X. Band, pag. 170.
1856. Heymann, Ueber Amaurose bei Bright'scher Krankheit und Fettdegeneration der Netzhaut, in Gräfe's Archiv II. 2, pag. 137.
1857. Freytag, De amblyopia in nephritide albuminosa observata. Inaugural-Dissertation Leipzig.
1857. Lichtenstein, De amblyopia ex morbo Brightii orta. Inaugural-Dissertation. Königsberg.
1857. Wagner, in Virchow's Archiv, XII. Band, pag. 218.
1858. H. Müller, Sitzung der Würzburger phys. med. Gesellschaft vom 8. Mai, pag. 1.
1858. Idem, Ueber Hypertrophie der Nervenprimitivfasern, in Gräfe's Archiv IV. 2, pag. 41.
1858. Lecorché, De l'altération de la vision dans la néphrite albumineuse. Thèse.
1859. Traube, Deutsche Klinik, Nr. 7.
1859. Demme, Beiträge zur pathologischen Anatomie des Tetanus und einiger Krankheiten des Nervensystems. Leipzig und Heidelberg, pag. 93.
1859. Liebreich, Ophthalmoscopischer Befund bei Morbus Brightii, in Gräfe's Archiv V. 2, pag. 265.
1860. Nagel, Die fettige Degeneration der Netzhaut, in Gräfe's Archiv XI. 1, pag. 191.

1860. v. Gräfe und Schweigger, Netzhautdegeneration in Folge diffuser Nephritis, in Gräfe's Archiv VI. 2, pag. 277.
1860. Schweigger, Ueber die Amblyopie bei Nierenleiden mit Herzhypertrophie, ibidem pag. 294.
1861. Wedl, Atlas der pathologischen Histologie des Auges, Retina-Opticus I, 1 und 2.
1861. Pagenstecher, Klinische Beobachtungen aus der Augenheilanstalt zu Wiesbaden. 1. Heft, pag. 52.
1863. Liebreich, Atlas der Ophthalmoscopie, pag. 25 und Tafel IX, Fig. 1.
1863. Horner, Zur Retinalerkrankung bei Morbus Brightii, in Zehender's klinische Monatsblätter, pag. 11.
1863. Höring, Retinalerkrankung bei Morbus Brightii, ibidem pag. 215.
1864. Schweigger, Vorlesungen über den Gebrauch des Augenspiegels, pag. 101.
1864. v. Gräfe, Compte-rendu d' une leçon clinique, faite par le professeur de Graefe au dispensaire de M. le docteur Wecker de Paris, in Annales d' oculistique 51. Band, pag. 121.
1865. Galezowski, Sur la dégénérscence graisseuse de la rétine dans l'albuminurie, in L'union medicale Nr. 63.
1865. van der Laan, Over gezigtsstoorniss bij albuminurie, in Zesde jaarlijksch verslag door F. C. Donders. Utrecht. pag. 163.
1865. Secondi, Clinica oculistica di Genova. Riassunto, pag. 58.
1866. Pagenstecher, Klinische Beobachtungen aus der Augenheilanstalt zu Wiesbaden, 3. Heft, pag. 79.
1867. Stellwag von Carion, Lehrbuch der praktischen Augenheilkunde, pag. 197.
1867. Alexander, Retinitis ex morbo Brightii, in Zehender's klinische Monatsblätter, pag. 221.

Neuroretinitis.

Ausser den in der Literatur der Neuritis aufgeführten Schriften seien hier noch erwähnt:

1853. Coccius, Ueber die Anwendung des Augenspiegels, pag. 124.
1860. Schneller, Beiträge zur Kenntniss der ophthalmoscopischen Befunde bei extraoculären Amblyopien und Amaurosen, in Gräfe's Archiv VII. 1, pag. 70.
1865. Koster, Twee gevallen van tumor cerebri, in Zesde jaarlijksch verslag etc. pag. 1.
1865. Schirmer, Ueber die bei Meningitis cerebrospinalis vorkommenden Augenerkrankungen, in Zehender's klinische Monatsblätter, pag. 275.
1866. Pagenstecher, Klinische Beobachtungen aus der Augenheilanstalt zu Wiesbaden, 3. Heft, pag. 63.
1867. Mooren, Ophthalmiatrische Beobachtungen, pag. 292.

Andere Retinitisformen.

1855. Liebreich, Apoplexia retinae (Retinitis apoplectica), in Gräfe's Archiv l. 2, pag. 346.
1856. Ed. Jäger, Beiträge zur Pathologie des Auges. Tafel XII, XVI.
1861. Liebreich, Ueber Retinitis leucaemica und über Embolie der Arteria centralis retinae, in Allgemeine med. Centralzeitung, 14. December.

1861. Althof und H. Müller, Ueber das Vorkommen von Störungen des Sehvermögens neben solchen der Leberthätigkeit, in Würzburger med. Zeitschrift, II. Band, pag. 349.
1861. Pagenstecher, Klinische Beobachtungen aus der Augenheilanstalt zu Wiesbaden, 1. Heft, pag. 21.
1863. Liebreich, Atlas der Ophthalmoscopie, Tafel V und X.
1864. Schweigger, Vorlesungen über den Gebrauch des Augenspiegels, pag. 99.
1864. Iwanoff, Ueber die verschiedenen Entzündungsformen der Retina, in Zehender's klinische Monatsblätter, pag. 415.
1864. Classen, Ueber Metamorphopsie, pag. 157, in Gräfe's Archiv X. 2.
1865. Iwanoff, Zur pathologischen Anatomie der Retina, in Gräfe's Archiv XI. 1, pag. 136.
1866. Pagenstecher, l. c. 3. Heft, pag. 63.
1867. Mauthner, Retinitis mit grünlichen Streifen, in Bericht des k. k. allg. Krankenhauses zu Wien vom Jahre 1866, pag. 316.
1867. Arlt, Ueber Retinitis nyctalopica, in Bericht über die Wiener Augenklinik, pag. 123.
1867. Stellwag von Carion, Lehrbuch der praktischen Augenheilkunde, pag. 173 u. f.
1867. Mooren, Ophthalmiatrische Beobachtungen, pag. 278.

Typische Pigmententartung.

1853. van Trigt, de speculo oculi. (In Schauenburg's Uebersetzung 28. Beobachtung.)
1856. v. Gräfe, Ueber die Untersuchung des Gesichtsfeldes bei amblyopischen Affectionen, pag. 282, in dessen Archiv II. 2.
1857. Donders, Pigmentbildung in der Netzhaut, pag. 146, in Gräfe's Archiv III. 1.
1858. v. Gräfe, Exceptionelles Verhalten des Gesichtsfeldes bei Pigmententartung der Netzhaut, in dessen Archiv IV. 2.
1859. Schweigger, Untersuchungen über pigmentirte Netzhaut, pag. 110, in Gräfe's Archiv V. 1.
1861. Liebreich, Abkunft aus Ehen unter Blutsverwandten als Grund von Retinitis pigmentosa, in Deutsche Klinik Nr. 6.
1861. Maes, Over torpor retinae, pag. 210, in Tweede jarlijksch verslag etc. Utrecht.
1862. Pagenstecher, Klinische Beobachtungen aus der Augenheilanstalt zu Wiesbaden, 2. Heft, pag. 26.
1863. Liebreich, Atlas der Ophthalmoscopie, pag. 15 und Tafel VI.
1863. Mooren, Ueber Retinitis pigmentosa, in Zehender's klinische Monatsblätter, pag. 93.
1864. Schweigger, Vorlesungen über den Gebrauch des Augenspiegels, pag. 112.
1864. Höring, Retinitis pigmentosa, in Zehender's klinische Monatsblätter, pag. 233.
1865. Stör, Retinitis pigmentosa, ibidem pag. 23.
1865. Pedraglia, Retinitis pigmentosa, ibidem pag. 114.
1865. Laurence and Moon, Four cases of „Retinitis pigmentosa" etc. in Ophthalmic Review, April, Nr. 5, pag. 32.
1865. Secondi, Clinica oculistica di Genova. Riassunto, pag. 60.

1866. Pagenstecher, Klinische Beobachtungen aus der Augenheilanstalt zu Wiesbaden, 3. Heft, pag. 83.
1867. Mooren, Ophthalmiatrische Beobachtungen, pag. 261.
1867. Hutchinson, Cases of Retinitis pigmentosa, with remarks, in Ophthalmic Hospital Reports VI. 1.

Netzhautablösung.

1853. Coccius, Ueber die Anwendung des Augenspiegels, pag. 125.
1854. v. Gräfe, Notiz über die Ablösung der Netzhaut von der Chorioidea, in dessen Archiv I. 1, pag. 362.
1855. v. Gräfe, Ueber eine Krebsablagerung im Innern des Auges, pag. 222 in dessen Archiv II. 1.
1855. Stellwag von Carion, Die Ophthalmologie vom naturwissenschaftlichen Standpunkte aus bearbeitet, II. 1, pag. 100.
1856. v. Gräfe, Ueber das ophthalmoscopische Erscheinen von Cholestearin zwischen Netzhaut und Chorioidea in dessen Archiv II. 2, pag. 319.
1857. Idem, Ueber die Entstehung von Netzhautablösung nach perforirenden Scleralwunden, ibidem III. 2, pag. 391.
1858. Idem, Zur Lehre von der Netzhautablösung, ibidem, IV. 2, pag. 235.
1858. H. Müller, Sitzungsberichte der Würzburger phys. med. Gesellschaft vom 19. Juni.
1859. Liebreich, Netzhautablösung, in Gräfe's Archiv V. 2, pag. 251.
1860. Schweigger, Fall von intraoculärem Tumor durch Netzhautdegeneration, in Gräfe's Archiv VI. 2, pag. 324.
1861. Pagenstecher, Klinische Beobachtungen aus der Augenheilanstalt zu Wiesbaden, 1. Heft, pag. 50.
1862. Arnold Pagenstecher, ibidem, 2. Heft, pag. 76.
1863. v. Gräfe, Klinischer Vortrag, pag. 53, in Zehender's klinische Monatsblätter.
1863. Liebreich, Atlas der Ophthalmoscopie, Tafel VII. und pag. 17.
1863. Schweigger, Zur pathologischen Anatomie der Chorioidea, pag. 199, in Gräfe's Archiv IX. 1.
1864. Bowmann, On needle operations in cases of detached retina, pag. 134, in Ophthalmic Hospital Reports IV. 2.
1864. Donders, On the anomalies of accommodation and refraction of the eye. London. pag. 399.
1864. Knapp, Ueber die Diagnose des irregulären Astigmatismus, pag. 307, in Zehender's klinische Monatsblätter.
1864. Stellwag von Carion, Wiener medicinische Wochenschrift Nr. 10.
1865. Klebs, Anatomische Beiträge zur Ophthalmopathologie, pag. 244, in Gräfe's Archiv XI. 2.
1866. Pagenstecher, Klinische Beobachtungen aus der Augenheilanstalt zu Wiesbaden, 3. Heft, pag. 48.
1866. Steffan, Bemerkenswerther Verlauf einer Netzhautablösung, in Zehender's klinische Monatsblätter, pag. 75.
1866. Berlin, Netzhautablösung durch Orbitalabscess, ibidem, pag. 77.
1866. Sämisch, Zur Aetiologie der Netzhautablösung, ibidem, pag. 111.

Netzhautatrophie.

Ausser den schon an mehreren Stellen (Atrophische Excavation, Sehnervenatrophie, Netzhautablösung) erwähnten Schriften werde noch erwähnt:

1855. Stellwag von Carion, Die Ophthalmologie vom naturwissenschaftlichen Standpunkte aus bearbeitet, II. 1, pag. 583.
1860. Arnold Pagenstecher, Beiträge zur pathologischen Anatomie des Auges, pag. 94, in Gräfe's Archiv VII. 1.
1862. Idem, Klinische Beobachtungen aus der Augenheilanstalt zu Wiesbaden, 2. Heft, pag. 82.
1863. Schiess-Gemuseus, Zur pathologischen Anatomie des Keratoglobus, pag. 175, in Gräfe's Archiv IX. 3.
1865. Idem, Zur pathologischen Anatomie des vorderen Scleralstaphyloms, pag. 63 und 76, in Gräfe's Archiv XI. 2.
1865. v. Gräfe, Ueber Amblyopie und Amaurose, pag. 111, in Zehender's klinische Monatsblätter.
1866. Pagenstecher, Klinische Beobachtungen aus der Augenheilanstalt zu Wiesbaden, 3. Heft, pag. 75.

Neuntes Capitel.

Von der Aderhaut.

I. Die normale Aderhaut.

Hinter der Netzhaut liegt die Chorioidea. Sie hat hinten, der Eintrittsstelle des Schnerven entsprechend, ein Loch, welches von einem aus concentrisch verlaufenden, elastischen Fasern gebildeten Ringe zunächst umschlossen wird, und geht vorne in den Strahlenkranz der Ciliarfortsätze über. Ihre innerste Lage wird durch die Epithelialpigmentschichte gebildet, welche auf der sogenannten *Lamina elastica* aufliegt. Hinter der letzteren breitet sich das Capillargefässnetz der Aderhaut aus, an dieses schliesst sich die eigentliche Gefässlage mit der Ausbreitung der Hauptgefässstämme an, und ein lockeres Gewebe, die sogenannte *Lamina fusca*, vermittelt den Zusammenhang der Membran mit der Sclerotica.

Die innerste Lage der Chorioidea, welche, wie die Entwicklungsgeschichte lehrt, eigentlich einen Theil der Netzhaut darstellt, ist aus einer einfachen Schichte polygonaler, zumeist sechseckiger, dicht an einander liegender Zellen zusammengesetzt, welche mit Körnern, bald mehr dunkleren (braunen, gelbbraunen, schwärzlichen), bald mehr helleren (gelblichen) Pigmentes gefüllt sind. Die Pigmentkörner werden an der Stelle der *Macula lutea* grösser, ihre Farbe dunkler, auch ist die Pigmentsäule eine höhere, indem die Zellen, in denen sie eingeschlossen sind, an Höhe zunehmen. Die elastische oder Glas-Lamelle ist unter physiologischen Verhältnissen eine structurlose Membran. Die Choriocapillaris stellt ein äusserst engmaschiges Capillargefässnetz vor. Das die eigentliche Gefässlage einschliessende Chorioidealstroma enthält verästelte pigmentirte Zellen in wechselnder Menge, Bindegewebs- und elastische Fasernetze, glatte Muskelfasern, Ganglienzellen, Geflechte blasser Nerven, vor Allem aber die nicht capillaren Gefässe. Die Arterien der Aderhaut sind die kurzen hinteren

Ciliararterien, von denen die mächtigsten in verhältnissmässig grösster Menge im hinteren Bulbuspole (ungefähr hinter der Stelle der *Macula lutea*) die Sclerotica durchbohren. In der Chorioidea sind sie zunächst oberflächlich gelagert, dringen hierauf sich dichotomisch theilend in die inneren Lagen vor, um endlich in die Capillaren der Choriocapillaris überzugehen. Der Gefässbezirk im vorderen Abschnitte der Aderhaut bis zum Aequator hin wird auch von rücklaufenden Aesten der langen hinteren und der vorderen Ciliararterien gespeist. Die Venen der Aderhaut sind die Wirbelvenen. Die bekannten Wirbel kommen dadurch zu Stande, dass von allen Seiten her im Bogen heranlaufende Gefässe sich zu einem Hauptstamme vereinigen. Solcher Hauptstämme grösseren Calibers gibt es gegen ein halbes Dutzend, zu welchen sich noch einige von geringerer Mächtigkeit hinzugesellen. Im hintersten Abschnitte der Aderhaut liegen Arterien und Venen dicht neben einander, in gleicher Richtung mit einander verlaufend. Die Venen der Aderhaut treten allesammt in der Gegend des *Aequator bulbi* aus dem Auge aus. Kurze hintere Ciliarvenen, welche, den kurzen Ciliararterien entsprechend, Blut aus der Aderhaut fortführen würden, existiren nicht (Leber). Die äusserste Schichte der Chorioidea, die *Lamina fusca*, enthält in einem bindegewebig-elastischen Netze eine Anzahl pigmentirter Zellen und schliesst die zur Iris ziehenden Gefässe und Nerven ein.

Die Chorioidea nimmt einen sehr wesentlichen Antheil an dem ophthalmoscopischen Bilde des Augengrundes, denn sie bestimmt dessen Farbennuance im Grossen und Ganzen. Da die innere Pigmentschichte unter normalen Verhältnissen die ganze Aderhaut überzieht, so wird sie zunächst das Licht, das die Netzhaut passirte, aufhalten. Da ferner diese Pigmentschichte bei normalem Pigmentgehalte bei schwacher Beleuchtung kein Licht hindurchdringen lässt, und bei starkem Lichte nur bei schwacher Pigmentirung der sechseckigen Zellen ein beträchtlicher Antheil desselben hindurchtreten kann, so ist begreiflich, dass im Allgemeinen unter physiologischen Verhältnissen die hinter dem Pigmentstratum gelegenen Aderhaut-Schichten dem Auge verborgen bleiben werden, und andererseits die besagten Lagen keinen Einfluss auf die Färbung des Augengrundes nehmen können. Von dem Aussehen der letzteren werden wir noch sprechen. Vorläufig sei bemerkt, dass dafür, dass das Gefässstratum wirklich keinen derartigen Einfluss übt, das vollkommen gleichmässige Aussehen des Augengrundes, herrührend von der intacten Lage der inneren Pigmentschichte, beweisend ist. Je nach der Farbe des Pigmentes, welche sich in der Regel nach jener der Iris und der Haare richtet, erscheint der Augengrund [1]) bei schwacher Beleuchtung (im aufrechten Bilde) blassgelb, gelbroth, braunroth, beim Neger nahezu schwarz. Rings um die Eintrittsstelle des Sehnerven wird die Chorioidealfärbung durch die grauliche Netzhautfärbung wesentlich gedeckt. Bei starker Beleuchtung, namentlich der Untersuchung im umgekehrten Bilde, ist die Färbung eine viel intensivere, dunklere, die Netzhautfarbe kommt nicht in Betracht. Im Tageslichte ist die Farbe der Chorioidea eine wesentlich andere, mehr rosaroth. Es zeigt sich ein höchst auffallender Unterschied, wenn man einen und denselben Fall bei Anwendung derselben Lichtquelle mit schwacher oder starker Beleuchtung untersucht. Man staunt, wie bei der ersteren Untersuchungsmethode von der gelbrothen Farbe des Augengrundes häufig nicht blos bei blond-, sondern auch bei braunhaarigen Individuen Nichts zu sehen ist, der Augengrund vielmehr blassgelb tingirt, oft nicht dunkler als die Gesichtshaut des betreffenden Individuums erscheint. Dies ist bei mässiger Pigmentirung der Aderhaut die Regel, bei dunklerer Farbe des Pigments werden jedoch auch bei schwacher Beleuchtung die oben erwähnten Farben zum Vorschein kommen.

Die Zusammensetzung der das Licht reflectirenden Chorioidealschichte aus den sechseckigen Zellen verleiht derselben bei hinlänglicher Vergrösserung ein gekörntes, chagrinirtes Aussehen. Diese Körnung des Augengrundes tritt bei hellem Pigmente deutlicher als bei dunklem hervor. In der Acquatorialgegend ist sie, oder sind, wenn man will, die einzelnen Pigmentzellen am leichtesten wahrzunehmen (Liebreich). In der Gegend der *Macula lutea* trägt die dunklere Farbe des Epithelpigmentes zur dunkeln Färbung dieser Partie bei.

Dass das *Stratum pigmenti* den genannten Einfluss auf die Färbung des Augengrundes ausübt, davon überzeugt man sich am besten, wenn man eine Chorioidea bei einer Loupenvergrösserung, die der Vergrösserung mit dem Augenspiegel entspricht, im auffallenden Lichte untersucht. An jenen Stellen, an welchen die Epithelialschichte vollkommen erhalten ist, sind die Gefässstämme gedeckt, man kann sie jedoch an derselben Stelle sofort zum Vorschein bringen, indem man die Pigmentzellen mit Hilfe eines Pinsels entfernt.

Allen entgegenstehenden Ansichten gegenüber muss aufrecht

---

[1]) Siehe Tafel IV, Fig. 25 und 26.

gehalten werden, dass bei normaler Pigmentirung des Chorioidealepithels von der Vasculosa Nichts zu sehen ist. In jenen Fällen jedoch, in welchen bei blonden oder auch bei braunhaarigen Individuen das *Stratum pigmenti* fast gar nicht und das Chorioidealstroma nur sehr wenig pigmentirt ist, da stellt sich das ganze Convolut der Chorioidealgefässe in seiner charakteristischen Form dar [1]). Hinter den Netzhautgefässen sieht man durch einen leichten Schleier, von der Epithelschichte herrührend, verhüllt, die orangegelben Chorioidealgefässe auf lichtgelbem Grunde. Die Gefässe der Aderhaut entbehren der rothen Farbe der Retinalgefässe, sowie des centralen Lichtstreifens, sie sind mehr bandartig, Arterien und Venen durch Farbe und Caliber nicht von einander zu unterscheiden. Sie nehmen von der Stelle der *Macula lutea* aus einen eigenthümlich geschlängelten Verlauf, theilen sich häufig, um wieder zu anastomosiren, zeigen vielfache Verschlingung und auch gegenseitige Deckung. Gegen den *Aequator bulbi* hin sieht man die Gefässe mehr gestreckt verlaufen, durch Anastomosen in immer stärkere Stämme zusammentreten, bis endlich kurze, geradlinige und breite Gefässe der Augenaxe parallel gerichtet, entstehen, welche in der Gegend des Augengleichers plötzlich zu endigen scheinen. Blickt man bei gehörig erweiterter Pupille über den *Aequator bulbi* hinaus, so kann man wahrnehmen, wie obbesagte Stämme, die Wirbelvenen, auch von vorne Zufluss erhalten. Bei dieser äusserst geringen Pigmentirung des Chorioidealstromas, in welcher die Aderhautgefässe beinahe über den ganzen Augengrund sichtbar werden, bleiben sie dennoch an der Stelle der *Macula lutea* in der Regel unsichtbar, denn an dieser Stelle ist das Epithel auch in solchen Fällen gewöhnlich hinlänglich pigmentirt, um die Gefässe zu decken.

Ein entschieden selteneres physiologisches Verhalten ist jenes, wo bei normaler Pigmentirung des Chorioidealstromas das Epithel so wenig Pigment enthält, dass es dem Lichte vollkommenen Durchtritt gestattet. In der grössten Mehrzahl der Fälle, in welchen die dunkel pigmentirte Vasculosa blossliegt, handelt es sich nämlich um eine Zerstörung der Epithelialschichte. Das Bild ist ein verschiedenes, je nach dem Pigmentreichthum des Aderhautstromas. Ist das Pigment sehr dunkel und reichlich vorhanden, so deckt es die äussere der Sclerotica zugekehrte Gefässlage der Aderhaut und nur die innere wird sichtbar. Die Zwischenräume zwischen

---

[1]) Siehe Tafel IV, Fig. 27.

diesen Gefässen der inneren Lage, die Intervascularräume, sind grauschwarz oder schwarz, die Gefässe zumeist durch Contrast röthlich, zinnoberroth. Da die Intervascularräume eine grosse Regelmässigkeit zeigen, so erscheint der Augengrund wie schwarz getäfelt. Die einzelnen Täfelchen erscheinen, entsprechend dem Verlaufe der Chorioidealgefässe, in der Gegend des hinteren Augenpoles rundlich, rhombisch, in der Peripherie dagegen länglich, rhomboidisch. Das Bild ist für den, der es zum erstenmale sieht und der gewohnt ist, dass ein gleichmässiger gelbrother Farbenton den Augengrund decke, sehr überraschend, und es wird das normale Stromapigment von Ungeübten in derartigen Fällen für eine pathologische Pigmentbildung gehalten.

Ist das Stromapigment weniger reichlich und weniger dunkel, so erscheinen die Räume zwischen den Gefässen braunroth, resp. gelbroth, die Gefässe selbst oekergelb, orangegelb. Das Bild nähert sich dem bei blondhaarigen Individuen und geht in dasselbe allmälig über.

Die hinter dem Pigmentepithel liegende Capillargefässschichte der Aderhaut ist selbst unter den günstigsten Bedingungen, bei gänzlichem Pigmentmangel des Augengrundes nämlich, für die Augen nicht besonders bevorzugter Menschenkinder unsichtbar.

II. Angeborene Anomalien.

1. Anomalien der Pigmentirung.

Wir haben in Betreff der Aderhautpigmentirung den physiologischen Verhältnissen einen gewissen Spielraum gelassen. Der gänzliche Pigmentmangel der Chorioidea einerseits, wie er in albinotischen Augen vorkommt, die circumscripten Bildungen massenhaften Pigmentes andererseits, wie sie sich auch bisweilen in sonst normalen Augen zeigen, müssen unter den angeborenen Anomalien ihren Platz finden.

Die instructivsten Bilder für die ganze Anordnung des Aderhautgefässbaumes würden albinotische Augen[1]) liefern, da sowohl die Epithel- als auch die Stromazellen der Chorioidea hierbei vollkommen pigmentlos sind und sich die Aderhautgefässe deshalb auf dem weissen Grunde der Sclerotica mit grösster Schärfe abzeichnen — wenn nicht derartige Augen durchgehends an Nystag-

---

[1]) Siehe Tafel IV, Fig. 28.

mus litten, ein Moment, welches die Untersuchung ungemein
erschwert. Interessant ist jedoch die Beobachtung, dass man in
derartigen Fällen den Verlauf der Gefässe in der Substanz
der Sclerotica wahrnehmen kann (Liebreich). Auf der kurzen
Strecke, welche das Gefäss in dem Lederhautgefüge durchläuft,
erscheint die rothe Farbe des Blutes durch die vorliegenden Scle-
rallagen wesentlich abgeschwächt, grauröthlich.

Man findet in sonst normalen Augen bisweilen und meistens
in der Peripherie einen oder den anderen schwarzen Pigmentfleck,
sogar von der Grösse der Papille, welcher, da die Netzhautgefässe
ungehindert über denselben streifen, in die Chorioidea zu verlegen,
und aller Wahrscheinlichkeit nach als eine angeborene Anomalie
zu betrachten ist [1]. Dass eine grössere Anhäufung von Chorioideal-
Pigment rings um den Sehnerven, der sogenannte Chorioidealring,
eine physiologische Bildung ist und sehr verschiedene Grade
erreichen kann, haben wir früher (pag. 242) gesehen.

2. Das Colobom der Aderhaut.

Ophthalmoscopisch wurde das Colobom der Aderhaut zuerst
von v. Gräfe [2] in einem Falle von Microphthalmus nachgewiesen.
v. Stellwag [3], Ruete [4], Liebreich [5], Nagel [6], Bäumler [7],
Sämisch [8], ich [9] berichten über specielle Fälle, jedoch ist die
in Rede stehende Bildungsanomalie nicht so selten, dass nicht
Jeder, der Gelegenheit hat, zahlreiche Augenkranke zu untersuchen,
einen oder den anderen Fall dieser Art wahrgenommen hätte.

Bei der Beleuchtung des Augengrundes wird man gewahr,
dass aus dem unteren Theile der Pupille nicht gelbrothes, sondern
ein bläulichweisses glänzendes Licht zurückgestrahlt wird. Man
überzeugt sich, dass dasselbe von einer eigenthümlichen glänzenden Fläche herrührt, welche einen Theil der unteren Hälfte des
Augengrundes occupirt. Die grosse Axe des als Oval sich präsen-

---

[1] Siehe Tafel XIX, Fig. 85.
[2] Dessen Archiv II. 1, 1855, pag. 239.
[3] Wochenblatt der Zeitschrift der k. k. Gesellschaft der Wiener Aerzte,
pag. 815.
[4] Bildliche Darstellung der Augenkrankheiten, 9. Lieferung. Taf. II, Fig. 6.
[5] Gräfe's Archiv, V. 2, 1859, pag. 241 und Atlas, Tafel XII, Fig. 4 und 5.
[6] Ibidem VI. 1, 1860, pag. 171.
[7] Würzburger med. Zeitschrift 3. Band, 1862, pag. 72.
[8] Zehender's klinische Monatsblätter 1867, pag. 85.
[9] Bericht des allg. Krankenhauses 1866, pag. 319.

tirenden Fleckes fällt entweder in den verticalen Meridian des Auges oder geht von oben aussen nach innen und unten, so dass die weisse Fläche gerade nach abwärts oder mehr nach innen und unten gekehrt ist. Die untere Begrenzung des Ovals ist entweder, indem man das Auge nach abwärts blicken lässt und selbst von oben in dasselbe hineinsieht, leicht zu erreichen, so dass man jenseits derselben den Beginn der normalen Färbung des Augengrundes leicht constatiren kann, oder es glückt nur bei *ad maximum* erweiterter Pupille und der stärksten Abwärtswendung des Auges die Begrenzungslinie, zum Theile wenigstens, nachzuweisen, oder es lässt sich endlich selbst bei dem letztgenannten Verfahren nicht beweisen, dass das Colobom ein Ende nach abwärts erreiche.

Das Colobom schliesst entweder die Eintrittsstelle des Sehnerven in sich ein oder es nimmt unterhalb desselben seinen Anfang. Zwischen Sehnerv und Colobom kann eine normale Aderhautpartie liegen, oder aber es geht von der unteren Sehnervengrenze ein lichter Streifen vertical nach abwärts zum Rande des Coloboms. Am Orte des Defects der Chorioidea — denn ein solcher besteht an der Stelle des weissen Ovals — sind entweder noch Reste von Pigment zu finden, wobei zahlreiche grössere oder kleinere braune Pigmentflecke ihm ein getigertes Ansehen verleihen können (Bäumler), oder aber er ist und zwar gewöhnlich pigmentlos, so, dass auch nicht eine Pigmentspur sich auf demselben vorfindet.

Eine genaue Betrachtung der weissen Partie, deren Farbe von der blossliegenden Sclerotica herrührt, lehrt, dass die letztere Membran an dieser Stelle ectatisch ist. Bei der Beleuchtung aus einiger Entfernung sieht man auf diesem weissen Flecke Gefässe — das Auge ist in der Richtung der Ectasie hochgradig myopisch. Aber selten handelt es sich hierbei um eine gleichmässige Ausbuchtung eines Theiles der Sclerotica, so dass deren Wandungen selbst glatt wären, sondern in der Regel um eine vielfache Ein- und Ausbiegung der Wände der ectatischen Partie. Ein scharfer, schneidender Rand kann am unteren, der Iris zugekehrten Ende des Coloboms die ectatische Partie von der im normalen Niveau gelegenen Sclerotica abtrennen, während an den übrigen Grenzstellen des Aderhautdefects der Uebergang von der normalen zur abnormen Partie weniger brusque ausgeprägt ist. Innerhalb der Ectasie ist die Ectasienbildung eine verschiedenartige. Es kommt vor, dass, wie es Fig. 87 auf Tafel XIX. zeigt, die Aushöhlung durch quergehende Leisten in eine Anzahl Hauptabtheilungen gebracht wird. In dem genannten Falle sind die drei Unterectasien auch noch durch ihre verschiedene Farbe ausgezeichnet. Glänzendweiss ist jene, welche zu oberst steht, eine gelblich weisse schliesst sich an und eine von graugrünlicher Farbe macht den Schluss nach abwärts. Während die beiden ersten Buchten glatt sind, zeigt die letzte eine grosse Menge quergehender Leisten, entsprechender Erhöhungen und Vertiefungen. Eine so regelmässige Staffelung ist selten. Gewöhnlich zeigt sich eine höchst unregelmässige Bildung von Vorragungen und dazwischen liegenden Rinnen, die nach verschiedenen Richtungen verlaufen, sowie von kleineren und grösseren rundlichen Ausbuchtungen, welche selbst wieder kleinste, punktförmig erscheinende Ectasien tragen. Man betrachte nur, um sich eine richtige Vorstellung zu machen, welchen Grad die Grubenbildung erreichen kann, das auf Tafel XIX, Fig. 88 entworfene Bild. Es wurde ferner auch beobachtet, dass eine senkrechte Raphe die staphylomatöse Partie zunächst in zwei seitliche Hälften, wenn auch unvollständig, theile (Bäumler).

Von dem Bestehen der Ectasien kann man sich durch den Wechsel von Licht und Schatten, welchen die Höhen und Tiefen bei verschiedenen Haltungen des Spiegels darbieten, sowie durch alle jene Mittel überzeugen, welche wir früher zur Erkenntniss der Tiefendimensionen anführten. Hierbei leisten uns die auf der colobomatösen Partie verlaufenden Gefässe besondere Dienste. Wir müssen hierbei die Gefässe der Netzhaut von den Chorioidealgefässen unterscheiden. Ist die Eintrittsstelle des Opticus nicht in das Bereich des Coloboms einbezogen, so gehen die aus derselben oft abnorm hervortretenden Centralgefässe, welche die Richtung nach abwärts einschlagen, zunächst an den Rand des Coloboms. Hier können sie sich scheuen, auf dasselbe überzutreten und schlagen unter scharfer Knickung ihren Weg längs des Colobomrandes ein, so dass nur zarte Aestchen auf die weissliche Fläche übergehen. Oder aber sie überschreiten den Rand des Aderhautdefects. Sie zeigen auf demselben ein verschiedenes Verhalten. Ist der Begrenzungsgrund ein scharfer, so können wir eine scharfe Knickung der Gefässe und bei der Untersuchung im aufrechten Bilde und der Einstellung für die Netzhautebene ein Verschwimmen derselben beobachten. Wenn wir die Gefässe in ihrem Laufe weiter verfolgen, so wird sich sowohl im aufrechten, als im verkehrten Bilde (durch die bekannten Hilfsmittel) herausstellen können, dass die Gefässe auf Höhen hinansteigen und in Rinnen oder Buchten sich senken. Die Netzhautgefässe verläugnen dabei ihren Typus nicht, oder aber sie erscheinen abnorm gewunden, geschlängelt oder verschlungen, Bildungen, die zum Theile in der Form der Ectasien begründet sind. Auch sieht man bisweilen aus den Rinnen Gefässe hervorkommen, die durch ihren Uebertritt auf die normale Netzhaut sich als Gefässe derselben kundgeben.

Die Netzhautgefässe können aber auch ein anderes Verhalten zeigen. Es kann sich die Netzhaut und mit ihr können sich deren Gefässe über die ectatische Partie hinüberspannen und zwar geschieht dies entweder im ganzen Bereiche der Ectasie (v. Stellwag) oder aber nur an einzelnen Abschnitten derselben, während an anderen Punkten die Netzhaut den Krümmungen der Sclerotica folgt (Liebreich). Dieses Verhältniss wird dadurch, dass wir die Aderhautgefässe in Betracht ziehen, klar hervortreten. Ausser den Gefässen nämlich, welche offenbare Fortsetzungen der Netzhautgefässe sind, zeigen sich auf der weissen Partie eigenthümliche, vielfach geschlängelte, auch zarte Netze bildende Adern, welche einerseits auf der Sclerotica wie abgeschnitten aufhören (dort, wo sie die Lederhaut durchbohrend in das Auge eintreten), auch während ihres Durchtrittes durch die Lederhaut in Form bräunlicher Streifen gesehen wurden (Nagel), andseits am Rande des Coloboms verschwinden oder deutlich in die Gefässe der normalen Chorioidea verfolgt werden können. Diese in ihrem Erscheinen von der Norm so sehr abweichenden Aeste der *Arteriae ciliares posticae breves* liegen mit allen ihren Biegungen stets dem Scleralflecke auf, und wenn nun die Netzhaut frei über die Gruben gespannt ist, so erkennen wir dies daraus, dass wir verschiedener Correctionsgläser bedürfen, wenn wir im aufrechten Bilde die verschiedenen Gefässlagen zur deutlichen Anschauung bringen wollen, so wie durch die parallactische Verschiebung der Gefässe vor einander sowohl im aufrechten als verkehrten Bilde. All' die Erscheinungen mangeln, wenn die Netzhaut sich genau allen Furchen und Höhen anlegt. Das gewissenhafte Studium der Gefässe auf der Fläche des Coloboms in der Absicht vorgenommen, um Netzhaut- und Aderhautadern von einander zu unterscheiden, ist mitunter sehr schwierig. Es erfordert, wie ein Blick auf Fig. 87 und 88 (Tafel XIX) zeigt, grosse Mühe, um sich in diesem Gewirre rother Streifen zurecht zu finden. Doch so viel steht fest, dass die abnormen Aderhaut- und die Netzhautgefässe mit einander anastomosiren.

In Fällen von exquisitem Microphthalmus erscheinen die Ränder des Coloboms stark verwaschen (v. Gräfe, ich), sonst ist der Rand scharf und es beginnt an demselben sofort die normale Aderhaut, oder es findet sich daselbst ein schwarzer Pigmentsaum.

Dieser letztere kann sehr mächtig entwickelt oder blos angedeutet, mehr geschlossen oder vielfach unterbrochen sein. Auch finden sich isolirte Pigmentbildungen in nächster Nähe des Randes im Bereiche der Chorioidea (Fig. 87). Es kann aber auch an die colobomatöse Partie an einer Stelle ein Chorioideastreifen sich anschliessen, welcher durch seine blassgelbe Farbe von der darangrenzenden normalen Aderhaut sich unterscheidet und eine noch unvollkommene Entwicklung der Membran an diesem Punkte verräth (Fig. 86). An die untere Grenze der Ectasie schliesst sich häufig eine von der Chorioidea entblösste, im normalen Niveau liegende Partie der Sclera an. Dieselbe kann man nach vorne in eine Spitze auslaufen sehen (welche in die vom Iris- zum Chorioidealcolobom ziehende Raphe übergeht). Rechts und links von dem mittleren, die Spitze bildenden Defect sah man gleichfalls einen lichten Streifen zwischen der Ectasie und dem *Corpus ciliare* (Sämisch).

Ist die Eintrittsstelle des Sehnerven in das Colobom einbezogen, so kann die obere Grenze des letzteren mit dem oberen Rande des Opticus zusammenfallen, oder es ist der Opticus ringsum von der Sclerotica umgeben. Die Papille ist in der Regel als solche noch erkennbar. Sie kann als ein durch ihre röthliche Farbe vollkommen und ringsum von der Sclerotica sich abgrenzendes Queroval erscheinen (Fig. 88), oder aber es gelingt nur schwer, die querovale Papille durch ihre grauröthliche Farbe von der Umgebung zu unterscheiden (Liebreich). Die querovale Form der Sehnervenscheibe ist zum Theile Bildungsanomalie, zum Theile nur scheinbar, indem die Papille nicht senkrecht gegen die Sehnervenaxe steht, sondern mit ihrem unteren Rande nach rückwärts weicht. Der die Papille repräsentirende röthliche Fleck kann auch dreieckig sein (Bäumler). Doch wurde auch beobachtet, dass die Existenz der Papille sich durch Nichts, durch keinen Unterschied in Farbe, Glanz, durch keine irgendwie geartete Contour verrieth (Nagel). Die Centralgefässe können bei ihrem Verlaufe auf der Papille ein im Wesentlichen normales Verhalten zeigen (Fig. 88), oder es erscheint die normale Gefässfigur gleichsam um 90^0 gedreht, indem die Hauptäste nicht nach oben und unten, sondern zunächst nach rechts und links ihren Lauf nehmen (Liebreich), oder aber es ergeben sich an der Stelle der Papille Gefässfiguren, wie sie auf einer normalen Papille niemals zum Vorschein kommen (Nagel).

Den Uebergang von jenen Formen des Coloboms, welche die

Papille vollends einschliessen, zu jenen, in welchen die letztere mitten in normaler Chorioidea steht, bildet der Fall, dass die Aderhaut den grössten Theil des Sehnerven umgibt und nur nach unten sich nicht schliesst, wobei sie daselbst zwei einspringende Winkel bildet, um unterhalb derselben wieder auseinanderzuweichen (v. Stellwag).

Der ausserhalb des Coloboms stehende Sehnerv ist normal, zeigt etwa eine angeborene Excavation, auch schliesst sich mitunter an seinen Rand ein Conus an. Einmal erschien er viereckig mit abgerundeten Ecken, mit Ausnahme des unteren Eckes, welches ausgeschnitten war, und an welchem (also am unteren Rande der Papille) die Centralgefässe entsprangen (Bäumler). Ein anderes Mal war an ihm eine andere angeborene Anomalie nachzuweisen. Dieselbe zeigt Fig. 87. Ein gelblicher Ring, breiter als der normale Bindegewebsring, nach aussen und innen von einem unvollständigen Pigmentsaume begrenzt, umgibt den Opticus. Das untere Drittel des letzteren ist tief excavirt, von blaugrüner Farbe. Die Centralgefässe zeigen ein ungewöhnliches Verhalten. Besonders bemerkenswerth ist eine abnorme Verästelung der Arterie, sowie dass ein venöser von unten kommender Hauptstamm über den gelblichen Ring schreitend unmittelbar am Rande der Papille sich in die Tiefe krümmt, um gänzlich zu verschwinden. Es ist diese Bildung um so interessanter, als sie eine gewisse Aehnlichkeit mit particller glaucomatöser Excavation nicht verläugnet.

Eine andere höchst sonderbare Verbildung an der Eintrittsstelle des Sehnerven hat Liebreich [1]) beschrieben. An ihrer Stelle erschien eine den normalen Sehnervenquerschnitt drei- bis viermal an Grösse übertreffende, von dem übrigen Augengrunde scharf abgegrenzte Scheibe. Die unteren zwei Drittheile derselben wurden von einer diaphanen, in Falten gelegten Membran überzogen, welche unter sich zwei länglich ovale, stark excavirte Buchten, die eine schmale Raphe trennte, barg. Die Hauptgefässäste, im oberen Drittheile entspringend, sendeten ihre stärksten Zweige nach oben ab, nur einzelne dünne Gefässe gingen nach abwärts, wurden von der gefalteten Membran theilweise gedeckt und zeigten am Rande der Scheibe eine scharfe Knickung.

Dies die ophthalmoscopischen Befunde colobomatöser Augen. Gleichzeitig beobachtet man am Lebenden Iriscolobom, welches durch eine breite Spalte im Ciliarkörper oder mittelst einer durch

---

[1]) Gräfe's Archiv V. 2, pag. 246, und Atlas. Tafel XII, Fig. 4.

denselben gehenden Raphe, zu deren Seite verkümmerte und nach hinten gewichene Ciliarfortsätze stehen, mit dem Chorioidealspalt sich in Verbindung setzt. Am unteren Linsenrande findet sich bisweilen eine kleine Einkerbung, welche bei der Augenspiegeluntersuchung als ein kleiner, verticaler, dunkler Strich erscheint. Gewöhnlich erscheint die Linse eiförmig mit nach abwärts gekehrtem schmalerem Ende. Der auch in der *Zonula Zinnii* beobachtete Defect (v. Stellwag) müsste sich ophthalmoscopisch durch dunkle Begrenzungslinien kenntlich machen.

Die mehrseitige anatomische Untersuchung colobomatöser Augen (v. Ammon [1]), Hannover [2]), Arlt [3]), v. Stellwag) [4]) zeigte die Ausbuchtung der Lederhaut, sowie das Fehlen der Aderhaut im Bereiche der Ectasie. Doch liess sich als Spur der letzteren Membran noch eine zarte Auskleidung der Höhlung nachweisen. Die Retina ging unbehindert über das Colobom, doch wurde auch in anderen Fällen in ihr die Spaltung beobachtet.

Ausserdem wurde der grösste Theil der mitgetheilten ophthalmoscopischen Bilder auch anatomisch bestätiget, eine Aufzählung der diesbezüglichen Befunde erscheint demnach nicht dringend geboten. Dagegen harren noch Einzelne in der Linse aufgefundene Abnormitäten ihrer Bekräftigung durch den Augenspiegel.

Liebreich erklärt die von ihm beschriebene Veränderung an der Eintrittsstelle des Sehnerven nach einem Präparate Arlt's daraus, dass sich „die Scheide des Sehnerven unterhalb der Papille, bevor sie in die Sclera überging, zu einer tiefen Tasche erweiterte, über deren Oeffnung sich eine vom Sehnerven ausgehende Membran hinüberspannte". Eine vorspringende Leiste trennte die Tasche in die beiden seitlichen Buchten.

Die von uns oben beschriebene Missbildung der Papille ist nicht genügend aufgeklärt.

Das *Coloboma oculi* findet sich entweder auf beiden Augen oder auf einem, und dann in der weitaus überwiegenden Anzahl der Fälle auf dem linken. Das colobomatöse Auge ist in der Regel kleiner, oder es zeigt entwickelten Microphthalmus. In der grössten Zahl der Fälle besteht ein dem Colobom entsprechender, vollstän-

---

[1]) Dessen Zeitschrift für Ophthalmologie 1831.
[2]) Das Auge, 1852.
[3]) Die Krankheiten des Auges, 2. Band, pag. 127.
[4]) Zeitschrift der Gesellschaft der Wiener Aerzte 1854, 2. Band, pag. 229 und Ophthalmologie II. 1, pag. 32.

diger Sehfelddefect nach oben. Dies beweist, dass in diesen Fällen der über die Ectasie streichenden Netzhaut eine höchst mangelhafte Entwicklung zukommt. In einzelnen hierhergehörigen Augen jedoch functionirte der betreffende Theil der Membran, es war kein Ausfall im Sehfelde nachzuweisen.

Das Colobom der Aderhaut ist als der Ueberrest einer Spalte anzusehen, welche in den ersten Entwicklungsperioden des Auges in den primitiven Anlagen der Netz- und Aderhaut vorübergehend sich findet. Die übrigen Anomalien, welche in der Sclerotica, der Iris und dem Ciliarkörper, der Linse beobachtet werden, sind Folge des Offenbleibens der Augenspalte.

3. Das Staphyloma posticum [1]).

Mit diesem Namen bezeichnet man in der Regel ein sehr charakteristisches ophthalmoscopisches Bild. Das, was man eigentlich mit dem Augenspiegel sieht, ist nicht die Scleralectasie, sondern eine eigenthümliche Figur am Rande des Sehnerven, welche mit der Ausdehnung der hinteren Scleralpartie nicht immer in richtiger Proportion steht.

Der Name *Staphyloma posticum scleroticae* ist für die Veränderungen im hinteren Augapfelabschnitte, welche hierbei in Betracht kommen, in der grössten Mehrzahl der Fälle nicht zutreffend. Es handelt sich nämlich nur in sehr seltenen Fällen um eine locale Ausbuchtung der Lederhaut, ein, wie wir sahen, beim Colobom der Aderhaut constantes Phänomen, sondern zumeist um eine mehr ebenmässige Ausdehnung des hinteren Augapfelabschnittes, wobei dessen Wandungen glatt bleiben.

Hierbei ist es nun die glänzend weisse Mondsichel, welche am äusseren Rande des Opticus zum Vorschein tritt. Allein bis es zum Hervortreten derselben kommt, hat es oft gute Wege und andererseits leiht die Sichelfigur ihre Farbe und ihr Aussehen überhaupt häufig anderswo her, als vom zunehmenden Monde.

Die erste Andeutung der Sichel oder des Conus ist ein bogenförmiger Pigmentstreifen, der in ganz geringer Entfernung vom äusseren Papillenrande auftritt, entweder ununterbrochen, oder aus einzelnen Pigmentpunkten bestehend. Statt Eines kommen auch zwei oder drei solcher Streifen vor, ja es kann sich ereignen, dass eine grössere Anzahl, ein halbes Dutzend derartiger concentrischer Pigmentbogen am Opticusrande sich häuft und dadurch der Conus

---

[1]) Siehe Tafel XXV—XXVII.

in toto den Eindruck eines schwarzen macht. (Tafel XXVI. Fig. 115). Dies letztere ist sehr selten. In der Regel sieht man zwischen dem schwarzen Pigmentstreifen und dem Bindegewebsringe die Farbe der Chorioidea lichter, blassgelb oder der erstere umsäumt einen weissen Bügel, der sich unmittelbar an den betreffenden Rand des Opticus anschliesst. Mitunter zeigt sich innerhalb der Sichel nichts Anderes, als Mangel des oberflächlichen Pigmentstratums. In ihrem Bereiche sehen wir dann in ausgezeichneter Weise das Convolut der Chorioidealgefässe, dessen Anblick uns am Rande des Conus entzogen wird, wenn das Epithel sonst wohl erhalten und gut pigmentirt ist. Aber auch da, wo es fehlt, ist die Begrenzung des Conus durch einen Pigmentstreifen deutlich markirt. So sehen die Anfangsbildungen aus. Der Conus hat dabei keine grössere Höhe, als der halbe Papillendurchmesser, und die seine beiden Enden verbindende Linie ist nur eine Sehne oder höchstens der Durchmesser des Papillenkreises.

Seine Dimensionen können sich aber bedeutend grösser zeigen. Der Conus erreicht eine Höhe vom Durchmesser der Papille und eine noch grössere. Seine Figur ist noch mondsichelförmig, oder halbelliptisch, oder spitzbogenartig. Sein grösster Durchmesser ist entweder gerade nach aussen, oder gleichzeitig etwas nach abwärts gegen die *Macula lutea* gerichtet. Die letztere wird jedoch von ihm nicht erreicht, indem sie vor ihm gleichsam zurückweicht. Seine Farbe ist bei dieser Ausdehnung *in toto* eine glänzend- oder bläulich-weisse, jedoch selten eine vollkommen gleichmässige. Häufig sehen wir noch deutlich erhaltene blassgelbe Chorioidealgefässe, oder doch eine deutliche grauliche Fleckung, entsprechend den Ueberresten des Pigments der Intervascularräume, während die weissen Zeichnungen dazwischen den Gang der Aderhautgefässe andeuten, oder es finden sich einzelne dunkle, schwarze, oder mehr gelbliche Pigmentschollen auf der weissen Figur.

Ist der Conus gross, so beobachtet man nicht selten, dass er aus deutlich sich abgrenzenden, verschieden gefärbten Partien besteht. Gewöhnlich sind dann zwei Abschnitte deutlich ausgeprägt. Der Theil des Conus, der an den Sehnerven unmittelbar sich anschliesst, ist gelblich, der äussere bläulich-weiss oder weiss, manchmal ist die Sichel auch in drei kleinere Unterabtheilungen gebracht, der Conus wird tricolor, an die gelbliche Farbe schliesst sich die bläulichweisse und an diese die glänzend-weisse an.

Der Conus sitzt hierbei auf dem Durchmesser der Papille

oder hat bereits über denselben hinübergegriffen. So wird er allmälig an der inneren Papillenhälfte sichtbar und umgreift endlich auch diese vollständig, so dass er nunmehr den ganzen Sehnerven umkreist. Bei dieser Entwicklung des Conus bleibt seine innere Partie in der Regel von untergeordneter Bedeutung im Vergleiche zu der äusseren, doch kann sich auch selbständig dem äusseren Conus gegenüber ein innerer entwickeln, und die Grösse des ersteren erreichen; mit ihren Bases stossen die Coni aneinander, den oberen und unteren Sehnervenrand mit einer schmalen Zone umgebend.

Der typische Conus zeigt selten von den genannten abweichende, bizarre Gestaltungen. Nur der Rand der Sichel, der oft sehr regelmässig gekrümmt ist, zeigt vielleicht ebenso oft kleine Unregelmässigkeiten. Es ist aber noch sehr zu erweisen, ob die höchst unregelmässigen zackigen und eckigen Figuren, welche sich nach aussen oder rings um den Sehnerven in solchen Fällen finden, in welchen fast immer gleichzeitig anderweitige, tiefe Aderhautveränderungen vorkommen, hierher zu rechnen, und nicht vielmehr, wie wir sehen werden, als Ausdruck einer Chorioiditis anzusehen sind.

Die schwachen nach aussen ziehenden Netzhautgefässe treten auf dem weissen Grunde besonders deutlich und in scheinbar grösserer Menge hervor, zeigen einen gestreckten Verlauf und an den Rändern des Conus in der Regel keine Biegung oder Knickung, auch erscheinen sie dann im aufrechten Bilde bei derselben Einstellung auf der Fläche des Conus, sowie auf der Papille und der umgebenden Netzhaut gleich deutlich. Manchmal jedoch, aber nur selten, lässt sich nachweisen, dass die weisse Partie ectatisch ist. Die Gefässe in der Mittelstelle des Conus liegen tiefer als auf der Papille oder der an den Conus angrenzenden Netzhaut; es gibt sich dies dadurch kund, dass eine leichte Biegung derselben am Conalrande auftritt, stärkere Concavgläser zu ihrer Wahrnehmung nothwendig sind und auch eine leichte parallactische Verschiebung bei der Untersuchung im umgekehrten Bilde bemerkbar wird. Ein mit der Richtung des einfallenden Lichtes wechselnder Schatten am äusseren Rande des Conus zeugt gleichfalls für eine bestehende circumscripte Ectasie. Bisweilen sieht man auch auf der weissen Fläche unregelmässige, schattige Flecke, welche, wenn das einfallende Licht seine Richtung ändert, gleichfalls in Gestalt und Lage eine Modification erleiden. Es spricht diese Erscheinung für kleine Ausbuchtungen im Bereiche des Conus (v. Stellwag).

Der Conus entwickelt sich am äusseren Papillenrande. Dies geschieht in der weitaus grössten Mehrzahl der Fälle. Doch kommen auch nach innen gestellte Coni vor, seltener als dies ist die Conusbildung nach abwärts, am allerseltensten nach oben. Diagonal nach unten und nach oben gestellte Coni kommen wiederum häufiger vor, als solche, die geradezu nach unten oder nach oben stehen. Die letztere Form wird sogar auch gänzlich geläugnet, so sah sie z. B. Donders[1]) und Liebreich[2]) nie. Dagegen war ich in der Lage, auch diese Form einmal zu beobachten.

Der Sehnerve erscheint bei der *Sclerectasia posterior* normal oder durch Contrast geröthet, bei grösserem und namentlich bei einseitigem Conus als Oval. Steht der Conus nach aussen, so zeigt dadurch, dass die Scheibe in diesen Fällen nicht von vorne, sondern wegen der Verlängerung des Bulbus in der Richtung der Augenaxe und der dadurch bedingten Verrückung der Papille an die innere Bulbuswand mehr im Profil gesehen wird, der horizontale Durchmesser eine scheinbare Verkürzung. Doch soll auch eine wirkliche Formveränderung des Sehnerven hierbei bestehen (Liebreich, Donders). Ist der Conus nach einer anderen Richtung, als nach aussen gestellt, so erscheint die Nervenscheibe in der Art oval, dass der kleinere Durchmesser des Ovals in die Richtung des Conus fällt (Liebreich).

Es ist ausserdem eine andere merkwürdige Veränderung des Sehnerven zu erwähnen, zu welcher der Process, der den Conus erzeugt, führen kann.

Dem Conus gegenüber zeigt sich am Sehnervenrande eine zweite, aber nicht weisse Sichel. Es scheint vielmehr vom normalen Sehnerven ein Segment abgeschnitten. Der horizontale Durchmesser der Papille ist auffallend verkürzt, die Gefässpforte dem scheinbaren, dem Conus entgegengesetzten Papillenrande stark genähert. Dieses dem Conus entgegengesetzte Segment lässt die Farbe der Papille durchschimmern, zeigt jedoch dabei einzelne Pigmentflecken. Die in Rede stehende Bildung muss als eine extrem seltene bezeichnet werden. Ed. v. Jäger hat sie zuerst beschrieben, und in seinen anatomischen Untersuchungen über *Staphyloma posticum*[3]) die Erklärung für das genannte Bild gegeben, sowie überhaupt alle in Betreff des Conus in Betracht kommenden Verhältnisse dargestellt.

---

[1]) Anomalies of accommodation etc., pag. 358.
[2]) Atlas, pag. 6.
[3]) Einstellungen etc. pag. 25.

Der Sehnerve kann übrigens gleichzeitig alle möglichen pathologischen Zustände aufweisen, starke Hyperämie, Entzündung, Atrophie und glaucomatöse Excavation. Die letztere findet sich selten in durch *Staphyloma posticum* hochgradig kurzsichtigen Augen, und gewöhnlich sind dann die Gefässsymptome nicht so stark markirt, wie sonst. Doch sieht man auch Fälle sehr hochgradiger Myopie mit grossem Conus (auch mit gleichzeitiger *Chorioiditis disseminata*) und dabei das Bild der glaucomatösen Excavation in der exquisitesten Entwicklung. Zu erwähnen ist, dass der gelbliche Hof um dem glaucomatösen Nerven an der Stelle des Conus nicht in dem letzteren untergehen muss, sondern daselbst vollkommen erhalten sein kann, so dass er als gelblicher Ring zunächst an den Sehnerven sich anschliesst.

Fern sei es von uns, in die Anatomie des myopischen Auges — denn die Lehre vom *Staphyloma posticum* steht mit jener von der Myopie in innigem Zusammenhange — hier näher einzugehen. Nur zur Erklärung des ophthalmoscopischen Bildes sei Folgendes gesagt. Durch eine Dehnung der Formhäute wird eine Verlängerung des Bulbus in seiner Axe erzeugt. Die Sclerotica ist verdünnt, nur selten existirt im hinteren Bulbuspol ein wirkliches partielles Staphylom derselben. Die Chorioidea muss ebenfalls ausgedehnt werden. Sie möchte sich gerne der Zerrung entziehen und, wo sie nicht zu straff mit der Lederhaut verbunden ist, thut sie es durch Verschiebung, indem ihre vorderen an die *Processus ciliares* angrenzenden Partien etwas nach rückwärts weichen.

In der Gegend des hinteren Bulbuspoles, wo ein innigerer Zusammenhang zwischen Leder- und Aderhaut, vermittelt durch die dort zahlreich übertretenden kurzen hinteren Ciliararterien und Nerven, besteht, wird die Chorioidea zumeist der Zerrung und in Folge derselben der Atrophie unterworfen.

An dieser betheilen sich die einzelnen Schichten in folgender Weise. Es können zunächst die Zellen des Epithels ihres Pigments verlustig werden, ihre Gestalt ändern, dann stellenweise und endlich gänzlich im Bereiche des Staphyloms schwinden. An der Grenze des Conus findet dagegen häufig eine massenhaftere Pigmententwicklung in den Zellen statt. Die übrigen Chorioidealschichten können noch wohl erhalten sein. Dann liegen bei der Untersuchung mit dem Augenspiegel im Bereiche der schwarz umsäumten Sichel nur die Gefässe der Vasculosa bloss. Die Veränderung schreitet weiter. Das Stroma der Gefässlage wird ergriffen. Die pigmentirten Zellen verlieren theilweise ihr Pigment, bleiben aber als solche bestehen, die Gefässe sind noch vollends erhalten, nur verlaufen sie wegen der Zerrung der Membran gestreckter, die Intervascularräume sind grösser. Die Choriocapillaris ist bei diesem Grade der Atrophie wahrscheinlich noch nicht alterirt. Ophthalmoscopisch gibt sich da bereits der weisse Grundton in der Farbe des Conus kund, doch Flecken brauner oder schwärzlicher Farbe mit sehr regelmässigen Zwischenräumen bezeugen die theilweise Existenz des Stromapigmentes und lassen noch die nahezu normale Gefässanordnung erkennen. Damit hat der Process, welcher übrigens in einer Anzahl von Fällen mit dem Schwunde des Stromapigmentes beginnt, nicht das Ende erreicht. Die Chorioidea verfällt an der Stelle des Conus in der Regel dem höchsten Grade des Schwundes. In ein so überaus dünnes Häutchen wird sie da verwandelt, dass es, da ein inniger Zusammenhang zwischen Sclerotica und dem letzten Reste der Chorioidea besteht, nicht Jedermanns Sache ist, den letzteren unversehrt von seiner Unterlage abzupräpariren. Ein Fehlen der Aderhaut an der Stelle des Conus kommt nicht vor, und es scheint sehr zweifelhaft, ob überhaupt die Continuität des überaus feinen Häutchens im Bereiche des Conus jemals gestört ist, ob sich in demselben andere, als artificielle Lücken vorfinden. Das Häutchen erscheint nahezu structurlos, oder leicht streifig, die Stromazellen sind geschwunden, ein Häufchen Pigment, hie und da eingestreut, spricht von ihrer ehemaligen Existenz. Von „einer Obliteration, einem Aufhören oder vollständigen Fehlen stärkerer Gefässe" konnte sich Ed. v. Jäger selbst bei diesem Grade der Atrophie nicht überzeugen, doch die Choriopapilleris liegt ganz oder zum grossen Theile verödet. Auch die *Lamina elastica* meldet sich noch an, aber nur mit schwachen Ueberresten. Die über den Conus streichende Netzhaut zeigt keine wesentlichen Alterationen.

Dies zur Erklärung der ophthalmoscopischen Erscheinung des Conus. Doch müssen wir noch einige anatomische Verhältnisse berühren, welche gewöhnlich keinen directen Einfluss auf das Augenspiegelbild ausüben. Es sind dies Veränderungen im Zwischenscheidencanale des Sehnerven (siehe pag. 234 und Fig. XLII). Dadurch, dass die Sclerotica ausgedehnt wird und dabei die mit der äusseren Sehnervenscheide vereinigte Partie derselben vom Opticusstamme sich entfernen muss, kommt es zu einer Erweiterung des oberen Endes des Scheidenzwischenraumes. Dasselbe erscheint nur um ein Geringes erweitert oder kolbig aufgetrieben, oder spaltförmig in einer auf der ursprünglichen senkrechten Richtung zwischen die Lagen der Sclerotica sich verlängernd. Bei weiter fortgesetzter Ausdehnung der Sclerotica kann es dann wieder dazu kommen, dass die Spalte verschwindet, indem die inneren Faserlagen an die äusseren unmittelbar angedrückt werden und so der Scheidenzwischenraum überhaupt aufgehoben wird. Die Veränderungen des Scheidenzwischenraumes sind in der Regel hinter der Stelle des Conus vorhanden.

Durch die Ausdehnung der Sclerotica im hinteren Augapfelabschnitte rückt der Scleroticalgefässkranz vom Sehnerven ab. Durch die Verdünnung der Sclerotica und Chorioidea im hinteren Augapfelabschnitte nimmt ferner die Länge des Canals, in welchem die marklos gewordenen Sehnervenfasern verlaufen, und damit die Höhe des Sehnervenkopfes ab. Die Opticusfasern verlaufen schon innerhalb der *Lamina cribrosa* und besonders nach ihrem Durchtritte durch dieselbe nicht senkrecht aufsteigend, sondern in mehr schiefer Richtung gegen die Stelle der grössten Ectasie hin. Jene Fasern, welche nach der der Ectasie entgegengesetzten Seite zu wandern haben, biegen erst in der Ebene der Netzhaut um. Bei dieser Verschiebung des intraoculären Sehnervenendes nach der Seite der Ectasie kann es geschehen, dass das der Entwicklungsgeschichte nach ohnehin zur Netzhaut gehörige *Stratum pigmenti* über den der Ectasie entgegengesetzten Rand der Papille eine Strecke weit verschoben wird. Dies erklärt das früher beschriebene Bild, welches uns eine dem Conus entgegengesetzte Sichel auf der Papille zeigt.

Der Conus und mit ihm die Ectasie des hinteren Augapfelabschnittes ist entweder als solcher oder in der Anlage angeboren. v. Jäger sah schon bei Neugeborenen ausgebildete Coni; in der Regel entwickeln sich ihre Anfänge jedoch erst in den ersten (im 4.—6.) Lebensjahren. Die bis zu einem gewissen Grade entwickelte mondsichelähnliche Figur kann dann durch das ganze Leben stationär bleiben, oder sie wächst allmälig, manchmal auch zeitweise rapide. Rückgängig wird sie nie.

Die *Sclerectasia posterior* und der mit dem Augenspiegel gewöhnlich sichtbare Ausdruck für dieselbe, der Conus, ist vorwaltend Attribut des myopischen Auges, kommt jedoch auch in emmetropischen und nicht allzuselten in hypermetropischen Augen vor. v. Jäger sagt schon, dass er „ihn bei stark übersichtigen Augen in derselben Form und gleicher Grösse ausgebildet sah, wie in den stärksten Graden von angeborenem *Staphyloma posticum*." [1]

---

[1] Einstellungen etc., pag. 41.

Geradezu wunderbar ist deshalb, dass Schweigger von dem Vorkommen des Conus in übersichtigen Augen nicht spricht und Donders ihn nur zweimal bei einem gewissen Grade von Hypermetropie fand [1]. Bei alten Individuen findet man häufig rudimentäre Coni. Auch kann man in solchen Fällen, wie ich bestätigen kann, totale ringförmige Atrophie der Chorioidea, ich meine ohne Myopie, beobachten. Das Vorkommen des Conus und auch des *Staphyloma posticum* im emmetropischen und hypermetropischen Auge kann nichts Befremdendes sein; — ohne Staphyloma wäre eben das betreffende emmetropische Auge hypermetropisch, das hypermetropische stärker übersichtig, als es wirklich ist.

Das *Staphyloma posticum* wurde an dieser Stelle unter den angeborenen Anomalien abgehandelt, weil es eben als solches oder in seiner Anlage angeboren ist. Seine Verwandtschaft mit dem *Coloboma chorioideae* lässt sich kaum verläugnen, und Liebreich glaubt, dass die Coni, welche nach unten gerichtet sind, mitunter geradezu als erstes Stadium der in Rede stehenden Hemmungsbildung zu betrachten wären [2]. Dass es sich hierbei um eine *Scleroticochorioiditis posterior* handelt, behaupten wohl nur noch sehr Wenige, und die Zahl dieser Letzteren, welche als daran glaubend angesehen werden, würde sich wahrscheinlich auch noch sehr vermindern, könnte man in die tiefsten Tiefen ihrer wahren Ansichten schauen. Dass bei hochgradiger Myopie verhältnissmässig häufig Chorioiditis, Netzhautablösung, Cataracta und Veränderungen am gelben Flecke auftreten, beweist absolut nichts dafür, dass der Conus durch eine so schwere Entzündung zu Stande gekommen. Uebrigens gibt es hoch- und höchstgradig kurzsichtige Augen genug ohne Chorioiditis, ohne Netzhautablösung, ohne Veränderungen am gelben Flecke und ohne Cataracta. Ich wenigstens kann den Langbau z. B. meiner beiden Augen, in Folge dessen ich Myopie $1/6$, dazu mit den corrigirenden, wie bekannt die Netzhautbilder nicht gerade vergrössernden Concavgläsern Sehschärfe $30/20 = 1\frac{1}{2}$ besitze, mir nicht durch eine Sclerotico-Chorioiditis entstanden denken, wenn auch der Conus an seinem Platze sich findet.

III. Senile Veränderungen.

In der alternden Aderhaut treten mannigfache Veränderungen auf. Die merkwürdigste von ihnen ist jene, die Wedl[3] zuerst in

---

[1] Anomalies etc., pag. 366. Uebersetzung. pag. 307.
[2] Gräfe's Archiv, V. 2, pag. 214, Anmerkung.
[3] Grundzüge der pathologischen Histologie, pag. 330.

einem einzelnen Falle beschrieben hat, und die hierauf von Donders [1]) und H. Müller [2]) sorgfältig studirt wurde. Sie findet sich ausnahmsweise auch in jugendlichen Augen. Es handelt sich hierbei um Ablagerungen an der Innenfläche der Chorioidea, die mit Zerstörung der Epithelzellen einhergehen. Die Aderhaut erscheint von der Fläche gesehen nicht von gleichmässiger bräunlicher Farbe, sondern sie zeigt stellenweise eine mehr oder minder deutlich ausgesprochene Fleckung. Hellere grauliche oder weissliche Stellen, umsäumt von schwärzlichen Rändern und häufig selbst mit einzelnen schwarzen Flecken besetzt, treten in grösserer oder geringerer Anzahl auf. Die microscopische Untersuchung ergibt als Ursache dieser Erscheinung, dass die Choriocapillaris stellenweise an ihrer Innenfläche mit hellen, meist farblosen, durchscheinenden, scharf begrenzten, kugeligen oder drusenartigen Gebilden, die, von verschiedener Grösse, bald einzeln, bald in Gruppen stehen, besetzt ist. Die schwarzen Säume der hellen Gruppen rühren von zur Seite geschobenen, veränderten Epithelzellen her, welche auch an den Seitenwänden der Kugeln sich vorfinden können, die schwarze Fleckung der lichten Stellen bedingend.

Donders glaubte, dass diese „colloiden" Kugeln durch Colloidmetamorphose des Kerns der Epithelzellen, also im Innern der letzteren entständen. H. Müller wies jedoch nach, dass es Verdickungen der unter dem Epithel liegenden structurlosen Lamelle sind, durch welche die drusigen Körper gebildet werden. Wedl hatte dies schon beobachtet, wenn er anführt, dass die Kugeln auf einem hyalinen, starren, losschälbaren „Blastem" sässen.

In der verdickten Glaslamelle finden sich sehr gewöhnlich Kalkkörner, zerstreut oder auch in Menge, mitunter in grosser Menge zusammengehäuft.

Die verdickten Partien der Glaslamelle können sich an allen Stellen der Aderhaut bis zur *Ora serrata retinae* finden, gewöhnlich aber kommen sie zwischen derselben und dem *Aequator bulbi*, also weit von der Eintrittsstelle des Sehnerven entfernt vor. Ausserdem fand aber H. Müller [3]) am inneren Rande des den Sehnerven umschliessenden Faserringes der Chorioidea bei alten Leuten eine eigene Art von Drusen vor, deren Kugeln eine tropfsteinartige Gestaltung und vielfache Verschmelzung darboten.

---

[1]) Gräfe's Archiv I. 2, pag. 107.
[2]) Ibidem, II. 2, pag. 1.
[3]) l. c. pag. 25.

Nebst den genannten Veränderungen der *Lamina elastica* und des Epithels beobachtet man noch in alten Augen grössere Brüchigkeit der *Choriocapillaris*, locale Atrophie derselben, auch atheromatöse Entartung und Obliteration einzelner Stämme der Vasculosa, den Untergang von Pigment- und Stromazellen, so dass die Sclerotica in Folge des senilen Schwundes sogar stellenweise durchscheint (Wedl, H. Müller, v. Stellwag).

Ophthalmoscopisch prägen sich noch am deutlichsten die Zeichen der Atrophie des Pigmentstratums und die nur in sehr seltenen Fällen vorkommenden des partiellen hochgradigen Aderhautschwundes aus. Jedoch wollte es mir bisher nicht gelingen, die durch die partiellen Verdickungen der Glaslamelle erzeugten weisslichen, von schwarzen Ringen umsäumten Flecken, und ebensowenig den Wulst um den Sehnerven mit dem Augenspiegel wahrzunehmen. Doch Anderen ist es geglückt, wenigstens eine netzförmige Zeichnung des Augengrundes, die mit der genannten Veränderung der Glaslamelle in Verbindung gebracht wurde, zu sehen. In einem solchen Falle hat Liebreich durch die Section die Veränderungen der Glashaut nachgewiesen [2]).

IV. Pathologische Veränderungen.

1. Hyperämie der Aderhaut.

Sicherlich kommt es bei übermässigen Anstrengungen der Augen, bei Entzündungen der Conjunctiva, Cornea, Iris, in der Umgebung circumscripter Exsudationen in der Aderhaut, so wie in den Fällen, in welchen wir an eine seröse Exsudation an die Oberfläche der Chorioidea denken müssen, ferner in Reizzuständen, wie sie in Augen oft ohne genügend bekannte Ursache auftreten und dann den asthenopischen ähnliche Erscheinungen erzeugen, endlich bei behindertem Abflusse des venösen Blutes aus dem Auge zur Hyperämie in den Chorioidealgefässen.

Das Ophthalmoscop zeigt hierbei den Sehnerven geröthet, mit scharfen Grenzen (pag. 286). Im Bereiche der Chorioidea ist aber von den hyperämischen Erscheinungen Nichts wahrzunehmen. Bei wohlerhaltenem und gut pigmentirtem Epithel sehen wir überhaupt Nichts von den Chorioidealgefässen und daher auch Nichts von deren Ueberfüllung. Dass die letztere eine dunkle Färbung des Augen-

---

[2]) Gräfe's Archiv IV. 2, pag. 290.

grundes *in toto* bedingen solle, ist nach der Rolle, welche wir dem Epithel bei der Erzeugung der Farbe des Augengrundes zuschreiben, geradezu unmöglich, andererseits würde es, falls wirklich das Blut in den Aderhautgefässen auf die Farbe des Augengrundes mitbestimmend wirken könnte, nicht angehen, zu entscheiden, ob in einem speciellen Falle der Augengrund in abnormer Dunkelheit sich darstellt.

Aber auch, wenn die Chorioidealgefässe sichtbar sind, kann die Möglichkeit nicht zugegeben werden, dass man eine abnorme Schlängelung und Verbreiterung derselben als Ausdruck der Hyperämie sehen könne.

2. Blutungen in der Aderhaut.

Durch die unter geeigneten Umständen erfolgende Berstung der Chorioidealgefässe kann es zu Hämorrhagien in das Gewebe der Aderhaut kommen. Sind Blutaustritte im Augengrunde da, mangelt ihnen eine streifen-, flammenförmige Form, und ziehen die Netzhautgefässe ungehindert über sie hinweg, dann können es Aderhautecchymosen sein, während streifige Form der blutigen Flecken und Deckung der Blutgefässe durch dieselben für Netzhautblutung spricht. Jedoch bleibt es meistens schwer, mit Sicherheit zu entscheiden, ob eine Blutung in der Chorioidea oder in den äusseren Netzhautlagen ihren Sitz hat. Anhaltspunkte dafür bieten vorzüglich andere krankhafte Veränderungen der Netz- oder Aderhaut, falls solche vorhanden sind. Die Aderhauthämorrhagien können eine bedeutende Grösse erreichen, haben eine rundliche oder ovale, auch halbmondförmige Gestalt. Ihre Farbe ist dunkelroth. Selten brechen sie durch die Netzhaut durch, und von jenen Fällen, in welchen ein derartiger Durchbruch z. B. von Esmarch[1]) beschrieben wurde, ist es nicht erwiesen, dass es sich nicht um tiefe Netzhautblutungen handelte (Schweigger)[2]).

Gestattet es die Aufhebung der intraoculären Druckes, dass eine grössere Blutmenge extravasire, dann kann die Folge hiervon blutige Netzhautablösung sein.

Extravasate in der Chorioidea beeinflussen als solche das Sehvermögen häufig nicht.

---

[1]) Gräfe's Archiv, IV. 1, pag. 350.
[2]) Ibidem, VI. 2, pag. 260.

3. Alterationen des Stratum pigmenti.

Bei vielen Chorioidealprocessen leidet die Epithelschichte mit. Doch sieht man auch bei der Augenspiegeluntersuchung Veränderungen dieser Lage allein. Die häufigste Erscheinung ist particeller oder totaler Schwund der Epithelzellen oder blos ihres Pigmentes. Das Bild wird bei localer Begrenzung des Processes ein sehr charakteristisches, falls das erhaltene Epithel wohl pigmentirt ist. Die gleichmässige gelbrothe Färbung des Augengrundes wird an umschriebenen, meist rundlichen Stellen unterbrochen und innerhalb der Lücke tritt das Convolut der Stromagefässe zu Tage. Bei der Ausdehnung des krankhaften Zustandes über die ganze Aderhaut sehen wir allseitig deren Gefässe blossliegen. Fehlt nur das Pigment in den Zellen, sind sie selbst erhalten, so kann man sie als solche bei starker Vergrösserung noch wahrnehmen, ein lichter Schleier liegt vor den Gefässstämmen, es treten die letzteren aber mit voller Klarheit vor, die feine lichte Punktirung vor ihnen wird vermisst, falls die Zellen des Pigmentstratums ganz zu Grunde gegangen. Doch ist die Unterscheidung der beiden genannten Zustände am Papier weit leichter, als in der Wirklichkeit.

Bei localem Pigmentschwunde sieht man am Rande der vom Epithel entblössten Partie häufig pathologische Pigment-Anhäufung in Form schwarzer Streifen.

Das Epithel kann wahrscheinlich auf sehr verschiedene Weise z. B. durch Druck, wie wir früher (pag. 423) sahen, zu Grunde gehen; eine andere Art mag die sein, dass eine geringe seröse Exsudation an der inneren Oberfläche der Aderhaut dasselbe zerstört und hinwegschwemmt, wobei es an den Rändern der entblössten Partie, zu Haufen zusammengeworfen, liegen bleiben und die schwarzen Grenzstreifen erzeugen kann (v. Jäger)[1]. Die letzteren können jedoch auch dadurch entstehen, dass sich in der Umgebung der epithellosen Stellen eine Wucherung der Pigmentzellen kundgibt. Sie werden unregelmässig, grösser, ihr Pigment zeigt eine besonders dunkle Farbe, es findet sich in abnorm grosser Menge, in ihnen, endlich scheint auch die Zahl der Zellen vermehrt zu werden (Schweigger)[2].

Erscheint das Epithel auf der ganzen Oberfläche der Aderhaut wie wegrasirt, dann sind besondere Exsudations- oder

---

[1] Ergebnisse der Untersuchung mit dem Augenspiegel, pag. 19.
[2] Gräfe's Archiv IX 1, pag. 203.

Druckursachen häufig nachweisbar. So erscheint das Bild als Ausdruck einer serösen Exsudation bei Chorioiditis und Glaucom, so fand ich es als eine ganz gewöhnliche Erscheinung bei hochgradiger Myopie (von $M^{1}/_{5}$ aufwärts).

Die Zerstörung des Epithels kann, wenn die zerstörende Ursache auch auf die angrenzende Stab- und Zapfenschichte der Netzhaut übergriff, von schweren Alterationen des Sehvermögens begleitet sein, besonders wenn die Gegend der *Macula lutea* die betroffene Stelle ist. Andererseits wird die alleinige Vernichtung des *Stratum pigmenti* ohne jeden Nachtheil für das Sehvermögen ertragen.

Es muss hier noch erwähnt werden, dass bisweilen, ohne anderweitige krankhafte Erscheinungen im Bereiche der Aderhaut eine Unzahl gelber von der Umgebung sich scharf abgrenzender Punkte im Augengrunde vorkommen, welche wegen ihrer Kleinheit nur bei der Vergrösserung des aufrechten Bildes wahrgenommen werden, und von einer eigenthümlichen, nicht näher gekannten Veränderung des *Stratum pigmenti* herrühren.

Die Alterationen der Pigmentschichte bei *Retinitis pigmentosa*, sowie im Bereiche des Conus haben wir bereits kennen gelernt, von manchen anderen bei Chorioiditis und Retinitis vorkommenden werden wir noch sprechen.

4. Chorioiditis exsudativa [1]).

Entzündungen der Aderhaut gibt es sehr verschiedener Art. Der Augenspiegel versagt häufig seine Dienste, wenn man ihn zu deren Diagnose verwerthen will. Glaskörpertrübungen decken dann den Augengrund mit einem undurchdringlichen Schleier. Uebrigens hat man sich gewöhnt, von Chorioiditis zu sprechen, wenn der Glaskörper getrübt ist. Dass der Pigmentschwund und die Pigmentverschiebung die Bedeutung seröser Exsudation an der Oberfläche der Aderhaut haben können, wurde schon erwähnt.

Wir haben hier von jenen mit dem Augenspiegel sichtbaren Veränderungen zu handeln, welche sich einerseits in pathologischer Pigmentbildung, andererseits in dem Auftreten anderer, oft mächtiger pathologischer Producte von heller Farbe, nach deren häufigem, wenn auch nicht gerade sehr verständlichem Verschwinden eine hochgradige Atrophie der Chorioidea zurückbleibt, ausprägen. Bei diesen Processen ist die Netzhaut in ihren äusseren Schichten in

---

[1]) Siehe Tafel XXII, Fig. 99 und 100, Tafel XXIII, Fig. 101, 102, 104, Tafel XXIV, XXVIII, XXIX.

der Regel mitbetheiligt. Dieselben wären daher im Allgemeinen als *Chorioideo-Retinitides* aufzufassen. v. Stellwag lässt den Antheil der Aderhaut bei der Bezeichnung der Krankheit gänzlich fallen, und nennt sie exsudative Netzhautentzündung.

Die neugebildeten Producte erscheinen in Form bläulichweisser oder weissgelber, bisweilen auch orangegelber, sehr selten röthlicher Flecken von sehr verschiedener Grösse und Gestalt. Von den kleinsten Formen finden sich Uebergänge bis zu jenen, welche die Grösse der Papille erreichen und dieselbe auch noch überschreiten. Sie charakterisiren sich dadurch, dass sie die darunterliegende Chorioidea vollständig decken, so dass Nichts von der Farbe des Epithelpigmentes, noch viel weniger von den Stromagefässen Etwas sichtbar ist; dass, wenn Netzhautgefässe gerade über dieselben hinweggehen, diese äusserst deutlich hervortreten, und sich bisweilen deutlich die Erhebung des Niveaus durch die früher angegebenen Mittel nachweisen lässt, sowie dass bei kleineren, rasch sich erhebenden Exsudaten, welche auf ihrer Höhe einen schmalen Grat bilden, eine wenn auch nicht bedeutende Biegung der Gefässe an der Basis und auf der Höhe des Hügels hervortritt. Die Epithelschichte der Chorioidea kann unmittelbar am Rande der Neubildung vollkommen normal erscheinen.

Viel häufiger, als die durch Exsudat oder anderweitige Processe bedingten weissen Plaques im Augengrunde, kommen jene weissen Stellen zur Beobachtung, welche durch eine weitgehende Atrophie der Chorioidea und das stellenweise Blossliegen der Sclerotica bedingt sind. Man kann annehmen, dass der Druck der Exsudate zur Atrophie der betreffenden Stelle der Aderhaut führt und dass die Zeichen des Aderhautschwundes nach dem Schwinden des Exsudates sichtbar werden. Die atrophischen Stellen unterscheiden sich von den Exsudaten dadurch, dass sehr gewöhnlich noch einzelne Chorioidealgefässe oder Reste derselben auf ihnen hervortreten, dass der Rand häufig nicht scharf begrenzt, nicht unmittelbar von normalem Pigmentepithel umsäumt ist, sondern die Chorioidea nur allmälig das normale Ansehen annimmt. Dabei können wir nämlich in der nächsten Umgebung der weissen Partie die Chorioidealgefässe zahlreicher werden, dann ein geschlossenes Netz bilden und endlich in grösserer Entfernung mit Epithelien sich bekleiden sehen. Begreiflicher Weise wird eine Erhebung der betreffenden Stellen vermisst, eine entsprechende Vertiefung des Netzhautniveaus ist jedoch ebensowenig im Allgemeinen nachweisbar. Auch an die Verschiedenheit der Farbe kann man sich zum Behufe der Differentialdiagnose klammern. Exsudate sind bläulich oder gelblich-weiss, die Sclerotica mehr rein-weiss. Alle diese Behelfe lassen uns aber häufig im Stich, wenn wir zwischen Exsudat und Atrophie unterscheiden sollen, besonders wenn die weissen Stellen klein und zahlreiche Pigmentbildungen auf ihnen vorhanden sind.

Das neugebildete Pigment umringt die lichten Stellen mit schmalem oder breitem, vollständigem oder lückenhaftem kreisförmigem oder unregelmässigem Saume, liegt in grösseren oder kleineren, eckigen oder rundlichen Klumpen, auch regelmässigen eckigen (dreieckigen) Formen auf der hellen Fläche, und bildet endlich compacte Massen, theils kleine, von punktförmiger, rundlicher oder eckiger Gestalt, theils grössere und mitunter auch sehr grosse von mehr regelmässiger oder zackiger Umgrenzung.

Die Art und Weise, in welcher die hellen Partien und das neugebildete Pigment im Augengrunde sich gruppiren, ist sehr vielgestaltig. In einer Anzahl von Fällen sehen wir einen grossen Theil des Augengrundes in eine gelblich- oder graulich-weisse oder glänzend weisse Fläche verwandelt. Mehr oder minder zahlreiche Pigmentmassen, auch Reste von Blutextravasaten finden sich auf derselben und die in der Regel stellenweise noch darüberstreifenden Chorioidealgefässe zeugen von der bestehenden Atrophie, welche man bei so ausgedehnten Veränderungen des Augengrundes fast constant nachweisen kann.

Ein anderes Bild ist jenes, wo wir im Augengrunde nur ein oder zwei grössere Exsudate, welche Papillengrösse erreichen können, oder entsprechende atrophische Stellen vorfinden.

Eine besondere Form wird dadurch gegeben, dass sich sehr zahlreiche kleine, rundliche, ovale oder eckige, zumeist von Pigment ringsum oder theilweise umsäumte, gelbliche oder bläulich- oder hellweisse, auch rosenrothe Herde besonders in der Gegend des *Aequator bulbi* finden. Auch kommt es vor, dass einzelne grosse Exsudatherde, mit Pigment bedeckt, und dabei eine grosse Anzahl unregelmässiger, kleiner, krankhafter Stellen vorhanden sind, wobei man annehmen kann, dass erstere durch Zusammenfluss von letzteren zu Stande kamen.

Endlich können wir lichte Exsudatbildungen beinahe ganz vermissen und den Augengrund mit unregelmässigen Schollen oder auch mehr regelmässigen Formen schwarzen Pigmentes bedeckt sehen, denen aber das früher beschriebene Bild der typischen Pigmententartung der Netzhaut mangelt.

Ueberhaupt liegt in den genannten Bildern nichts Typisches,

es besteht keine Regelmässigkeit in ihnen, höchstens die, dass die kleinen zahlreichen Herde in einer Anzahl von Fällen sich an den *Aequator bulbi* halten. Weil oder wenn die krankhaften Producte in getrennten Herden stehen, spricht man von einer *Chorioiditis disseminata*.

Förster[1]) hat versucht, aus der Reihe der als *Chorioiditis disseminata* zu bezeichnendem Processe eine Anzahl unter dem Namen der *Chorioiditis areolaris* auszuscheiden. Diese letztere charakterisirt sich nach ihm durch folgende Symptome: Das Centrum der Erkrankungsherde ist der gelbe Fleck, nicht die Papille, die grösste Anzahl derselben findet sich deshalb nach aussen von der Papille. Die jüngsten Bildungen stehen zumeist peripher und erscheinen als kohlschwarze rundliche Pigmentflecke, an diese schliessen sich rundliche oder ovale gelblich-weisse Stellen, entweder vollständig oder nur theilweise von schwarzem Pigment umsäumt. Der *Macula lutea* sich nähernd werden die Herde grösser, die weisse Farbe ist vorherrschend, der Pigmentsaum schwach ausgesprochen, einzelne Pigmentformen lagern auch auf der weissen Fläche. Durch das Zusammenfliessen mehrerer Areolen kann in der Gegend der *Macula lutea* eine grosse weisse Fläche sichtbar werden, auf welcher Reste der Chorioidealgefässe zum Vorschein kommen. Die *Chorioiditis areolaris* kommt in ihrer typischen Form gewiss nur ungemein selten vor, aber einige Fälle beobachtete ich doch, welche sich ziemlich genau den Förster'schen anschliessen.

In hochgradig myopischen Augen tritt häufiger, als in anderen, *Chorioiditis disseminata* auf. Dieselbe erscheint in Form circumscripter Exsudate und Pigmentneubildungen, besonders an der Stelle der *Macula lutea*, gewöhnlich aber unter der Gestalt atrophischer weisser Stellen.

In derartigen Fällen sehen wir die weisse Figur um den Sehnerven eine besondere Ausdehnung und äusserst unregelmässige, zackige Umgrenzung erlangen.

Kann man sich von dem Bestehen der Exsudate überzeugen, so wird in Betreff der Diagnose kein Zweifel sein, sieht man aber, wie so gewöhnlich, atrophische Stellen vor sich, dann schwankt man in der Beurtheilung des Zustandes. Bald gilt Einem diese Erscheinung als Ausdruck der Chorioiditis, bald spricht man wieder von Distensionsatrophie, erzeugt durch denselben Modus der Dehnung der Aderhaut, durch welchen die Figur des Conus zu

---

[1]) Ophthalmologische Beiträge 1862, pag. 97.

Stande kommt. Dieser Unklarheit der Auffassung gegenüber glaube ich, dass alle derartigen Fälle als Ausgänge von Chorioiditis zu betrachten sind. Dafür spricht: die bedeutende Herabsetzung des Sehvermögens unter solchen Verhältnissen, das häufige Vorkommen (selbst massenhaften) kohlschwarzen Pigments auf den atrophischen Stellen, der directe anatomische Nachweis der Ueberreste von Exsudatschichten an denselben (Heymann), endlich die Figur um die Eintrittsstelle des Sehnerven.

Diese ist offenbar der Ausdruck einer in und um den Conus auftretenden Exsudatbildung. Am klarsten tritt dieses Verhältniss dann auf, wenn der eigentliche Conus vom Exsudat frei geblieben ist, wie dies z. B. Tafel XXIX, Fig. 127 zeigt. Innerhalb des Conus ist die Farbe gelblich, die Ueberreste der Aderhautgefässe sind deutlich sichtbar und rings um die Papille, nur die Stelle des Conus frei lassend, sowie an der *Macula lutea* lagert ein weisses Exsudat. Tritt dann Atrophie an die Stelle des Exsudats, dann sehen wir eine ausgedehnte atrophische Partie rings um den Sehnerven, der Conus ist in derselben untergangen, sie selbst aber ist nicht, wie allgemein angenommen wird, der Conus selbst. Siehe z. B. Tafel XXIX, Fig. 126.

Endlich muss erwähnt werden, dass es auch in nicht kurzsichtigen Augen zur Exsudation rings um die Eintrittsstelle des Sehnerven kommt. Dadurch entstehen Formen, welche ganz die des Conus nachahmen, aber auch ungemein grosse Dimensionen annehmen können. In solchen Fällen, so wie in den analogen, in myopischen Augen auftretenden handelt es sich möglicher Weise um eine wahre *Sclerotico-Chorioiditis posterior*, denn Nichts steht der Annahme entgegen, dass es dabei auch im Gebiete des in der Sclerotica lagernden Gefässkranzes zu Entzündungserscheinungen kommt (v. Jäger).

Was die übrigen Veränderungen des Augengrundes bei Chorioiditis anlangt, so ist zu bemerken, dass an den zwischen den isolirten Herden liegenden Partien der Aderhaut das Epithelium häufig fehlt. Die Chorioidealgefässe liegen mit voller Klarheit bloss, erscheinen aber mitunter stellenweise in so auffallend lichter Farbe, dass man an die anatomisch nachgewiesene Verglasung ihrer Wandungen oder deren Obliteration denken muss.

In der Retina, d. h. in ihren inneren Schichten, kann jeder pathologische Process vermisst werden. Nur im scharf begrenzten Sehnerven spricht sich eine tiefe Röthung als Ausdruck der Chorioidealhyperämie aus. Doch gesellt sich bei langem Bestande der

Chorioiditis häufig Netzhautatrophie hinzu. Die Gefässe der Retina werden dünner, können schliesslich einen hochgradigen Schwund aufweisen. Von der Aderhaut aus ist hierbei Pigment in die Netzhaut eingedrungen. Dieselbe erscheint von schwarzen Flecken durchsetzt.

So prägnant und charakteristisch das ophthalmoscopische Bild der *Chorioiditis disseminata* ist, so wenig gekannt sind, wenn man der Wahrheit ihr Recht einräumen will, die pathologischen demselben zu Grunde liegenden Veränderungen. Die Histologie der *Chorioiditis disseminata* ist ein sehr dunkler Punkt auf dem leider auch sonst nicht sehr lichten Gemälde, welches das Microscop von den tiefen Augenerkrankungen bis jetzt geliefert hat. So viel ist gewiss, dass die allerverschiedensten Processe ein ziemlich analoges Augenspiegelbild erzeugen können, sowie dass die bis jetzt aufgefundenen Veränderungen den Gegenstand durchaus nicht erschöpfen.

Die lichten Stellen können, ausser durch Atrophie des Chorioidealgewebes, erzeugt werden: durch fettige Degeneration des Pigmentepithels, denn eine solche ist anatomisch erwiesen (Wedl)[1], sowie durch andere höchst sonderbare Veränderungen desselben, wie Schweigger[2] eine derartige beschreibt. In dem angezogenen Falle fand sich „an der freien Oberfläche der Zellen auf dem in ihnen enthaltenen Pigment eine ganz hyaline, structurlose, glasartige Masse abgelagert, welche das Niveau der Epithelschichte überragte und auch beim Betrachten von der Fläche sich durch einen eigenthümlichen Glanz bemerklich machte".

Fettige Entartung der Stromazellen in den innersten an die Choriocapillaris angrenzenden Lagen, wie sie Schweigger nachwies, dürfte ebenfalls ein hierher gehöriges ophthalmoscopisches Bild erzeugen können. Eine wesentliche Rolle spielen fernerhin dichte Exsudatschwarten, welche entweder die äusseren Netzhaut- und die inneren Aderhautschichten occupiren, oder an der Oberfläche der Aderhaut zwischen ihr und der Retina, oder im Gewebe der Membran, oder endlich zwischen Ader- und Lederhaut sitzen. Die letzteren können nämlich, wenn die vorliegende Chorioidea atrophirt, ebenfalls sichtbar werden. Wedl[3] fand ferner einmal bedeutende Verdickung der entzündeten Chorioidealpartie, hervor-

---

[1] Atlas der pathologischen Histologie, Iris-Chorioidea, I, Fig. 4.
[2] Gräfe's Archiv, IX. 1, pag. 203.
[3] Atlas, Iris-Chorioiden. V, Fig. 54.

gerufen durch Wucherung von Spindelzellen, welche von der Basis der Aderhaut gegen deren Oberfläche zogen.

Einen eigenthümlichen Befund constatirte Aubert[1]) in einem Falle, welcher das ophthalmoscopische Bild der Förster'schen *Chorioiditis areolaris* sehr wohl zu erklären im Stande ist. Im Aderhautstroma finden sich rundliche Knoten, welche in der Mitte ihrer der Retina zugekehrten Oberfläche eine kleine Vertiefung zeigen. An der letzteren Stelle ist die darüber gehende Netzhaut sehr verdünnt, gegen die Peripherie des Knotens hin dicker werdend. Die Aderhaut ist rings um die Knoten normal. Die letzteren sind scharf begrenzt, bestehen aus sehr diaphanen, ganz farblosen, ein Maschenwerk bildenden Fasern, in dessen Lücken körner- und zellenartige Gebilde vereinzelt sich finden. An der Oberfläche der Knoten gegen die Netzhaut hin liegt eine Lage kohlschwarzen Pigments, welches über der centralen Vertiefung einzelner Knoten auch fehlt.

Das neugebildete Pigment, das oft so massenhaft bei Chorioiditis sich findet, stammt zumeist von Wucherung der Epithelzellen, welche in der schon früher (pag. 430) angegebenen Weise vor sich geht, her. Doch findet man auch mächtige Schollen freien, in das Chorioidealgewebe eingelagerten Pigments, über dessen Entstehung nichts Bestimmtes ausgesagt werden kann. Da bei Chorioiditis die äusseren Netzhautlagen sehr häufig mitergriffen sind, und dann eine sehr innige Verwachsung zwischen Netz- und Aderhaut nachgewiesen werden kann, so wird dem Uebertritte des Chorioidealpigmentes in die Netzhaut Vorschub geleistet, wenn auch der Modus dieses Uebertrittes in den wenigsten der in dieser Hinsicht untersuchten Fälle klar hervortritt. Diese Befunde offenkundiger Chorioiditis mit secundärer Netzhautpigmentirung wurden vielfach als solche von *Retinitis pigmentosa* beschrieben (H. Müller[2]), Donders[3]), Junge[4]), Schweigger[5]), Pagenstecher[6]), haben aber mit der typischen Pigmentartung, deren pathologische Anatomie wir noch nicht kennen, eben so wenig gemein, als Bolling

---

[1]) Ophthalmoscopische Beiträge von R. Förster. pag. 103.
[2]) Verhandlungen der Würzburger phys. med. Gesellschaft, 1855/6, pag. 27 und 46, 1858, pag. 52, 1859, pag. 449, Gräfe's Archiv IV. 2, pag. 12. Würzburger med. Zeitschrift, 3. Band, pag. 252.
[3]) Gräfe's Archiv III. 1, pag. 139.
[4]) Ibidem V. 1, pag. 49.
[5]) Ibidem V. 1, pag. 96.
[6]) Würzburger med. Zeitschrift, 3. Band, pag. 399.

Pope's [1]) Fall von *Retinitis pigmentosa*, in welchem gezeigt ist, auf welche Weise bei Chorioideo-Retinitis Aderhautpigment in die Netzhaut einbezogen werden kann. Es fanden sich in den Augen eines sieben Monate alten Kindes ausser Entzündungs-Erscheinungen der Aderhaut Wucherungen der äusseren Körnerschichte der Netzhaut. Faserzellen hatten sich über das Niveau der äusseren Netzhautfläche stellenweise erhoben, dann unter einem Winkel von 90° in die horizontale Richtung umgebogen. Das Epithelpigment wurde in die Thäler zwischen je zwei auswachsende Hügel zusammengeschoben und wenn nun die Gipfel der Hügel sich umlegend mit einander verschmolzen, von der Aderhaut abgeschnürt und ganz in die Netzhaut einbezogen. In diesen Fällen von sogenannter *Retinitis pigmentosa* fand man Verglasung, Sclerose der Gefässwandungen der Aderhaut und hyaline Verdickung der Gefässwände in der atrophischen Retina.

Noch sei ein Sectionsbefund erwähnt, den H. Müller [2]) einmal bei *Sclerectasia posterior* fand. An der Stelle der weissen Sichel war „das Zwischengewebe der Chorioidea trüber, mehr streifigfaserig als sonst, und es waren sehr zahlreiche, kleine, zellige Körper in Gruppen zwischen den Gefässen zu finden". Hier handelte es sich um Chorioiditis im Bereiche des Conus; „dass aber entzündliche Veränderungen an der Ausbildung dieser Zustände Antheil haben", zu welcher Ansicht sich H. Müller neigt, geht daraus durchaus nicht hervor.

Das Sehvermögen eines an Chorioiditis leidenden Auges lässt sich aus dem Augenspiegelbefunde nicht erschliessen. Es können sehr ausgedehnte Veränderungen in der Aderhaut da sein, ohne das Sehvermögen wesentlich zu beeinträchtigen, dann nämlich, wenn die Stäbchenschichte der Netzhaut in den Process nicht einbezogen wurde. Dagegen werden sehr geringe, mit dem Augenspiegel kaum wahrnehmbare Alterationen von den schwersten Gesichtsstörungen begleitet sein, wenn die Stäbchenschichte attaquirt wurde. Man denke an eine seröse Exsudation an der Stelle der *Macula lutea* zwischen der Netzhaut und der Chorioidea mit Zerstörung der Zapfenschichte; man denke z. B. an eine Veränderung des *Stratum pigmenti*, wie sie Schweigger [3]) beschreibt und welche ophthalmoscopisch kaum sichtbar sein kann. In dem be-

---

[1]) Ibidem, pag. 214 und Ophthalmic Hospital Reports IV, 1, pag. 76.
[2]) Verhandlungen der Würzburger phys. med. Gesellschaft, 8. Mai 1858, sub e.
[3]) Augenspiegel, pag. 87.

treffenden Falle war hauptsächlich die Form der Zellen verändert, und es zeigten sich zahlreiche kleine Verwachsungen zwischen Netz- und Aderhaut, mit hochgradiger Atrophie ersterer Membran an den Verwachsungsstellen.

Wenn also aus dem ophthalmoscopischen Bilde der Zustand des Sehvermögens direct nicht erschlossen werden kann, so wird uns anderseits die bedeutende Herabsetzung desselben bei ausgedehnten Chorioidealveränderungen nicht befremden. Dann handelt es sich eben um locale Verwachsungen zwischen Netz- und Aderhaut, wobei die äusseren Netzhautschichten zu Grunde gegangen.

Als aetiologisches Moment der Chorioiditis kennt man nur die Syphilis, und zwar wird jene Form der *Chorioiditis disseminata* hauptsächlich als syphilitisch angesprochen, bei welcher sich zahlreiche kleine Herde in der Gegend des *Aequator bulbi* finden. Doch kann die *Chorioiditis syphilitica* auch jede andere Form annehmen. Dass sie aber „sehr häufig" unter dem charakteristischen Bilde der angeborenen *Retinitis pigmentosa* sich zeige, und dass diese letztere auf hereditärer Syphilis beruhe, wie Galezowski[1]) in jüngster Zeit meint, muss vorläufig entschieden in Abrede gestellt werden.

In der Regel ist man jedoch nicht in der Lage, ein ursächliches Moment für die in Rede stehende Krankheit ausfindig zu machen. Dass hochgradige Myopie dazu disponirt, haben wir bereits erwähnt. Ob die *Chorioiditis disseminata* beim weiblichen Geschlechte häufiger sich findet, als beim männlichen, und ob sie mit Störungen im Uterinsysteme in einem mehr als zufälligen Zusammenhange steht (Pagenstecher [2]), soll dahin gestellt bleiben.

5. Aderhautveränderungen bei Retinitis.

Die Chorioiditis verläuft gewöhnlich ohne sichtbare Netzhautentzündung. Wir wollen damit nicht sagen, dass die Retina bei den genannten Processen nicht mitergriffen sei, wir wissen vielmehr, dass ihre äusseren Schichten hierbei häufig sehr schwer leiden, aber ophthalmoscopisch lässt sich einerseits diese Betheiligung der äusseren Netzhautpartien am Chorioidealleiden nicht nachweisen, anderseits vermissen wir die uns für Netzhautentzündung charakteristischen, von der Erkrankung der inneren Netzhautlagen herrührenden Symptome. Es ist gerade ein ganz aus-

---

[1]) Congrès d'Ophthalmologie. Compte-rendu. 1868, pag. 162.
[2]) Klinische Beobachtungen. 1. Heft. pag. 24.

gezeichnetes Bild, wenn einmal im Verlaufe einer Chorioiditis sich Retinitis hinzugesellt, wie da die anfänglich so klar hervorspringenden Veränderungen der Aderhaut durch die sich hinzugesellende Netzhauttrübung gedeckt werden, um, wenn die Entzündungs-Erscheinungen in der Netzhaut, die grauliche Trübung, die Verwischung der Grenzen der Papille, die Deckung der Netzhautgefässe wieder rückgängig werden, nunmehr wieder in ursprünglicher Schärfe hervorzutreten (Tafel XXIII, Fig. 101 und 102).

Was wir hier erwähnen wollen, sind die Veränderungen in der Aderhaut, welche bei evidenter Retinitis, besonders bei *Retinitis albuminurica* oder *syphilitica* beobachtet wurden.

Bei der *Retinitis ex Morbo Brighti* fand man Sclerose der Choriocapillaris (Virchow[1], H. Müller[2], Schweigger[3]). Dieselbe tritt immer an begrenzten Stellen, welche durch die ganze Aderhaut zerstreut sein können, auf. Die sclerosirten Capillargefässe haben an Breite gewonnen, ihre Wandungen sind verdickt, das Lumen derselben ist sehr verengt oder ganz geschwunden. Die sclerotische Insel zeichnet sich durch einen eigenthümlichen Opalglanz aus. Ein bestimmtes Abhängigkeitsverhältniss der Sclerose der Choriocapillaris von den Netzhautveränderungen ist nicht nachweisbar (Schweigger). Ueber den sclerotischen Stellen und auch an anderen Punkten der Chorioidea ist das Chorioidealepithel in leichtem Grade entfärbt, dagegen wird eine Hypertrophie desselben sehr selten beobachtet (Schweigger). Diese locale Entfärbung der Zellen des *Stratum pigmenti* bedingt jene kleinen, eckigen, grauen Flecken, welche Liebreich[4] in der Peripherie des Augengrundes bei *Retinitis ex morbo Brighti* und nach dem Schwinden der Netzhauttrübung auch nahe am Opticus fand.

Bei *Retinitis syphilitica* sah Liebreich[5] ebenfalls „verstreute, kleinere, dunkle und helle Fleckchen", ausnahmsweise grössere scharf begrenzte Flecken „mit Verminderung des Pigments im Epithel und Stroma."

Auch bei anderen Retinitisformen gewahrt man nicht selten nach dem Schwinden der entzündlichen Trübung, dass das Chorioidealepithel stellenweise zu Grunde gegangen.

---

[1] Verhandlungen der Würzburger med. phys. Gesellschaft, X, 2 und 3.
[2] Würzburger med. Zeitschrift, I. Band.
[3] Gräfe's Archiv, VI. 2, pag. 308 und 318.
[4] Gräfe's Archiv, VI. 2, pag. 318 und Atlas, pag. 26.
[5] Atlas, pag. 28.

6. Ablösung der Aderhaut.

In früherer Zeit betrachtete man die Ablösung der Aderhaut von der Sclerotica, erzeugt durch den Erguss seröser Flüssigkeit zwischen die beiden genannten Membranen, welcher mit dem Namen des *Hydrops chorioideae externus* belegt wurde, als eine ganz gewöhnliche Krankheit [1]. Genauere anatomische und ophthalmoscopische Untersuchungen haben jedoch gelehrt, dass, abgesehen von den reichlichen Ergüssen, welche bei Panophthalmitis zwischen Ader- und Lederhaut gefunden werden (Schweigger) und von denen wir hier nicht zu handeln haben, eine Trennung des Zusammenhanges der beiden genannten Membranen zu den äussersten Seltenheiten gehört. Anatomisch wurde die Aderhautablösung nur in Fällen nachgewiesen, in welchen tiefe Veränderungen des ganzen Augapfels vorhanden waren, bei Scleralstaphylomen, Iridochorioiditis, bei Atrophie des Bulbus (v. Ammon [2], v. Stellwag [3], Iwanoff [4]). Eine gelbliche, seröse, oder mehr gallertige eiweissreiche Flüssigkeit sammelt sich in dem Gewebe der *Lamina fusca* und führt durch ihre Vermehrung zu einer vollständigen Trennung der Aderhaut von der Sclerotica an der betreffenden Partie. Die Abhebung kann einen verschieden grossen Umfang erreichen. So sah v. Stellwag die Basis eines Scleralstaphyloms von der straff darüber gespannten Aderhaut gebildet, in einem zweiten ähnlichen Falle die Aderhaut an dieser Stelle nach innen vorgebaucht; so sah Iwanoff einmal die Chorioidea *in toto* abgelöst, so dass sie nur noch an drei Punkten, in der Gegend der Eintrittsstelle des Sehnerven mittelst der kurzen Ciliararterien, am *Aequator bulbi* durch die Wirbelvenen und vorne mit Hilfe des Ciliarmuskels mit der Lederhaut zusammenhing. Die abgehobene Aderhaut kann selbst mit gelatinöser Flüssigkeit infiltrirt sein (v. Stellwag), oder sie erscheint an sich verdickt. Die Zellen des Epithels sind zu Grunde gegangen (v. Stellwag), oder mannigfach verändert (Iwanoff). Die Vasculosa kann gut erhalten sein, die Stromazellen sind vermehrt (Iwanoff), auch wurde Knochenbildung in der abgelösten Partie beobachtet (v. Stellwag). Die Netzhaut kann selbst bei totaler Aderhautabhebung allseitig fest an

---

[1] Siehe v. Stellwag's Ophthalmologie, II. 1, pag. 98.
[2] Zeitschrift für Ophthalmologie, 2. Band, pag. 247.
[3] l. c. pag. 98 und 427.
[4] Gräfe's Archiv, XI. 1, pag. 191.

der Aderhaut anhaften (Iwanoff), oder aber sie ist selbst wiederum von der letzteren Membran durch einen serösen Erguss losgetrennt (v. Stellwag).

Wenn auch demnach die pathologische Anatomie die Möglichkeit einer Chorioidealabhebung ausser Zweifel gesetzt hat, so hat sie doch nicht den Schleier von jenen Processen gelüftet, in Folge welcher es zur ophthalmoscopischen Beobachtung der Aderhautablösung kommt. v. Gräfe [1]) und Liebreich [2]) haben hierher gehörige Fälle beschrieben, und auch Schweigger [3]) hat solche gesehen.

Es entwickelt sich, manchmal plötzlich, eine sehr scharf begrenzte, offenbar prall gespannte Geschwulst von glatter Oberfläche und röthlicher Farbe, welche in der Form eines Kugelsegmentes in den Glaskörper hineinragt. Auf der Oberfläche der Geschwulst sieht man deutlich Netzhautgefässe. Allein es handelt sich nicht um eine Ablösung der Netzhaut von der Aderhaut. Schon das Fehlen der Faltenbildung, der Umstand, dass man an der Membran das Flottiren vollständig vermisst, der Mangel der graublauen Farbe spricht gegen diese Annahme. Um was es sich aber eigentlich handelt, wird erst klar, wenn man auf die Unterlage der abgehobenen Netzhaut achtet. Es wird diese nämlich von der Aderhaut gebildet. Dicht hinter den Netzhautgefässen, durch die Netzhaut schimmert nämlich die Aderhaut, welche sich je nach ihrem Pigmentgehalte verschieden präsentirt. Bei gutpigmentirtem Epithel wird es wohl schwer sein, sich mit Bestimmtheit über die Sachlage auszusprechen, allein bei schwacher Färbung des *Stratum pigmenti*, in dem Auge eines blonden, blauäugigen Individuums, wird das Hervortreten der Chorioidealgefässe dicht hinter den Gefässen der Retina die Diagnose der Chorioidealablösung sichern. Dabei können in der Retina und Chorioidea auch Extravasate auftreten (Liebreich). Die Netzhaut liegt im Beginne der Erkrankung der abgehobenen Aderhaut vollkommen an oder spannt sich nur an dem Fusse der Abhebung über den zwischen der normal anliegenden und abgehobenen Partie einspringenden Winkel hinüber (Liebreich). Doch gesellt sich im weiteren Verlaufe der Krankheit Netzhautablösung (v. Gräfe), nach Liebreich totale Netzhautablösung hinzu.

---

[1]) Dessen Archiv IV. 2, pag. 225.
[2]) Ibidem V. 2, pag. 259 und Atlas, Taf. VII, Fig. 1.
[3]) Augenspiegel, pag. 122.

Gegen die zunächst im Vordergrund stehende Annahme, dass es sich in derartigen Fällen um ein bösartiges Neugebilde handle, spricht zunächst die einige Male nachgewiesene urplötzliche Entstehung des Uebels und, wenn möglich, mit noch lauterer Stimme der Krankheitsverlauf. Die betreffenden Augen verfallen nämlich immer, indem Iridochorioiditis sich hinzugesellt, schliesslich der Atrophie. Es handelt sich in solchen Fällen wahrscheinlich um einen serösen Erguss zwischen Sclerotica und Aderhaut. Jedoch die Anatomie muss dies erst nachweisen. Allein falls dies schon geschehen wäre, würde die Erklärung der physikalischen Möglichkeit des Zustandekommens eines solchen Ergusses noch überaus schwierig sein.

In jenen Fällen, in welchen wirklich Tumoren der Aderhaut sich entwickeln, tritt sehr frühzeitig gewöhnliche Netzhautablösung ein. Der Tumor selbst wird ophthalmoscopisch nicht wahrgenommen. Wenn bei bestehender und wachsender Netzhautablösung Zeichen der Steigerung des intraoculären Druckes auftreten, muss der Verdacht, dass es sich um einen Tumor handle, lebhaft rege werden (v. Gräfe). Bei starker Entwicklung der Geschwulst tritt der bekannte goldgelbe Reflex des amaurotischen Katzenauges hervor. Nach v. Gräfe rührt dieser letztere nicht von der Oberfläche der Geschwulst, sondern „von der vorgedrängten, fettig-entarteten Netzhaut" her [1].

Uebrigens fand man bei der Section von Augen mit Chorioideal-Tumoren die Chorioidea in der Regel von der Sclerotica nicht abgelöst.

7. Ruptur der Aderhaut.

In der Literatur ist eine nicht zu grosse Anzahl von Beobachtungen aufgeführt, in welchen Risse der Aderhaut bei unverletzter Lederhaut constatirt wurden. Nachdem v. Gräfe [2] zuerst 1854 über zwei Fälle von Aderhautruptur berichtet, wurden seitdem bekannt gemacht: 1860 von Frank [3] zwei, von Streatfeild [4] Ein Fall; 1864 von Schweigger [5] Eine hierhergehörige Beobachtung; 1865 von Hillenkamp [6] zwei Beobachtungen von

---

[1] Dessen Archiv II. 1, pag. 219 und IV. 2, pag. 227.
[2] Dessen Archiv, I. 1, pag. 402.
[3] Ophthalmic Hospital Reports. October.
[4] Ibidem, pag. 241.
[5] Vorlesungen über den Gebrauch des Augenspiegels, pag. 95.
[6] De rupturis chorioideae. Inauguraldissertation. Bonn.

Seite Sämisch's, über deren eine Sämisch [1]) selbst später (1866) noch einmal berichtet und von welcher Zehender [2]) die Abbildung gibt; in demselben Jahre von Hirschler [3]) zwei Fälle; 1866 von Haase [4]) Ein Fall; 1867 ein neuer Fall von Sämisch [5]), so wie einer von v. Stellwag's [6]). An die genannten Fälle schliessen sich vier, von welchen ich einen im Jahre 1864, zwei im letzten Jahre (1867) sah und von denen der letzte sich noch unter meiner Beobachtung befindet. Alles in Allem 17 Fälle. Die Zahl der bisher bekanntgegebenen 13 Aderhautrupturen, von denen noch dazu über einzelne nur fragmentarisch berichtet ist, berechtigt, wie ich glaube, nicht zu dem Ausspruche, welchen Sämisch, der bis dahin nur 11 Fälle kennen konnte, bei Gelegenheit seiner letzten diesbezüglichen Veröffentlichung macht, dass nämlich, „traumatische Chorioidealzerreissungen so vielfach beobachtet worden seien, dass ihr Nachweis allein kaum einen genügenden Grund abgeben dürfte, die vorhandenen Beobachtungen durch neue zu häufen". Anatomisch wurde ein Riss der Aderhaut mit erhaltener Continuität der Retina und Sclerotica nur in Einem Falle von v. Ammon nachgewiesen [7]).

Nach der Einwirkung stumpfer Gewalten auf das Auge (es wurden bisher als aetiologische Momente ein Faustschlag, Steinwurf, Schlag mit einer Schaufel, Aufliegen eines Holzstückes, Anprallen eines Riemens, ein Prellschuss beobachtet) sieht man Veränderungen im Augengrunde, die nicht anders als durch Continuitätstrennung der Aderhaut hervorgerufen angesehen werden können. In vielen der Fälle wurde die genaue Beobachtung des Augengrundes erst nach einiger Zeit ermöglicht, indem Blutextravasate in der vorderen Kammer, sowie im Glaskörper sich fanden und selbst nach deren Resorption noch Blutgerinnsel in der Aderhaut die Rissstellen deckten. Da, wo diese endlich hervortreten, zeigen sie sich als eigenthümlich schmale, lichte Streifen in der Gegend des hinteren Augapfelpoles. Nur ein einziges Mal (Sämisch) war die Chorioidea nahezu an der äussersten Peripherie nach unten gerissen.

---

[1]) Zehender's klinische Monatsblätter, pag. 111.
[2]) Augenheilkunde, Tafel II, Fig. 2.
[3]) Wiener med. Wochenschrift, Nr. 91 und 92.
[4]) Zehender's klinische Monatsblätter, pag. 255.
[5]) Ibidem, pag. 31.
[6]) Augenheilkunde, pag. 283, Fig. O.
[7]) Gräfe's Archiv, I. 2, pag. 124 und 127.

Die Zahl der Risse ist verschieden. Man beobachtete bisher Einen Riss (v. Gräfe, Schweigger), sowie zwei (Frank, Streatfeild, Hirschler, Sämisch), auch drei und mehr Risse (Hillenkamp, Haase, v. Stellwag). Einmal war die Aderhaut so gerissen, dass die Rissstellen die Seiten eines Viereckes bildeten (v. Gräfe). Die Richtung der Risse war meistens so, dass sie sich der Verticalen näherte, dabei geradlinig, oder aber der Papille eine leichte Concavität zuwendend; nur einmal verlief ein Riss horizontal (v. Gräfe), ein anderes Mal, in dem früher erwähnten Falle, lagen die zwei, die obere und untere Seite des Viereckes bildenden Streifen nahezu horizontal (v. Gräfe). Die Lage der Risse befand sich vorwiegend an der Aussenseite der Papille, sie zeigten sich zwischen ihr und der *Macula lutea*, durch die Macula gehend, und auch jenseits derselben noch mehr nach aussen. Einmal lag nach aussen und innen von der Papille je Ein Riss (Frank), einmal ging ein horizontaler Riss innen von der Papille ab (v. Gräfe) und einmal lag die Papille eingeschlossen von den ein Viereck bildenden Rissen (v. Gräfe). Die Form der Risse war streifenförmig, sie wurden von der Breite des halben Papillendurchmessers gesehen (Frank), in der Regel waren sie viel schmaler; sie behalten selten in ihrem ganzen Verlaufe die gleiche Breite; sie enden an der einen Stelle breit, an der anderen degegen häufig in eine Spitze auslaufend, sie können auch beiderseits mit einer Spitze aufhören. Man sah auch Theilungen des einen Endes (Sämisch), sowie vielfache Verzweigungen und Anastomosirungen der Enden der verschiedenen Rissstellen (v. Stellwag). Die Farbe der Streifen zieht unsere besondere Aufmerksamkeit auf sich. Man sollte meinen, dass bei Rissen der Aderhaut die Sclerotica in ihrer glänzenden Weisse blossliege. Allein nur in einem Theile der Fälle fand dies statt, in den anderen hatten die Rupturstellen nur eine lichte, gelbliche, aber gegen die übrige Aderhaut doch scharf abstechende Farbe. Auf den gelblichen Streifen ist ausser etwa noch restirenden Blutextravasaten häufig absolut Nichts, namentlich Nichts von Theilen des Chorioidealgewebes wahrzunehmen, besonders dürfte die Erscheinung von Chorioidealgefässen auf denselben (v. Stellwag) eine seltene Ausnahme sein. Die Grenzen der Rissstellen sind in der Regel scharf, durch einen mehr oder weniger entwickelten Pigmentsaum ausgedrückt, geradelinig, oder vielfach ein- und ausgebogen, stellenweise auch verwaschen. Die gelben Streifen können sich auch eine Strecke weit als hellrothe Bänder fortsetzen (v. Stellwag).

Die Netzhaut ist intact. Deren Gefässe streichen unbeirrt über die Rissstellen der Aderhaut. Nur einmal zeigte Ein Netzhautgefäss eine Ruptur (v. Gräfe). Einmal handelte es sich dabei vorzugsweise um traumatischen Netzhautriss (Sämisch). Das Sehvermögen ist und bleibt in vielen Fällen sehr herabgesetzt, auch wenn nicht glaucomatöse Excavation (Streatfeild) oder Netzhaut- und Sehnervenatrophie (Frank) zur Zeit der Beobachtung nachgewiesen werden kann. In einzelnen Fällen beobachtete man jedoch eine vollständige (Hillenkamp) oder nahezu vollständige (Sämisch) Herstellung des Sehvermögens. Doch kann unter derartigen Verhältnissen, wenn der Riss durch die *Macula lutea* ging, eine während des Vernarbungsprocesses auftretende Netzhautablösung (s. pag. 394) das wieder gewonnene Sehvermögen nachträglich nochmals wesentlich beeinträchtigen (Sämisch) und schliesslich wohl vernichten.

Die vier von uns gesehenen Aderhautrupturen zeigten folgende Bilder. Der erste Fall war offenbar ein veralteter. Patient wusste sich nicht an ein vorhergegangenes Trauma, welches wohl in früher Kindheit auf ihn eingewirkt haben dürfte, zu erinnern. Nach aussen vom Sehnerven zog ein verticaler, an seiner breitesten Stelle $\frac{1}{2}$ Papillendurchmesser haltender, nach oben und unten sich verschmälernder, zu den Seiten von dunkelschwarzem Pigment eingesäumter, hellglänzender Streifen, welcher die Farbe der blossliegenden Sclerotica darbot, in einer Länge von vier Papillendurchmessern.

Die zwei folgenden Fälle waren frisch entstanden. In dem einen von ihnen hatte das Trauma, ein Faustschlag, 17 Tage vor der Vorstellung der Patientin auf das rechte Auge eingewirkt. Dieser Fall war in mancher Beziehung interessant. Zunächst ergab die Untersuchung der brechenden Medien, dass dieselben vollkommen durchsichtig waren. Auch im Augengrunde fanden sich verhältnissmässig geringe Extravasate. Die Fissuren in der Aderhaut hingegen zeigten eine merkwürdige Verlaufsrichtung und Ausdehnung (Tafel XXIII, Fig. 103). Es fand sich nämlich ein weit ausgebreiteter Horizontalriss oberhalb der Papille vor, ungefähr in der Höhe der *Macula lutea* spitzig beginnend, zunächst horizontal und ungespalten nach innen laufend, hierauf über der Papille, in einem Abstande eines halben Diameters von derselben, angelangt, in leichtem Bogen nach innen und unten sich krümmend, dabei eine Spaltung und Wiedervereinigung darbietend. Ueber dem letztgenannten Bogen finden sich genau genommen noch drei kleinere

Fissuren. Nach aussen und unten von der Papille findet sich ein Contreriss, dem Papillenrand seine Concavität zuwendend.

Die Rissstellen zeigen durchaus nicht die glänzend blauweisse Farbe der Sclerotica, sondern sind lichtgelb. Die Farbe ist eine vollkommen gleichmässige. Nirgends ist ein Ueberrest der Epithelschichte zu finden. Nur geringe Blutextravasate lagern an einigen Stellen. Die Ränder der Fissuren sind scharf, stellenweise von einem feinen schwarzen Saume gebildet. Die Netzhaut ist vollkommen intact, leicht getrübt. Die Netzhautgefässe ziehen ganz unbeirrt über die Rissstellen hin. Wenn man mit dem Spiegel auf eines der Gefässe während seines Laufes über den lichten Streifen in schiefer Richtung Licht einfallen lässt, sieht man den Schatten des Gefässes auf der Rissstelle, als Beweis dafür, dass in der That das Gefäss brückenförmig über die lichte Unterlage sich spannt.

Die Sehschärfe des erkrankten Auges ist $^{20}/_{10}$ (die des gesunden $^{20}/_{20}$). Eine Einengung oder Unterbrechung des Sehfeldes ist nicht nachweisbar. Patientin entzog sich nach einigen Tagen der Beobachtung.

Der dritte Fall betraf einen Mann, welcher drei Wochen vor seiner Untersuchung mit seinem linken Auge gegen das stumpfe Ende eines Schaufelstieles mit Macht in der Art stiess, dass der Insult den Bulbus an seiner äusseren Seite traf. Die brechenden Medien vollkommen rein. Nach aussen und unten von der Papille, etwa einen Papillendurchmesser von derselben entfernt, lief ein mit dem Papillenrande concentrischer, demselben also seine Concavität zukehrender lichtgelber Bogen von der Länge von $1^{1}/_{2}$ Papillendurchmessern. Interessant war die Form der Ränder. Von denselben gingen nämlich ungemein zahlreiche äusserst feine lichte Streifen, den Strahlen eines Heiligenscheins vergleichbar, senkrecht auf der Rissstelle stehend, in das Gewebe der Aderhaut hinein. Nur das aufrechte Bild liess diese letzteren Details erkennen. Auf der Fissur fanden sich keine Reste des Chorioidealgewebes, auch keine Blutspuren. Nur unter dem convexen Rande der mondsichel ähnlichen Figur trat ein Blutextravasat hervor. Die Netzhautgefässe strichen unbehelligt über den lichten Streifen. Eine zweite Fissur war nicht vorhanden. Die Sehschärfe des betreffenden Auges war $^{20}/_{70}$ und stieg im Verlaufe von vier Wochen, ohne dass der Augenspiegelbefund sich änderte, auf $^{20}/_{30}$.

Im vierten Falle handelt es sich um einen Mann, der von dem Hufschlage eines Pferdes in der Gegend des rechten Auges verletzt wurde. Drei Monate nach der Einwirkung des Traumas zeigt sich Ein mächtiger Horizontalriss der Chorioidea, zwei Papillendurchmesser unterhalb der Papille. Starke Netzhautgefässe ziehen unverletzt über denselben. $S^{20}/_{70}$.

Dass es sich in all' den genannten Fällen (mit Ausnahme eines einzigen von Sämisch beobachteten) um Continuitätstrennung der Aderhaut bei unverletzter Leder- und Netzhaut handle, ist über jeden Zweifel erhaben. Wir brauchen nicht, wie man es gethan, zu erörtern, warum die Aderhaut nur im hinteren Pole des Bulbus reisse, weil nun auch eine periphere Aderhautruptur nachgewiesen ist (Sämisch), ebenso wenig, weshalb die Membran an mehreren Stellen einreisse, da auch einfache Rupturen ophthalmoscopisch (v. Gräfe, ich) gesehen wurden und noch dazu in dem einzigen anatomisch untersuchten Falle (v. Ammon) ein einfacher Riss sich vorfand. Nach unseren Beobachtungen werden ferner Horizontalrisse nicht mehr als Seltenheit angesehen werden können. Auffallend ist die geringe Blutung, welche namentlich in den von uns gesehenen verhältnissmässig frischen Fällen beobachtet ward. Doch auch v. Ammon fand vier Stunden nach erfolgtem Chorioidealriss (hervorgerufen durch eine Schädelzerschmetterung, ohne dass die Augen äusserlich verletzt worden wären) kein Blutextravasat zwischen den Rändern der zerrissenen Membran. Jedoch ist es nicht über jeden Zweifel erhaben, dass die Aderhaut an den gleichmässig hellen Stellen in allen Fällen ihrer ganzen Dicke nach zerreisse. Die Rissstellen müssten dann die glänzend-weisse Farbe der Sclerotica zeigen, sie zeigten sie aber nicht in den zwei frischen von uns gesehenen Fällen, sie zeigten sie nicht in vielen der von Anderen wahrgenommenen, wie aus den betreffenden Beschreibungen und Abbildungen klar wird. Geht aber der Riss nicht durch die ganze Aderhaut, dann ist es wunderbar, dass Reste der Chorioidealgefässe so ungemein selten auf den lichten Streifen gesehen werden, auch in unseren Fällen vollkommen fehlten. Dass die lichtgelbe Farbe durch eine vollkommen gleichmässige dünne Lage Blutes hervorgerufen werde, ist auch nicht sehr wahrscheinlich. Ein entscheidendes Wort hierüber kann nur die pathologische Anatomie, wenn der glückliche Zufall ihr ein mit dem Augenspiegel beobachtetes derartiges Auge in die Hände spielt, sprechen.

Zum Schlusse sei noch erwähnt, dass man nach perforirenden Wunden des Auges bisweilen die nach der Heilung gebildeten Narben ophthalmoscopisch sieht. Das Bild ist dem bei isolirtem

Chorioidealriss vorkommenden sehr ähnlich. Die Sclerotica oder eine sie überziehende weisse narbige Stelle liegt bloss, umsäumt von dunkelschwarzem Pigmente.

Endlich liegt eine Beobachtung von Seiten Jacobson's vor, in welcher ein Netzhaut- und Chorioidealriss, erzeugt durch einen fremden Körper, der durch die Cornea eingedrungen und die brechenden Medien durchflogen, in voller Klarheit hervortrat (s. später).

8. Tuberculose der Aderhaut.

1858 hat Manz[1]) zuerst einen Fall von acuter Tuberkelbildung in der Chorioidea bekannt gemacht. Seitdem wurden von demselben Untersucher[2]) noch zwei Fälle und von Busch[3]) ein Fall veröffentlicht, bis Cohnheim[4]) zeigte, dass die Tuberculose der Aderhaut eine sehr gewöhnliche Theilerscheinung miliarer, über zahlreiche Organe des Körpers ausgebreiteter Tuberculose sei. Cohnheim's Angaben konnte ich in einer Anzahl von Fällen, die mir durch Dr. v. Biesiadecki übermittelt wurden, bestätigen. In der grössten Mehrzahl der Fälle sind beide Augen ergriffen, doch kommt auch eine einseitige Erkrankung vor (Cohnheim). In einem Auge kann sich nur Ein Knoten finden, gewöhnlich sind aber deren mehrere, 4—12 da, doch wurden auch 20 (Busch), selbst 40 und über 50 (Cohnheim) gesehen. Sie sind ohne einen bestimmten Typus in der Aderhaut vertheilt. Falls ihre Zahl eine geringe ist, stehen sie immer in der Gegend der Eintrittsstelle des Sehnerven und der *Macula lutea*, und finden sich nicht in den äquatorialen Partien. Ihre Grösse schwankt von den mit unbewaffnetem Auge eben sichtbaren bis zu solchen, welche einen Durchmesser von 2½ Mm. (Cohnheim), ja sogar den (allerdings etwas unbestimmten) einer Linse (Manz) darbieten. Die kleinsten Knötchen ragen nicht über das Niveau der Chorioidea hervor, wohl aber thun dies die grösseren (solche, welche einen Flächendurchmesser von mindestens 0·6 Mm. darbieten). Sie prominiren immer zunächst über die innere Oberfläche der Aderhaut, so dass sie daselbst bereits deutlich, auch stark gegen die Retina hervorwuchern, während die äussere Oberfläche der Chorioidea noch vollkommen

---

[1]) Gräfe's Archiv, IV. 2, pag. 120.
[2]) Ibidem, IX. 3. pag. 133.
[3]) Virchow's Archiv, 36. Band. pag. 448.
[4]) Ibidem, 39. Band.

glatt erscheint und an ihr die Existenz der Knötchen sich durch Nichts verräth. Erst wenn sie noch grösser geworden, wenn sie den Durchmesser von 1 Mm. erreichen, oft aber erst, wenn sie denselben überschritten, wird ein Hügelchen an der äusseren Aderhautfläche gebildet und die grössten Tuberkel erzeugen sogar deutliche Abdrücke an der inneren Fläche der Sclerotica (Cohnheim). Die kleinen Knoten sind grau, gallertartig, durchscheinend, die grossen zeigen im Centrum einen trüben weisslichen Punkt, der mit der Grösse der Knötchen zunimmt. In ihrem microscopischen Verhalten stimmen sie mit den Tuberkeln anderer Organe vollkommen überein. Sie entwickeln sich zunächst in der Choriocapillaris (Busch, Cohnheim) und wachsen dann nach vorn und nach rückwärts. Die Epithellage ist zunächst vollkommen über ihnen erhalten, wodurch sie vollständig gedeckt werden. Sind die Knötchen grösser, dann erfährt das Pigmentepithel über ihnen eine Entfärbung, sie schimmern nun deutlich durch, bis endlich, falls die Tuberkel einen Durchmesser von $1\frac{1}{2}$ Mm. erreichen, das Epithel über ihnen gänzlich verschwunden ist, die Oberfläche derselben nackt da liegt; nur am Fusse des Hügels findet sich eine dunkle Umsäumung.

v. Gräfe[1]) und mit ihm Leber haben nun auch die acute Tuberculose der Chorioidea mit Hilfe des Augenspiegels diagnosticirt. Die Tuberkel präsentiren sich unter der Form blasser Stellen, an deren Rande die Farbe des Chorioideal-Pigmentes etwas gesättigter ist, um allmälig in die normale des Augengrundes überzugehen, und deren Prominenz bei einer bestimmten Grösse derselben sicherlich wird nachgewiesen werden können.

Mit Hilfe des Augenspiegels wird es jetzt in den meisten Fällen möglich sein, die acute Tuberculose während des Lebens mit Sicherheit zu erkennen. In den fraglichen Zuständen wird das Vorhandensein der Aderhauttuberkel jeden Zweifel über die Diagnose beseitigen, der Mangel derselben jedoch die Existenz der acuten Tuberkelbildung in anderen Organen nicht ausschliessen.

Cohnheim macht darauf aufmerksam, dass es sich in einem der von ihm secirten Fälle, in welchem Aderhauttuberkel sich fanden, um eine ausgedehnte Tuberculose nicht acuter Natur handelte, dass also die Aderhauttuberculose nicht ein Attribut der acuten Tuberculose allein sei. Damit stimmen die Beobachtungen

---

[1]) Zehender's klinische Monatsblätter, 1867, pag. 299, sowie Congrès d'Ophthalmologie, Compte-rendu, 1868, pag 171.

v. Jäger's, welcher schon vor Jahren das Vorkommen gelblicher Knötchen in der Chorioidea bei chronischer Tuberculose ophthalmoscopisch beobachtete und die er für Chorioidealtuberkel hält (Tafel XXVIII, Fig. 121), überein.

Krankheiten der Macula lutea.

Schwer ist es häufig bei Veränderungen in der Gegend des gelben Fleckes zu entscheiden, ob die Netzhaut allein oder die Aderhaut mit ihr leidet. Oft sind die im Bereiche der letzteren Membran auftretenden Erscheinungen vorwiegend. Das genauere Studium der krankhaften Veränderungen der *Macula lutea* ist jenes, welchem die Ophthalmoscopie sich jetzt, da sie die übrigen Partien des Augengrundes bereits so genau durchforscht, wird vorwaltend zuwenden müssen. Im Allgemeinen wüssten wir folgende Alterationen der *Macula lutea* anzuführen:

1. Die gesprenkelte, sternförmige Figur an der Stelle des gelben Fleckes bei Retinitis, namentlich bei *Retinitis albuminurica* (pag. 364).

2. Die eigenthümliche Erkrankung der Macula bei der sogenannten Embolie der Centralarterie (pag. 339). Knapp[1]) fand in dem einen Auge eines Individuums, welches an Thrombose des *Sinus cavernosus* und der *Vena jugularis interna* gelitten hatte, bei der anatomischen Untersuchung eine Veränderung der Macula, wie sie dem ophthalmoscopischen Befunde bei Embolie der *Arteria centralis* entspricht. Das Microscop zeigte in der äusseren Körner- und der Zwischenkörnerschichte in der Gegend des gelben Fleckes „die Einlagerung blasser, schwachgelber, halbdurchsichtiger, sehr fein getüpfelter, vollkommen gleichartiger Kugeln oder Scheiben", welche man „als gelbliche, durchscheinende Scheiben oder Colloidkugeln" bezeichnen und für eine „Entartung, Aufquellung, ein Hydropischwerden der äusseren Körner" halten kann.

3. Die centrale recidivirende Retinitis (v. Gräfe) (pag. 371).

4. Eine eigenthümliche Erkrankung, von uns wiederholt als allein ophthalmoscopisch sichtbare Ursache von Sehstörungen gefunden. Sie besteht darin, dass an der Stelle des gelben Fleckes auf einem dunkel pigmentirten Grunde um die in Form eines weissen Punktes erscheinende *Fovea centralis* sich eine grosse Menge weisser, punktförmiger Fleckchen in concentrischen Kreisen gela-

---

[1]) Zehender's klinische Monatsblätter, 1864, pag 402.

gert, reiht. Man sieht die Zahl der Fleckchen in kurzer Zeit sich ändern, sich mehren und vermindern, auch ganz verschwinden (Tafel XX, Fig. 89).

5. Die Ablagerung einer grünen, unregelmässig begrenzten, von einem weissen Saume umringten Masse. v. Jäger sah sie einmal an der *Macula lutea* (Tafel XX, Fig. 90) und einmal bei *Retinitis albuminurica* (Tafel XIV, Fig. 67) zwischen Macula und Papille. Iwanoff fand anatomisch, wie ich aus mündlicher Mittheilung weiss und an seinen Präparaten auch sah, innerhalb des Sehnerven Concremente von grünlicher Farbe, welche ein dem eben beschriebenen ganz analoges Augenspiegelbild erzeugen müssten.

6. Blutextravasate und zwar entweder noch von frischer rother Farbe und mitunter unregelmässiger Gestalt (Tafel XXI, Fig. 93) oder im Zustande der Resorption und theilweiser Umwandlung in schwarzes Pigment. Die Stelle der Macula ist gebleicht und an ihren Rändern schwarzes Pigment angehäuft (Tafel XXI, Fig. 94).

7. Exsudate verschiedener Form und deutlich vorragend (Tafel XXI, Fig. 95 und 96).

8. Pathologische Pigmentanhäufung im ganzen Bereiche des gelben Fleckes (Tafel XX, Fig. 91).

9. Localer Verlust des Pigmentepithels, wahrscheinlich in Folge seröser Exsudation, mit dem ausgezeichneten Bilde des localen Hervortretens der Chorioidealgefässe (Tafel XXII, Fig. 97).

10. Circumscripte Atrophie der Chorioidea bei blossliegender Sclerotica und vorhandenen Resten der Aderhautgefässe (Tafel XX, Fig. 92).

11. Die sub 4—10 aufgeführten Veränderungen wurden isolirt beobachtet, ohne anderweitige Veränderungen im Augengrunde.

Die *Macula lutea* ist aber ausserdem der Sitz von umgrenzten Exsudaten bei *Chorioiditis disseminata*, besonders wenn dieselbe in myopischen Augen auftritt (Tafel XXVIII, Fig. 122, und XXIX, Fig. 127). Sie kann ferner begreiflicher Weise bei ausgedehnten Chorioidealprocessen mitbetheiligt sein.

12. In myopischen Augen wurde noch von Förster[1]) eine Veränderung an der Stelle der *Macula lutea* beschrieben, welche als *Retinitis circumscripta* aufgefasst wird und im Wesentlichen durch das Auftreten eines kohlschwarzen scharf begrenzten Fleckes

---

[1]) Ophthalmologische Beiträge 1862, pag. 1.

sich kundgibt. Diese *Retinitis circumscripta* ist nach Förster die Ursache der Metamorphopsie, des Krummsehens von geraden Linien in der Nähe des Fixationspunktes. Classen [1]) und Donders [2]) beschreiben ähnliche Veränderungen. Bei der microscopischen Untersuchung fand Sämisch [3]) einmal folgenden pathologischen Process auf den gelben Fleck und zwar dessen äussere Schichten begrenzt. Es handelte sich da um eine Wucherung der Körnerschichten. Die Schichte der Zapfen war vollständig vernichtet und ein gefässreiches, vorzugsweise in seinen äusseren Lagen pigmentirtes Gewebe lag zwischen Retina und Aderhaut, welch' letztere mit Ausnahme des das Pigment herleihenden Epithels vollkommen normal war.

Wir lassen es im Allgemeinen dahingestellt sein, in welcher Weise die Retina und die Chorioidea bei den aufgeführten Erkrankungen der Macula betheiligt sind. Das Wesen einzelner Processe haben wir jedoch kennen gelernt.

Literatur.

Normale Aderhaut und deren senile Veränderungen.

1854. Wedl, Grundzüge der pathologischen Histologie, pag. 330.
1855. Liebreich, Ueber die Farbe des Augengrundes, in Gräfe's Archiv I. 2, pag. 333.
1855. Donders, Beiträge zur pathologischen Anatomie des Auges, pag. 107, in Gräfe's Archiv I. 2.
1855. Ed. Jäger, Ergebnisse der Untersuchung des menschlichen Auges mit dem Augenspiegel, pag. 15.
1856. H. Müller, Anatomische Beiträge zur Ophthalmologie, pag. 1, in Gräfe's Archiv II, 2.
1858. Liebreich, Histologisch-ophthalmoscopische Notizen, pag. 286, in Gräfe's Archiv IV. 2.

Staphyloma posticum.

1854. v. Gräfe, Zwei Sectionsbefunde bei Scleroticochorioiditis posterior und Bemerkungen über diese Krankheit, in dessen Archiv I. 1, pag. 390.
1855. Idem, Nachträgliche Bemerkungen über Scleroticochorioiditis posterior ibidem I. 2, pag. 307.
1855. Stellwag v. Carion, Die Ophthalmologie vom naturwissenschaftlichen Standpunkte aus bearbeitet, II. 1, pag. 723.
1856. Ed. v. Jäger, in Zeitschrift für practische Heilkunde, pag 409.
1856. Heymann, Zur Sclerotico-chorioideitis posterior, in Gräfe's Archiv II. 2. pag. 131.
1857. Sichel, Abhandlung über das Staphylom der Chorioidea, pag. 234, in Gräfe's Archiv III. 2.

---

[1]) Ueber das Schlussverfahren des Sehactes, pag. 32.
[2]) On the anomalies etc., pag. 359. Uebersetzung, pag. 302.
[3]) Beiträge zur normalen und path. Anatomie des Auges, pag. 29.

1858. H. Müller, Bericht der Sitzung der med. phys. Gesellschaft zu Würzburg, 8. Mai, pag. 3.
1860. Liebreich, Ueber Veränderungen an der Papille bei Sclerectasia posterior, in Gräfe's Archiv VII. 2, pag. 124.
1861. Ed. v. Jäger, Ueber die Einstellungen des dioptrischen Apparates, pag. 29.
1863. Schweigger, Zur pathologischen Anatomie der Chorioidea, pag. 193, in Gräfe's Archiv IX. 1.
1863. Liebreich, Atlas der Ophthalmoscopie, Tafel III.
1864. Donders, On the anomalies of accommodation and refraction of the eye, pag. 353.
1866. Streatfeild, A lecture on posterior staphyloma, with special reference to two singular cases, in Ophthalmic Hospital Reports V. 1, pag. 79 und V. 2, pag. 113.

Coloboma.

1831. v. Ammon, in Zeitschrift für Ophthalmologie, I. Band, pag. 55.
1852. Hannover, Das Auge. Leipzig, pag. 94.
1854. Stellwag v. Carion, Zeitschrift der Wiener Gesellschaft der Aerzte, 2. Band, pag. 229.
1855. Idem, Die Ophthalmologie, II. 1, pag. 32.
1855. v. Gräfe, Ophthalmoscopischer Befund bei einem Fall von Microphthalmus congenitus mit Colobom, in dessen Archiv II. 1, pag. 239.
1856. Stellwag v. Carion, Ein Fall von Ectopie der normwidrig kleinen Krystalllinse, in Zeitschrift der Wiener Aerzte, pag. 815.
1858. Arlt, Die Krankheiten des Auges, 2. Band, pag. 123 (Befunde vom Jahre 1849 angefangen).
1859. Liebreich, Ophthalmoscopische Notizen, Coloboma iridis, chorioideae et vaginae nervi optici, in Gräfe's Archiv V. 2, pag. 241.
1860. Nagel, Angeborenes Colobom der Iris und der inneren Membranen des Auges, in Gräfe's Archiv VI. 1, pag. 170.
1861. Pagenstecher, klinische Beobachtungen aus der Augenheilanstalt zu Wiesbaden, 1. Heft, pag. 17.
1862. Idem, ibidem, 2. Heft, pag. 9.
1862. Bäumler, Beitrag zur Lehre vom Coloboma oculi, in Würzburger med. Zeitschrift, III. Band, pag. 72.
1863. Liebreich, Atlas der Ophthalmoscopie, Tafel XII. Fig. 4 und 5.
1866. Watson, Notes of two cases of coloboma etc., in Ophthalmic Hospital Reports, V. 4, pag. 322.
1867. Sämisch, Beitrag zur Lehre vom Coloboma oculi, in Zehender's klinische Monatsblätter, pag. 85.
1867. Mauthner, Bericht des k. k. allgemeinen Krankenhauses zu Wien, pag. 319.

Epithelveränderungen und Chorioiditis.

1853. Coccius, Ueber die Anwendung des Augenspiegels, pag. 132.
1855. Ed. Jäger, Ergebnisse der Untersuchung des menschlichen Auges mit dem Augenspiegel, pag. 19.
1855. Idem, Beiträge zur Pathologie des Auges, Tafel IV, V, VI, VII, VIII, IX, XV, XX, XXI.
1855. Stellwag von Carion, Die Ophthalmologie vom naturwissenschaftlichen Standpunkte aus bearbeitet, II. 1, pag. 116.

1856. H. Müller, Verhandlungen der Würzburger phys. med. Gesellschaft, pag. 16.
1857. Donders, Pigmentbildung in der Netzhaut, in Gräfe's Archiv III. 1. pag. 139.
1858. H. Müller. Verhandlungen der Würzburger phys. med. Gesellschaft, 8. Mai, sub b) und c).
1858. Posner, Allgemeine med. Centralzeitung, 27. Februar.
1859. H. Müller, Verhandlungen der Würzburger phys. med. Gesellschaft, pag. 449.
1859. Junge, Beiträge zur pathologischen Anatomie in der „getigerten Netzhaut", in Gräfe's Archiv V. 1, pag. 49.
1859. Schweigger, Untersuchungen über pigmentirte Netzhaut, ibidem V. 1, pag. 96.
1860. Schweigger, Donders, v. Gräfe in Verhandlungen der Augenärzte zu Heidelberg, pag. 9.
1861. Pagenstecher, klinische Beobachtungen aus der Augenheilanstalt zu Wiesbaden, 1. Heft, pag. 23.
1862. Idem, ibidem, 2. Heft, pag. 10.
1862. Förster, Ophthalmologische Beiträge, Berlin. pag. 97.
1862. Pope, Ueber Retinitis pigmentosa, insbesondere den Mechanismus der Entstehung von Pigment in der Retina, in Würzburger med. Zeitschrift, III. Band, pag. 244. (Ophthalmic Hospital Reports, IV. 1, pag. 76).
1862. H. Müller, Bemerkungen zu Herrn Pope's Abhandlung über Retinitis pigmentosa, ibidem, pag. 252.
1862. A. Pagenstecher, Retinitis pigmentosa, ibidem, pag. 399.
1863. Schweigger, Zur pathologischen Anatomie der Chorioidea, pag. 200.
1863. Liebreich, Atlas der Ophthalmoscopie, Tafel III—VI.
1865. Schiess-Gemuseus, Zur pathologischen Anatomie des vordern Scleralstaphyloms, pag. 61, in Gräfe's Archiv XI. 2.
1868. Galezowski, Note sur la choroidite syphilitique, im Congrès d'ophthalmologie. Compte-rendu, pag. 162.

Riss der Aderhaut.

1854. v. Gräfe, Zwei Fälle von Ruptur der Chorioidea, in dessen Archiv I. 1, pag. 402.
1855. v. Ammon, das Verschwinden der Iris durch Einsenkung, pag. 124, in Gräfe's Archiv I. 2.
1860. Frank und Streatfeild, in Ophthalmic Hospital Reports.
1864. Schweigger, Vorlesungen über den Gebrauch des Augenspiegels, pag. 95.
1865. Hillenkamp, De rupturis chorioideae. Dissertatio inauguralis. Bonn.
1865. Hirschler, Ruptur der Aderhaut durch Stoss auf das Auge, in Wiener med. Wochenschrift, pag. 1641 und 1657.
1865. Zehender, Handbuch der gesammten Augenheilkunde, Tafel II, Fig. 2.
1866. Sämisch, Zur Aetiologie der Netzhautablösung, in Zehender's klinische Monatsblätter, pag. 111.
1866. Haase, Trauma oculi sinistri. Ruptura chorioideae, in Zehender's klinische Monatsblätter, pag. 255.
1867. Sämisch, Traumatische Ruptur der Retina und Chorioidea, ibidem, pag. 31.

1867. Stellwag von Carion, Lehrbuch der praktischen Augenheilkunde, pag. 282 und Fig. O.

Ablösung der Aderhaut.

v. Ammon, Zeitschrift für Ophthalmologie, II. Band, pag. 247.
1855. Stellwag von Carion, Die Ophthalmologie, II. 1, pag. 98 und 427.
1858. v. Gräfe, Zur Diagnose des beginnenden intraoculären Krebses, pag. 225, in dessen Archiv IV. 2.
1859. Liebreich, in Mackenzie, Traité pratique des maladies de l'oeil, pag. 53.
1859. Idem, Chorioidealablösung, in Gräfe's Archiv V. 2, pag. 259.
1864. Schweigger, Vorlesungen über den Gebrauch des Augenspiegels, pag. 127.
1865. Iwanoff, Zur Ablösung der Chorioidea, in Gräfe's Archiv XI. 1, pag. 191.

Tuberculose der Aderhaut.

1858. Manz, Tuberculose der Chorioidea, in Gräfe's Archiv IV. 2, pag. 120.
1865. Idem, Tuberculose der Chorioidea, ibidem IX. 3, pag. 133.
1866. Busch, Zwei Fälle von Geschwulstbildung im Augenhintergrunde, in Virchow's Archiv, 36. Band, pag. 448.
1867. Cohnheim, Ueber Tuberculose der Chorioidea, ibidem, 39. Band.
1867. v. Gräfe, Ueber Tuberkel in der Aderhaut, in Zehender's klinische Monatsblätter, pag. 299, und Berliner klinische Wochenschrift.
1868. Idem, Du diagnostic ophthalmoscopique des tubercules de la choroide, in Congrès d'ophthalmologie, Compte-rendu, pag. 174.

Krankheiten der Macula lutea.

Ausser dem unter der Rubrik: „Embolie der Centralarteria" und „Andere Retinitis-Formen" Aufgeführten sei noch erwähnt:

1855. v. Jäger, Beiträge zur Pathologie des Auges, Tafel IV. und IX.
1862. Förster, Ophthalmologische Beiträge, pag. 1.
1862. Sämisch, Beiträge zur normalen und pathologischen Anatomie des Auges, pag. 29.
1863. Classen, Ueber das Schlussverfahren des Sehactes, pag. 32.
1863. Liebreich, Atlas der Ophthalmoscopie, Tafel III, Fig. 1 und 6, Tafel IV. Fig. 5.
1864. Donders, On the anomalies of accommodation and refraction of the eye, pag. 359. Uebersetzung, pag. 302.
1864. Schweigger, Vorlesungen über den Gebrauch des Augenspiegels, pag. 94 und 110.
1864. Knapp, in Zehender's Klinische Monatsblätter, pag. 402.

Zehntes Capitel.

Krankheiten des Glaskörpers.

Von den Glaskörpertrübungen im Allgemeinen haben wir an einem früheren Orte (pag. 151) gehandelt. Hier sollen einige besondere, ophthalmoscopisch im Glaskörper wahrnehmbare Veränderungen ihren Platz finden.

1. **Fremde Körper**, die in denselben eingedrungen, zumeist Eisen- oder Stahlsplitter oder Schrotkörner, werden kurze Zeit nach der Verletzung als solche, in ihrer metallisch glänzenden Farbe, durch das dioptrische System des verletzten Auges vergrössert, hie und da im Augengrunde angetroffen. Auch hat man bisweilen Gelegenheit, zu beobachten, in welcher Weise die Fremdkörper im Glaskörper eingekapselt werden. Es können sich nämlich einige Tage nach der Verletzung zunächst unmittelbar um den Fremdling membranartige Hüllen bilden, die keinen Zusammenhang mit den Augenhäuten zeigen (v. Gräfe)[1], oder aber es entwickelt sich eine grauliche Trübung, mehr in der Peripherie des Glaskörpers, welche den fremden Körper zunächst in der Form eines glänzenden Saumes umgibt, dann aber concentrisch sich verdichtend denselben immer mehr verhüllt und unserem Blicke endlich vollständig entzieht (v. Jäger)[2].

Ausnahmsweise kann die einschliessende Membran so zart sein, dass der fremde Körper innerhalb derselben der Beobachtung erhalten bleibt, wie dies v. Gräfe bei Schrotkörnern fand[3].

Das scheinbare Fortschreiten der Trübung von der Peripherie gegen das Centrum erklärt Berlin[4] daraus, dass nach seiner, durch anatomische Beobachtungen gestützten Anschauung fremde Körper, die in den Glaskörperraum eingedrungen, denselben in

---

[1] Dessen Archiv III. 2, pag. 338.
[2] Oesterr. Zeitschrift für praktische Heilkunde, 1857, Nr. 2.
[3] l. c. pag. 341.
[4] Gräfe's Archiv XIII. 2, pag. 303.

der Regel durchfliegen, aber selten in den Augenhäuten stecken bleiben, sondern gewöhnlich von der hinteren Bulbuswand zurückprallen und dann erst ihre letzte Lage am Grunde des Auges einnehmen. Von der Stelle aus, an welcher die Netzhaut, beziehungsweise auch die Chorioidea hierbei verletzt wurde, kann sich nun eine entzündliche Wucherung im Glaskörper gegen jenen Punkt hin, an welchem der Körper schliesslich lagert, entwickeln und dadurch kann es das Aussehen bekommen, als ob an einem peripheren, scheinbar nicht direct betheiligten Orte die Wucherung ihren Anfang nähme.

Die eingekapselten Fremdkörper können unschädlich im Auge verbleiben, des letzteren Form und auch zum Theile dessen Function kann erhalten werden, allein in der Regel ruft das Eindringen eines fremden Körpers in das Innere des Auges Iridochorioiditis mit dem endlichen Ausgange in *Phthisis bulbi* hervor, und auch nach erfolgter Einkapselung kann das Auge in der genannten Weise zu Grunde gehen. Manchmal scheint es, als ob die Herabsetzung des Sehvermögens nach abgelaufenem Einkapselungsprocesse in etwas Anderem bedingt sein könne. Man sieht bisweilen nachträglich Netzhautablösung und zwar an einer vom Orte des fremden Körpers entfernten Stelle auftreten. Es könnte dies die begleitende Erscheinung einer Chorioiditis sein, doch sowie wir Ablösungen der Netzhaut nach Heilung von perforirenden Scleralwunden (v. Gräfe) oder jener von Aderhautrissen (Sämisch) (pag. 394) auftreten sehen, so kann in analoger Weise durch den Heilungsprocess an jener Stelle, an welcher die Netz- und Aderhaut beim Anprallen des (von da wieder abspringenden) Fremdkörpers verletzt wurde, eine Narbe gesetzt werden, welche die Netzhaut anzieht und ablöst (Berlin) [1]).

Noch sei erwähnt, dass in Ausnahmsfällen der fremde Körper, nachdem er den Glaskörper durchflogen, in den inneren Augenhäuten stecken bleibt, und daselbst, ohne eingeschlossen zu werden, für die Dauer blank zu Tage liegt. So sah Jacobson [2]) einmal einen solchen dunkeln Körper nach oben und innen von der Papille auf einer glänzendweissen querovalen Stelle. Netz- und Aderhaut waren zerrissen und auf der blossliegenden Sclera zeigte sich das innere Ende des Körpers, dessen äusseres zwischen den

---

[1]) l. c. pag. 306.
[2]) **Gräfe's Archiv** XI, 1. pag. 132.

Fasern der Lederhaut stack. Vor Jacobson hat bereits v. Gräfe[1]) einige analoge Fälle bekannt gemacht.

2. **Gefässneubildungen auf Membranen des Glaskörpers** gehören zu den sehr seltenen, mit dem Ophthalmoscop wahrnehmbaren Vorkommnissen. Es ist hierbei abgesehen von der Neubildung von Gefässen in den durchsichtigen Glaskörper hinein, über welche wir pag. 327 sprachen. v. Ammon[2]) gibt die erste Abbildung von Glaskörpergefässen. Coccius[3]) sagt, dass er Gefässe auf der Oberfläche von weissen, den Glaskörper durchsetzenden neuen Bindegewebsmassen einige Male beobachtet habe. Becker[4]) sah einmal auf der vorderen Wand eines in den Glaskörper prominirenden Abscesses deutlich Gefässe, ein anderes Mal entwickelten sich auf der Vorderfläche des in Folge einer Verletzung eitrig infiltrirten Glaskörpers, also unmittelbar hinter der Linse „zahlreiche, schon mit blossem Auge sichtbare, von der Peripherie gegen das Centrum fortschreitende Gefässe". Dabei konnte constatirt werden, dass vom ersten Auftreten „eines rothen Schimmers" bis zur sicheren Unterscheidung discreter Adern nur vier Tage verflossen. Dreizehn Tage nach dem ersten deutlich sichtbaren Auftreten derselben waren sie wieder verschwunden. v. Gräfe hörte ich eine Differentialdiagnose zwischen Netzhautablösung und gefässhaltigen Glaskörpermembranen aufstellen. Es geht hieraus hervor, dass v. Gräfe wiederholt in der Lage gewesen sein muss, Gefässe auf Membranen des Glaskörpers zu sehen. Dieselben erscheinen nach ihm äusserst zart und fein und stellen keinen regelmässigen Baum, wie die Gefässe der Netzhaut, dar.

Unter dem Microscop wurden Glaskörpergefässe zu wiederholten Malen nachgewiesen. Schon Beck[5]) hat solche gesehen. Nach ihm wurden sie von Schweigger[6]), Pagenstecher[7]), Czerny[8]) in degenerirten Bulbis gefunden, C. O. Weber[9]) beobachtete sie in ihrem Entstehen bei Reizversuchen an Thieraugen,

---

[1]) l. c. pag. 347.
[2]) Klinische Darstellungen der Krankeiten des Auges. Tafel XVII. Fig. 3 und 6.
[3]) Ueber Glaucom, Entzündung etc., pag. 47.
[4]) Bericht über die Wiener Augenklinik, pag. 114.
[5]) Zeitschrift für Ophthalmologie 4. Band, pag. 98 (Stellwag. Ophthalmologie I. Band, pag. 790, Nota 366).
[6]) Gräfe's Archiv V. 2, pag. 227.
[7]) Ibidem VII. 1, pag. 92.
[8]) Bericht über die Wiener Augenklinik, pag. 186.
[9]) Virchow's Archiv, 16. Band, pag. 410.

und Wedl[1]) beschrieb ihre Anfangsstadien im Menschenauge. Sie wachsen theils aus den Gefässen der Retina, theils aus jenen des *Corpus ciliare* hervor.

3. Mit Ausnahme bindegewebiger Schwarten sind Neubildungen im Glaskörper, daselbst entstanden, nicht der Retina oder Chorioidea angehörend, fast gar nicht beschrieben. Becker[2]) veröffentlichte einen besonders merkwürdigen, hierhergehörigen Fall der Entwicklung und Rückbildung einer von neugebildeten Gefässen strotzenden, diaphanen Aftermasse im Grunde des Auges, bei welcher man den Zusammenhang der neuen Gefässe mit Netzhautvenen nachweisen konnte.

Eine ganz besondere Erkrankung des Glaskörpers zeigt ferner das auf Tafel XVIII, Fig. 84 entworfene Bild. Es handelt sich da um eine ein ausgezeichnetes Maschen- und Fachwerk formirende, offenbar aus Bindegewebe bestehende, undurchsichtige, grünlichweisse Neubildung im Glaskörper, die einen Theil des Augengrundes deckt, aber der Eintrittsstelle des Sehnerven entsprechend eine Lücke zeigt, durch welche hindurch die stark geröthete Papille mit dem Ursprung der Centralgefässe sichtbar wird. Man muss hierbei daran denken, dass möglicherweise ein Zusammenhang zwischen dieser Neubildung und der Netzhaut dadurch besteht, dass erstere überhaupt durch Wucherung der bindegewebigen Radialfasern der Retina zu Stande gekommen, denn die pathologischen Anatomen, und besonders Iwanoff[3]) haben das Auswachsen derlei bindegewebiger Massen aus der Netzhaut in den Glaskörper hinein, wenngleich in geringerem Masse, als dem in Rede stehenden Falle entspricht, unter dem Microscope nachgewiesen.

4. Einer Erwähnung verdienen noch ophthalmoscopisch sichtbare Glaskörperabscesse. Wir haben uns in Ausdrücken für die Seltenheit der eben aufgeführten Erkrankungen des *Corpus vitreum* schon erschöpft, sonst müssten wir auch diesem Leiden ein besonderes Attribut in Betreff der Rarität seines Vorkommens beilegen. Die Abscesse des Glaskörpers, die bei sonstiger Durchsichtigkeit der brechenden Medien auftreten können, erscheinen als kugelige, auch mit einem Halse auf den inneren Membranen aufsitzende (v. Gräfe)[4]), halbdurchscheinende, wie Gelatinee erzitternde, oder mehr undurchsichtige Massen, deren Rückbildung man

---

[1]) Atlas, Lens-Corpus vitreum, Tafel V, Fig. 52 und 54.
[2]) Bericht der Wiener Augenklinik, pag. 106 und Tafel II und III.
[3]) Gräfe's Archiv XI, 1, pag. 143.
[4]) Gräfe's Archiv III, 2, pag. 354.

gelegenheitlich nachzuweisen in die Lage kommt. Die diffuse Eiterbildung im Glaskörper bei metastatischen Processen und nach Traumen macht die Augenspiegeluntersuchung unmöglich.

Entozoën.

Im Innern des Menschenauges wurde während des Lebens gesehen: die *Filaria oculi humani* und der *Cysticercus cellulosae*. Ausserdem fand man bei der anatomischen Untersuchung in der Linse zweimal eine Trematode (Gescheidt, Nordmann) und im Grunde des Auges einmal einen nicht näher bestimmten Blasenwurm (Ed. Jäger).

Die *Filaria oculi humani* sah Quadri[1]) einmal lebend im Glaskörper einer 30jährigen Frau. Das Sehvermögen des betreffenden Auges war vollkommen normal. Auch ich sah einmal in dem vollkommen durchsichtigen Glaskörper eines 40jährigen Mannes ein frei bewegliches, wenn auch nicht selbständig sich bewegendes Gebilde, das ich unbedingt als eine, vielleicht abgestorbene Filaria ansehen muss.

Im Vergleiche mit der Filaria, die eine so überaus seltene Erscheinung im menschlichen Auge ist, erscheint der Cysticercus nicht einmal als eine Rarität. Er wurde in den verschiedensten Theilen des Auges, zwischen den Fasern der Hornhaut, in der vorderen Kammer, in der Iris, zwischen Ader- und Netzhaut, im Glaskörper und einmal durch Einwanderung aus letzterem in der Linse (v. Gräfe) beobachtet. Ausserdem findet er sich unter der Conjunctiva, unter der Haut der Augenlider und einmal ward er auch in der Orbita (v. Gräfe) nachgewiesen. Weitaus am häufigsten zeigt er sich im Grunde des Auges. Schon Coccius[2]) sah eine Blase im Glaskörper, welche wahrscheinlich ein Cysticercus war. v. Gräfe sah ihn daselbst zuerst mit Bestimmtheit und im Ganzen mehr, als 80mal unter beiläufig 80,000 Augenkranken, so dass unter 1000 Augenkranken sich einer mit Cysticercus im Auge fand[3]). Eine so gewöhnliche Erscheinung demnach der Cysticercus im Innern des Auges in Berlin und vielleicht in ganz Norddeutschland ist, eine ebenso seltene ist er in Wien und in den daselbst zur Beobachtung kommenden Fällen aus allen Theilen der österreichischen Monarchie. Unter einem Beobachtungsmateriale von mindestens 30,000 Augenkranken, über welches ich berichten kann, wurde er auch nicht ein einziges Mal vorgefunden.

---

[1]) Siehe Zander, Der Augenspiegel, 2. Auflage, pag. 190.
[2]) Augenspiegel, pag. 93.
[3]) Dessen Archiv XII. 2, pag. 171.

Den weiteren Erörterungen über unser Thier mag eine kurze Beschreibung desselben vorangehen.

Der *Cysticercus cellulosae* ist bekanntlich der verirrte Scolex einiger Taeniaarten. In den Darmkanal eines passenden Thieres eingeführt kann derselbe zu einem geschlechtsreifen Bandwurme herangebildet werden. Der Wurm trägt an seinem hinteren Ende eine runde Blase, den hydropisch gewordenen Embryo, der nun als *Receptaculum scolicis* fungirt. Das Thier kann sich in diese Blase zurückziehen und erscheint dann als ein runder, weisser, an der Innenfläche der Blase gelegener Körper. Eine kleine Falte bezeichnet die Stelle, an welcher dasselbe sich aus der Blase herausstülpen kann. Ist es ausserhalb der letzteren, dann schliesst sich unmittelbar an sie der oft mit Kalkkörperchen besäete, quergerunzelte, unter Umständen auch glatte, gegen den Hals sich verschmächtigende Körper, an diesen der kurze Hals, auf welchem der Kopf mit seinen vier abgerundeten Ecken sitzt. In der Mitte des Kopfes kann sich der kegelförmige Rüssel vorstrecken, welcher an seiner Basis von dem aus zwei Hackenreihen bestehenden, zurückziehbaren Hackenkranze umsäumt wird. In jeder Ecke des Kopfes endlich steht ein rundlicher Saugnapf.

Der Cysticercus wurde bisher stets nur in Einem Auge beobachtet und es existirt nur ein einziger Fall (siehe später), in welchem in Einem Auge zwei Cysticerceen sich vorfanden.

Das Thier hat seine ursprüngliche Entwicklungsstätte entweder zwischen Chorioidea und Netzhaut oder im Glaskörper. Das erstere Verhalten ist nach v. Gräfe mindestens doppelt so häufig, als das letztere.

Der Wurm kommt in der Regel nackt vor. Nur zweimal sah man ihn im Glaskörper in einem eigenthümlichen Schlauche eingesackt (Liebreich, v. Gräfe) und einmal von einer „undurchsichtigen, gelben, vascularisirten" Kapsel eingeschlossen (Jacobson). Seine Lebensdauer im Auge ist noch nicht genau festgesetzt, doch konnte man eine solche von zwei Jahren constatiren (v. Gräfe). Seine Anwesenheit im Auge führt nach kürzerer oder längerer Zeit, in 3—15 Monaten nach Beginn der Sehstörungen, zur Entstehung von Iridochorioiditis, welche sich zur wahren Panophthalmitis steigern kann, gewöhnlich aber unter schleichendem Verlaufe zur Atrophie des Bulbus führt (v. Gräfe). Nur in den zwei Fällen von Einkapselung des Blasenwurmes im Glaskörper blieb die Form des Auges und ein Rest des Sehvermögens erhalten, und ausserdem kennt die Literatur noch einen einzigen, von Teale[1]) gesehenen Fall, in welchem ein freier Cysticercus durch zwei Jahre beobachtet wurde, ohne dass das Auge von der Anwesenheit des Entozoons litt, und ohne dass das Sehvermögen in dieser Zeit beträchtlich abnahm, einen Fall, der um so interessanter ist, als die auf dem betreffenden Auge seit Kindheit vorhandene Schlechtsichtigkeit es möglich erscheinen lässt, dass die Anwesenheit des Cysticercus derselben zu Grunde lag und dass das Thier seit der Kindheit des Individuums im Auge sich aufhielt.

Durch den fast ausnahmslos unglücklichen Verlauf, zu welchem die Anwesenheit des Cysticercus im Auge führt, veranlasst, vollführte v. Gräfe zuerst dessen Extraction. Hierdurch kann es gelingen, einen Theil des Sehvermögens oder doch die Form des Auges zu erhalten, wenigstens aber die Atrophie des Bulbus rasch und ohne Schmerzen herbeizuführen (v. Gräfe).

Manches sagten wir eben über den Cysticercus im Augengrunde, das Wichtigste, die Diagnostik des intraoculären Cysticercus, folgt zuletzt. Da mir hierüber keine eigenen Beobachtungen zu Gebote stehen, so wird Herr Dr. Becker an meiner Stelle sprechen:

„Meine Beobachtungen über Cysticercus im Auge beziehen sich auf die einzigen Cysticercen, welche bisher auf der Augenklinik der Wiener Universität hinter der Linse gefunden worden sind. Von diesen sassen drei zwischen Netzhaut und Chorioidea, einer so in der Netzhaut, dass die Blase zum grossen Theil in den Glaskörper hinein ragte. Einer der drei subretinalen Cysticercen änderte ausserdem während der Zeit, in der ich ihn beobachten konnte, seine Lage in der Weise, dass er später ebenfalls durch ein Loch in der Netzhaut in den Glaskörper vordrang. Diese vier Cysticercen fanden sich an drei Individuen, aber auch in nur drei Augen; das eine dieser Augen beherbergte daher zwei Cysticercen.

Diese vier Cysticercen sind die einzigen meines Wissens bisher in Oesterreich im hinteren Bulbusabschnitte lebender Augen aufgefundenen Blasenwürmer.

Ihre Zahl ist klein. Wenn ich mir trotzdem erlaube, auf Grund dieser wenigen Beobachtungen Anhaltspunkte über die ophthalmoscopische Diagnostik des intraoculären Cysticercus zu geben, so geschieht das zunächst mit aller Reserve, welche ein so geringes Beobachtungsmaterial auferlegen muss, sodann aber um

---

[1]) Ophthalmic Hospital Reports V. 4, pag. 318.

dem Wunsche des Herrn Dr. Mauthner gerecht zu werden, und um meinerseits dazu beizutragen, dass sein Buch möglichst den Charakter eigener und origineller Beobachtungen bewahre.

In allen drei Fällen wurde ich durch das eigenthümliche Aussehen der Netzhaut veranlasst, an die Anwesenheit eines Cysticercus im Auge zu denken und nach demselben zu suchen [1]). Die Netzhaut war nämlich in grösserer oder geringerer Ausdehnung trübe, graulich-weiss, nicht bläulich, wenig abgehoben, scheinbar leicht gefaltet, vielleicht nur ungleichmässig verdickt, so dass ihre Oberfläche nicht glatt und eben, sondern an vielen Stellen grubig vertieft erschien. Die Gefässe waren den Unebenheiten der Netzhautoberfläche entsprechend gewunden und geknickt, führten Blut, sahen daher roth aus und waren hin und wieder in ausgetretenes Blut eingehüllt. Von besonderer Bedeutung erscheinen mir einzelne, in der weisslich-grauen Netzhaut vorkommende, dunkelgraue, rundliche Flecken, auf welche ich später noch zurückkomme. In meinen Fällen lag der in dieser Weise entartete Theil der Netzhaut im hinteren Bulbusabschnitt und begriff die Gegend der *Macula lutea* in sich.

Von Wichtigkeit ist es zu betonen, dass durch keine sonst bekannte Erkrankung der Netzhaut ein ähnliches Bild hervorgerufen wird.

In der Nachbarschaft der so veränderten Netzhautpartie findet sich dann eine wirkliche, im Allgemeinen kuglig gegen den Glaskörper prominirende Netzhautablösung. Dieselbe sass einmal nach oben aussen von der *Macula lutea* hinter dem *Aequator bulbi*, zweimal vor dem Aequator, nach unten aussen und nach unten innen. Die Blutcirculation in den Gefässen dieser blasig abgehobenen Netzhautpartie war ebenfalls, nach ihrer rothen Farbe zu schliessen, nicht unterbrochen. Zweimal liess sich durch die verhältnissmässig sehr durchsichtig gebliebene Netzhaut hindurch hinter derselben eine bläuliche, kreisrund begrenzte, etwas plattgedrückte, gefässlose Blase wahrnehmen, an welcher man deutlich die nach hinten convex umbiegende, von der Netzhaut sich entfernende Wand erkennen konnte. Eine unbefangene Betrachtung führte zu dem Schlusse, die Netzhaut sei daselbst durch einen selbständigen, regelmässig kreisrund begrenzten, bläulichen, plattgedrückten Körper, der in seiner Wandung keine Gefässe führt, von der Chorioidea abgehoben. — Die Gefässlosigkeit spricht gegen ein Neugebilde, und die Diagnose eines Blasenwurmes steht eigentlich schon fest.

---

[1]) Siehe Tafel XVIII, Fig. 83.

Hat die Blase die Netzhaut durchbrochen, so zeigt sich ein ganz anderes Bild. In den Glaskörper hinein ragt jetzt eine gefässlose, blaue Blase von verschiedener Grösse — zwei bis vier Papillendurchmesser gross, — deren Oberfläche fein körnig erscheint und bei starker Beleuchtung lebhaft irisirt. Besonders gegen den Rand hin spielt die Blase in allen Farben, jedoch mit Vorwiegen eines sehr lebhaften Roth. An irgend einer Stelle der Blase erscheint ein verwaschener, glänzend weisser Fleck. Die Blase sitzt, wie mit einem Halse, in einer Netzhautpartie fest, die in der oben beschriebenen Weise degenerirt ist.

Hat man Bilder, wie ich sie eben beschrieben habe, wiederholt betrachtet und immer denselben Befund erhalten, so genügen sie, glaube ich, die Diagnose auf Cysticercus zu stellen. Immerhin wird es aber die Vorsicht erheischen, sich damit nicht zu begnügen, sondern eine solche Blase, liege sie subretinal oder im Glaskörper, längere Zeit hindurch mit angespannter Aufmerksamkeit scharf zu fixiren, und zwar so, dass man entweder irgend eine Stelle des Randes, oder den beschriebenen verwaschenen, hellen Fleck ins Auge fasst. Es wird nach einigen Minuten immer gelingen, in einem Momente, wo das Auge selbst vollkommen unbeweglich gehalten wird, Formveränderungen an den Contouren des Randes oder an dem erwähnten hellen Flecke mit Sicherheit wahrzunehmen. Der helle Fleck verschiebt sich dabei nach irgend einer Richtung, wird grösser oder kleiner, und kehrt nach kurzer Zeit wieder zur Ruhe zurück, kann aber jetzt eine etwas andere Gestalt und Lage haben, wie zuvor. Hat man den Rand der Blase fixirt, so lassen sich zwei Arten von Veränderungen unterscheiden. Es verändert sich die Contour der Blase, indem sie sich ausbuchtet oder einbiegt, indem eine Welle an ihr entlang läuft, und gleichzeitig ändern sich die Farben, blaue Stellen werden weiss, helle und weisse werden grau, das Farbenspiel hört auf, dafür tritt aber ein eigenthümliches, mattes Glitzern an der Oberfläche ein. Die Bewegungen an der Oberfläche der Blase und an dem erwähnten hellen Flecke in ihrem Innern geschehen immer gleichzeitig. Der helle Fleck gibt den Ort an, wo Hals und Kopf im Recepaculum liegen. Jede noch so kleine Veränderung in der Lage beider muss die ganze Oberfläche der mit Flüssigkeit erfüllten Blase erzittern machen. Die leichten Bewegungen der zahlreichen in der Wand der Blase eingeschlossenen Kalkkörperchen verursachen das erwähnte Glitzern.

So viel Aehnlichkeit diese Bewegungserscheinungen haben,

mag der Cysticercus unter der Netzhaut oder im Glaskörper seinen
Sitz haben, so ergeben sich doch aus der verschiedenen Lage
gewisse besondere Eigenthümlichkeiten. Ragt die Blase frei in den
Glaskörper hinein, so lassen sich alle Einzelheiten viel deutlicher
wahrnehmen. Sieht man das Ganze nur durch die Netzhaut hindurch,
so sind die Farbenerscheinungen allerdings matter, die Bewegungen
aber fallen um so leichter ins Auge, als man sie an den nicht mit
in die Bewegung einbezogenen Netzhautgefässen geradezu messen
kann. In seltenen Fällen sind die Bewegungen des Thieres so
energisch, dass auch die darüber liegende Netzhaut mitbewegt wird.

Es versteht sich von selbst, dass alle nöthige Vorsicht angewendet werden muss, um nicht das von den Augenbewegungen
abhängige Schwanken einer Netzhautablösung durch serösen Erguss
für Eigenbewegungen einer Cysticercusblase zu halten. Sind aber
einmal der Blase angehörige, selbständige Bewegungen mit Sicherheit erkannt, so ist damit die Anwesenheit eines selbständigen,
blasenförmigen, dem Auge fremdartigen Organismus im Auge constatirt, was wieder *per exclusionem* zur Diagnose eines Cysticercus führt.

Ueber allen Zweifel erhaben ist die Diagnose aber erst dann,
wenn der Zufall es will, dass man gerade zu einer Zeit untersucht, wo das Thier Hals und Kopf aus dem Receptaculum heraus-
gestreckt hat. Es kommt da vor, dass der Hals längere Zeit hindurch starr und unbeweglich nach einer Richtung hinweist, und
der Kopf etwa mit eingezogenen Saugnäpfen und ausgestrecktem
Rostellum den zierlichen Hakenkranz, als feine, eben sichtbare,
dunkle, radiäre Linien mehr ahnen, als deutlich wahrnehmen lässt.
Gleich darauf aber kann man dann wieder den Hals mit verhältnissmässig grosser Geschwindigkeit alle möglichen zierlichen Wendungen und Stellungen annehmen sehen. Wie der Hals eines
Schwanes wird er dicker und kürzer oder streckt er sich lang und
dünn aus, wendet sich nach allen Seiten, dreht sich halb um sich
selbst, während der Kopf durch abwechselndes Vorschieben und
Einziehen der fühlerartigen Saugnäpfe und des kürzeren, aber
dickeren Rostellums die wunderlichsten, seltsamsten Formen annimmt. Die Saugnäpfe gleichen aufs Genaueste den Tentakeln der
Schnecken und spielen, wie diese, durch den unablässlichen Wechsel
in ihren Formen und Bewegungen ein anmuthiges Spiel.

Doch ist es, wie es scheint, immer nur einem besonders
glücklichen Zufall zu danken, wenn man Hals und Kopf des Thieres
ausserhalb des Sackes antrifft. Ich habe nur bei dem ersten sub-

retinalen Cysticercus, den ich im Jahre 1865 beobachten konnte, den Kopf ausgestreckt gesehen. Bei diesem allerdings wiederholt. Und zwar gelang es da, ihn nicht allein durch die Netzhaut hindurch, sondern auch vor der Netzhaut, zwischen Netzhaut und Hyaloidea (?), zu beobachten. In diesem Falle hatte ich auch Gelegenheit, das Entstehen jener oben erwähnten dunkelgrauen Stellen und Flecken direct zu beobachten. Da wo sich der Kopf von hinten für längere Zeit an die Netzhaut anlegt, bleibt, wenn er später wieder eine andere Lage einnimmt, ein durchscheinender grauer Fleck zurück. Es ist mir sehr wahrscheinlich geworden, dass an solchen Stellen die hinteren Schichten der Netzhaut verloren gehen und nichts von ihr zurückbleibt, als die Opticusfaserschichte. Möglich wäre es auch, dass daselbst die ganze Netzhaut zerstört wird und ein solches Loch dann nur von der *Membrana hyaloidea* zugedeckt wird. An solchen Stellen lassen sich nachher besonders deutlich die Verschiebungen der Blasenoberfläche hinter der Netzhaut, wie durch ein Fenster hindurch, wahrnehmen. Durch ein solches Fenster schiebt das Thier dann auch mitunter seinen Kopf nach vorn gegen den Glaskörper zu und kann dann, nur von der *Membrana hyaloidea* oder auch noch von der innersten Netzhautschichte bedeckt, in ungewohnter Schärfe und Deutlichkeit beobachtet werden.

Wenn ich noch einmal auf die zu Anfang beschriebenen Veränderungen in der Netzhaut zurückkomme, so geschieht das, um eine Beobachtung anzuführen, welche mir zu beweisen scheint, dass das erwähnte eigenthümliche Aussehen der Netzhaut darauf schliessen lässt, dass die Cysticercusblase früher an dieser Stelle gelegen, und dass sich dort geradezu der Embryo zum Cysticercus entwickelt habe. Ich war nämlich einmal in der besonders glücklichen Lage, direct zu beobachten, wie sich eine solche Blase in der kurzen Zeit von 20 bis 30 Minuten um mehrere Linien unter der Netzhaut verschoben hat. Die tumultuarischen Schwankungen und Bewegungen, in welche dabei die Netzhaut gerieth, lassen sich schwer schildern. Auch war es nicht möglich, Anhaltspunkte zu gewinnen zur Beurtheilung der Frage, durch welchen Mechanismus diese Lageveränderung bewerkstelligt wurde. Dieselbe war aber so beträchtlich, dass die Blase, welche sich am Anfang der Wanderung nach aussen vom *Musculus rectus inferior* befand, als wieder Alles zur Ruhe gekommen war, an der inneren Seite dieses Muskels lag und von dort auch am anderen Morgen durch einen Einschnitt in die Sclera extrahirt wurde. Da wo die Netzhaut nur wenige Stunden abgelöst gewesen war, legte sie sich nach der Extraction des Cysticercus wieder vollkommen an, während sie dort, wo sie durch Wochen und vielleicht Monate hindurch den fremden Gast beherbergt hatte, trüb blieb und nicht wieder functionirte.

Der Glaskörper, von dem ich bisher gar nicht gesprochen habe, zeigte sich in meinen Fällen von punktförmigen, zu kleinen Häufchen aggregirten Trübungen durchsetzt. Membranöse Trübungen traten erst auf (und zwar im ersten Falle), nachdem wiederholt ohne Erfolg operirt worden war. Verhältnissmässig rasch gesellte sich dann, etwa neun Monate nach dem ersten operativen Eingriffe, Kataractbildung hinzu, und jetzt ist dies Auge phthisisch.

Als eine neue Beobachtung verdient noch einmal erwähnt zu werden, dass sich in dem dritten auf unserer Klinik beobachteten Falle in einem Auge zwei Cysticercen fanden. Bei der Aufnahme wurde eine Cysticercusblase mit lebhaften Bewegungserscheinungen diagnosticirt, die in den Glaskörper prominirte. Ausserdem fand ich aber unmittelbar daneben noch eine an der Basis kreisrunde, halbkuglig vorspringende Netzhautablösung, die so trübe war, dass sie keine Durchsicht gestattete. Es gelang mir deshalb nicht, hinter dieser abgelösten Netzhautpartie Bewegungen wahrzunehmen. Trotzdem erklärte ich es für nicht unwahrscheinlich, dass man es hier mit zwei Cysticercen, einem im Glaskörper, dem anderen hinter der Netzhaut zu thun habe. Als es dann gelungen war, den ersteren, ebenfalls durch einen Scleralschnitt zu extrahiren, wobei diesmal auch die Netzhaut durchtrennt werden musste, und die Wunde so weit geheilt war, dass mit dem Spiegel untersucht werden konnte, so zeigte sich, dass durch den Netzhautschnitt jetzt auch die zweite Blase in den Glaskörper vorgedrungen war, und sich daselbst durch die lebhaftesten Contractionen des Sackes unzweifelhaft als Cysticercus zu erkennen gab".

Literatur des intraoculären Cysticercus.

1854—1866. v. Gräfe, in dessen Archiv I. 1, pag. 453, I. 2. pag. 326, II. 1, 259, II. 2, pag. 334. III. 2, pag. 308, IV. 2, pag. 171, VII. 2, pag. 48, XII. 2, pag. 174.
1854. Liebreich, ibidem I. 2, pag. 343.
1858. Busch, ibidem IV. 2, pag. 99.
1859. Nagel, ibidem V. 2, pag. 183.
1863. Liebreich, Atlas der Ophthalmoscopie, pag. 18.
1865. Jacobson, in Gräfe's Archiv XI. 2, pag. 147.
1866. Teale, Ophthalmic Hospital Reports, V. 4, pag. 318.

Inhaltsverzeichniss.

	Seite
Erstes Capitel	1—25
Das Augenleuchten	1
Theorie des Augenleuchtens	12
Die Helmholtz'sche Methode	19
Literatur	24
Zweites Capitel	26—36
Bedingungen für die Wahrnehmbarkeit des Augengrundes	26
Ophthalmoscopische Untersuchungs-Methoden	30
Literatur	36
Drittes Capitel	37—78
I. Von der Reflexion des Lichtes	37
A. Reflexion an ebenen Spiegeln	39
B. Reflexion an gekrümmten Spiegeln	—
1. Vom sphärischen Concavspiegel	40
2. Vom sphärischen Convexspiegel	44
II. Von der Refraction des Lichtes	48
A. Die Linsengesetze	50
1. Von den Convexlinsen	51
2. Von den Concavlinsen	56
3. Von den Cylinderlinsen	60
4. Von der Brechkraft der Linsen	61
B. Von der Wirkung der Prismen und halbirten Linsen	63
C. Von den zusammengesetzten optischen Systemen	64
D. Vom Auge	69
E. Von den optischen Instrumenten	71
F. Von den Zerstreuungsbildern und Refractionsanomalien	74
Viertes Capitel	79—132
Von der Construction der Augenspiegel im Allgemeinen	79
I. Vom Beleuchtungs-Apparate	—
A. Von der Beleuchtung im Allgemeinen	—
B. Von der Lichtquelle	82
C. Von den reflectirenden Apparaten	83
D. Von der Beleuchtungsintensität	95
E. Von der Form des beleuchteten Netzhautfeldes	96
F. Vom Einflusse des Spiegelmateriales	102
II. Von den Correctionsgläsern	103
Von den Augenspiegeln in specie	104

	Seite
Binoculäres Ophthalmoscop	110
Autophthalmoscopie	116
Der Gang der Augenspiegel-Untersuchung	122
Die Hilfsmethoden der Augenspiegel-Untersuchung	129
Literatur	131

Fünftes Capitel . . . . 133—160
   Die Untersuchung der brechenden Medien 133
     A. Die Trübungen der Hornhaut 135
     B. Die Veränderungen in der Iris 137
     C. Die Linsentrübungen 138
     D. Die Glaskörpertrübungen 151
     E. Zur Differentialdiagnose der Trübungen 153
     F. Einfluss der Trübungen auf das ophthalmoscopische Bild des Augengrundes 157

Sechstes Capitel . . . . 160—232
   Die Bestimmungen der Refractionszustände 160
     I. Die Bestimmung derselben mit Hilfe des aufrechten Bildes . . . —
     II. Ueber die Vergrösserung des aufrechten Bildes 177
     III. Die Bestimmung des Brechzustandes im umgekehrten Bilde 189
     IV. Von der Bestimmung des Astigmatismus 199
     V. Die Bestimmung der Tiefendimensionen des Augengrundes . . . 206
     VI. Ueber Micrometrie des Augengrundes 210
     VII. Mathematischer Theil 213
        Ueber Loupenvergrösserung . . . . —
        Berechnung der Vergrösserung im aufrechten Bilde 219
        Berechnung der Tiefendimensionen 226
        Die Berechnung der Vergrösserung im umgekehrten Bilde 227

Siebentes Capitel . . . . 233—306
   Ueber den Sehnerven-Querschnitt 234
     I. Der normale Sehnerven-Querschnitt . . . . —
        Venenpuls 245
     II. Angeborene Anomalien des Sehnerven 248
       1. Anomalien der Centralgefässe . . . . —
       2. Persistirende Arteria hyaloidea 250
       3. Physiologische Sehnerven-Excavation 252
       4. Anomalien der Opticusfasern 258
         A. Abnorme Diaphanität derselben . . . . —
         B. Markhaltige Sehnervenfasern 259
         C. Bifurcation der Opticusfasern 267
       5. Verfärbung des Sehnerven . . . . —
       6. Pigment- und Cholestearinbildung in der Papille 268
     III. Senile Metamorphose des Sehnerven 270
     IV. Pathologische Veränderungen der Papille 271
       1. Die pathologischen Excavationen . . . . —
         A. Die glaucomatöse Excavation des Sehnerven . . . . . —
         B. Die atrophische Excavation 283
       2. Die Hyperämie des Sehnerven 285

		Seite
3. Oedema und Neuritis optici		286
4. Geschwülste im Sehnerven		294
5. Die Verfärbung des Sehnerven		—
6. Atrophie des Sehnerven		297
7. Pigment- und Cholestearinbildung		301
Literatur		302

Achtes Capitel . . . . . . 307—406
Von der Netzhaut . . . 307
  I. Die normale Netzhaut . . . —
  II. Senile Metamorphosen der Netzhaut . . . 317
  III. Pathologische Veränderungen der Netzhaut . . . 318
    1. Krankheiten des Gefässsystems . . . —
      A. Krankheiten der Gefässwandungen . . . 319
        a. Varicositäten der Venen . . . —
        b. Aneurysma der Arteria centralis . . . —
        c. Krankhafte Veränderungen der Gefässadventitia . . . 320
        d. Gefässneubildung . . . 326
        e. Leere und Atrophie der Gefässe . . . 328
      B. Circulationsstörungen der Netzhaut . . . 330
        a. Der Arterienpuls . . . —
        b. Sichtbare Blutbewegung . . . 334
        c. Embolie der Centralarterie . . . 336
        d. Die Ischämie der Netzhaut . . . 347
        e. Krampf der Netzhautgefässe . . . 350
        f. Hyperämie der Netzhaut . . . 352
        g. Hämorrhagien der Netzhaut . . . 354
    2. Die Entzündung der Netzhaut . . . 356
      A. Ophthalmoscopische Befunde . . . 357
        a. Die idiopathische Retinitis . . . —
          Retinitis mit grünlichen Streifen . . . 361
          Retinitis nyctalopica . . . —
        b. Retinitis bei Nierenerkrankungen . . . 362
        c. Die syphilitische Retinitis . . . 368
        d. Die typische Neuroretinitis . . . 371
        e. Retinitis bei Leucämie, Diabetes mellitus, Leberkrankheiten . 374
      B. Microscopische Befunde . . . 376
    3. Pigmentbildung in der Netzhaut . . . 382
      a. Die typische Pigmententartung . . . 383
      b. Die atypische Pigmententwicklung . . . 388
    4. Ablösung der Netzhaut . . . 389
    5. Atrophie der Netzhaut . . . 397
  Literatur . . . 399

Neuntes Capitel . . . 407—456
Von der Aderhaut . . . 407
  I. Die normale Aderhaut . . . —
  II. Angeborene Anomalien . . . 411
    1. Anomalien der Pigmentirung . . . —

		Seite
2. Das Coloboni der Aderhaut 412		
3. Das Staphyloma posticum 419		
III. Senile Veränderungen 426		
IV. Pathologische Veränderungen 428		
1. Hyperämie der Aderhaut . . . . —		
2. Blutungen in der Aderhaut 429		
3. Alterationen des Stratum pigmenti 430		
4. Chorioiditis exsudativa 431		
5. Aderhautveränderungen bei Retinitis 439		
6. Ablösung der Chorioidea 441		
7. Ruptur der Aderhaut 443		
8. Tuberculose der Aderhaut 449		
Krankheiten der Macula lutea 451		
Literatur 453		

Zehntes Capitel . . . . 457—468
  Krankheiten des Glaskörpers 457
  Entozoën 461

Sinnstörende Druckfehler.

Seite 73, Zeile 11 von unten lies statt: „das Ocular seiner Concavlinse«: die Concavlinse seines Oculars.

Seite 213, Zeile 4 und 5 von oben lies: Annahme, der Untersucher sei emmetropisch, die Grösse etc.

Seite 264, Zeile 10 von unten lies statt: »Stellung«: Schwellung.

Seite 301, Zeile 2 von unten lies statt: „attopnischen«: atrophischen.

Seite 372, Zeile 4 von unten lies statt: „Cassation«: Cessation.

Seite 402, Zeile 1 von unten lies statt: »XI«: VI.

www.ingramcontent.com/pod-product-compliance
Lightning Source LLC
Chambersburg PA
CBHW020603300426
44113CB00007B/492